常见病针灸与推拿治疗

主编　刘　园　季法会　张晶云　王英华

胡善智　王　雷　刘瑞玲

黑龙江科学技术出版社

HEILONGJIANG SCIENCE AND TECHNOLOGY PRESS

图书在版编目（CIP）数据

常见病针灸与推拿治疗 / 刘园等主编. -- 哈尔滨：
黑龙江科学技术出版社，2024.7. -- ISBN 978-7-5719
-2495-9

Ⅰ. R24

中国国家版本馆CIP数据核字第2024EB0742号

常见病针灸与推拿治疗

CHANGJIANBING ZHENJIU YU TUINA ZHILIAO

主　　编	刘　园　季法会　张晶云　王英华　胡善智　王　雷　刘瑞玲	
责任编辑	包金丹	
封面设计	宗　宁	
出　　版	黑龙江科学技术出版社	
	地址：哈尔滨市南岗区公安街70-2号　邮编：150007	
	电话：（0451）53642106　传真：（0451）53642143	
	网址：www.lkcbs.cn	
发　　行	全国新华书店	
印　　刷	黑龙江龙江传媒有限责任公司	
开　　本	787 mm×1092 mm　1/16	
印　　张	23	
字　　数	579千字	
版　　次	2024年7月第1版	
印　　次	2024年7月第1次印刷	
书　　号	ISBN 978-7-5719-2495-9	
定　　价	198.00元	

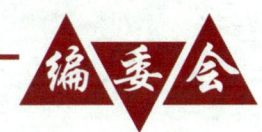

主　编

刘　园　季法会　张晶云　王英华

胡善智　王　雷　刘瑞玲

副主编

胡昌喜　刘志娟　孙珊珊　王　允

李振花　李西亮　何书鹏

编　委（按姓氏笔画排序）

王　允　济南北城医院

王　雷　寿光市中医医院

王英华　乐陵市人民医院

刘　园　枣庄市中医医院

刘志娟　广东省广州市天河区天园街道社区卫生服务中心

刘瑞玲　德州市德城区中医医院（德州联合医院）

孙珊珊　山东中医药大学附属医院

李西亮　日照市中医医院

李振花　滨州医学院附属医院

吴泰基　广州中医药大学惠州医院（惠州市中医医院）

何书鹏　广州中医药大学惠州医院（惠州市中医医院）

张晶云　滕州市西岗中心卫生院

季法会　枣庄市中医医院

胡昌喜　济宁市汶上县次邱卫生院

胡善智　日照市中医医院

前言
FOREWORD

在古代，人们通过观察自然现象和人体生理变化，逐渐形成了独特的针灸与推拿理论体系。针灸通过刺激人体特定穴位，调节气血运行，达到治疗疾病的目的；推拿则通过手法按摩，调和脏腑功能，缓解身体不适。这两大疗法不仅在治疗常见病方面有着显著的疗效，而且在预防保健、康复养生等方面也发挥着不可替代的作用。随着现代医学的不断发展，针灸与推拿在临床应用中的价值逐渐得到广泛认可。越来越多的研究表明，针灸与推拿在治疗心脑系病证、肺系病证、脾系病证等方面具有独特的优势。然而，尽管针灸与推拿在临床应用中取得了显著的成果，但仍有许多人对这两大疗法存在误解和疑虑。为了在临床中推广针灸与推拿并解决上述疑虑，我们特编写了《常见病针灸与推拿治疗》一书，本书从理论与实践相结合的角度出发，深入剖析了针灸与推拿的治病机理、操作技巧及注意事项，希望能够帮助读者更好地了解和掌握这两大疗法。

在编写本书的过程中，我们力求做到内容全面、条理清晰、语言通俗易懂。首先，我们从理论层面介绍了针灸与推拿的基本原理、穴位分布及功能特点等内容，使读者对这两大疗法有一个整体的认识。随后，我们结合临床实践，详细阐述了针灸与推拿在常见病治疗中的应用方法和技巧，包括适应证、禁忌证、操作步骤及注意事项等。本书注重传承与创新相结合，既尊重传统医学的理论体系和实践经验，又积极吸收现代医学的最新研究成果和技术手段，力求使本书既具有传统医学的韵味，又符合现代医学的发展趋势。本书可供各级医院针灸推拿科医师参考使用，也适用于医学院校针灸推拿专业学生。

由于我们编写时间有限、编写经验不足，书中疏漏之处在所难免，敬请读者给予批评指正，以便共同进步。

《常见病针灸与推拿治疗》编委会

2024 年 3 月

目 录
CONTENTS

第一章

经　络

第一节　经络学说在临床上的运用

一、诊断方面

由于经络有一定的循行部位和络属的脏腑,它可以反映所属经络脏腑的病证,因而在临床上,就可根据疾病所出现的症状,结合经络循行的部位及所联系的脏腑,作为诊断疾病的依据。如两胁疼痛,多为肝胆疾病;缺盆中痛,常是肺的病变。又如头痛一证,痛在前额者,多与阳明经有关;痛在两侧者,多与少阳经有关;痛在后头部及项部者,多与太阳经有关;痛在颠顶者,多与厥阴经有关。《伤寒论》的六经辨证,也是在经络学说基础上发展起来的辨证体系。在临床实践中,还发现在经络循行的通路上,或在经气聚集的某些穴位处,有明显的压痛或有结节状、条索状的反应物,或局部皮肤的形态变化,也常有助于疾病的诊断。如肺脏有病时可在肺俞穴出现结节或中府穴有压痛,肠痈可在阑尾穴有压痛,长期消化不良的患者可在脾俞穴见到异常变化等。"察其所痛,左右上下,知其寒温,何经所在"(《灵枢·官能》)就指出了经络对于指导临床诊断的意义和作用。

经络穴位察诊,是按压或用其他方法在经络循行部位和腧穴上,以及对应的皮部区域,观察有无压痛、皮下结节,或者是皮下组织有无隆起、凹陷、松弛及皮肤温度与电阻的变异现象等,借以协助诊断经络和脏腑病变部位与性质。这种现象只是在部分患者身上出现阳性反应,另一部分患者身上则不出现。

二、治疗方面

经络学说被广泛地用于指导临床各科的治疗。特别是对针灸、按摩和药物治疗,更具有重要指导意义。针灸与按摩疗法,针灸临床配穴,一般是在明确辨证的基础上,除局部与邻近选穴外,通常是以"循经选穴"为主,它是以"经络所通,主治所及"为依据的。具体地说,看病变属于哪一脏腑或哪一经循行的部位,便选择哪一经的腧穴(主要是指四肢肘关节、膝关节以下的腧穴)来治疗。因此,经络学说在针灸学中是包含着腧穴主治规律的理论。

药物治疗也要以经络为渠道,通过经络的传导转输,才能使药到病所,发挥其治疗作用。在长期临床实践的基础上,根据某些药物对某一脏腑经络有特殊作用,确定了"药物归经"理论。金元时期的医家,发展了这方面的理论,张洁古、李杲按照经络学说,提出"引经报使"药,如治头痛,属太阳经的可用羌活,属阳明经的可用白芷,属少阳经的可用柴胡。羌活、白芷、柴胡,不仅分别归手足太阳、阳明、少阳经,且能引他药归入上述各经而发挥治疗作用。

此外,以前曾经用于临床的针刺麻醉,以及耳针(电针)、穴位埋线、穴位结扎等治疗方法,都是在经络学说的指导下进行的,并使经络学说得到一定的发展。

总之,经络系统遍布全身,气、血、津液主要以经络为其运行途径,才能输布于人体各部,发挥其濡养、温煦作用。脏腑之间,脏腑与人体各部分之间,也是通过经络维持其密切联系,使其各自发挥正常的功能。所以经络的生理功能主要表现在沟通内外,联络上下,将人体各部组织器官联接成为一个有机的整体,通过经络的调节作用,保持着人体正常生理活动的平衡协调。经络又能将气血津液等维持生命活动的必要物质运送到全身,使机体获得充足的营养,从而进行正常的生命活动。此外,经络又是人体的信息传导网,它能够接受和输出各种信息。

(刘　园)

第二节　十二经脉

十二经脉,即手三阴经、足三阴经、手三阳经、足三阳经共十二条经脉。十二经脉是经络学说的主体,在经络系统中起着重要的作用。

一、十二经脉的命名、分布和走行交接规律

(一)十二经脉的命名

十二经脉的命名是结合阴阳、脏腑、手足三个方面而定的,它们分别隶属于十二脏腑。十二经脉是用其所属脏腑的名称,结合循行于肢体(包括手足)的内外、前中后的不同部位,根据阴阳学说的内容赋予了不同的名称。因为五脏属阴,所以凡是和五脏相连的经脉叫作阴经,阴经循行在四肢的内侧。六腑属阳,凡是和六腑相连的经脉叫作阳经,阳经循行在四肢的外侧。根据阴阳衍化理论,阴阳又可分为三阴三阳,即太阴、厥阴、少阴和太阳、少阳、阳明。五脏之中的心、肺、心包都位于胸膈以上,属三阴经。它们的经脉分布在上肢内侧,属阴,为手三阴经。大肠、小肠、三焦属三阳经,它们的经脉分布在上肢外侧,属阳,为手三阳经。脾肝肾位于胸膈以下,属三阴经,它们的经脉分布在下肢内侧,属阴,为足三阴经。胃、胆、膀胱的经脉分布在下肢外侧,属阳,为足三阳经。按照各经所属脏腑,结合循行于四肢的部位,就决定了十二经脉的名称(表1-1)。

表1-1　十二经脉名称分类及分布表

肢体	阴经(属脏)	阳经(属腑)	循行部位(阴经行内侧,阳经行外侧)
手	太阴肺经	阳明大肠经	上肢前线
	厥阴心包经	少阳三焦经	上肢中线
	少阴心经	太阳小肠经	上肢后线
足	太阴脾经	阳明胃经	下肢前线
	厥阴肝经	少阳胆经	下肢中线
	少阴肾经	太阳膀胱经	下肢后线

(二)十二经脉在体表的分布规律

十二经脉在体表的分布走行有着一定的规律:阳经分布于四肢的外侧面、头面和躯干,上肢的外侧为手三阳经;下肢外侧为足三阳经。阴经分布于四肢的内侧面和胸腹。上肢的内侧为手三阴经;下肢的内侧为足三阴经。手足三阳经在肢体的分布规律是阳明经在前,少阳经在中,太阳经在后。手足三阴经在肢体的分布规律是太阴经在前,厥阴经在中,少阴经在后。但是足三阴经在下肢内踝上八寸以下是足厥阴经在前,足太阴经在中,足少阴经在后,行至内踝上八寸以上时则是足太阴经在前,足厥阴经在中,足少阴经在后。在头面部,阳明经循行于面部、额部;太阳经循行于面颊、头项及头后部;少阳经循行于侧头部。在躯干部,手三阳经循行于肩胛部;足阳明经循行于胸腹部;足太阳经循行于腰背部;足少阳经循行于人体侧面。手三阴经循行于胸部且均从腋下走出,足三阴经均循行于腹部。

(三)十二经脉的走向和交接规律

手三阴经起于胸中,从胸走向手指末端,交手三阳经;手三阳经从手指末端走向头面部,交足三阳经;足三阳经从头面部向下走行,经过躯干、下肢,走向足趾末端,交足三阴经;足三阴经从足趾沿小腿、大腿,走向腹部、胸部,交手三阴经。手足三阴三阳经脉如此交接循行,阴阳相贯、构成一个循环往复的传注系统。

二、十二经脉的表里属络关系

十二经脉通过经别和别络互相沟通,组合成六对表里相合的关系。手太阴肺经和手阳明大肠经互为表里;手厥阴心包经和手少阳三焦经互为表里;手少阴心经和手太阳小肠经互为表里;足太阴脾经和足阳明胃经互为表里;足厥阴肝经和足少阳胆经互为表里;足少阴肾经和足太阳膀胱经互为表里。互为表里的阴经与阳经在体内与脏腑有属络关系,阴经属脏络腑,阳经属腑络脏。即手太阴肺经属于肺联络大肠;手阳明大肠经属于大肠联络肺;手厥阴心包经属于心包联络三焦;手少阳三焦经属于三焦联络心包;手少阴心经属于心联络小肠;手太阳小肠经属于小肠联络心;足太阴脾经属于脾联络胃;足阳明胃经属于胃联络脾;足厥阴肝经属于肝联络胆;足少阳胆经属于胆联络肝;足少阴肾经属于肾联络膀胱;足太阳膀胱经属于膀胱联络肾。互为表里的经脉,在生理上相互联系,在病理上相互影响。

三、十二经脉的流注次序

十二经脉中的气血运行是循环流注的。从手太阴肺经开始,依次流注,最后传至足厥阴肝经,再重新传至手太阴肺经,阴阳相通,首尾相贯,循环往复。其流注次序如图1-1。

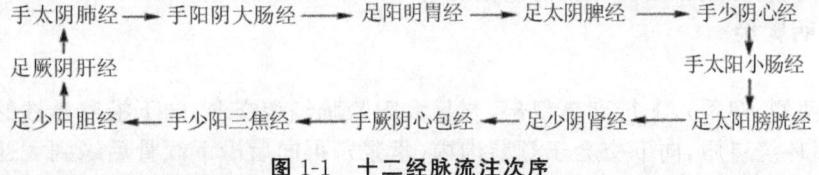

图 1-1　十二经脉流注次序

四、十二经脉循行及主治病证

(一)手太阴肺经

1.循行

起于中焦,向下联络大肠,再上行穿过膈肌,入属于肺脏;从肺系(指肺与喉咙相联系的脉络)

横出腋下,沿上臂内侧行于手少阴和手厥阴之前,下行到肘窝中,沿着前臂掌面桡侧入寸口(桡动脉搏动处),过鱼际,沿鱼际的边缘,出拇指的桡侧端。其支脉:从列缺穴处分出,走向示指桡侧端,与手阳明大肠经相交接(图 1-2)。

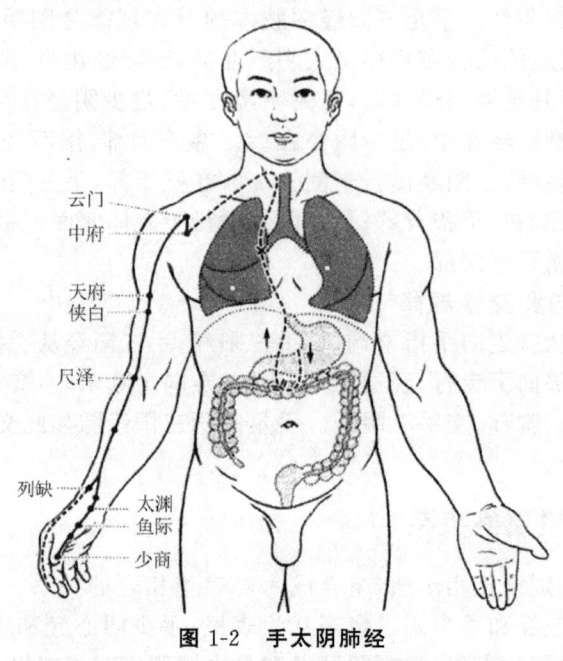

云门
中府

天府
侠白

尺泽

列缺
太渊
鱼际
少商

图 1-2 手太阴肺经

2.主治

胸、肺、喉部疾病及经脉循行部位的病变。

(二)手阳明大肠经

1.循行

起于示指桡侧端(商阳),沿示指桡侧,通过第1、第2掌骨之间,向上进入拇长伸肌腱与拇短伸肌腱之间的凹陷中,沿前臂背面桡侧缘,至肘部外侧,再沿上臂外侧上行至肩端(肩髃),沿肩峰前缘,向上会于督脉大椎穴,后进入缺盆,联络肺脏,通过横膈,属于大肠。其支脉:从锁骨上窝上行于颈部(扶突),经过面颊,进入下牙龈,出来回绕口唇,左右交叉于水沟,左脉向右,右脉向左,分布在鼻旁(迎香),与足阳明胃经相交接(图 1-3)。

2.主治

头面、五官疾病和经脉循行部位的病变。

(三)足阳明胃经

1.循行

起于鼻翼两侧(迎香),上行到鼻根部,与足太阳膀胱经相交会,向下沿着鼻柱的外侧(承泣),入上齿龈,回出环绕口唇,向下交会于颏唇沟内(承浆),再向后沿下颌骨后缘到大迎穴处,沿着下颌角颊车,上行耳前,经过上关,沿发际至额前。其支脉:从大迎前下走人迎,沿着喉咙向下后行至大椎穴,折向前行入缺盆,向下通过横膈,属胃,络于脾脏。其直行之脉:从缺盆出体表,沿乳中线下行,挟脐两旁(旁开2寸),入小腹两侧腹股沟处。其支脉:从胃下口幽门处分出,沿腹里向下到气冲处与前脉会合,再由此向下至髀关,直抵伏兔部,下至膝膑,沿着胫骨前嵴外侧,下经足背,进入足第2趾外侧端(厉兑)。其支脉:从膝下3寸(足三里)处分出,下行足中趾外侧。其支脉:从足背上(冲阳)分出,进入足大趾内侧端(隐白),与足太阴脾经相交接(图 1-4)。

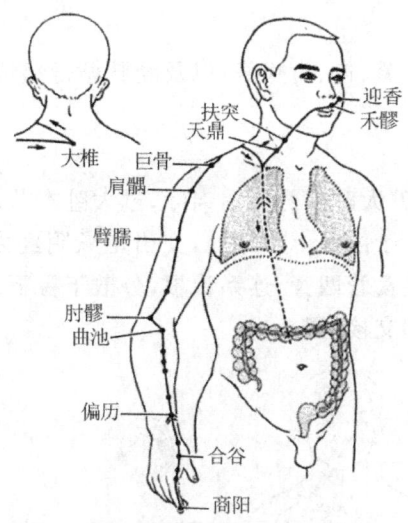

图 1-3　手阳明大肠经

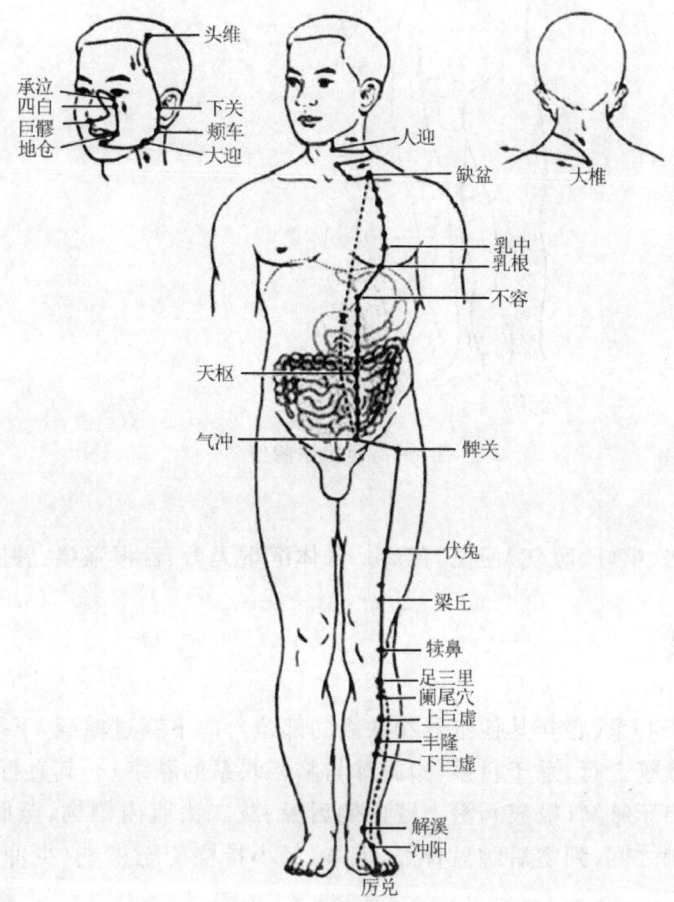

图 1-4　足阳明胃经

2.主治

胃肠病、神志病和头、面、眼、鼻、口、齿疾病,以及经脉循行部位的病变。

(四)足太阴脾经

1.循行

起于足大趾末端(隐白),沿着大趾内侧赤白肉际,过大趾本节后半圆骨,上行至内踝前缘,再上腿肚,沿小腿内侧正中线上行,于内踝上八寸处,交出足厥阴经之前,经膝、股部内侧前缘进入腹中,属脾,络胃,过横膈上行,挟食管两旁,连系舌根,分散于舌下。其支脉:从胃别出,向上通过膈肌,注入心中,与手少阴心经相交接(图1-5)。

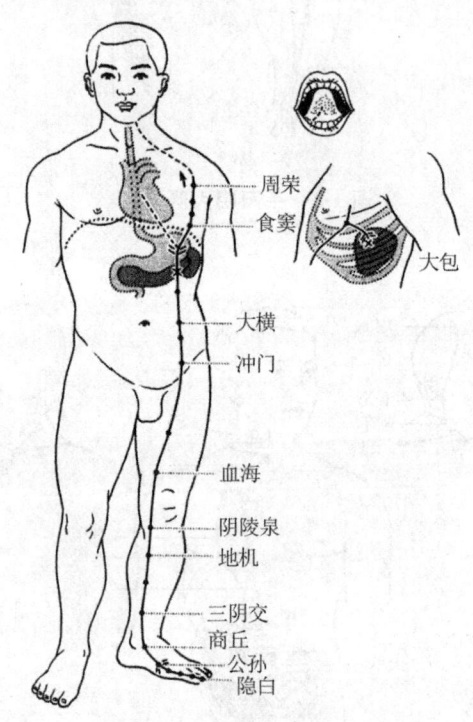

图 1-5　足太阴脾经

2.主治

主治胃脘痛、腹胀、呕吐、嗳气、便溏、黄疸。身体沉重无力、舌根强痛、膝股部内侧肿胀、厥冷等病证。

(五)手少阴心经

1.循行

起于心中,出属于心系(心与其他脏器相联系的部位),向下穿过横膈,下络小肠。其支脉:从心系分出向上,挟着食管上行,系于目系(指眼球与脑相联系的脉络)。其直行之脉:从心系出来,退回上行于肺部,横出于腋窝(极泉),沿上臂内侧后缘、肱二头肌内侧沟,至肘窝内侧,沿前臂内侧后缘、尺侧腕屈肌腱之侧,到掌后豌豆骨部,入掌,经小指桡侧至末端(少冲),与手太阳小肠经相交接(图1-6)。

2.主治

心、胸、神志病证及本经循行部位的病变。

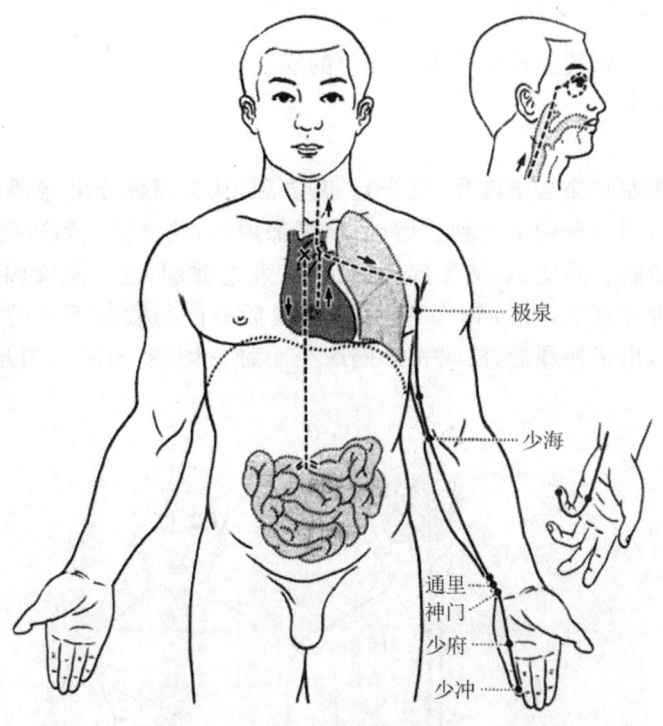

图 1-6　手少阴心经

(六)手太阳小肠经

1.循行

起于手小指外侧端(少泽),沿手背尺侧至腕部,出于尺骨茎突,直上前臂外侧尺骨后缘,经尺骨鹰嘴与肱骨内上髁之间,循上臂外侧后缘出肩关节,绕行肩胛部,交肩上(大椎),入缺盆络于心脏,沿食管过横膈,过胃属小肠。其支脉:从缺盆出来,沿颈部上行至面颊,至目外眦,转入耳中(听宫)。其支脉:从面颊部分出,上行目眶下,至目内眦(睛明),与足太阳膀胱经相交接(图 1-7)。

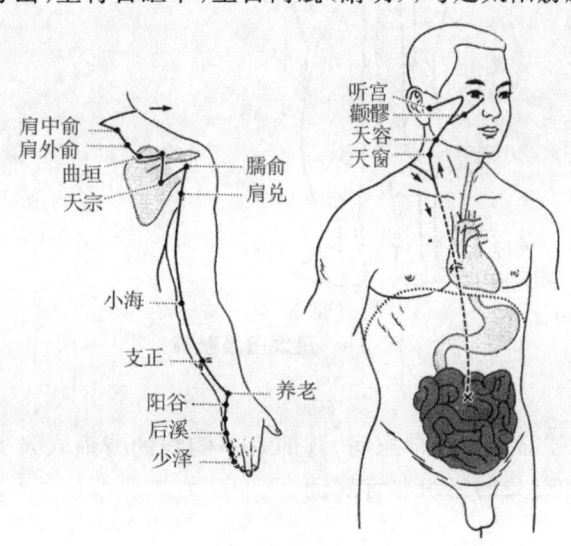

图 1-7　手太阳小肠经

7

2.主治

头项、五官病证、热病、神志疾病及本经部位的病变。

(七)足太阳膀胱经

1.循行

起于目内眦,上额左右交会于颠顶(百会)。其支脉:从头顶部分出,到颞颥部。其直行之脉:从头顶入里联络于脑,回行分别下行到项后,沿肩胛部内侧,挟脊柱。到达腰部,从脊旁肌肉进入体腔联络肾脏,属于膀胱。其支脉:从腰部分出,向下通过臀部,进入腘窝内。其支脉:从项部分出下行,通过肩胛骨内缘直下,经过臀部下行,沿大腿后外侧与腰部下来的支脉会合于腘窝中。然后下行穿过腓肠肌,出于外踝后,沿足背外侧缘至小趾外侧端(至阴),与足少阴经肾经相交接(图1-8)。

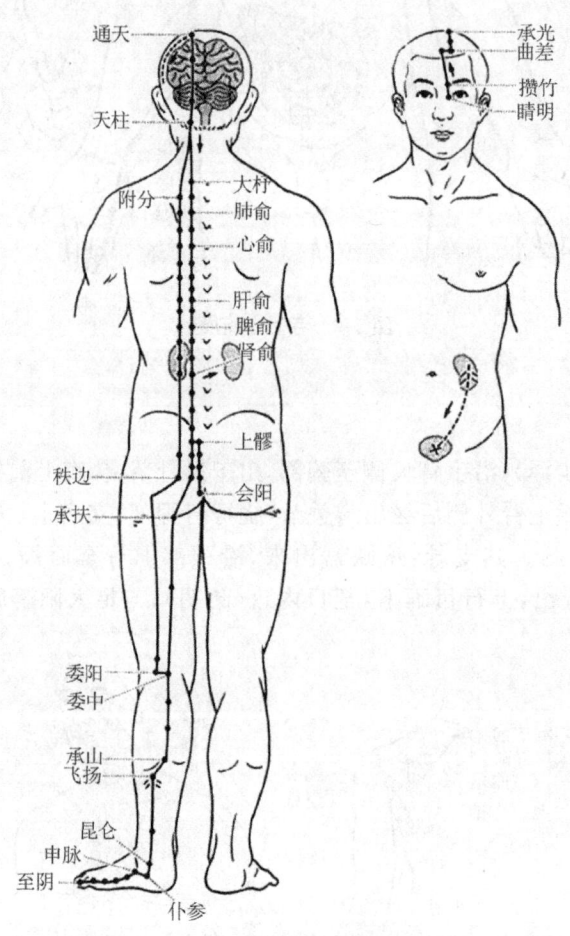

图1-8 足太阳膀胱经

2.主治

头、项、目、背、腰、下肢部病证及神志病,背部第一侧线的背俞穴及第二侧线相平的腧穴,主治与其相关的脏腑病证和有关的组织器官病证。

(八)足少阴肾经

1.循行

起于足小趾下,斜走足心(涌泉),出于舟骨粗隆下,沿内踝后,进入足跟,再向上行于腿肚内侧后缘,至腘内侧,上经大腿内侧后缘,穿过脊柱,属于肾脏,联络膀胱。其直行之脉:从肾向上通过肝和横膈,进入肺中,沿着喉咙,挟于舌根两侧。其支脉:从肺中出来,联络心脏,流注胸中,与手厥阴心包经相交接(图1-9)。

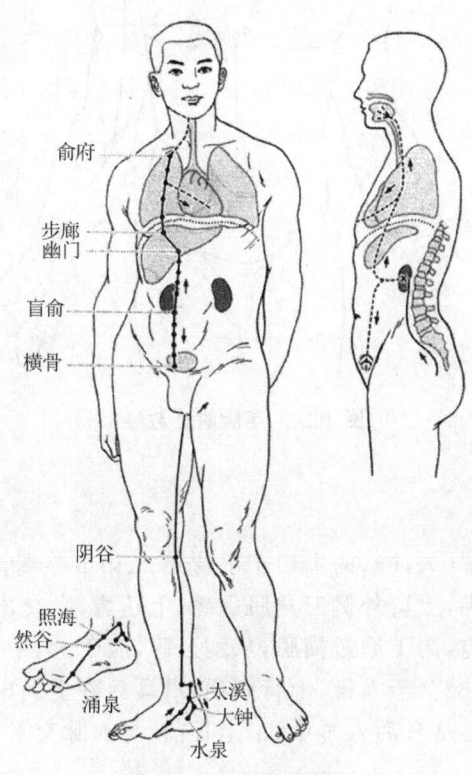

俞府

步廊
幽门

肓俞

横骨

阴谷

照海
然谷

涌泉　太溪
　　　大钟
　水泉

图1-9　足少阴肾经

2.主治

妇科、前阴、肾、肺、咽喉病证。如月经不调、阴挺、遗精、小便不利、水肿、便秘、泄泻,以及经脉循行部位的病变。

(九)手厥阴心包经

1.循行

起于胸中,出属心包络,向下通过膈肌,从胸至腹,依次络于上、中、下三焦。其支脉:从胸中分出,沿胸出于胁部,至腋下3寸处(天池),上行抵腋窝中,沿上臂内侧中线,行于手太阴和手少阴之间,进入肘中,向下行于前臂掌长肌腱与桡侧腕屈肌腱之间,进入掌中,沿着中指桡侧,出中指桡侧端(中冲)。其支脉:从掌中(劳宫)分出,沿着环指,尺侧到指端,与手少阳三焦经相交接(图1-10)。

2.主治

心、胸、胃、神志病证。如心痛、心悸、胃痛、呕吐、胸痛、癫狂、昏迷及经脉循行部位的病变。

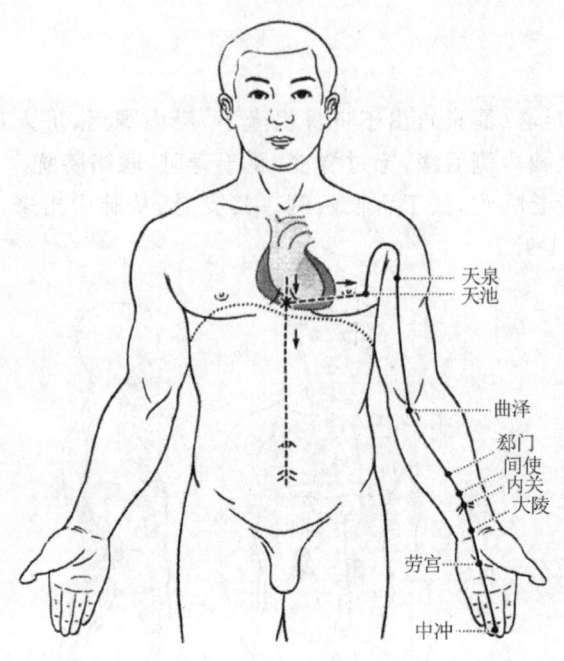

图 1-10　手厥阴心包经

（十）手少阳三焦经

1.循行

起于环指（无名指）尺侧端（关冲），向上出于手背第 4、第 5 掌骨之间，沿着腕背，出于前臂伸侧尺、桡骨之间，向上通过肘尖，上臂外侧三角肌后缘，上达肩部，交出于足少阳经的后面，向前进入缺盆，分布于胸中，联络心包，向下通过横膈，从胸至腹，属于上、中、下三焦。其支脉：从胸中分出，上行出缺盆，至肩部，左右交会于大椎，上行到项，沿耳后直上。出于耳上到额角，再屈而下行至面颊，到达目眶下。其支脉：从耳后入耳中，出走耳前，与前脉交叉于面颊部，到达瞳子髎，与足少阳胆经相交接（图 1-11）。

2.主治

侧头、耳、目、咽喉、胸胁部病证和热病。如偏头痛、胁肋痛、耳鸣、耳聋、目痛、咽喉痛及经脉循行部位的病变。

（十一）足少阳胆经

1.循行

起于瞳子髎（目外眦），向上到额角返回下行至耳后，沿颈部向后交会大椎穴再向前入缺盆部，入胸过膈，联络肝脏，属胆，沿胁肋部，出于腹股沟，经外阴毛际，横行入髋关节（环跳）。其支脉：从耳后入耳中，出走耳前，到瞳子髎处后向下经颊部会合前脉于缺盆部。下行腋部侧胸部，经季肋和前脉会于髋关节后，再向下沿大腿外侧，行于足阳明和足太阴经之间，经腓骨前直下到外踝前，进入足第 4 趾外侧端（足窍阴）。其支脉：从足临泣处分出，沿第 1、第 2 跖骨之间，至大趾端（大敦），与足厥阴肝经相交接（图 1-12）。

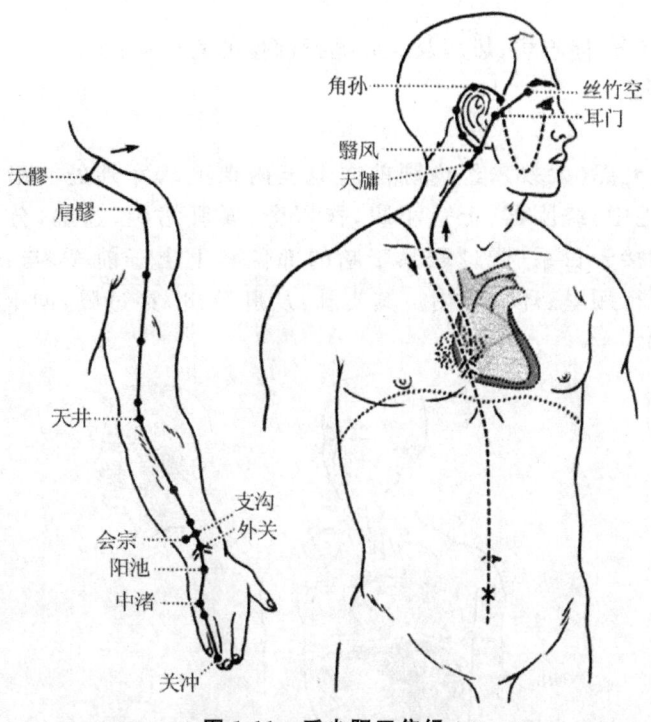

图 1-11　手少阳三焦经

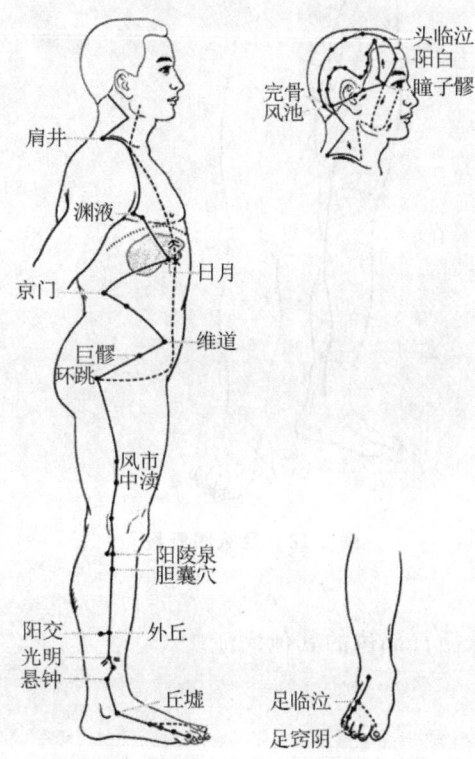

图 1-12　足少阳胆经

2.主治

侧头、目、耳、咽喉病、神志病、热病及经脉循行部位的其他病证。

(十二)足厥阴肝经

1.循行

起于足大趾上丛毛部(大敦),经内踝前向上至内踝上八寸外处交出于足太阴经之后,上行沿股内侧,进入阴毛中,绕阴器,上达小腹,挟胃旁,属肝络胆,过膈,分布于胁肋,沿喉咙后面,向上入鼻咽部,连接于目系(眼球联系于脑的部位),上出于前额,与督脉会合于颠顶。其支脉,从目系分出,下行颊里、环绕唇内。其支脉:从肝分出,穿过膈,向上流注于肺,与手太阴肺经相交接(图1-13)。

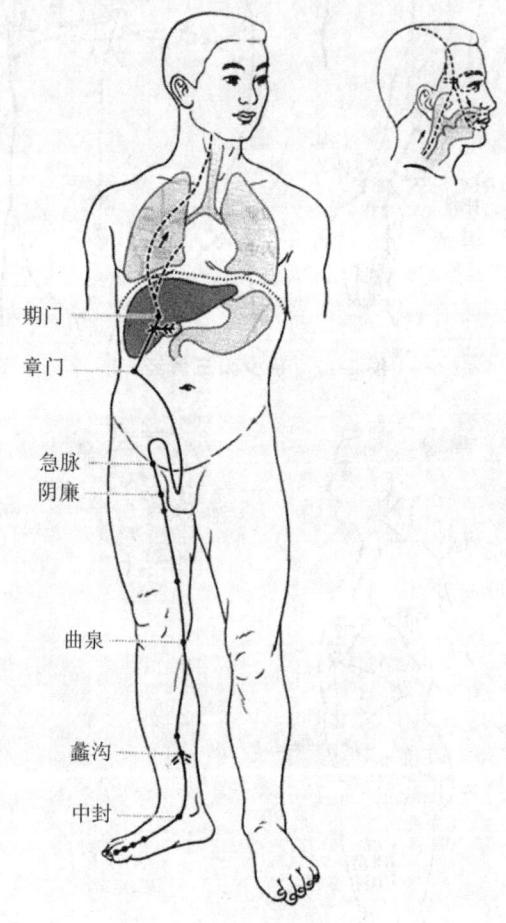

图1-13　足厥阴肝经

2.主治

肝病、妇科、前阴病及经脉循行部位的其他病证。

（刘　园）

第三节 奇经八脉

一、督脉

(一)循行

起于胞中(小腹内),下出于会阴部,向后行于脊柱的内部,上达项后(风府),进入颅内,络脑,上行颠顶,沿前额下行至鼻柱,止于上唇系带处(龈交)(图1-14)。

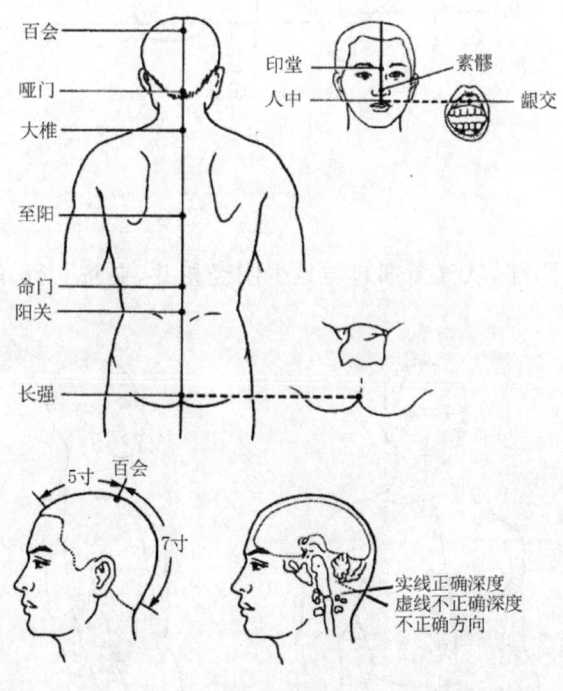

图 1-14 督脉

(二)主治

脊柱强痛、角弓反张等病证。

二、任脉

(一)循行

起于胞中,下出会阴部,上行前行至阴毛部,沿腹部和胸部正中线直上,向上经过关元经咽喉部,至下颌,环绕口唇,沿面颊,分行至目眶下(图1-15)。

(二)主治

疝气、带下、腹中结块等病证。

13

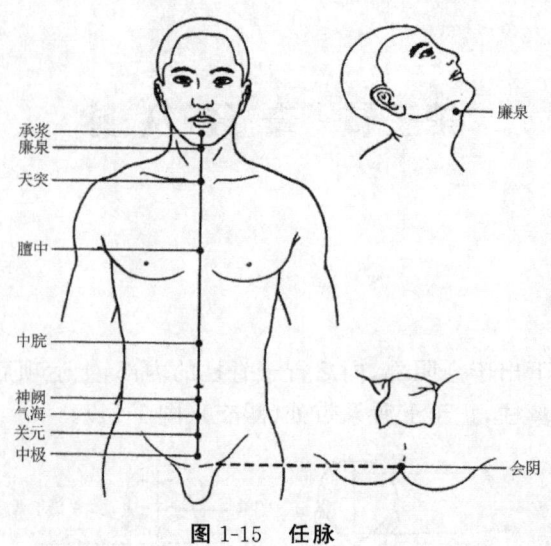

图 1-15　任脉

三、冲脉

(一)循行

起于胞中,下出于会阴部,从气街部起与足少阴经相并,夹脐上行,散入胸中,上达咽喉,环绕口唇(图 1-16)。

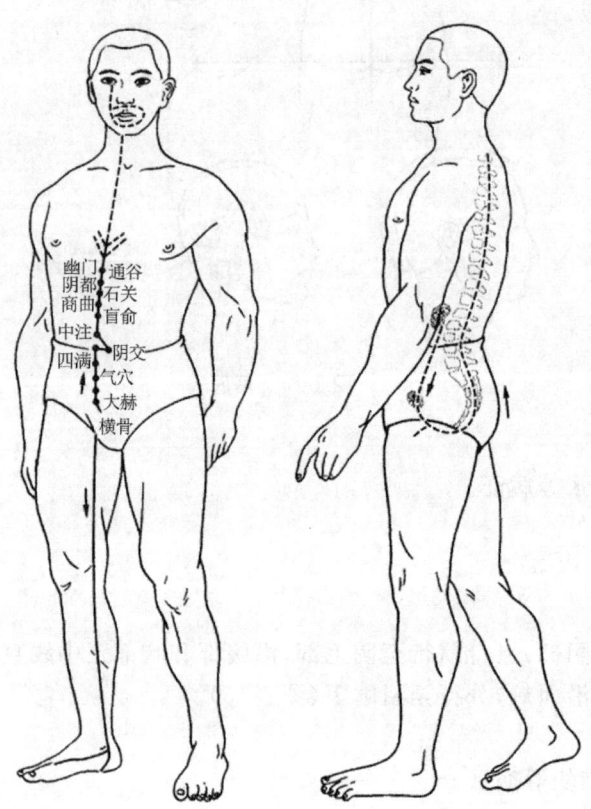

图 1-16　冲脉

（二）主治

腹部气逆而拘急等病证。

四、带脉

（一）循行

起于季胁,斜向下行至带脉穴、五枢穴、维道穴,横行腰腹,绕身一周(图1-17)。

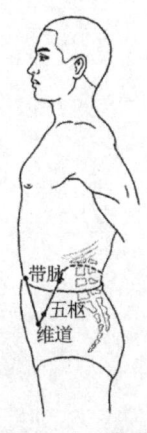

带脉
五枢
维道

图 1-17　带脉

（二）主治

腹满,腰部觉冷如坐水中等病证。

五、阴维脉

（一）循行

起于小腿内侧,足三阴经交会之处,沿大腿内侧上行,至腹部,与足太阴脾经同行,到胁部,与足厥阴经相结合,然后上行至咽喉,合于任脉(图1-18)。

（二）主治

心痛、忧郁等病证。

六、阳维脉

（一）循行

起于足跟外侧,向上经过外踝,沿足少阳胆经并行,沿下肢外侧上行至髋部,经胁肋后侧,从腋后上肩,至前额,再到项后,合于督脉(图1-19)。

（二）主治

恶寒发热、腰疼等病证。

七、阴跷脉

（一）循行

起于内踝下(照海),经过内踝后,沿下肢内侧上行,经阴部,沿腹、胸进入缺盆,再上行,出人迎穴之前,经鼻旁,到目内眦,与手足太阳经、阳跷脉会合(图1-20)。

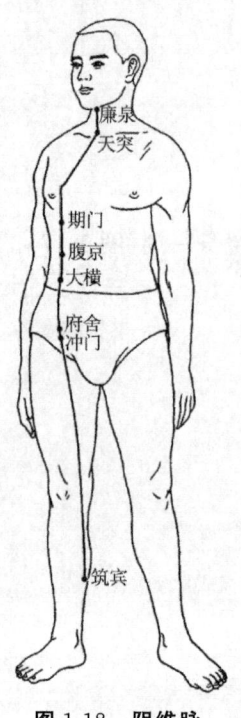

图 1-18　阴维脉

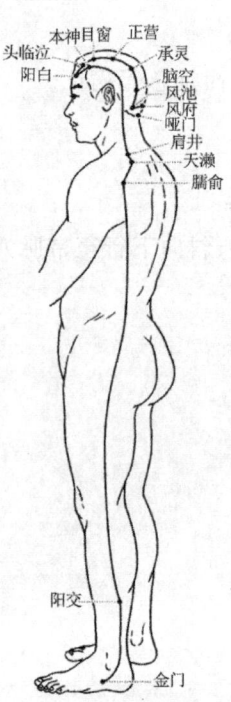

图 1-19　阳维脉

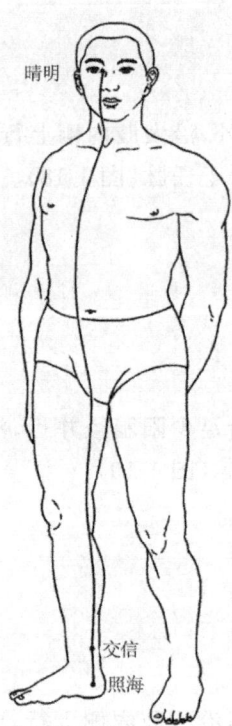

图 1-20　阴跷脉

(二)主治

多眠、癃闭、足内翻等病证。

八、阳跷脉

(一)循行

起于外踝下(申脉),经外踝后上行腓骨后缘,经股部外侧,再沿髋、胁、肩、颈的外侧,上挟口角,到达目内眦,与手足太阳经、阴跷脉会合,再上行经额,与足少阳胆经会于风池(图1-21)。

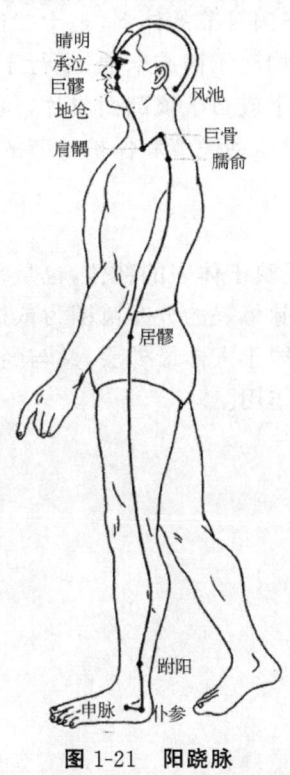

图 1-21　阳跷脉

(二)主治

目痛(从内眦始)、不眠、足外翻等病证。

(刘　园)

第四节　十二经别、十二经筋、十二皮部

一、十二经别

十二经别是十二正经离、入、出、合的别行部分,是正经别行深入体腔的支脉。

十二经别的分布规律:十二经别多从四肢肘膝关节以上的正经别出(离),经过躯干深入体腔与相关的脏腑联系(入),再浅出体表上行头项部(出),在头项部阳经合于本经经脉,阴经的经别合于其表里的阳经经脉(合),由此将十二经别汇合成六组,称为"六合"。

十二经别的作用:加强了十二经脉的内外联系及在体内的脏腑之间表里关系,补充了十二经脉在体内外循行的不足。由于十二经别通过表里相合的"六合"作用,使得十二经脉中的阴经与头部发生了联系,从而扩大了手足三阴经穴位的主治范围。此外,又由于其加强了十二经脉对头面的联系,故而也突出了头面部经脉和穴位的重要性及其主治作用。

二、十二经筋

十二经筋是十二经脉之气濡养筋肉骨节的体系,是十二经脉的外周连属部分。

十二经筋的分布规律:十二经筋均起于四肢末端,上行于头面胸腹部。每遇骨节部位则结于或聚于此,遇胸腹壁或入胸腹腔则散于或布于该部而成片,但与脏腑无属络关系。

十二经筋的作用:约束骨骼,完成运动关节和保护关节的功能。

三、十二皮部

十二皮部是十二经脉功能活动反映于体表的部位,也是络脉之气散布之所在。

十二皮部的分布规律:以十二经脉体表的分布范围为依据,将皮肤病划分为十二个区域。

十二皮部的作用:由于十二皮部居于人体最外层,又与经络气血相通,故是机体的外屏障,起着保卫机体、抵御外邪和反映病证的作用。

(刘　园)

第二章

腧　穴

第一节　腧穴的分类

人体的腧穴很多,它是人们在长期的临床实践中陆续发现而逐步积累起来的。经过历代医家用"分部"和"分经"的方法,进行多次整理,现在一般分为 3 类。

一、十四经穴

十四经穴简称"经穴",指分布在经络循行的通路上,被列入十四经系统的腧穴,它们是腧穴的主要部分。现在的三百六十多个经穴中,绝大部分是晋代以前发现的,其中很多腧穴可能是发现经络的基础。这些经穴自发现以来,都是经过定位、定名,逐步从散在到系统。

二、奇穴

奇穴也称为"经外奇穴",是指既有明确的位置,又有专用穴名,但是还没有列入十四经系统的腧穴。其实,这些奇穴与经络系统也有联系,所以其中一部分已被逐步收为经穴,如膏肓、风市等穴,在唐代《备急千金要方》中为奇穴,但到了宋代的《铜人腧穴针灸图经》就把它们归纳为经穴。奇穴一般是在经络系统发现之后陆续发现的,多数奇穴的发现时间较经穴晚,大约从唐代开始,到现在奇穴在数量上已比经穴多。

三、阿是穴

阿是穴又叫压痛点,古代叫"以痛为腧",它没有固定的位置,而是哪里有病有痛就在哪里针灸。不过,广义的阿是穴还包括了距离病变部位较远的敏感点。

(王英华)

第二节　腧穴的主治作用

从腧穴多种多样的主治作用中,归纳起来有以下几个基本方面。我们对这些主治作用,都应该理解为相对的。

一、普遍性

每一个腧穴都能主治局部和邻近部位的组织器官及其内脏疾病,如风池穴能治疗头部和眼的疾病,中脘穴能治疗胃和十二指肠疾病等。由于各穴局部和邻近部位的范围大小不一,因而对腧穴主治局部、邻近部位疾病的概念只能以笼统的原则说明。腧穴治疗局部和邻近部位的疾病,一般不受经络循行分布的限制。

二、特异性

(1)四肢穴,尤其是肘关节、膝关节以下的腧穴,除了主治局部及邻近部位疾病以外,还能治疗远距离——头面、躯干或内脏的疾病,这种主治作用与经络有关。例如,足阳明胃经的足三里、上巨虚等穴能治疗胃肠病,手厥阴心包经的内关、间使等穴能治疗心脏病。此外,从面针、头皮针、耳针等可以治疗全身疾病来看,头面、躯干腧穴也能够治疗四肢部位的疾病,如古代医籍就有风府穴治疗足病的记载。

(2)某些腧穴的主治作用显然有别于其他穴位,如足三里、气海、关元等穴有强身健体的作用,十宣、人中、会阴等穴有兴奋呼吸中枢的作用。

如上所述,腧穴对机体的作用,在现阶段认为确实存在一定的特异性,但由于针刺某一腧穴可以影响到多个器官的功能,多个腧穴对同一生理功能都有作用。例如,针刺足三里可以影响消化、血液、心血管等系统,以及机体的防卫、免疫功能;多个腧穴,如足三里、曲池、内关、三阴交、太冲等都有降压作用。因此,这些特异性又是相对的,不是绝对的。

三、双向性

腧穴主治的双向性,就是针灸腧穴时对机体的一种良性双向调节作用,即在不同的功能状态下针灸某一腧穴,具有截然相反的作用。当功能状态过高时,针灸可使之降低;反之,可使之增高。如心率快时,针灸内关可使之减慢,心率慢时,针刺又可使之加速。泄泻时,针刺足三里可以止泻,但在便秘时又可通便。这种调节作用,既可表现于局部,也可影响全身各个生理功能系统。

四、协同性

两个以上的腧穴同时使用,可以增强其治疗效果(与药物的协同性定义不同,后者是两种药物同时使用,其作用大于两者之和)。这主要在于选用的腧穴在主治部位和性质上具有共同之处。如中脘、内关、足三里,其止痛的效果比单用某一腧穴为好。这是因为这些腧穴在治疗部位方面是共同的。

五、拮抗性

多个腧穴同时使用反而减弱其作用,这是因为这些腧穴在主治部位毫无共同之处。针灸不同于药物有某些物质进入血液循环,只是经过经络作用于特定的组织器官,进行重点调节。如取穴过于庞杂,希望同时解决多种疾病,便不能突出重点,与机体内在抗病能力不相适应,所以疗效反而不好。另外,有人在观察内关穴对心脏的作用时,采取配用交信穴后则降低了内关穴的作用。

此外,腧穴具有有限的敏感性(指针刺后产生的治疗效应)。如一个腧穴每天针刺1次,连续7～10天,其敏感程度便逐渐下降,到14天后便基本不敏感了,但休息一定时期后,该穴仍具有原来的敏感性。所以必须轮换选穴,或治疗一个周期后,休息数天再进行第二个疗程。

腧穴主治的特异性是几种作用中最重要的一点。着重研究腧穴的特异性,不仅对指导临床实践,而且对揭露经络的本质,都有现实意义。

(季法会)

第三节　腧穴的体表定位

临床上定穴的位置是否正确,会直接影响到治疗效果。为找准穴位,必须掌握一定的定位方法。现将临床上常用的几种定位方法介绍如下。

一、解剖标志定位法

利用人体各种解剖标志作为定穴的依据,是最基本的取穴法。临床上常用的标志大致分为两种。

(一)固定标志

固定标志指不受人体活动的影响而固定不移的标志,如五官、毛发、指/趾甲、乳头、脐及骨的突起或凹陷部。

(二)活动标志

活动标志指需要采取相应的动作姿势才会显现的标志,包括肌肉的凹陷、肌腱的显露部位、皮肤的皱襞及某一关节的间隙等。

二、尺度定位法

由于很多腧穴距离自然标志很远,如果不拟定出它们距离自然标志的长度来,是很难确定其位置的,这种假定的与自然标志之间距离的长度,就叫作“尺度”,传统叫作“骨度”。尺度通常使用单位为“寸”,就是等分。如腕横纹到肘横纹是12寸,就是将腕横纹到肘横纹划分为12等分。它适用于任何年龄、任何体型的人,老幼、高矮、胖瘦、男女都适用。

(一)人体各部位尺度

1.头部

直寸:前发际至后发际12寸。前发际不明者,可从眉心向上加3寸;后发际不明者,可从大椎穴向上加3寸,即从眉心到大椎(第七颈椎棘突下)作18寸。

2.胸腹部

(1)直寸:胸部以肋间隙作为定穴依据。上腹部从胸剑联合至脐中作8寸(有些人生理有变异,没有剑突,而且软肋与胸骨结合部位高于一般人,这种情况下,必须以不容穴相平处为脐上6寸。下腹部从脐中到耻骨联合上缘作5寸)。

(2)横寸:两锁骨中线或两乳头之间作8寸。

3.背部

(1)直寸:以脊椎棘突作为定位依据。

(2)横寸:两肩胛骨脊柱缘之间作 6 寸。

4.上肢部

(1)上臂:从腋前皱襞到肘横纹作 9 寸。

(2)前臂:从肘横纹到腕横纹作 12 寸。

5.下肢部

(1)大腿:内侧,从耻骨联合上缘到骨内上髁作 18 寸;外侧,从股骨大转子到腘横纹作 19 寸(从臀沟至腘横纹作 14 寸)。

(2)小腿:内侧,从胫骨内踝以下至内踝作 13 寸;外侧,屈膝时,从髌骨下缘至外踝 16 寸。

(二)尺度定位法

分为指侧等分定位法和手指同身寸定位法。

1.指侧等分定位法

将取穴部位"尺度"的全长用手指划分为若干等分的方法。如取间使穴时,可将腕横纹至肘横纹的 12 寸划分为两等分,再将近腕的一个等分又划分两个等分。这样腕上 3 寸的间使便可迅速而准确地定位。

2.手指同身寸定位法

在体表标志和尺度的基础上,临床也常用手指来比量。因为各人手指的长度和宽度与其他部位有一定的比例,所以便可以用其本人的手指来衡量"尺度",这种方法称为"同身寸"。医师只要注意到这种情况,也可根据患者的高矮胖瘦做出调整,从而用自己的手指来量定患者的穴位。由于人体各部分尺度的等分大小不一,不能相互通用,所以同身寸也有大小之分。

(1)大寸。直指量:一般以次指末节为 1 寸,加中指节为 2 寸。横指量:拇指末节的宽度为 1 寸,示、中二指相并为 1 寸半,示、中、无名和小指四指相并为 3 寸(过去叫"一夫法",以中指的近掌第一节与第二节的关节水平线的宽度为准,适用于下肢)。

(2)小寸:中指近掌第一、二节关节宽度为 1 寸,示、中二指相并为 2 寸,示、中、无名三指相并为 3 寸。多适用于上肢(手指同身寸定位法可有微小差误,因此使用时以小于 3 寸为度。若大于 3 寸,应采用指侧等分定位法为宜)。

三、简便定位法

简便定位法是临床一种简便易行的方法,某些穴位可以采用。如垂手中指端到达处取风市,两手虎口交叉在示指端到达处取列缺等。

(季法会)

第三章

针　法

第一节　针刺临床基础

《灵枢经·官能》云："语徐而安静，手巧而心审谛者，可使行针艾。"《后汉书》云："腠理至微，随气用巧，针石之间毫芒即乖。神存心手之际，心可得解而不可得言也。"这说明针刺手法的基础，一是治神守机，二是随气用巧。手法操作必须做到手巧心静，形神合一，意气相随，才能得神取气，获得临床疗效。

一、治神法及其应用

（一）神与治神

中医藏象理论以精、气、神为人之三宝。生命取源于精，其维持正常活动则有赖于气，而生命现象总的体现即是神。精、气、神三者相互依存，是生命活动的根本。《灵枢经·本神》云："生之来谓之精，两精相搏谓之神。"《灵枢经·平人绝谷》云："神者，水谷之精气也。"这说明人体的神以先后天精气为基础，从先天而来，赖后天调养以维持，两者不可缺一。神是生命活动的根本，"失神者死，得神者生"（《灵枢经·天年》），其主要功能即高级精神意识运动。

神寄藏于五脏，心藏神，肺藏魄，肝藏魂，脾藏意，肾藏志，所谓"五脏神"者。精神意识活动的过程，《灵枢经·本神》分为神、魂、魄、意、志、思、虑、智等方面的内容。神是人体维持生命活动的基础，在抵御外邪、保证健康状态的过程中，起着主导作用。故《灵枢经·小针解》云："神者，正气也。"神充精足则正气盛，神衰精亏则正气虚。神的功能还表现在经脉气血运行上，神行则气行，气行则神行，神气相随则经脉运行通畅。故《灵枢经·本神》云："脉舍神。"《黄帝内经素问·八正神明论》云："血气者，人之神。"

神周游于全身，游行出入于经络腧穴之中，故《灵枢经·九针十二原》云："所言节者，神气之所游行出入也。"节，即腧穴之谓。在针刺操作过程中，必须先治其神、后调其气，使神气相随，方能针刺得气取效。所以，窦汉卿《标幽赋》云："凡刺者，使本神朝而后入；既刺也，使本神定而气随。"这充分强调了治神在针刺治疗过程中的意义。其理论依据，即神气游行出入于腧穴之处。从这个意义上说，针刺得气的过程也就是治神的过程，治神是一切针刺手法的基础。

《黄帝内经素问·宝命全形论》云："凡刺之真，必先治神。"《灵枢经·官能》云："用针之要，无忘其神。"治神要始终贯穿于针刺操作的全过程。治神法的应用得当与否，直接影响到临床疗效，同样也是衡量针灸医师水平高下的标准。故《灵枢经·九针十二原》云："粗守形,上守神。"下工守四肢腧穴,上工守神气游行。因此,张志聪说："行针者贵在得神取气。"

(二)治神法的应用

治神法又称守神法、本神法、调神法等,是通过患者精神调摄和医师意念集中等,使针下得气甚而气至病所,提高临床疗效的方法。治神法包含气功和心理疗法等内容在内,在临床上经常配合应用。

1.针刺前必须定神

定神即医师与患者在针刺前要调整自己的心理状态,调匀自己的呼吸节律,稳定自己情绪变化的过程。如此,患者精神安宁才能显现其真正的脉证之象,医师情绪稳定则可专心分析病情,审察患者的形神变化,即"静意视义,观适之变"(《黄帝内经素问·宝命全形论》)的意思。

2.治神要重视心理安慰

治神法要根据患者的心理状态变化而施,掌握其情绪心态的根结加以调摄,进行言语劝导。《灵枢经·师传》云："告之以其败,语之以其善,导之以其所便,开之以其所苦。"患者与医师之间如此交流感情,心心相印,默契配合,对提高临床疗效大有裨益。

3.进针要注意守神

进针时,医师要全神贯注,目无外视,属意病者,审视血脉,令志在针,意守针尖,迅速穿皮刺入。同时,要随时注意患者的任何神情变化,并嘱咐患者仔细体察针下感觉,配合医师进行操作。在进针后,医师守神则静候气至,正确体察针下指感以辨气,合理调整针刺深浅和方向;患者守神则可促使针下得气,令气易行。

4.行针宜移神制神

针刺入一定深度后,医师宜采用各种催气手法,促使针下得气。同时,又必须双目观察患者的神态和目光,通过医患之间的目光接触,使患者神情安定。《黄帝内经素问·针解》所云"必正其神者,欲瞻患者目制其神,令气易行也"就是这个意思。在行针过程中,还须通过移神之法,使患者意守针感,促使得气。故《灵枢经·终始》云："浅而留之,微而浮之,以移其神,气至乃休。男内女外,坚拒勿出,谨守勿内,是谓得气。"

5.治神可守气行气

治神法应用得当,可维持和加强针感。在得气后,医师用手紧持针柄,用意念守气勿失,亦即"如临深渊,手如握虎,神无营于众物"(《黄帝内经素问·宝命全形论》)。意念集中于针尖,以意引气,不仅可维持针感,还可促进经气运行,循经感传甚而气至病所。现代临床证明,医师在应用"气至病所"手法时,合理配合"入静诱导""心理暗示"等各种方法,可提高气至病所的发生率。

6.调神可诱导针下凉热

不少有经验的针灸医师,在采用烧山火或透天凉手法时,经常结合静功,发气于指,同时令患者意守病所或针穴,调摄自己的神气,以诱导针下温热或凉爽感。

7.针后要注意养神

针刺以后,宜嘱患者稍事休息,安定神态,并嘱其稳定自己的心态,勿大怒、大喜、大悲、大忧,以免神气耗散。《黄帝内经素问·刺法论》对此有详细介绍。如能配合静功、自我按摩、太极拳等养生方法,则可巩固疗效。

综上所述,治神法是一切针刺手法的基础,应当始终贯穿于针刺过程之中。

（三）医师意气的训练

既然治神法是一切针刺手法的基础，因此医师必须逐步加强自身意气的训练。练太极拳和内养功，就可练意、练气，使全身气血旺盛，形神合一。对于针灸医师的身体素质，应该有特殊的要求。《黄帝内经素问·宝命全形论》云："针有悬布天下者五……一曰治神，二曰知养身……"清代周树冬《金针梅花诗钞》云："养身者却病强身也，以不病之身方可治有病之人。"通过练太极拳和内养功治神养身，至少可以达到以下三个目的。

1.蓄积丹田之气，以增强周身之力

气是维持生命的动力，脏腑功能的活动都要依靠气。内养功的目的就是培养这种气。练内养功法要求调整呼吸，气沉小腹，肌肉放松，头脑空静，杂念俱除，吸气时以意领气送至丹田，以蓄养真气。这时就会觉小腹微微发热，即所谓少火生气。长期坚持就会使真气充盈，经络畅通，周身之力也就随之加强；并可以通过丹田之气的蓄积，升提上达肩、臂、肘、腕、指，运针而作用于患者，以控制及驾驭经气。

2.调自身之气机，以利于控制经气

太极拳是用意练气，也是行气练气的一种运动方法。练太极拳要以意行气，用意不用力，先意动，而后形动。这样就能做到"意到气到、气到力到"。因此可以说太极拳是一种意气运动，这种意气运动的过程也就是调自身气机的过程。

内养功主要是通过意守丹田，调整呼吸以蓄养真气，待真气充盈，然后以意领气，使气行全身，偏重蓄养真气。太极拳把意、气、力合为一体，随动作而运行不止，达到调气机的目的，偏重于运气和用力。两者结合就会相得益彰。久练太极拳和内养功法，才能在针刺时把全身各方面的力量巧妙地调动起来，使之到达指端施于针下。

3.去浮躁二字，以练清静之功

作为针灸医师就要禁浮躁。《灵枢经·官能》云："语徐而安静，手巧而心审谛者，可使行针艾。"心浮则不能辨别针下之气，神躁则不能随气用巧。太极拳和内养功法的练习要求心静、气沉，力戒浮躁，但要做到这一点必须经过长期艰苦的训练和坚持不懈的练习。

二、指力的练习

熟练掌握毫针操作，并自如运用于临床，是每一个针灸医师必须做到的。要达到如此水平，只有通过自己不断的练习。医师指力的练习，是针刺手法的基础。持之以恒、循序渐进的手法练习，不仅对初学者十分重要，即便是训练有素者仍然应该坚持不懈，如此则能"手如握虎""徐推其针气自往，微引其针气自来"，达到预定的得气效应。

毫针针体细软，犹如毛笔之端，没有相当的指力和熟练的技巧，就难以掌握毫针出入自如，减少进针疼痛，防止弯针、折针和晕针。故行针之法首重指力练习。《灵枢经·九针十二原》云："持针之道，坚者为宝，正指直刺，无针左右。"在练习指力之初，应先练直刺，务求针体垂直于实物，切勿左右倾斜。这样积少成多，天长日久，手指的力量和灵活度就会明显提高。

（一）纸垫练针法

用松软的细草纸或毛边纸，折叠成厚约2 cm的纸垫，外用棉线呈"井"字形扎紧。在此纸垫上可练习进针指力和捻转动作。练习时，一手拿住纸垫，一手如执笔式持针，使针身垂直于纸垫上，当针尖抵于纸垫后，拇、示、中三指捻转针柄，将针刺入纸垫内，同时手指向下渐加一定压力，待刺透纸垫背面后，再捻转退针，另换一处如前再刺。如此反复练习至针身可以垂直刺入纸垫，并能保持针身不弯、不摇摆、进退深浅自如时,说明指力已达到基本要求。做捻转练习时,可将针刺入纸垫后,在原处不停地做拇指与示、中两指的前后交替捻转针柄的动作。要求捻转的角度均匀,运用灵活,快慢自如,应达到每分钟可捻转 150 次左右。纸垫练针,初时可用短毫针,待有了一定的指力和手法基本功后,再用长毫针练习。同时还应进行双手行针的练习,以适应临床持续运针的需要(图 3-1)。

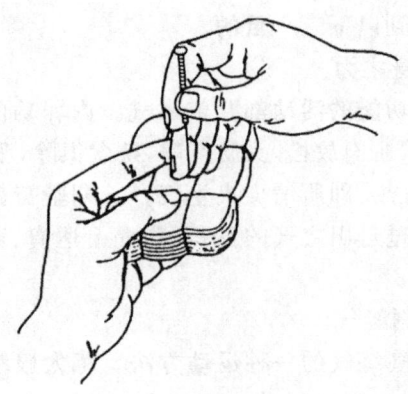

图 3-1 纸垫练针法

(二)棉球练针法

取棉絮一团,用棉线缠绕,外紧内松,做成直径 6～7 cm 的圆球,外包白布一层缝制,即可练针。因棉球松软,可以练习提插、捻转、进针、出针等各种毫针操作手法的模拟动作。做提插练针时,以执毛笔式持针,将针刺入棉球,在原处做上提下插的动作,要求深浅适宜,幅度均匀,针身垂直。在此基础上,可将提插与捻转动做配合练习,要求提插幅度上下一致,捻转角度来回一致,操作频率快慢一致,达到动作协调、得心应手、运用自如、手法熟练的程度(图 3-2)。

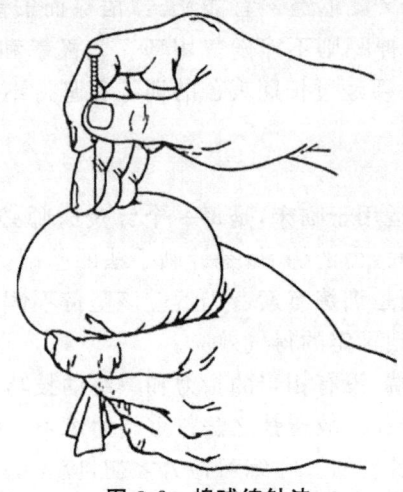

图 3-2 棉球练针法

(三)纸板练针法

用毫针在普通包装用纸箱板上练针。练针姿势要求端坐周正,全身放松,呼吸平稳,两脚与肩同宽并自然放平,虚腋、沉肩、垂肘、悬腕,凝神于手下,聚意于指端。针孔要求均匀,针行平直,每天练针半小时以上。这种方法可以增强指力、腕力和悬臂力。由于针粗纸硬,初练 3～5 分钟即感手指酸痛、肩肘不支,但坚持月余后就会感到整个上肢力量增强。最直接的练针效果就是进针不痛,达到"持针之道,坚者为宝"的要求。本法要在守神前提下进行,在锻炼了上肢力量的同时,也锻炼了清静之功,增强了气机的升提力、定向力,使蓄于丹田的下元之气通过臂、肘、腕、指达于针下,从而驾驭经气。这是进一步的练针方法。

(四)守神练针法

在自制支架木框上,平铺毛边纸1～2张,每边用3～5个图钉固定,亦可用绣花撑夹住1～2张毛边纸。练习者要端坐于支架前,两脚与肩同宽,挺胸、沉肩、垂肘、悬腕,右手持针,在毛边纸上每隔3 cm针一下,扎满一行后换下行继续扎。因毛边纸纤维粗糙不均,每针之间均有细微差别,所以练习者必须要全神贯注于针与纸之间,才能体会出这种差别。随着指力的增强和手法的熟练,可以逐渐增加纸的张数。要求针后针眼横竖成行,针刺时全神贯注,心定神凝,体察针感。

(五)捻转手法的练习

可先练拇指的力量,即右手拇、示二指持针,示指不动,拇指向前、向后均匀捻转。待拇指力量日渐增大以后,再练示指,即右手拇、示二指持针,拇指不动,示指向前、向后均匀捻针。然后,再用拇、示二指交互前后往返搓捻针柄,使针体左右旋转,反复连续不断。在练习本法时,要求针尖保持原位不变,切忌上下移动。同时,在指力日进的过程中,要不断提高捻针的频率,掌握捻针幅度,逐步达到运针自如的境界。

(六)提插手法的练习

待捻转手法纯熟之后,再练习提插手法。右手三指持针,在物体内上下提插,提针和插针时要保持幅度均匀、起落有度、深浅适宜和针体的垂直。同时,在指力日进的过程中,要不断提高提插频率,掌握提插在小幅度范畴内行针,用力上提和下插。待上下提插行针自如以后,再练习紧按慢提或慢按紧提的补泻手法。

(七)颤法和捣法的练习

捻转、提插练习以后,可练习颤法和捣法。颤法即要求快速而小幅度的捻转、提插相结合,用腕力带动手指,使针体颤动。捣法又称雀啄术,在进针后,用快速小幅度的提插手法,上下捣动针体,务求针尖在分许范围内上下移动。在指力日进的过程中,要不断提高捣针和颤针的频率,达到每分钟150～200次。他如弹、飞、盘、搓、摇等手法,均应在实物上专门练习,持之以恒,循序渐进,才能做到手法纯熟、指力日进。

练指的方法,除在实物上进行之外,还可采用徒手练习的方法,随时随地练习。如经常搓捻右手拇、示二指,或颤动手腕,或拇、示二指指端捏紧上下捣动等。还可采用五指排开,按压桌子,前、后、左、右推揉按压的方法,来练习指力。

(八)练指练针要全神贯注

练针时要求环境安静,动作规范,凝神聚意,治神调息,体验针感。练指时要求全神贯注,发内力于指端,达到"如临深渊者,不敢堕也;手如握虎者,欲其壮也"(《黄帝内经素问·针解》)的境界,才易于进步。所谓"指力"并不单指力量,而是一种内在的气力,这种"气力"只有在全神贯注、运全身之力于指腕时才能产生和日益增强。这点和写字绘画的功夫相似,不是单靠用劲就能提高的。所以,古代针灸家都非常强调练习必先调神,"凡刺之真,必先治神"(《黄帝内经素问·宝命全形论》)和"凡刺之法,必先本于神"(《灵枢经·本神》)都有这一层含义。因为针刺的目的是要使针下得气,欲能得气于针端,须贯神气入指力,才能得到最佳效应。而现时练指力者,多求刺之痛少、快捷,大多忽视了这最重要的一点。如能把意气内养与指力练习相结合,使神易聚于指,手指活动自如,就能达到较好的练针练指效果。

指力有 3 个层次:第一是医师能熟练用针,患者在针刺时不感痛苦;第二是医师针刺后使患者立即产生得气效果;第三是在产生得气后,指下能精确感到精气的变化,指力和指下细微感觉相结合,以及时应用针刺手法,扶正祛邪,达到针到病除的目的。因此,必须持之以恒,循序渐进,经过长期艰苦的训练和不间断的练习,才能逐步做到。

三、气功与针刺的配合

气功是在意识主导下,通过体态调整(调身)、呼吸训练(调气)和意念内守(调神),达到强身健体、性命双修目的的养生方法。在针刺操作过程中,如配合气功方法,以意引针,以意领气,则可调动自身真气,达到最佳针刺效应。目前,气功和针刺配合施术,称为无极针法、气功针刺术和意气行针法等。

(一)医师气功针刺术

医师必须在自身守神练气、意守丹田的基础上,逐步打通任督二脉,贯气于指,才能施行意气运针诸法。

1.守神练气法

守神练气法是医师自身的内功修炼方法。要求形神自然,含胸拔背,双睑垂帘,口唇微闭,舌抵上腭,两目内视,自然站立,两膝稍屈,脚尖内收。两手掌心由下向上,同时向前方如棒球提起平肩后,再将掌心向内如抱圆球,在膻中穴前,徐徐下按至丹田(脐下 1.3 寸处)或气海穴(脐下 1.5 寸处)前,抱住固定不动,意念内守丹田或气海,摒除杂念,凝神修炼,达 20～30 分钟,然后两手徐徐放下收功。每天早晚各练功 1 次,连续不断坚持练习,数月后自觉下腹充实,气沉丹田。再将两手上移,抱球在两乳间膻中穴之前,稍加意守,并与丹田连成一气。待膻中穴与丹田之气相连以后,再意守两掌心的劳宫穴,坚持练功至两手手指发生震动,并觉两手掌心均向内吸,是内气发动之象。但要注意,不要用意导引而使两手手指发生剧烈震动,相反要抑制其震动。

2.运气练针法

在守神练气内功修养的基础上,可贯气于手指,用手持针进行捻转、提插手法的练习。一般采取坐位练功,两脚平放,自然坐在椅子上。右手拇、示二指持针,置于胸前,先意守丹田,后意守劳宫,并配合呼吸捻转针体。吸气入丹田(腹式深吸气),持针不动;呼气徐徐时,意守劳宫,将针捻动。如此吸气停针、呼气捻针,反复练习 20 分钟。经过一段较长时间练习,即可用于临床。提插手法的练习,可在实物上进行。一般使用棉花芯的枕头(棉花要塞实),固定于厚木板上,牢靠地置于自己的胸前。配合呼吸进行提插,吸气时下插针,呼气时上提针,针体宜直,幅度不要过大,每次 30 分钟左右。如此练习半个月左右,改用呼气时下插针、吸气时上提针的方法,每次 30 分钟左右,连续半个月后,再改用上法。两者反复交替,经过较长时间的练习,即可用于临床。

3.意气运针法

意气运针法分为意气进针、意气行针、意气热补、意气凉泻四法,可在运气纯熟后用于临床。

(1)意气进针法:医师端正姿态,调匀气息,心神内守,注视患者。右手持针迅速刺入穴内,意守针尖,稍待片刻,徐徐插针至一定深度。持针时要密切注视患者神情变化;欲刺时运全身气力于指端,意念集中于进针处;下针时要属意针尖,借持针手指上的微弱触觉变化,判断针尖所到部位,仔细体察针下得气感应。

(2)意气行针法:针刺入一定深度,施术使之得气。得气后,就密意守气勿失,拇指向前捻针

（180°），紧捏针柄，保持针体挺直不颤状态，并意守针尖，静候针下气聚。然后医师用意念引动患者经气，通过"以意领气"之法，促使针感缓慢地循经传导，并结合导引、循按等方法，诱导经气达到病所。

（3）意气热补法：得气后全神贯注于针尖，小幅度徐进疾退，提插3～5次，以插针结束，不分天、人、地三部操作。继而拇、示二指朝向心方向微捻针（180°），紧捏针柄，保持针体挺直不颤，意守针尖，以意领气至病所。最后守气勿失，使气聚生热。

（4）意气凉泻法：得气后全神贯注于针尖，小幅度徐退疾进，提插3～5次。以提针结束，不分地、人、天三部操作。继而拇、示二指朝离心方向微捻针（180°），紧捏针柄，保持针体挺直不颤，意守针尖，以意领气于病所。最后守气勿失，使经气四散，产生凉感。

此外，还可用单指呈剑指状（或手掌劳宫穴）对准针柄发放外气，持续1～5分钟，以促使患者经气运行、气至病所，甚而产生凉热感应。如中风偏瘫用头皮针刺法，在留针期间可采取本法，并结合患侧肢体穴位（如涌泉穴、劳宫穴）导引，则患肢感到轻松、温热，肌肉颤动，而手足心自觉有冷气外泄。

（二）患者的气功养生法

在针刺过程中，患者自觉运用意守针感、形体放松等法，可激发经气，提高针刺疗效。

1.意守针感法

患者先宽衣松带，体位放松，排除杂念，调匀呼吸，意念集中于治疗部位。在行针得气后，仔细体察针感，并意想针感循经上下传导，配合"气至病所"手法，将意念随针感移动，直达病所。如中风偏瘫，可将意念集中于患侧肢体，意想肢体功能的恢复，并引导肢体主动活动，将自己的内气逐渐移至患肢。其意念配合，可由丹田上移至膻中穴，再由膻中穴移至肩、肘、腕，最后意守劳宫；亦可由丹田移至命门穴，再下移至髋、股、胫、踝，最后意守涌泉。通过意守针感和意守病所，常可促使经气运行，有利于功能恢复和症状缓解。在临床上，如静心意守病所，还可出现一种特殊感觉传导现象，此种感觉或直中病所，或从病所流出，前者常出现于虚证，后者则出现于实证。

2.形体放松法

形体放松是患者在针刺过程中必须具备的条件，应用放松功法可有意识地使身体各部位逐渐放松，达到神情安定、气息平稳的状态。一般可采用三线放松法。摆好姿势、心平气和后，把身体分为以下三线依次放松。

第一线（两侧）：头部两侧—颈部两侧—两肩—两上臂—两肘—两前臂—两腕—两手掌—两手指。

第二线（前面）：头顶—面部—颈部—胸部—腹部—两大腿—两膝—两小腿—两踝—两脚趾。

第三线（后面）：头部—枕项—背部—腰部—两大腿后侧—两腘窝—两小腿后侧—足跟—足心。

先从第一线开始，等放松第一线后，再放松第二线，最后放松第三线。每一条线放松的时间约3分钟。等放松第三线以后，可把意念内守于脐部或病位上，约1分钟。上述过程可作为一个循环，一般应循环放松1～3次。

在使用本法时，宜在空气清新、环境安静之处施行。练功时要摒除杂念，尽量使形体放松，即使感到没有放松时，也不必急躁，可任其自然依次逐一放松。

患者的气功养生方法，还有静功吐纳和意守丹田等法。在医师应用呼吸补泻手法时，患者以腹式深呼吸配合，可激发经气，补虚泻实。如远端穴针刺时，若配合患者意守丹田法，对安定神情、缓解症状，特别是提高心身病症的针刺疗效常有意想不到的作用。

四、意气训练的效果

(一)增强指感,体察经气

针灸医师通过指感去了解体内经气的变化,要有一个过程。而其中正确体察针下变化是一重要环节,它是得气和应用针刺补泻手法的依据。但针下的变化细微难测,并且因人、因时、因病而发生不同变化。要想迅速体察这些细微的经气变化,必须认真守神,从而增强指感的训练。在此基础上,结合临床反复的实践,就可在针刺入腧穴后,通过针下感觉来了解腧穴的反应(如沉、紧、涩、轻、缓、滑),根据腧穴的反应来判断经脉气血的情况,根据经脉气血的变化来推测全身的虚实。当我们不断地体察腧穴反应,并不断地对这些反应进行分析判断,总结出针感与机体虚实之间的规律,就可为进一步控制针感、驾驭经气打下基础。

(二)增强气力,气力结合,驾驭经气

当了解经脉气血变化之后,下一步的工作就是根据经脉气血的变化实施手法,控制针感,驾驭经气,补虚泻实。要达到以上过程,必须以指力、腕力、悬臂力、周身力、丹田力为基础,自身气机通畅,心神内守,以意领气。这些方面的训练首先要调动丹田之力使之升提,通过肩、臂、肘和腕聚于指端,达于指下,或微引其针提退以泻,或微按其针插进以补,或气力结合随针而入,使气至病所。

(三)守神定志,意气力结合

守神定志,才能了解经脉气血的变化;意气力结合,才能控制针感,驾驭经气。医师给患者针刺,患者出现反应(包括针下的感觉、患者的面部表情和全身状况等),根据反应来确定手法运用并不断调整针刺手法,以达到最佳的刺激,取得最好的临床疗效。在针灸临床上,经过长期反复的实践,就可掌握患者反应和针刺手法之间的规律,从而在针刺手法的运用上有章可循,并灵活自如,得心应手,取得显著的临床疗效。

(李振花)

第二节 得气和针感

在针刺过程中采用相应手法,使患者针穴局部和所属经脉出现某些感觉,并取得一定疗效的反应,古时称为"得气"或"气至",目前则称为"针刺感应",又简称为针感。

一、得气的临床表现

得气出自《黄帝内经素问·离合真邪论》:"吸则内针,无令气忤,静以久留,无令邪布;吸则转针,以得气为故。"得气是由医患双方在针刺过程中分别产生的主观感觉与客观效应组成的,可通过各种临床表现而察知。

(一)患者的主观感觉

在针刺之后,患者针穴局部和所属经脉路线上可出现不同性质的针刺感觉,主要有酸、胀、重、麻、凉、热、痒、痛,局部肌肉松弛或紧张,甚而有上下传导的触电感、水波样感和气泡样感,有时还可出现蚁走样感或跳跃样感等。

1.不同性质的针感

不同性质的针感与机体反应性、病证性质和针刺部位有密切关系,并与相应手法的操作有关。酸感多现于局部,有时亦可放散至远端,特别在深部肌层、四肢穴位处多见,腰部次之,颈、背、头面、胸腹少见,四肢末梢一般无酸感出现。胀感较多见于局部,多在酸感出现前感知,时而呈片状向四周放射,犹如注射药液所呈现的物理压迫感,常现于四肢肌肉丰厚处。重感即沉重的感觉,犹如捆压,多见于头面、腹部,以局部为主,基本上不放射。麻感呈放射状态,多见于四肢肌肉丰厚处,呈条状、线状或带状等。痛感多见于局部,以四肢末端或痛感敏锐处为重,如十二井穴、水沟穴、涌泉穴、劳宫穴等。在针尖触及表皮时间较长,或手法不当,或针尖触及骨膜、血管时,亦可出现痛感。

触电样针感呈放射状,可快速放散至远端,多见于四肢敏感穴位,刺及神经干处亦可引起触电样感觉,时而会引起肢体搐动,患者常表现为不舒适的反应。水波样或气泡串动样感觉,常在四肢和肌肉丰厚处出现,可上下循经传导,患者感到舒适。痒感和蚁走感常出现在留针期间,皮肤瘙痒难忍,犹如虫蚁上下走行。跳跃感指肌肉的跳动或肢体不随意的上下抽动,亦为施行较强手法后所出现的一种针感。

2.不同程度的针感

针感的程度与患者体质、病证性质和针刺耐受性有关。患者体格强壮、对针刺敏感或不耐针刺者,针感多明显强烈;患者体格弱,对针刺反应迟钝。耐受针刺者,针感多不明显,甚而微弱不现。寒证、虚证为阴,得气后多呈酸、麻、痒感;热证、实证为阳,得气后多为胀、涩、紧张、抽动,甚而有触电感。

针感的强度是由针刺手法操作的指力、针刺的深浅、针刺手法操作持续的时间,以及个体对针刺的敏感程度组成的。一般来说,指力强,所获针感亦强,但个体对针感很敏感,即使针刺指力很轻,也能获得较强的针感。因此,医师必须密切注视个体对针感的敏感程度,给予恰当的指力,以获得适宜的针感强度,才能收到良好的治疗效果。

针感强者,适用于治疗急性病、实证和体质壮实者;针感柔和,适用于治疗慢性病、虚证和体质虚弱者。但是虚实有程度之别,有局部与全身之分,因此针感强度亦随之而异。如在临床针刺时,病情缓解时间短暂,说明针感强度不足,应结合病情,加强指力或延长手法操作时间。反之,针刺后病情反而加剧,过几小时或1～2天病情逐渐减轻,则说明针感过强,应予减轻指力或缩短操作时间。

(二)医师的手指触觉和客观诊察

医师通过自身的手指触觉,常可掌握针下得气的情况。通过医师持针的手指触觉,在针下得气后常有一种"如鱼吞饵"的感觉出现,此时针下由原来的轻松虚滑慢慢变为沉紧重满。充分运用押手的指感,亦可辨析得气的情况,如可触知肌肉紧张、跳动和搏动感,所谓"如动脉状"者即是得气征象。

在临床上,望、触、问诊是医师辨析得气常用的方法,可结合应用。诸如应用透天凉手法后,皮肤温度会有所下降,患者诉局部有吹凉风似的感觉;用烧山火或其他诱导热感的手法后,皮肤温度会有所上升,患者诉局部或全身有温热感觉,甚而可有出汗湿润、面部烘热等,这都需要通过仔细诊察而得知。

医师随时注视患者的面部表情,是及时掌握手法轻重和得气程度的方法。针感徐缓而至,患者感觉舒适,面部则呈现平稳坦然的表情;针感紧急而至,过于强烈,患者不堪忍受时,则可出现痛苦的表情,如蹙眉、咧嘴,甚而呼叫啼哭,此时医师即须停针观察。

在针刺过程中,针刺得气还可通过一些客观征象表现出来,如肌肉的颤动、蠕动和肢体抽搐、跳动等。诸此针感的表现与针刺得气的性质、手法刺激强度等有关(表3-1)。

表 3-1　得气的客观征象

征象	刺激强度	得气情况	详细内容
局部紧张	轻	气至,多为胀麻复合	针周围沉紧,局部微感坚实
局部颤动	较轻	多为麻感,不放散	局部附近颤动轻微,只有手触才能知道,特别是在经脉线上
附近抽动	较重	多为麻感,并传导	较上述感觉明显,多与针体转动同时出现,多为断续呈现
抽搐	重	多为麻感,多向一定方向放散	可明显看到,有时在局部,有时在远端可见
抽动	很重	多为麻的复合感,传导快,近似触电样	清晰可见,患者很难忍受,可因肢体抽动而弯针
肢体跳动	非常重	触电样感	肢体猛烈跳动,有的离床很高。多在针环跳、委中、合谷等大穴时出现

从上表可见,手法轻柔时,局部紧张或肌肉颤动;手法较重时,肌肉呈搐动、抽搐样;手法很重时,则肢体可上下跳动。如针刺三阴交、极泉,治疗上下肢瘫痪时,可见上下肢连续抽动。又如施以行气针法时,针肩髃可触及腕部肌肉颤动,针环跳可触及踝部昆仑穴处肌肉颤动等。

值得指出的是,不少患者在针刺后常没有明显的针感,但其症状可明显缓解或消失,临床体征有所改善,功能有所恢复。这种现象出现在远端取穴和耳针、腕踝针、眼针、头皮针等施术过程中,称为"隐性气至"。在中风偏瘫治疗时,取对侧顶颞前斜线,用抽气法或进气法,针下有吸针感而局部并无明显感觉,患者肢体运动功能迅速恢复,即是其例。因此,我们强调"气至而有效",并不是要求每个患者都要有强烈的针感,而是要在针刺适度、取穴得当的前提下,去寻求有效的得气感应,从而提高疗效。从这个意义上说,"有效即得气"的观点无疑是正确的。

二、针感的获得、维持和辨识

自古以来,历代医家就很重视得气,可以说一切针刺操作方法都是围绕"得气"而进行的。有关得气的相应手法,可分为候气法、催气法、守气法等。

(一)针感的获得和维持

1.候气法

在针刺过程中,静候气至的方法称为候气法。一般而言,具体的候气方法是以留针(包括静留针和动留针)的方法来实施的。

2.催气法

催气法是针刺入穴后,通过相应手法,促使经气流行、气至针下的方法。催气法常在针刺未得气时应用。明代陈会《神应经》首倡催气之法。常用的催气手法有行针催气法、押手催气法、熨灸催气法3种。

(1)行针催气法:包括适度的捻转、提插、颤法(震颤术)、捣法(雀啄术)、飞法(凤凰展翅术)和弹针、刮针等。徐出徐入的导气法亦属此范畴。一般而言,频率快、幅度大、用力重者,针感可疾速而至,针感较为强烈;频率慢、幅度小、用力轻者,针感徐缓而至,不甚强烈。颤法、捣法、飞法针感明显,弹、刮之术针感较为平和。

(2)押手催气法:包括爪切、循摄、按揉穴位等方法,弹穴法亦属此范畴。诸此方法在未得气时应用,可催使针下得气;若在得气后应用,又可促使经气流行、上下传导。一般来说,上述方法都应和行针催气法结合使用,是按摩与针刺配合的过程。循法、按法的作用相对缓和,爪切、摄法则作用较强。

(3)熨灸催气法:熨法指用温热物体(如炒盐、炒药、热水袋)用布包裹后,贴敷穴位、经脉,或上下来回移动,以促使针下得气的方法。灸法常用回旋悬灸法,艾条熏灸针穴四周,并配合行针,促使针下得气。上述两法常用于虚证、寒证。

上述诸法在使用时,宜因人、因病、因穴而异,根据针下得气的具体情况灵活掌握。

3.守气法

在针刺得气后,慎守勿失、留守不去的方法,即守气法。

(二)针感性质和相应手法

在针刺过程中,可根据不同性质的针感情况,采用捻转、提插和押手等方法,来进行调节,以达到预定的要求。

1.酸感

要促使酸感的产生,押手的运用至关重要。如针下出现麻感,押手要用力重些;如针下出现胀感,押手要用力轻些。此时,可将针向一方捻转,如捻转后出现痛感,则较难再出现酸感。如经捻转后胀感明显,可将捻针的动作改为小幅度高频率提插。如仍不成功,可按上法反复进行操作,但必须注意针向始终不变。

2.胀感

要促使针下产生胀感,需重押其穴,边捻针(向一个方向)边按押。如仍不成功,则可结合小幅度高频率提插手法,同时注意针尖方向始终不变的状态。

3.麻感

如针下未取得麻感时,可不用押手,或用轻柔力量的押手,捻转角度要大些,提插幅度要大些,但其速度可以不拘,针尖方向要根据针感具体情况灵活变动。

4.痛感

在出现痛感时,要尽力避免和缓解之。除四肢末端穴必见疼痛之外,其他穴位如呈疼痛,可将示、中二指放在针柄一边(其间要保持一个手指的间隙),拇指放在另一边(对准这个间隙),三指如此持针固定针体,同时相向用力,按针柄2~3次即可缓解疼痛。或用拇指轻弹针柄,或提针豆许,亦有缓解疼痛的作用。

5.触电样感

一般应避免发生,如行"气至病所"手法时,也要适当控制手法强度,用力过强或提插幅度大时,就容易引起触电样针感。对反应敏感者尤须十分小心,四肢针感较强处提插幅度不可过大,严禁盲目捣动,同时要注意押手固定,以免因肢体抽动而弯针。

6.水波样或气泡串动样针感

如基础针感是麻感,在出现麻感的瞬间,可将右手示、中二指靠在针柄一边,用右手拇指指甲缓缓地上下刮动针柄。同时,还要根据基础针感的不同,一边刮针,一边上下捣动(幅度要小),如此则多有麻感并向远端放散。以柔和而均匀的手法刺激,连续作用于穴位和所属经脉上,就可出现水波样或气泡串动样的舒适针感。

7.凉感和热感

一般而言,胀感和酸感是热感的基础,麻感是凉感的基础。推而内之,即进针得气后缓缓压针1~2分钟,将针刺入应刺的深度易获热感。动而伸之,即将针刺入应刺的深度,得气后将针慢慢提至天部(1~2分钟),易获凉感。个体对针刺敏感者,易获各种针感。个体对针刺不敏感者,欲获热感、凉感就不太容易。对于这种患者,欲获热感而不至者,可配合温针灸;欲获凉感而不至者,可以配合放血。

如将以上针感根据不同性质加以分类,可参见表3-2。

表 3-2　针感性质和相应手法表

分类	感觉部位	提插幅度	提插速度	捻转角度	针上用力	押手
酸、胀、重、热	多在局部	较大	较大	较大	重	重
痒、麻、蚁走样、水波样、凉、触电样	多呈放射状	较小	较小	较小	轻	轻

针感的产生,就其过程分析似乎呈现以下的规律性:针刺后多出现麻、酸、胀感。酸胀感为热感基础。为使气传至病所,往往要使之出现麻感,待气至病所后,按上法可使之改变为胀、酸,进而转化为热感。如出现麻感后,由于其手法用力强弱的不同,可能逐次出现蚁走感、水波样感、触电样感。

(三)不同性质的针感及其适应证

1.酸胀感

临床经常混合出现。柔和的酸胀感,适用于治疗虚证、慢性病和体虚者。以此治疗虚证者,针后感到舒服。

2.麻、触电感

针感强烈,适用于治疗实证、急性病和体质强壮者。如针刺环跳穴,寻找触电感,传导至足,对坐骨神经痛、癔症性瘫痪尤宜,但当剧痛消失后仅残留微痛或足外麻木时,则不相适宜。又如针刺环跳,针感传至少腹可治肾绞痛、经闭实证等。

3.热感

适用于治疗寒证,包括虚寒证、寒湿证及风寒证,如寒湿痹证、寒湿腹泻、肾虚腰痛、面瘫后遗症的风寒证,以及麻痹和肌肉萎缩等。

4.凉感

适用于治疗热证,包括风热证、火热证、毒热证、燥热证等。如风热感冒、咽痛,风火、胃火牙痛,肝郁风火所致的高血压头痛,偏头痛的火热证等。

5.抽搐感

适用于治疗内脏下垂,如胃下垂、子宫下垂。

6.痛感

针刺手足部的井穴穴、十宣穴、涌泉穴,面部的水沟穴,耳穴与尾骶部长强穴时,主要是痛感。

(四)得气的辨识

得气是针刺取效的关键,得气与否及其气至迟速往往决定了针刺后疾病的变化和预后状况。

1.辨气法

针刺得气以后,通过医师指感以分析辨别针下不同性质感应,从而决定相应手法的过程,称为辨气法。针灸界历来有"刺针容易辨证难,辨证容易取穴难,取穴容易补泻难,补泻容易辨气难"的说法,说明辨气之紧疾、徐和,分析辨识其邪气、谷气的不同,是针灸医师必须掌握的方法。

2.辨气要治神调息静意视义

辨气必须治神调息,全神贯注,静察针下感觉。

3.邪气和谷气

所谓"谷气"者,即为徐缓而至、柔和舒适的得气感应;此时针下沉紧,但仍可上下提插、左右捻转,而医师指下无阻力感,欲守气时则持针不动,针下仍有持续不断的舒适针感产生。所谓"邪气"者,即为疾速而至、坚搏有力的得气感应;此时针下涩滞不利,捻转提插有阻力感,勉强操作可引起局部滞针和疼痛。

4.辨气和辨证

辨气的过程也是辨别病证虚实、病邪寒热的过程。一般而言,气已至如鱼吞饵,沉紧重满;气未至如闲处幽堂,轻浮虚滑。虚证,针下松弛,如插豆腐,针感每多迟缓而至;实证,针下紧涩,针感每疾速而至,捻转提插不利。寒证,针体可自动向内深入,称为吸针;热证,针体可自动向外移动,称为顶针。阳气盛者针感出现较快,阴阳平衡者针感适时而至,阳气衰者则针感出现较慢。

5.辨气的意义

(1)指导手法的应用:如针下松弛、针感迟缓时,可加强押手力量,或加灸法以补虚;如针下紧涩、针感疾至时,可减轻押手力量,或加用刺血法以泻实。针体内吸为寒,宜久留针,深刺之,所谓"寒则深以留之";针体外顶为热,宜疾出针,浅刺之,所谓"热者浅以疾之"。如谷气徐缓而至,可用徐入徐出的导气法;如邪气紧疾而至,则可留针数分钟,或在穴旁爪切、刮弹针柄,令气血宣散。

(2)病情预后的判断:辨气至之迟速,可帮助病情预后的判断。

三、循经感传和气至病所

针刺得气后,采用相应手法使针感沿经脉循行路线向病所或远处传导的现象,称为循经感传和气至病所。循经感传和气至病所可明显提高针刺疗效,在临床上有较重要的意义。

(一)行气法的应用

促使经气循经传导,甚而直达病所的针刺手法称为行气法。行气法包括捻转、提插、针刺方向、龙虎龟凤、运气法、进气法,以及循、摄、按压、关闭、接气通经等,在临床上可根据具体情况结合应用。

1.针刺方向

针刺达到一定深度,行针得气后,将针尖朝向病所,常可促使经气朝病所方向传导。汪机《针灸问对》云:"得气,便卧倒针,候气前行,催运到于病所。"此即针向行气法。一般来说,针尖方向与针感传导方向相一致。在临床上,可在进针时即将针尖直指病所,然后行针得气,得气后再用行气手法逼气上行至病所。在针尖不离得气原位时,亦可向相反方向搬动针柄,来调节针感传导,但仅适用于浅刺而患者反应敏感的情况。如针尖离开得气原位,可将针体提出一段,然后改变针向,向下按插,另找基础针感,此法则用于深刺或上法无效时。在应用此法时,提插幅度要小,多向下用力,要配合押手,竭力避免酸感。

35

2.捻转提插

捻转提插是以针向行气为基础,激发循经感传的主要针刺手法。在临床上,可用右拇指指腹将针柄压于右示指指腹上,示指不动,拇指指腹沿示指指腹将针柄来回提插(进退)捻转。一般来说,捻转提插的幅度宜小,频率宜快,使之维持中等以下的刺激强度,如此可促使针感循经传导。

3.按压关闭

充分运用押手,按压针柄或按压针穴上下,以促使针感向预定方向传导,是临床常用的辅助手法。按压针柄法即医师将中指和无名指放在针柄之下,示指按压针柄,持续按压10～20分钟;此法要在针向行气基础上进行,其用力大小可根据得气感应的强弱程度来决定。按压针穴法即用左手拇指按压针穴上下,关闭经脉的一端,并向经脉开放的一端缓缓揉动,向针尖加力的方法;在具体操作时,用力要适当,关闭、引导和指尖揉动要密切配合,可与循摄引导相结合。

4.循摄引导

本法可在进针前或进针得气后应用,可促使针感传导。在进针前,先循经脉路线用拇指指腹适当用力按揉1～2遍,再用左手拇指指甲切压针孔,直至出现酸麻胀感沿经传导,再行进针。在进针得气后,可将左手4个手指(除拇指外)垂直放在皮肤上,呈"一"字形排开,放在欲传导的经脉上,在行针(捻转提插)的同时一起加力揉动,或逐次反复加力。如用于针距病所较远时,手指位置在经脉路线上亦可以不固定,而是在其适当部位(如较大穴区或针感放散受阻部位)进行循、摄、按揉。也可不用四指只用两三指,放在腧穴中心点上,此法多用于头面部及针距病所较近时。

5.呼吸行气

在临床上,配合呼吸激发经气达到气至病所的目的,是行之有效的方法。古代有抽添法和接气通经法,即以提插和呼吸配合,以激发经气的针刺手法。此外,运气、进气之法亦须嘱患者深吸气,配合进针以激发经气。现代临床可嘱患者先呼气一口,再缓缓深长地吸气,下达于丹田;或先吸气,吸气完毕后,再用力缓缓地自然呼气(吐出)。随其呼气,向下捻按,提针豆许向病所,是为补法;随其吸气,向上捻提,无得转动,是为泻法。

此外,还可采用龙虎龟凤等飞经走气法,促使经气通关过节,循经感传。

(二)行气法的注意事项

在临床采用各种行气手法时,要注意以下几个方面。

1.环境安静和体位舒适

在临床上,诊疗环境的安静,可使患者在神情安定的状态下接受针刺治疗,如此则身心放松,神朝病所,并能仔细体察针感,容易得气而使气至病所。针刺前,要合理处置患者的体位,嘱其宽衣松带,保持平稳舒适的姿态。有不少患者采用平卧体位后接受针刺,容易激发循经感传。

2.言语诱导和入静放松

针刺前,医师要耐心询问患者,说明其病变之来由和针刺治疗的效应,解除其心理负担和对治疗的疑虑,同时可适当配合言语诱导,以配合行气手法操作。询问内容可包括针感程度和性质,传导方向和部位,以及针感传导和维持的时间等方面。既不能用暗示,又要注意引导,其方法要巧妙。患者在进针后,必须令其充分放松,可用意守丹田或三线放松功法,使患者处于"入静"状态,即"缓节柔筋而心调和"的状态,以配合行气手法,诱发气至病所。

3.取穴准确和基础针感

在和病所相关的经脉上,根据辨证结果,正确地循经选穴取穴,做到病、经、穴三者吻合,是气至病所的必要前提。一般来说,四肢穴位、肌肉丰厚处,针感明显者容易获得气至病所的效应,且易控制感传方向。要促使气至病所,其针感不能过强。如手下感觉过于紧涩,常不易获得针感传导;手下感觉略显沉紧,患者主诉有轻、中度麻酸胀感时,则较易引发循经感传。在临床上,掌握基础针感的性质,对气至病所极为重要。欲使针感放散,常首先要找到麻感,使之向一般部位传导,然后再改变手法使之向预定方向传导。如见明显酸感,可根据具体情况进行调节,务必保持良好适度的基础针感,是行气至病所的重要条件之一。

（刘　园）

第三节　进　针

一、持针法

持针法是医师操作毫针保持其端直坚挺的方法。临床常用右手(刺手)持针,以三指持针法为主。"持针之道,坚者为宝"是持针法操作的总则。同时,医师持针应重视"治神",全神贯注,运气于指下,勿左顾右盼,以免影响针刺疗效,给患者造成不必要的痛苦。

(一)方法

1.两指持针法

用拇指、示指末节指腹捏住针柄,适用于短小的针具(图3-3)。

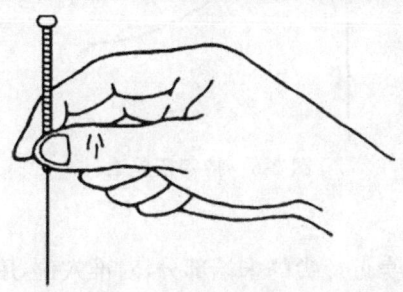

图3-3　两指持针法

2.三指持针法

用拇指、示指、中指末节指腹捏拿针柄,拇指在内,示指、中指在外,三指协同,以保持较长针具的端直坚挺状态(图3-4)。

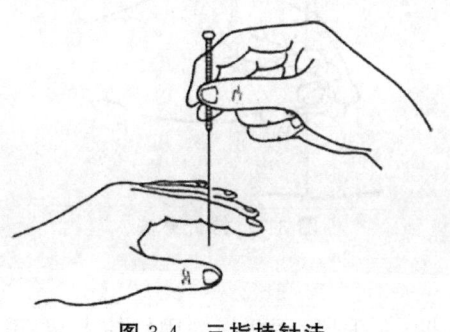

图3-4　三指持针法

3.四指持针法

用拇指、示指、中指捏持针柄,以无名指抵住针身,称为四指持针法。适用于长针操持,以免针体弯曲(图3-5)。

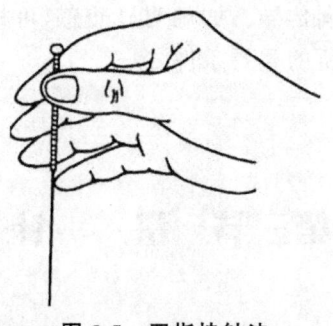

图 3-5　四指持针法

4.持柄压尾法

用拇指、中指夹持针柄,示指抬起顶压针尾,三指配合将针刺入。适用于短针速刺(图3-6)。

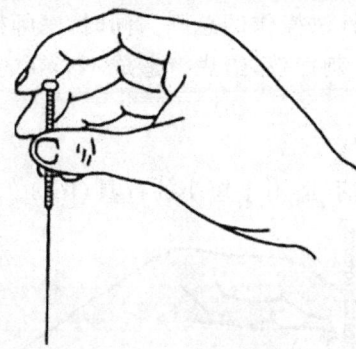

图 3-6　持柄压尾法

5.持针身法

用拇、示两指捏一棉球,裹针身近针尖的末端部分,对准穴位,用力将针迅速刺入皮肤(图3-7)。

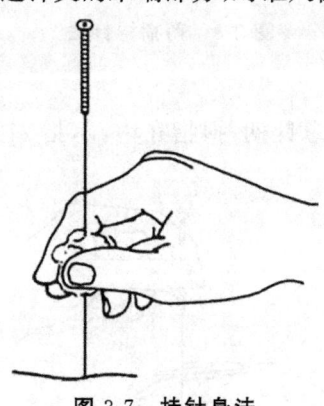

图 3-7　持针身法

6.两手持针法

用右手拇、示、中三指持针柄,左手拇、示两指握固针体末端,稍留出针尖1～2分许。适用于长针、芒针操持。双手配合持针,可防止长针弯曲,减少进针疼痛(图3-8)。

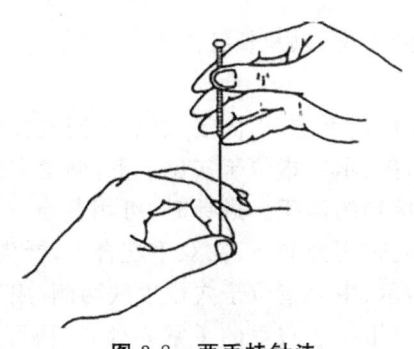

图 3-8 **两手持针法**

（二）临床应用

1.保持针体端直坚挺

应用以上诸法持针，可保持针体端直，避免进针与行针过程中针体弯曲。

2.有助于指力深透

各种持针法如应用得当，有助于医师灵活利用自己的指力、掌力、腕力，通过针体到达针尖，从而使针尖易于透皮，并透达至穴位深层，从而激发经气。

3.掌握针刺的方向和深浅

有经验的针灸师可通过持针之刺手，体察针刺方向、深浅及有效刺激量，尤其是针下如鱼吞饵的得气感。

4.催气、守气、行气

刺入一定深度后，刺手持针应用各种手法，可激发和维持针感，并使其循经传导甚而气至病所。

（三）注意事项

1.持针必须端正安静

刺手持针，进针前要调神安息，进针时宜心、手配合，进针后仍须全神贯注，如此才能达到针刺有效的目的。

2.持针必须正指直刺

刺手持针宜将针柄（或针体）固定，以保持针体端直坚挺，不致弯曲、歪斜。

二、押手法

押手法是医师用手按压、循摄穴位皮肤和相关经脉，以协同刺手进针行针的方法。临床常用左手按压、爪切穴位，称为押手。针刺时押手的正确运用，有揣穴定位、爪切固定、减轻疼痛、激发经气等实际意义。历代医家如窦汉卿、杨继洲、高武、汪机，以及近现代医家周树冬、赵缉庵、陈克勤等均重视押手的应用，在具体操作上又有较多补充和发展。

（一）方法

押手一般可分为指按和掌按两法，常用左手按压、爪切，也有用右手为押手者。

1.指按法

指按法为进针时用左手手指按压的方法。

（1）单指押手法：用左手拇指或示指定穴位后，用指尖按压、爪切穴位。适用于一般情况。

（2）双指押手法：用左手拇指、示指按住穴位两侧，并向外用力将皮肤撑开，以固定穴位，便于进针。适用于肌肉松弛、肥厚处的穴位，以及长针深刺。

2.掌按法

掌按法为用左手手掌按压穴位左下方，以固定穴位、协同进针的方法。

（1）左手掌位于穴位左下方，拇、示二指位于穴位上下，绷紧皮肤，固定穴位，其余三指自然屈曲或伸开放平，尽量扩大与皮肤接触的面积。进针时，可用其余三指在穴位周围等处频频爪刮、轻弹，或用力点按。押手与刺手同时用力向下，在双手配合下，针尖随之迅速透皮。

（2）左手掌位于穴位左下方，示、中二指位于穴位皮肤两侧，用示指重按穴位，中、示二指紧夹针体末端（近针尖处），再用左手拇指抵住右手的手掌心处，以协同右手进针。进针时，左手两指紧压穴位，拇指紧抵右手掌心，可减轻疼痛，固定穴位，尤宜于长针。这是近代医家赵缉庵常用的押手法，故命名为"赵缉庵押手法"。

（二）临床应用

1.揣穴定位

临床常用左手揣穴，取定腧穴的部位，或两手配合分拨、动摇、旋转、循按，使穴位显露，并避免刺入肌腱、血管、关节、骨骼等处而造成损伤。

2.减轻进针疼痛

用左手手指爪切或手掌按压穴位，或在进针时按揉穴位，使局部感觉减退，可减轻针刺疼痛，甚而达到无痛。双手配合，是无痛进针的重要方法之一。

3.辨别得气

进针之前用左手揣揉按压穴位，或在进针后用左手循摄穴位相关经脉，可激发经气，迅速获得针感，如左手指下有如动脉搏动一样的感觉，即是气至的征象。许多有经验的针灸医师，都通过手指触觉来体会"气至"感应，如穴周肌肉有抽动、跳动感等。

4.减轻组织损伤

临床正确应用押手固定穴位，可协同掌握针刺方向和深浅，减轻因手法过强而引起的肌肉挛缩和局部出血，从而减轻组织损伤所引起的疼痛，以及滞针、弯针、折针等意外情况的发生。

（三）注意事项

（1）一般情况下，应双手协同进针，左手按穴，右手持针刺入。如双手同时持针操作，可分别用左右手的小指或无名指按压穴位，以代替押手。

（2）押手用力宜与刺手配合，适度而施。或双手同时用力下压，或左手稍稍放松、右手持针向下刺入，总以方便进针为原则。

三、进针法

进针法又称下针法，是将毫针刺入穴位皮下的技术方法。临床常用的进针法有双手、单手、管针3类。若从进针速度而言，又有快速进针与缓慢进针的区别。不论哪一种进针法，其关键在于根据腧穴部位的解剖特点，选择合适的毫针，并重视"治神"和左右手的配合，以达到无痛或微痛的进针。

历代医家重视进针方法的应用，但多散见于文献各处。唯清代周树冬《金针梅花诗钞》中专列"进针十要"，分为端静、调息、神朝、温针、信左、正指、旋捻、斜正、分部、中的等十方面内容，对临床从事针灸工作者有一定指导意义。现代各家尤其重视无痛进针，在快速进针等法的应用方面有较多发展。

(一)方法

1.双手进针法

双手进针法即左手按压爪切,右手持针刺入,双手配合进针的操作方法。

(1)爪切进针法:又称指切进针法,临床最为常用。左手拇指或示指的指甲掐切固定针穴皮肤,右手持针,针尖紧靠左手指甲缘速刺入穴位(图3-9)。

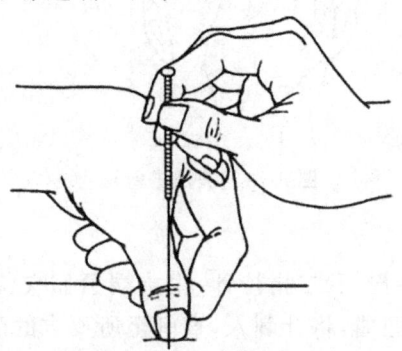

图3-9　爪切进针法

(2)夹持进针法:多用于3寸以上长针。左手拇、示二指捏持针体下段,露出针尖,右手拇、示二指持针柄,将针尖对准穴位,双手配合,迅速将针刺入皮内,直至所要求的深度(图3-10)。

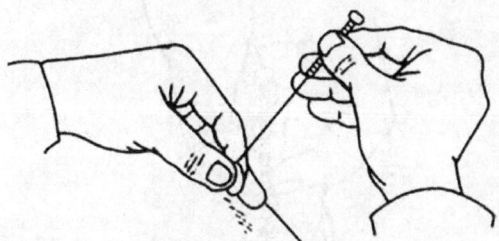

图3-10　夹持进针法

(3)舒张进针法:左手五指平伸,示、中二指分张置于穴位两旁以固定皮肤,右手持针从左手示、中二指之间刺入穴位(图3-11)。行针时,左手中、示二指可夹持针体,防止弯曲。此法适用于长针深刺。对于皮肤松弛或有皱褶处,用左手拇、示二指向两侧用力,绷紧皮肤(图3-12),利于进针,多用于腹部穴位的进针。

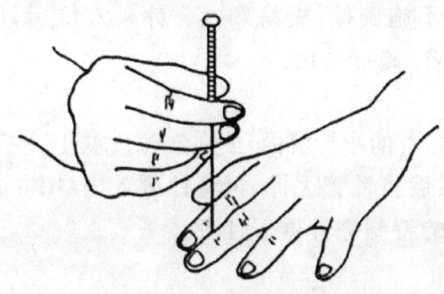

图3-11　舒张进针法

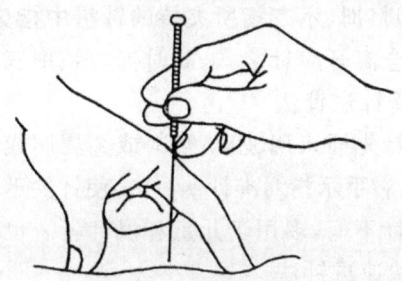

图3-12　舒张进针法

(4)提捏进针法:左手拇、示二指按着针穴两旁皮肤,将皮肤轻轻提捏起,右手持针从提起部的上端刺入。此法多用于皮肉浅薄处,如面部穴位的进针(图3-13)。

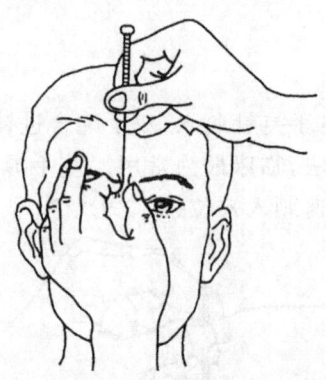

图 3-13　提捏进针法

2.单手进针法

多用于较短的毫针。用右手拇、示二指持针,中指端紧靠穴位,指腹抵住针体中段;当拇、示二指向下用力按压时,中指随之屈曲,将针刺入,直刺至所要求的深度。此法三指两用,在双穴同进针时尤为适宜(图 3-14)。

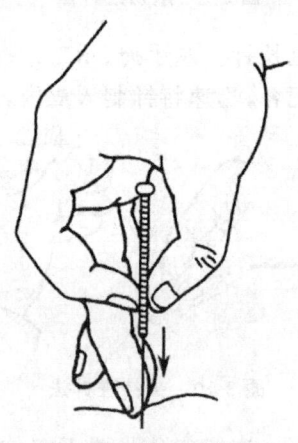

图 3-14　单手进针法

尚有梅花派单手进针法,其操作技术为用拇、示二指夹持针体,微露针尖两三分;用中指尖在针穴上反复揣摩片刻,发挥如同左手的作用,使局部有酸麻和舒适感。然后将示指尖爪甲侧紧贴在中指尖内侧,将中指第 1 节向外弯曲,使中指尖略离开针穴中央,但中指指甲仍紧贴在针穴边缘,随即将拇、示二指所夹持的针沿中指尖端迅速刺入,不施旋捻,极易刺入。针入穴位后,中指即可完全离开应针之穴,此时拇、示、中三指即可随意配合,施行补泻。

3.管针进针法

将针先插入用玻璃、塑料或金属制成的比针短 3 分左右的小针管内,放在穴位皮肤上,左手压紧针管,右手示指对准针柄一击,使针尖迅速刺入皮肤,然后将针管去掉,再将针刺入内(图 3-15)。此法进针不痛,多用于儿童和惧针者。也有用安装弹簧的特制进针器进针者。

4.快速进针法

除上述爪切进针、夹持进针、管针进针之外,还可采用以下两种方法快速刺入。

(1)插入速刺法:医师用右手拇、示二指捏住针体下端,留出针尖两三分,在穴位切痕上猛急利用腕力和指力快速将针尖刺入皮肤。

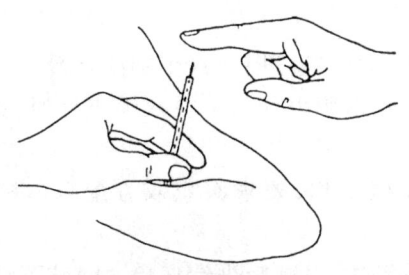

图 3-15　管针进针法

(2)弹入速刺法:左手持针体,留出针尖两三分,对准穴位;右手拇指在前、示指在后,呈待发之弩状,对准针尾弹击,使针急速刺入皮下。可用于 2 寸以下的毫针,对易晕针者和小儿尤宜。

5.缓慢进针法

原则上进针宜迅速穿皮而无痛,但对于一些特殊部位仍宜缓慢进针,即"下针贵迟,太急伤血"之义。

(1)缓慢捻进法:左手单指爪切或双指舒张押手,右手持针稍用压力,轻微而缓慢地以<45°的手法,均匀捻转针柄,边捻边进,使针体垂直于皮肤,渐次捻刺皮内。进针时,不要用力太猛,捻转角度不可太大。

(2)压针缓进法:右手拇、示二指持针柄,中指指腹抵住针体,用腕力和指力不捻不转,缓慢进针匀速压入穴位皮内。针刺入皮内后,不改变针向,如遇有明显阻力或患者有异常感觉时,应停止进针。进针后不施捻转、提插手法。适用于眼眶内穴位及天突穴等(图 3-16)。

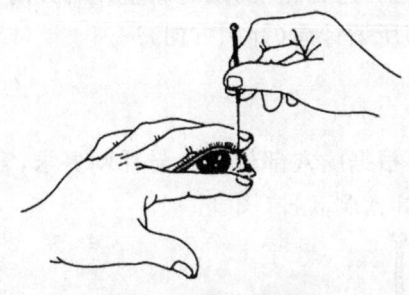

图 3-16　压针缓进法

(二)临床应用

进针法的合理应用,旨在刺入部位正确,透皮无痛或微痛,迅速取得针感。为此,根据不同情况选择应用相应的进针法,可达到以上所述的目的。

1.针具长度

2 寸以内的毫针,可采取爪切进针、单手进针和快速进针。2.5 寸以上的毫针,则宜采取夹持进针、缓慢捻进等进针法。

2.患者体质

小儿和容易晕针者,宜采用管针进针法;成人和针感迟钝者,则可采用其他各种进针法。

3.腧穴部位

腹部穴位及肌肉松弛处宜用舒张进针法,面部穴位及肌肉浅薄处宜用提捏进针法,眼眶内穴位及一些特殊穴位(天突)则宜用压针缓进法。目前,临床较常用的是爪切进针法、快速插入法和缓慢捻进法。

（三）注意事项

（1）进针必须持针稳，取穴准，动作轻，进针快（个别亦须慢）。

（2）进针必须手法熟练，指、腕、掌用力均匀。在双手进针时，押手爪切按压，刺手持针刺入，相互配合。

（3）进针前要对患者做好安慰工作，要求医患双方配合，进针时患者体位合适，切莫随意变动。

（4）进针时可配合咳嗽、呼吸等法，以减轻进针疼痛。随咳下针，还可激发经气。如针刺头额等痛觉敏感处，可屏息以缓痛。

（张晶云）

第四节　针刺方向和深浅

进针入穴后，根据针刺治疗的要求和腧穴部位的特点，正确掌握针刺的方向和深浅，并根据针刺感应和补泻法等具体情况，适度调节针向和深浅，是获得、维持和加强针感的重要措施。

一、针向法

在进针和行针过程中，合理选择进针角度，及时调整针刺方向，以避免进针疼痛和组织损伤，获得、维持与加强针感的方法，即所谓针向（针刺方向）法。

（一）方法

1.进针角度选择法

进针角度选择法指进针时可根据腧穴部位特点与针刺要求，合理选择针体与表皮所形成角度的方法。一般分为直刺、斜刺和横刺 3 种（图 3-17）。

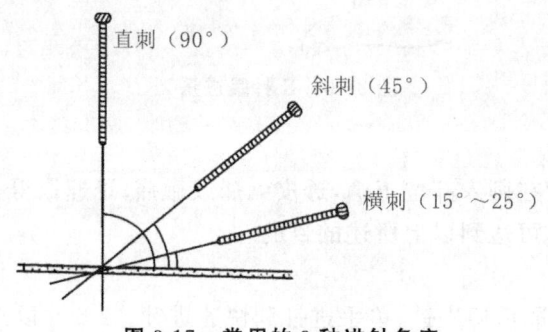

图 3-17　常用的 3 种进针角度

（1）直刺法：将针体垂直刺入皮肤，针体与皮肤呈 90°。适用于大多数穴位，浅刺与深刺均可。

（2）斜刺法：将针体与皮肤成 45°左右，倾斜刺入皮肤。适用于骨骼边缘和不宜深刺者，如需避开血管、肌腱，也可用此法。

（3）横刺法：又称沿皮刺、平刺或卧针法。沿皮下进针，横刺腧穴，使针体与皮肤成 15°左右，针体几乎贴近皮肤。适用于头面、胸背及皮肉浅薄处。

2.针向调整法

针向调整法指针刺入穴位后,根据针感强弱及其传导方向等情况,及时提针、调整针向以激发经气的方法。

(1)针向催气法:在针刺入穴内一定深度,行针仍不得气,或针感尚未达到要求时,可提针至浅层,呈扇状向穴位深层再度刺入。

(2)针向行气法:行针得气后,为促使针感传导、控制感传方向,可搬倒针体、调整针向,使针尖对准病所(或欲传导之方向),再次刺入或按针不动。常配合应用摆、努、按、关闭、循、摄等辅助手法。

(二)临床应用

1.保证针刺安全,避免针刺疼痛

针刺时根据不同穴位组织结构与生理特点,严格掌握进针角度和针刺方向,可避免针刺疼痛和组织损伤,防止重要脏器的损伤。如肺俞、风门宜微斜向脊柱直刺 0.5～1.0 寸,不可深刺以免损伤肺脏。哑门穴宜对准口部、耳垂水平进针,直刺 1 寸,不可向内上方深刺,以免损伤延髓。

2.通经导气

采取适当针刺方向,将针尖对准病所,再施行各种手法如循、摄、弹、摆、搓、捻转、按压关闭等,可促使经气运行,达到气至病所的目的。在得气基础上,针尖向上可使气上行,针尖向下可使气下行,往往较单纯应用循、摄等法为佳。

3.有效地发挥腧穴治疗作用

通过不同针向的针刺,可达到不同的针感,从而扩大腧穴主治范围,发挥其治疗作用。如秩边穴直刺,针感向下肢放射至足跟,可治下肢疼痛、瘫痪;向会阴部方向斜刺,针感可向外生殖器放射,治生殖器疾病;向内下方斜刺,针感向肛门部放射,可治脱肛、痔疮。

4.透穴而起到一针多穴作用

根据不同治疗要求,采取不同针向,一针透多穴,临床可用直刺、斜刺、沿皮刺,以及单向透刺、多向透刺等方法,疏通经络,调整气血运行,促使针感扩散、传导,达到更佳的治疗效应。

(三)注意事项

(1)针刺方向要根据施术部位、腧穴特点、病情需要、患者体质、形体胖瘦等具体情况决定,选择合适的角度进针。

(2)针刺方向要以能否得气为准则,不得气时要调整方向,使气速至,得气后则应固定针向,守气调气。

二、针刺深浅法

针刺深浅法是根据腧穴部位特点和病情需要,在针刺得气取得疗效前提下,结合患者体质、针刺时令等因素,正确掌握针刺深度的方法。

在皇甫谧《针灸甲乙经》卷三中,有 342 穴针刺深度的记述,后世诸家大多以此为据。近代以来,各穴针刺深度大多有增无减。但必须指出,针刺深浅应该正确掌握,以确保安全而取得针感为原则。

(一)方法

1.依据腧穴部位定深浅

一般肌肉浅薄,内有重要脏器处宜浅刺;肌肉丰厚之处宜深刺。如头面、胸背部及四肢末端腧穴当浅刺,腰背、四肢、腹部穴位可适当深刺。此即"穴浅则浅刺,穴深则深刺"。此外,还应根据经脉阴阳属性来掌握针刺深浅。一般来说,阳经属表宜浅刺,阴经属里宜深刺。

2.依据疾病性质定深浅

热证、虚证宜浅刺,寒证、实证宜深刺。如"脉实者,深刺之,以泄其气;脉虚者,浅刺之,使精气无得出。""气悍则针小而入浅,气涩则针大而入深。"表证,可浅刺以宣散;里证,宜深刺以调气等。总之,应辨疾病证候之性质来选择针刺深浅。

3.依据疾病部位定深浅

一般病在表、在肌肤宜浅刺,在里、在筋骨、在脏腑宜深刺。"刺骨者,无伤筋;刺筋者,无伤肉;刺肉者,无伤脉;刺脉者,无伤皮;刺皮者,无伤肉;刺肉者,无伤筋;刺筋者,无伤骨。"

4.依据体质定深浅

一般肥胖、强壮、肌肉发达者,宜深刺;消瘦、虚弱、肌肉脆薄者,宜浅刺。成人宜深刺,婴儿宜浅刺。

5.依据时令定深浅

"春夏宜刺浅,秋冬宜刺深。""春气在毛,夏气在皮肤,秋气在分肉,冬气在筋骨,刺此病者各以其时为齐。故刺肥人者,以秋冬之齐;刺瘦人者,以春夏之齐。"《难经·七十难》解释说:"春夏者,阳气在上,人气亦在上,故当浅取之;秋冬者,阳气在下,人气亦在下,故当深取之。"

6.依据得气与补泻要求定深浅

针刺后浅部不得气,宜插针至深部以催气;深部不得气,宜提针于浅部以引气。有些补泻方法要求先浅后深,或先深后浅,此时应依据补泻要求定针刺深浅。

(二)临床应用

1.深浅刺法

根据病变深浅,分别采用浅刺与深刺,以治皮、肉、筋、脉、骨之疾。浅刺如毛刺、半刺、浮刺,深刺如输刺、短刺、关刺等;并灵活选择针具,浅刺用短毫针、锓针和皮肤针,深刺用较长的毫针、芒针等。

2.深浅补泻

结合营卫、徐疾等补泻法,补法从卫分(浅层)候气,泻法从营分(深层)候气。补法由浅层逐渐深入,三部进针,一部退针;泻法由深层逐渐退出,一部进针,三部退针。

3.透穴刺法

应根据病变深浅和腧穴部位特点,采取直刺深透、斜刺平透、横刺浅透。病在浅表、皮薄肉少,宜在浅层沿皮透刺,如地仓透水沟;病在肌肉、四肢穴位,宜斜刺平透,如合谷透后溪;病在肌腱关节,可直刺深透,如肩髃透极泉。

4.取穴处方

浅刺取穴宜多,可反复多行捻转,适用于病变后期、正气不足者;深刺取穴宜少,中病即止,注意掌握深度,勿盲目提插捻转,适用于病变进行期、邪气炽盛者。

5.深刺处方

如治中风假性延髓性麻痹吞咽困难,翳风穴用3寸针,向喉结方向进针2.25寸,行小幅度、高频率捻转手法,配风池、完骨、内关、天柱、合谷、太冲等可取得佳效。针刺翳风穴深部可及颈内动脉,风池穴深部有椎动脉、椎静脉,从而可改善椎-基底动脉及颈内动脉的血液循环,获得临床效果。

又如通阳要穴大椎,取用以治阳气失于温通之阳气郁闭证时,可在保证安全前提下适当深刺(一般可刺 2 寸)。并因其针刺角度不同而使针感向不同方向传导,从而达到预期的临床疗效。

(三)注意事项

(1)针刺深浅应以得气为准,并根据治疗要求,结合针刺方向和手法操作来掌握。

(2)针刺深浅宜确保安全,在各穴深浅分寸的标准范围内掌握。如确需深刺并超过界定范围者,必须认真仔细体察针下感觉,在充分掌握局部解剖特点的前提下进行操作,以免损伤重要脏器、血管、神经等组织。

(3)针刺深浅以病位深浅、病证虚实寒热为关键,病深则深刺,病浅则浅刺,以免犯"虚虚实实"之戒。

（张晶云）

第五节　提插和捻转

进针后施以一定手法,促使针下得气,气至后又可行针,以加强针感。其基本手法是提插和捻转。提插和捻转手法,既可单独施行,又可合并运用。在临床上,提插、捻转兼施,用力均匀,速度缓慢,手法平和,即所谓导气法。

一、提插法

提插法包括上提和下插两个动作,即针体在腧穴空间上下的运动。《黄帝内经灵枢·官能篇》有"伸"和"推"的方法,但尚未述及提插之名。实际上,伸就是提,推就是插。提插法常称为提按法,琼瑶真人《琼瑶神书》就有"提提、按按"之称。提针和插针两者相对,一上一下,是进针达到一定深度后,在所要求的层次或幅度内反复操作的手法,与分层进退针不可混淆。

提插是针刺过程中具体行针的基本手法,陈会《神应经》用以催气,杨继洲《针灸大成》用以行气,泉石心《金针赋》则结合在"龙虎龟凤"四法中。后世在"推而内之是谓补,动而伸之是谓泻"(《难经·七十八难》)的启发下,将提插法应用于针刺补泻,发展为单式补泻手法的一种,并与徐疾、捻转、呼吸、九六补泻等结合,构成烧山火和透天凉等各种复式补泻手法。所以杨继洲《针灸大成》有"治病全在提插"之说,可见其在针刺过程中具有重要作用。

(一)方法

1.提插法

进针后,将针从浅层插至深层,再由深层提到浅层。前者为下插,又谓内、入、按、推;后者为上提,又称出、伸、引。下插与上提的幅度、速度相同,均匀不分层操作。如此一上一下均匀的提插动作,是为提插法(图 3-18)。

2.分层呼吸提插法

提插结合患者呼吸,并分层操作,提针与插针并无用力之不同。如先在人部(穴位中层)得气后,趁患者吸气时,提针退至天部;或趁患者呼气时,将针插至地部。如此反复进行,可促使经气运行。

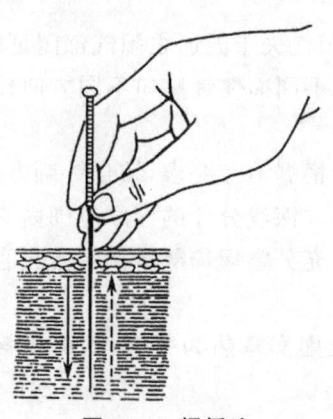

图 3-18　提插法

(二)临床应用

1.催气

针刺未得气,可用提插、捻转结合,促使气至。单独运用提插手法,也有催气作用。

2.行气

在针刺得气基础上,针体在 1 分左右范围内连续均匀提插,可使针感扩散。《针灸大成》云:"徐推其针气自往,微引其针气自来。"此即指提插可以行气,可使针感扩散,甚至循经感传、气至病所。提插亦可配合呼吸,如此则激发经气的作用更加明显。

(三)注意事项

(1)提插作为基本手法时,指力要均匀,提插幅度一般以 0.3～0.5 寸为宜,不可过大。同时频率也不宜过大。

(2)提插幅度大(0.3～0.5 寸),频率高(120～160 次/分),针感即强;反之,提插幅度小(0.1～0.2 寸),频率低(60～80 次/分),针感相对较弱。因此,需根据患者体质、年龄与腧穴部位深浅,乃至病情缓急轻重、接受针刺的次数(初诊、复诊)而逐步调节提插的幅度与频率。

(3)提插又称提按:提并不是要拔针外出,与出针不同;插也不是使针直入,仅是按插针体,使其下沉。

(4)肌肉菲薄的穴位,用提插宜慎,一般可用捻转法代替。

二、捻转法

捻转法是拇、示二指持针,捻动针体使针左右均匀旋转的手法。作为一种基本手法,《黄帝内经灵枢·官能篇》云:"切而转之""微旋而徐推之"。其中的旋和转,即指捻转针体的动作。《黄帝内经》中有关捻转针体动作的描述,尚无左转、右转的区别,尽管后世有以左转、右转针体来注释《黄帝内经》针刺补泻手法的,但毕竟无可靠的文献依据。直至金代,窦汉卿《针经指南》才以左转、右转的动作来区别针刺补法和泻法,从而发展为捻转补泻手法。捻转又称为撚,临床应用广泛。除捻转可以进针之外,还可配合提插以催气,配合针向与呼吸行气。

(一)方法

作为基本手法的捻转,即针体进入穴位一定深度以后,用拇指和示指持针,并用中指微抵针体,通过拇、示二指来回旋转捻动,反复交替而使针体捻转(图 3-19)。

捻转时,拇指与示指必须均匀用力,其幅度与频率可因人而异。患者体弱,对针刺敏感者,捻转幅度小(180°),频率低(60~80次/分);患者体强,对针刺不太敏感者,捻转幅度大(360°),频率高(120~160次/分)。因其用力均匀,左右交替旋捻,无左转与右转用力之别,故有人称为"对称捻转术"。

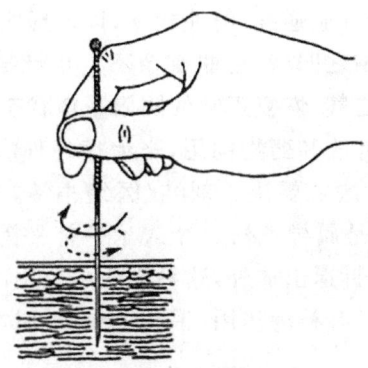

图 3-19 捻转法

(二)临床应用

1.进针

捻转进针是临床常用的方法,一般可用轻微、缓慢、幅度<90°的捻转手法进针。

2.催气

针刺至一定深度,患者尚未得气时,可将针上下均匀地提插,并左右来回地做小幅度的捻转,如此反复多次,可促使针下得气,是目前临床常用的催气法。

3.行气

(1)配合呼吸:呼气时,拇指向前用力大些,向后用力小些,如此捻转,以左转为主,经气可向穴位下方传导。吸气时,拇指向后用力大些,向前用力小些,如此捻转,以右转为主,经气可向穴位上方传导。

(2)配合针刺方向(针尖):即利用针刺方向行气,出现针刺感应循经传导时,将针体连续捻转,幅度稍大时,使针下有紧张感,往往可促使针感进一步循针尖方向扩散,甚至达到"气至病所"的效果。

4.针感保留与消减

将出针时,用力持针向一个方向捻针,然后迅速出针,可使针感保留。针感保留的强弱程度及时间长短,与用力和捻转幅度有关。如将出针时,针感过强,患者难以忍受,医师可用极轻微的指力持针,均匀反复捻转针体,针感即可迅速减轻或消失。

(三)注意事项

(1)以拇指和示指末节的指腹部来回捻转。

(2)捻转的幅度一般掌握在180°左右,最大限度也应控制在360°以内。具体情况须根据治疗目的、患者体质及耐受度而定。

(3)捻转时切忌单向连续转动,否则针体容易牵缠肌纤维而使患者感到局部疼痛,并造成出针时的困难。

(4)捻转手法应轻快自然,有连续交替性,不要在左转与右转之间有停顿。

三、导气法

导气法是徐入徐出,缓慢地由穴位浅层进入至深层,由深层退出至浅层,不具有补泻作用的针刺手法。在临床上,本法常用于气血逆乱、清浊相干,以及虚实病证表现不明显者。导气之名,"徐入徐出,谓之导气,补泻无形,谓之同精,是非有余不足也。"导,有引导之义。导气之旨,在于引导脏腑经络中互扰乖错的清浊之气,恢复正常的阴阳平衡状态。金元李东垣阐发经旨,重视气机升降,立法升清降浊,以"导气"针法和药物同用,来治疗各种病症。明代高武《针灸聚英》专列"东垣针法"一节,详明五乱导气针法之要诀。刘纯《医经小学》平针法,按天、人、地三部徐徐而入,再按地、人、天三部徐徐而出,是属导气法。今人论平补平泻,云进针后"再作均匀地提插捻针,使针下得气,然后根据情况,将针退出体外,这种方法主要用于虚实不太显著或虚实兼有的病证"。这种以得气为度的手法,不具有补泻作用,手法平和,应属本法。

(一)方法

1.导气法

根据从阳引阴、从卫取气,从阴引阳、从营置气的原则,在进针得气后做导气手法。由天部徐徐进针至地部,再从地部徐徐退针至天部;或由地部徐徐退针至天部,再从天部徐徐进针至地部。每进退1次需时3~4分钟,每1次为导气1°。可反复行针3°~5°。每度导气可留针3~5分钟后,再行下一度导气手法,也可连续操作。待导气完毕后,留针15~20分钟。

2.平补平泻法

进针至穴位一定深度,用缓慢的速度,均匀平和用力,边捻转、边提插,上提与下插、左转与右转的用力、幅度、频率相等,并注意捻转角度要在90°~180°,提插幅度尽量要小,从而使针下得气,留针20~30分钟,再缓慢平和地将针渐渐退出。

(二)临床应用

1.催气、守气

如针刺尚未得气时,可用本法催气,促使针下得气;如已得气,可用以维持与保留针感。

2.适用病症

本法可用于虚实不太明显或虚实相兼的慢性病症,如郁证、瘿病、慢性喉痹、癫病、脏躁、遗精等。尤其适用于清浊相干、气乱于脏腑经络的病症,如胸痹、咳嗽、脘痞、胀满、痹证等。在临床上,可根据脏病取背俞、腑病取募穴,经脉病取荥穴(以腧穴为主)的原则来取穴,远取与近取结合组方,施以本法每有佳效。

(三)注意事项

(1)本法操作的全过程,医师必须全神贯注,用力均匀,进、退针的方向和每度导气的针刺深度要保持一致。

(2)注意"徐入徐出",进入针与退出针的时间相等,用力均匀,速度缓慢,始终如一。本法不同于徐疾补泻(进针、退针两者时间不等),也不同于提插补泻(提针、插针用力大小不等,速度有快、慢之分)。

(3)手法平和,有连续性,务使针感舒适,不宜过强(补泻无形)。

(4)根据不同情况决定留针时间长短,一般可留针20~30分钟。

(张晶云)

第六节　留针和出针

在针刺得气以后,可根据病情需要,将针留置穴内或取出穴外,前者称为留针,后者称为出针。留针与出针两法,在临床上是加强针刺感应,协助针刺补泻,提高针刺疗效的又一重要方法,不可忽视。

一、留针法

留针法是针刺得气以后,将针体留置穴内,让它停留一段时间后,再予出针的方法。临床可分为静留针法和动留针法两种,根据病情和患者体质不同而分别使用。此外,还有不少患者并不适宜留针,有的留针反而会影响疗效。因此,对是否需要留针,以及留针时间的长短,都必须辨证而施,不可机械。

留针法为历代医家所重视。在《黄帝内经·灵枢》81篇经文中,言及留针法应用的就有29条之多。如《黄帝内经灵枢·本输篇》根据四时阴阳之序指出:"冬取诸井诸腧之分,欲深而留之。"《黄帝内经灵枢·经脉篇》则认为,热证宜疾出针,寒证宜久留针。此外,还有依据患者形体肥瘦等具体情况来决定留针与否的经文。

对于留针法的应用,承淡安《中国针灸学》将其分为置针术和间歇术,前者即静留针法,后者即动留针法。他认为,置针术可抑制镇静,间歇术则以兴奋为目的。

(一)方法

根据留针期间是否间歇行针,可分为以下两类方法施用。

1.静留针法

针刺入穴内,让其安静自然地留置一段时间,其间不施行任何针刺手法。《黄帝内经素问·离合真邪论》所云"静以久留",即是此例。静留针法,又可根据病证情况的不同,分别采取短时间静留针和长时间静留针法。短时间静留针法,可静留针20分钟~1小时;长时间静留针法,可静留针几小时,甚而几十小时,现代大多用皮内针埋植代替。

2.动留针法

将针刺入穴内,得气后仍留置一段时间,其间间歇行针,施以各种手法。短时间动留针法,可留针20~30分钟,其间行针1~3次;长时间动留针法,可留针几小时,甚而几十小时,每10~30分钟行针1次,在症状发作时尤当及时行针,加强刺激量。

(二)临床应用

1.候气

进针至穴内一定深度后,可静以留针,以候气至。《黄帝内经素问·离合真邪论》所云"静以久留,以气至为故,如待所贵,不知日暮"就是这种候气法。候气时,可以采用静留针,也可采用捻转、提插结合以催其气至。

2.守气和行气

留针期间静而留之,保持针体在穴内深度不变,或手持针柄运气于指下,并治神调息,以维持针感,是为守气之法。留针期间,调整针刺方向与深浅,或采用相应的手法间歇行针以加强针感,促使针感循经传导,是为行气。

3.协调补泻

虚寒证用各种针刺补法后,再予留针,有的在留针一段时间后可出现针下热感,正气得以充实。实热证用各种针刺泻法后,再予留针,有的在留针期间可出现针下凉感,邪气得以清泄。

4.辨证施用

留针需根据患者的具体情况而施用。急性病症或慢性病急性发作,如急性细菌性痢疾、急腹症、哮喘和坐骨神经痛等症状发作时,宜长时间行动留针法;慢性病患者一般采用静留针法,体弱不耐针刺者可短时间静留针,顽固性病症如头痛、久泻、慢性鼻炎等,可采取长时间静留针法。头皮针、耳针或远道刺、巨刺时,留针期间可配合病所运动、导引、按摩诸法。正气不虚,症状不显著,常采用短时间动留针法。留针应根据病证性质而施,里证、阴证、寒证宜久留针,表证、阳证、热证宜短时间留针,甚而不留针。留针还必须因人、因时制宜。婴幼儿不宜留针,可浅刺、疾刺;老年人、体虚者可短时间留针;青壮年则可留针时间适当延长。春夏季留针时间宜短,秋冬季留针时间则可适当长些。

(三)注意事项

1.根据患者针感和针刺耐受性来掌握

针感显著、气至病所,或对针刺不能耐受者,宜短时间留针,甚而不予留针。针感不显、感应迟钝,或对针刺有较强耐受性者,可采用长时间留针或间歇行针。

2.根据治疗要求正确使用

针刺已达到治疗目的,所谓"中病"者,如仍留针不去则会损伤正气。如针刺未达到治疗目的,留针时间过短,又易造成邪气滞留、病情反复等不良后果。

3.要保持环境适宜

一般而言,留针大多取患者卧位的姿势,患者应保持体姿舒适平稳,避免乱动、乱碰,以免滞针、弯针、折针等。留针时,诊室要保持安静,空气要保持清新,气氛良好,以免影响患者情绪。冬春寒冷季节,留针时要保持室内温度,对虚寒者尤须覆盖衣被以保暖。

二、出针法

出针是毫针技术操作过程的最后步骤,是针刺达到要求后将针取出的方法。在临床上,出针法应根据病证虚实、患者体质、针刺深浅和腧穴特点等具体情况正确施行,否则会影响疗效,甚而引起出血、血肿、针刺后遗感等不良后果。

《黄帝内经灵枢·邪气藏府病形》云:"刺滑者,疾发针而浅内之,以泻其阳气而去其热。刺涩者,必中其脉,随其逆顺而久留之,必先按而循之,已发针,疾按其痏,无令其血出,以和其脉。"经文中的"发针"即是出针。《黄帝内经素问·针解》云:"徐而疾则实者,徐出针而疾按之;疾而徐则虚者,疾出针而徐按之。"这都说明出针的快慢宜以脉象之滑涩、病证之虚实等为依据。

泉石心《金针赋》云:"出针贵缓,太急伤元气。"历代针家都强调指出,出针不可草率从事,否则容易耗伤气血,影响疗效。在现代临床上,对出针法又有发展。如高玉椿主张出针当重视先后顺序,有升降出针法的区别;而李志道则根据病情缓急,采用阴性和阳性不同的出针法。

(一)方法

1.双手出针法

出针前,稍捻针柄,待针下轻松滑利时方可出针。出针时,左手持一消毒干棉球按压穴位(或夹持针体底部），右手拇、示二指持针柄，捻针退出皮肤。出针后，虚证宜速按针孔以防气泄；实证则摇大针孔，暂不按针孔，以祛邪。

2.单手出针法（梅花派）

用左手或右手拇、示二指捻动针柄，轻轻提针外出，中指则按住针孔旁的皮肤，略施力按摩或按压不动，以免肌肉随针牵起，再逐步或一次外提。出针后迅即用中指按压针孔或不按针孔。此法可用于左右手同时出针。

3.快速出针法

左手用干棉球按压腧穴旁，右手快速拔针而出。此法具有不疼痛、出针快的特点，适用于浅刺的腧穴。

4.缓慢出针法

左手用干棉球按压腧穴旁，右手持针先将针退至浅层，稍待片刻后缓缓捻针退出。此法可防止出针后出血，减轻针刺后遗的麻、胀、重、痛等不适感，不伤气血。

（二）临床应用

在临床上，出针法应根据病证虚实、病情缓急等情况正确施行。

出针补泻法：虚证宜徐出针而疾按针孔，为补法；实证宜疾出针而徐按针孔（或不按针孔），为泻法。

（三）注意事项

1.出针前应注意针下感觉

一般而言，只有在针下感觉松动滑利时，方可出针。如针下沉紧，推之不动，按之不移，多为邪气未退、吸拔其针，或真气未至，或肌肉缠针产生滞针现象。此时不可出针，宜留针以候邪气退、真气至，或循、切经络腧穴周围，使气血宣散。滞针者可在针旁5分处再进一针，或左右前后各进一针，分别摇动捻转，使肌肉松弛，再逐步将针退出。必须注意的是，此时退针宜缓，退出些许，留针片刻，不得孟浪，以免折针、弯针。

2.出针时应注意用力轻巧

不论是快速出针，还是缓慢出针，都应柔和、轻巧、均匀捻动针柄，将针取出。如遇有阻力，宜稍停后再按一般方法施术。如用力过猛，往往会引起疼痛、出血及针刺后遗感。

3.头、目等部位应注意针孔按压

对于头皮、眼眶等易出血的部位，出针时尤其要注意缓缓而行，同时左手要用力按压针孔，出针后尤须用干棉球按压较长时间，以免出血或血肿。对于留针时间较长，出针后亦应着力按压针孔。

4.出针当重视先后顺序

一般而言，出针应按"先上后下、先内后外"的顺序进行。也就是说，先取上部的针，后取下部的针；先取医师一侧的针，后取另一侧的针。

5.针刺后遗感的处理

出针后，如针孔局部或循经上下胀、痛、麻木而难忍受，可用一手指轻微按揉落零五穴（手背第2、3掌骨间，指掌关节后1寸处）片刻，或针刺之，即可使其消减。此外，亦可在腧穴四周进行按摩，或循经上下推、按、敲、刹，以消减不适针感。

6.出针后患者须稍事休息

出针后不必急于让患者离去，当稍事休息，待气息调匀、情绪稳定后方可离去。有的患者出针后不久会出现晕针,有的患者出针后无局部出血或血肿,但过了片刻可能出血、血肿,因此出针后令患者休息,并严密观察,可防止意外发生。

（张晶云）

第七节　针刺异常情况

一般情况下,针刺治疗是一种既简便又安全的疗法,但由于种种原因,如操作不慎,疏忽大意,或触犯针刺禁忌,或针刺手法不适当,或对人体解剖部位缺乏全面的了解,有时也会出现某种不应有的异常情况,如晕针、滞针、弯针、折针、针后异常感、损伤内脏等。一旦出现上述情况,应立即进行有效的处理,不然,将会给患者造成不必要的痛苦,甚至危及生命。因此,针灸工作者应引为注意,加以预防。

一、晕针

晕针是在针刺过程中患者发生的晕厥现象。

(一)临床表现和发生原因

1.临床表现

在针刺过程中,轻者感觉精神疲倦,头晕目眩,恶心欲吐;重者突然出现心慌气短,面色苍白,出冷汗,四肢厥冷,脉细弱而数或沉伏。甚而神志昏迷,猝然仆倒,唇甲青紫,大汗淋漓,二便失禁,脉细微欲绝。

2.发生原因

多见于初次接受针刺治疗的患者,可因情绪紧张、素体虚弱、劳累过度、饥饿,或大汗后、大泻后、大失血后;也有的是因体位不当,医师手法过重,或因诊室内空气闷热、过于寒冷、临时的恶性刺激等,而致针刺时或留针过程中患者发生此症。

(二)处理和预防

1.处理

立即停止针刺,或停止留针,退出全部已刺之针,扶患者平卧,头部放低,松解衣带,注意保暖。轻者静卧片刻,予饮温茶或温开水,即可恢复。不能缓解者,在行上述处理后,可指按或针刺急救穴,如水沟穴、素髎穴、合谷穴、内关穴、足三里穴、涌泉穴、太冲穴等,也可灸百会穴、关元穴、气海穴。若仍人事不省、呼吸细微、脉细弱,可采取西医急救措施。在病情缓解后,仍需适当休息。

2.预防

主要根据晕针发生的原因加以预防。对初次接受针刺治疗者,要做好解释工作,解除恐惧心理;对体质虚弱或年迈者应采取卧位,且体位适当、舒适,少留针;取穴宜适当,不宜过多;手法宜轻,切勿过重。对过累、过饥、过饱的患者,推迟针刺时间,应待其体力恢复、进食后再进行针刺。注意室内空气流通,消除过热、过冷因素。医师在针刺过程中应密切观察患者的神态变化,询问其感觉。

二、滞针

滞针是指在行针时或留针后医师感觉针下涩滞，捻转、提插、出针均感困难，而患者则感觉疼痛的现象。

(一)临床表现和发生原因

1.临床表现

在行针时或留针后医师感觉针在穴内捻转不动，发现捻转、提插和退针均感困难，若勉强捻转、提插时，则患者痛不可忍。

2.发生原因

患者精神紧张，或因病痛或当针刺入腧穴后，引起局部肌肉强烈痉挛；或行针手法不当，捻针朝一个方向角度过大，肌纤维缠绕于针体；或针后患者移动体位所致。若留针时间过长，有时也可出现滞针。

(二)处理和预防

1.处理

如因患者精神紧张，或肌肉痉挛而引起的滞针，须做耐心解释，消除紧张情绪，延长留针时间，或用手在邻近部位做按摩，以求松解，或在邻近部位再刺一针，或弹动针柄，以宣散气血、缓解痉挛；如因单向捻转过度，需向反方向捻转；如因患者体位移动，需帮助其恢复原来体位。滞针切忌强力硬拔。

2.预防

对初次接受针刺治疗者和精神紧张者，做好针前解释工作，消除紧张情绪。进针时应避开肌腱，行针时手法宜轻，不可捻转角度过大，切忌单向捻转。选择较舒适体位，避免留针时移动体位。

三、弯针

弯针是指进针和行针时，或当针刺入腧穴及留针后，针身在体内形成弯曲的现象。

(一)临床表现和发生原因

1.临床表现

针柄改变了进针时的方向和角度，针身在体内形成弯曲，提插、捻转、退针滞涩而困难，患者自觉疼痛或扭胀。

2.发生原因

医师进针手法不熟练，用力过猛且不正；或针下碰到坚硬组织；或进针后患者体位有移动；或外力碰撞、压迫针柄；或因滞针处理不当，而造成弯针。

(二)处理和预防

1.处理

出现弯针后，不要再行任何手法。弯曲度较小的，可按一般拔针法，将针慢慢拔出；弯曲度较大的，可顺着弯曲方向慢慢将针退出；体位移动所致的弯针，先协助患者恢复进针时的体位，之后始可退出；针体弯曲不止一处者，须结合针柄扭转倾斜的方向逐次分段外引。总之要避免强拔猛抽而引起折针、出血等。

2.预防

医师手法要轻巧,用力适当,不偏不倚;患者体位适当,留针过程中不可移动体位;针刺部位和针柄要防止受外物碰压。

四、折针

折针又称断针,是指针体折断在人体穴内。

(一)临床表现和发生原因

1.临床表现

在行针或退针过程中,突然针体折断,或出针后发现针身折断,有时针身部分露于皮肤之外,有时全部没于皮肤之内。

在非重要脏器或关节部位,一般不产生严重后果,在断针处局部可有压痛,并逐步减轻。有时该处有重压感,活动时偶有疼痛,但无运动障碍。

在关节内折针,则呈现严重的疼痛和运动障碍。如在脏器内折针,则情况非常严重,如肺部折针可见咳嗽、呼吸困难,膀胱内折针可见小便短数、排尿困难或有血尿等。

2.发生原因

主要是针前检查工作疏漏,用了质量低劣或有隐伤的针具。其次,进针后患者体位有移动,或外力碰撞、压迫针柄。再次是遇有弯针、滞针等异常,处理不当,并强力抽拔;或针刺时将针身全部刺入,强力提插、捻转,引起肌肉痉挛。

(二)处理和预防

1.处理

医师应头脑冷静,态度沉着。交代患者不要恐惧,保持原有体位,以防残端隐陷。如皮肤尚露有针身残端,可用镊子钳出。若残端与皮肤相平,折面仍可看见,可用左手拇、示两指在针旁按压皮肤,使之下陷,相应地使残端露出皮肤,右手持镊子轻巧地拔出。如针身残端没于皮内,须视所在部位,采用外科手术切开寻取。

2.预防

针前必须仔细检查针具,特别是针根部分,更应认真刮拭。凡接过电针仪的毫针,应定期更换淘汰。针刺时不应将针体全部进入腧穴,绝对不能进至针根,体外应留一定的长度。行针和退针时,如果发现有弯针、滞针等异常情况,应按上述方法处理,不可强力硬拔。

五、出血和皮下血肿

出血是指出针后针刺部位出血,皮下血肿是指针刺部位出现的皮下出血而引起肿痛的现象。

(一)临床表现和发生原因

1.临床表现

出针后针刺部位出血;针刺部位出现肿胀疼痛,继则皮肤呈现青紫、结节等。

2.发生原因

出血、青紫多是刺伤血管所致,有的则为凝血功能障碍。

(二)处理和预防

1.处理

出血者,可用棉球按压较长时间和稍施按摩。若微量的皮下出血而引起局部小块青紫,一般不必处理,可自行消退。若局部肿胀疼痛较剧,青紫面积大而且影响活动功能时,可先做冷敷止血后再做热敷,以促使局部瘀血消散吸收。

2.预防

仔细检查针具,熟悉人体解剖部位,避开血管针刺。行针手法要匀称适当,避免手法过强,并嘱患者不可随意改变体位。出针时立即用消毒干棉球按压针孔。对男性患者,要注意排除血友病。

(张晶云)

第四章

灸 法

第一节 灸法临床基础

一、灸法材料和分类

灸法古称灸焫。《说文解字》云:"灸,灼也,从火音久,灸乃治病之法,以艾燃火,按而灼也。"可见,灸法是用艾绒或药物为主要灸材,点燃后放置于腧穴或病变部位,进行烧灼和熏熨,借其温热刺激及药物作用,温通气血、扶正祛邪,以防治疾病的一种外治方法。

灸法可分为艾灸法和非艾灸法两大类。艾灸法以艾绒为灸材,是灸法的主要内容,可分为艾炷灸、艾条灸等。非艾灸法可用除艾叶以外的药物或其他方法进行施灸,有灯火灸、药线灸、药笔灸等。

(一)艾叶与艾绒

艾为自然生长于山野之中的菊科多年生灌木状草本植物,我国各地均有生长,但古时以蕲州产者为佳,故特称"蕲艾"。艾在春天抽茎生长,茎直立,高 60～120 cm,具有白色细软毛,上部有分支。茎中部的叶呈卵状三角形或椭圆形,有柄,羽状分裂,裂片椭圆形至椭圆状披针形,边缘具有不规则的锯齿,表面深绿色,有腺点和极细的白色软毛,背面布有灰白色绒毛,7～10月开花。瘦果呈椭圆形。艾叶有芳香型气味,在农历的 4～5 月,当叶盛而花未开时采收。采时将艾叶摘下,晒干或阴干后备用。

1.艾叶化学成分

艾叶中纤维质较多,水分较少,还有许多可燃的有机物,是理想的灸疗原料。其化学成分见表 4-1。

表 4-1 艾叶的化学成分

成分	%
无氮素有机物	66.85
含氮素有机物	11.31
水分	8.98
溶醚成分	4.42
离子成分(包括钾、钠、钙、镁、铝)	8.44

2.艾叶的性能

艾叶气味芳香,味辛、微苦,性温热,具纯阳之性。艾叶经加工制成细软的艾绒,便于搓捏成大小不同的艾炷,易于燃烧;艾火燃烧时热力温和,能窜透皮肤,直达体表深部;艾产地广泛,易于采集,价格低廉。故从古至今,灸不离艾,艾是最常用的施灸材料。

3.艾绒的制备

每年农历的4～5月,采集肥厚新鲜的艾叶,放置日光下曝晒干燥,然后投于石臼中,用木杵捣碎,筛去杂梗,再晒、再捣、再筛,如此反复多次,即成为淡黄色、洁净、细软的艾绒。

艾绒按加工(捣筛)程度不同,有粗、细之分。粗绒多用做艾条或间接灸,细(精)绒则常用做直接灸。艾绒的质量以无杂质、柔软易团聚、干燥者为优,以含杂质、生硬不易团聚、湿润者为劣。后者燃烧时易爆裂,散落火花而灼伤皮肤,故不宜采用。新制艾绒内含挥发油较多,灸时火力过强,有失温和之性,常致患者不能耐受,故临证以陈久的艾绒为佳品。

4.艾绒的贮藏

艾绒其性吸水,易于受潮,平时应放在密闭的干燥容器内,置于阴凉干燥处保存;并于每年天气晴朗时重复曝晒几次,以防潮湿、霉烂或虫蛀,否则会影响燃烧与效用。

(二)艾绒制品

1.艾炷

以艾绒施灸时,所燃烧的圆锥体艾绒团称为艾炷,常用于艾炷灸。每燃尽1个艾炷,为1壮。

(1)艾炷规格:小炷重0.5 g,相当于中炷的一半,常置于穴位或病变部烧灼,常做直接灸用。中炷重1 g,炷高1 cm,炷底直径约1 cm,可燃烧3～5分钟,常做间接灸用。大炷重2 g,相当于中炷的1倍,常做间接灸用。艾炷无论大小,直径与高度大致相等。

(2)艾炷制作方法:有手工制作与艾炷器制作两种方法。①手工制作法:小炷可先将艾绒搓成大小适合的艾团,夹在左手拇、示二指指腹之间,示指要在上,拇指要在下,再用右手拇、示二指将艾团向内向左挤压,即可将圆形艾团压缩成上尖下平的三棱形艾炷,随做随用,至为简便。中炷、大炷则须将艾绒置于平板上,用拇、示、中三指边捏边旋转,将艾绒捏成上尖下平的圆锥体(图4-1)。要求搓捏紧实,能放置平稳,燃烧时火力由弱到强,患者易于耐受,且耐燃而不易爆。艾炷大小可随治疗需要而定。②艾炷器制作法:艾炷器中铸有锥形空洞,洞下留一小孔,将艾绒放入艾炷器空洞中,另用金属制成下端适于压入洞孔的圆棒,直插孔内紧压成圆锥体,倒出即成艾炷。用艾炷器制作的艾炷,艾绒紧密,大小一致,更便于应用。

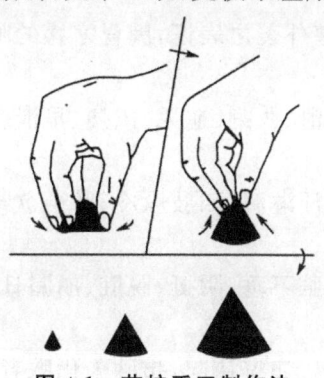

图 4-1　艾炷手工制作法

2.艾条

艾条又名艾卷,是用艾绒卷成的圆柱形长条。一般长 20 cm、直径 1.5 cm,常用于悬起灸、实按灸等。根据内含药物之有无,可分为纯艾条和药艾条两种。

(1)纯艾条:取制好的陈久艾绒 24 g,平铺在长 26 cm、宽 20 cm、质地柔软疏松而又坚韧的桑皮纸上,将其卷成直径约 1.5 cm 的圆柱形艾条,越紧越好,用胶水或糨糊封口。

(2)药艾条:有以下 3 种。①常用药艾条:取肉桂、干姜、木香、独活、细辛、白芷、雄黄、苍术、没药、乳香、川椒各等分,研成细末。将药末混入艾绒中,每支艾条加药末 6 g。制法同纯艾条。②雷火神针:沉香、木香、乳香、茵陈、羌活、干姜、穿山甲各 15 g,研为细末,过筛后,加入麝香少许和匀。以桑皮纸 1 张约 30 cm×30 cm 摊平,取艾绒 40 g 均匀铺于纸上,然后将药末 10 g 匀掺于艾绒中。再搓捻卷紧成爆竹状,外糊上桑皮纸 1 层,两头留空纸 3 cm,捻紧即成。阴干备用,勿令泄气。③太乙神针(韩贻丰《太乙神针心法》方):硫黄 6 g,麝香、乳香、没药、松香、桂枝、杜仲、枳壳、皂角、细辛、川芎、独活、穿山甲、雄黄、白芷、全蝎各 3 g,均研成细末,和匀。以桑皮纸 1 张约 30 cm×30 cm 大小,摊平。先取艾绒 24 g,均匀铺于纸上;再取药末 6 g,均匀掺入艾绒中;然后卷紧如爆竹状,外用鸡蛋清涂抹;再糊上桑皮纸 1 张,两头留空纸 3 cm 左右,捻紧即成。阴干待用。

二、灸法作用和适用范围

根据艾灸法的作用特点,其适用范围以寒证、虚证、阴证为主,对慢性病及阳气虚寒者尤宜。

(一)艾灸法的作用特点

(1)艾灸法的作用主要是温热透达腧穴深部,以及艾叶芳香温通药性的综合效应。

(2)艾灸法的应用以经脉陷下、阴阳皆虚、络脉坚紧者为宜,如《灵枢·经脉》:"陷下则灸之。"

(3)艾灸法可治针刺或中药疗效不显者,即"针所不为,灸之所宜""凡病药之不及,针所不到,必须灸之"。在临床上,可以单用灸法,亦可先灸后针,先针后灸,针灸并用等。

(4)艾灸法主要用于寒证。《素问·异法方宜论》:"藏寒生满病,其治宜灸焫。"即是其例。

(二)适用范围

1.温经通络

温经通络适用于寒凝血滞、经络痹阻所致的风寒湿痹、痛经、经闭、寒疝、腹痛等。

2.祛风解表、温中散寒

祛风解表、温中散寒适用于风寒外袭之表证,脾胃寒盛的呕吐、胃痛、腹泻。

3.温肾健脾

温肾健脾适用于脾肾阳虚之久泄、久痢、遗尿、阳痿、早泄。

4.回阳固脱

回阳固脱适用于阳气虚脱之大汗淋漓、四肢厥冷、脉微欲绝。

5.益气升阳

益气升阳适用于气虚下陷之内脏下垂、阴挺、脱肛、崩漏日久不愈等。

6.消瘀散结、拔毒泄热

消瘀散结、拔毒泄热适用于疮疡、痈疽初起,疖肿未化脓者;瘰疬及疮疡溃后久不愈合者。

7.防病保健

灸法用于防病保健有着悠久的历史。孙思邈《备急千金要方·针灸上》云:"凡入吴蜀地宦游,体上常须三两处灸之,勿令疮暂瘥,则瘴疠、温疟、毒气不能着人。"

三、灸法禁忌病症

(一)临时情况的禁忌

基本和毫针刺法禁忌一致,在过劳、过饥、过饱、醉酒、大渴、惊恐、大怒等情况下,不可施灸。

(二)病症禁忌

外感或阴虚内热证,咳血、中风闭证等,凡脉象数疾者禁灸。高热、抽搐或极度衰竭、形瘦骨弱者,亦不宜灸治。

四、灸法禁忌部位

古之禁灸穴,主要是指直接灸、化脓灸,与其说是禁灸穴,不如说是禁忌部位更合适。

(1)颜面部穴不宜着肤灸。

(2)腋窝、睾丸、乳头、会阴部均不可灸。

(3)心脏虚里处、重要脏器和大血管附近,动脉应手处,尽量不用艾炷直接灸,更不宜用瘢痕灸,可选用其他灸法或针刺等方法治疗。

(4)皮薄肌少、筋肉积聚部位,以及关节活动处不能行瘢痕灸等。

五、艾灸意外

艾灸可引起晕灸、变态反应、感染、中毒等不良反应。除皮肤感染外,均在此介绍。

(一)晕灸

晕灸和晕针一样,都是短暂性血管抑制性晕厥。其临床表现、发生原因、防治措施均与晕针相类似。大多发生在艾炷灸过程中,也有在灸后发生的,则称为延迟晕灸。

1.临床表现

(1)先兆期:头晕不适,眼花耳鸣,心悸胸闷,上腹不适,面色苍白,出冷汗,哈欠连连。有的无先兆表现。

(2)发作期:轻者头晕胸闷,恶心欲呕,肢体无力发凉,摇晃不稳,可伴瞬间意识丧失;重者意识丧失,昏仆不醒,唇甲青紫,冷汗淋漓,面色灰白,两眼上翻,二便失禁,也可有四肢抽搐。

(3)缓解期:及时处理恢复后,自觉疲乏无力,面色苍白,嗜睡,汗出,或仅轻度不适。

2.处理方法

(1)轻度:停止施灸,将患者扶至通风处,抬高两腿,头部放低,静卧片刻,给服温开水或热茶。

(2)重度:停止施灸后平卧,在百会穴行艾条雀啄灸,针刺水沟、涌泉,也可配合人工呼吸或注射强心剂。

3.预防措施

(1)心理预防:对猜疑、恐惧、情绪过度变化的患者,要做好心理安慰、语言诱导等工作。对性格内向、精神压抑者,可做松弛训练。对性格外向、急躁好动者,可用各种有效方法转移其注意力。

(2)生理预防:饥饿者灸前适量进食,过劳者要令其休息,恢复体力后再行施灸。对易晕灸者,要尽量采用侧卧位,简化灸穴,减少灸量。施灸结束后,稍事休息后再离开诊室,以免发生延迟晕灸。

(二)变态反应

1.临床表现

以过敏性皮疹为多见,表现为局限性红色小疹,或全身性风团样丘疹,周身发热,瘙痒难忍。甚而可有胸闷,呼吸困难,面色苍白,大汗淋漓,脉细微。多在艾灸后一至数小时发生,可反复出现。

2.处理方法

皮疹可在停用艾灸后数天内,自行消退。发生变态反应,可用抗组胺药、维生素 C 等,多饮水。如发热、奇痒烦躁等,可用皮质激素。当面色苍白、大汗淋漓、脉细微时,必要时可肌内注射肾上腺素或肾上腺皮质激素。

3.预防措施

对艾灸过敏者忌用之,对穴位注射过敏者则慎用之。在施灸过程中如见变态反应先兆,则立即停用艾灸。

(三)药物中毒

因药艾条中含有雄黄,点燃后可产生含砷的气体,经呼吸道吸入而引起砷中毒。

1.临床表现

可出现流泪、咽痒、呛咳等,随之发生流涎、头晕、头痛、乏力、心悸、胸闷、气急等,甚而可出现恶心、腹痛、吐泻、冷汗淋漓等。

2.处理方法

轻者用绿豆汤(200 g 煮成 500 mL)送服小檗碱片(每天 6 片,分 3 次服),重者应送医院抢救。

3.预防措施

要限制药艾条用量,每次不超过半支,孕妇、过敏者禁用。

(季法会)

第二节　灸法操作原则

一、选择方法

根据患者、病证、病种的不同,可选用不同的灸治方法。

(一)因人而异

老人、小儿尽量少用或不用直接艾炷灸。糖尿病患者尽量不用着肤灸,以免皮肤感染伤口不易愈合。面部宜用艾条悬起灸或艾炷间接灸。

(二)因病而异

化脓灸防治慢性支气管炎和哮喘有效。灯火灸或火柴灸,可治流行性腮腺炎、扁桃体炎,而铺灸则适用于类风湿关节炎等。慢性病多用温和灸、回旋灸和温针灸等,而急性病则多用着肤灸、雀啄灸等。

隔物灸和敷灸中所用的药物,皆按药物的性味、功能、主治等,予以选用,如甘遂灸多用于逐水泻水,而附子饼灸则多用于补虚助阳。疮疡、痈疽、顽癣、蛇丹常用局部灸治。

(三)因时而异

艾灸常宜于午时阳气极盛之时,季节以春秋两季更佳。当然又需根据具体情况而定,或冬病夏治,或夏病冬治等。

(四)因法而异

各种不同的灸法,有其不同的作用,可因法而选其适宜病症。如化脓灸引邪外出、开辟门户,灯火灸疏风解表、化痰定惊,温针灸温通经脉、活血化瘀,艾条温和灸则可行气活血。

二、掌握灸量

灸量是灸疗时刺激时间和刺激强度的乘积,取决于施灸的方式、灸炷的大小、壮数的多少,施灸时或施灸后刺激效应的持续时间等。掌握最佳灸量,可提高疗效,防止不良反应。

(一)灸量取用的原则

灸量指灸法达到的温热程度,不同的灸量可产生不同的治疗效果。下列两方面的因素与灸量密切相关。

1.艾炷、壮数

灸量一般以艾炷的大小和壮数的多少计算,炷小、火势小、壮数少则量小,炷大、火势大、壮数多则量大。艾条灸、温灸器灸以时间计算,太乙针、雷火针是以熨灸的次数计算。

2.疗程

灸量还与疗程相关。疗程长、灸量大,用于慢性病;疗程短、灸量小,多用于急性病。掌握灸量应根据患者的体质、年龄、施灸部位、病情等因素来综合考虑。

(二)灵活掌握灸量的方法

根据施灸部位、体质和年龄等,灵活掌握灸量,是临床治疗必须遵守的原则。现以艾炷灸为例加以说明。

1.施灸方法

艾炷直接灸时,可用小炷、中炷;间接灸则用中炷、大炷。

2.体质和年龄

青壮年、男性、初病、体实者,宜大炷、多壮;妇女、儿童、老人、久病、体虚者,宜小炷、少壮。

3.施灸部位

头面、胸背,艾炷不宜大而多;腰背腹部,肌肉丰厚处,可用大炷、多壮;四肢末端,皮肉浅薄而多筋骨处,宜少灸。

4.病情

风寒湿痹,上实下虚者,欲温通经络,祛散外邪,或引导气血下行时,不过7壮,小、中炷即可,否则易使热邪内郁而产生不良后果。沉寒痼冷、元气将脱者,需扶助阳气、温寒解凝,非大炷多壮不能奏效。

5.天地自然环境

冬日灸量可大,夏日灸量宜小。北方寒冷,灸量可大;南方温暖,灸量宜小。

6.施灸次数

将规定的艾炷壮数,一次灸完的称顿灸,分次灸完的称报灸。对体质差或头面四肢部,可用报灸,分若干次灸完,以控制灸量、完成疗程,避免产生不良反应。

三、合理补泻

(一)根据辨证,选用不同的灸治部位

可起到补虚泻实、调和气血的目的。如涌泉穴用艾条雀啄灸或蒜泥敷灸,治疗鼻衄、咯血等,能起到清热泻火的作用。用百会穴雀啄灸或蓖麻子捣泥敷灸,治疗脱肛、遗尿,则起到补气升阳的作用。此外,《理瀹骈文》根据三焦辨证提出上焦病多用取嚏法(如皂角末涂鼻治感冒);中焦病多用填脐法(如填脐敷治腹痛);下焦病多用坐药、蒸洗法等,也可归属于灸法辨证施治的范畴。

(二)隔物灸与敷灸的补泻

要根据隔物灸和贴敷时所用的药物,按其性味、功能、主治等,予以选用。如选用偏重于泻的药物进行隔物灸或贴敷,就能起到泻的作用,如甘遂贴敷多用于逐水泻水,豉饼隔物灸则多用于散泄毒邪。选用偏重于补的药物进行隔物灸或贴敷,就能起到补的作用,如附子饼隔物灸多用于补虚助阳,蓖麻仁贴敷百会穴治疗胃下垂、子宫脱垂、脱肛等,能起到补气固脱的作用。

(三)艾卷灸的抑制和兴奋作用

抑制法为强刺激,用艾卷温和灸或回旋灸,每穴每次 10 分钟以上,特殊需要时可灸几十分钟;主要作用是镇静、缓解、制止,促进正常的抑制作用。兴奋法为弱刺激,主要用雀啄灸,每穴每次半分钟到 2 分钟,30～50 下,或用温和灸、回旋灸,时间 3～5 分钟;主要作用是促进生理功能,解除过度抑制,引起正常兴奋作用。

(季法会)

第三节 艾炷着肤灸

艾炷着肤灸是将艾炷直接放置施灸部位皮肤上烧灼的方法,故又称直接灸。根据灸后有无烧伤化脓,又可分为化脓灸和非化脓灸。骑竹马灸、横三间寸灸等都是灸背部穴的特殊艾炷着肤灸。背部灸穴有特定测量法,在历史文献中殊多记述,值得研究。

一、瘢痕灸

瘢痕灸又称化脓灸,是用黄豆大或枣核大艾炷直接放置腧穴进行施灸,局部组织经烧伤后产生无菌性化脓现象(灸疮)的灸法。这种烧伤化脓现象,古称灸疮。因灸疮愈合之后,多有瘢痕形成,故又称瘢痕灸。王执中《针灸资生经》:"凡着艾得灸疮,所患即瘥,若不发,其病不愈。"可见本法必须达到化脓方有效果,灸疮的发与不发是取效的关键。

(一)方法

1.体位选择

可采取卧位或坐位,应以体位自然,肌肉放松,施灸部位明显暴露,艾炷放置平稳,燃烧时火力集中,热力易于深透肌肉为准。亦需便于医师正确取穴,方便操作,患者能坚持施灸治疗全过程。体位放妥后,再在施灸部位上正确点穴,点穴可用圆棒蘸甲紫溶液或墨笔做标记。

2.施灸顺序

一般宜先灸上部,后灸下部;先灸背部,后灸腹部;先灸头部,后灸四肢;先灸阳经,后灸阴经。

先阳后阴,取其从阳引阴而无亢盛之弊;先上后下,则循序渐进、次序不乱;先少后多,使艾火由弱而强,便于患者接受。

如需艾炷灸多壮者,必须由少逐次渐多,或分次灸之,即所谓报灸。需大炷者,可先用小艾炷灸起,每壮递增之,或用小炷多壮法代替。

但在特殊情况下,也可酌情灵活运用,不可拘泥。如气虚下陷之脱肛,可先灸长强以收肛,后灸百会以举陷等,如此才能提高临床疗效。

3.艾炷制备安放

艾炷按要求做好,除单纯采用细艾绒之外,也可加些芳香性药末,如丁香、肉桂等分研末(丁桂散),利于热力渗透。先在穴位上涂些凡士林,以增加黏附作用,使艾炷不易滚落。放好后,用线香点燃艾炷。

4.间断法和连续法

当艾炷燃尽熄灭后,除去灰烬,再重新换另一个艾炷点燃,称为间断法,不易出现灸感循经传导。不待艾炷燃尽,当其将灭未灭之际,即在余烬上再加新艾炷,不使火力中断,每可出现感传,则称为连续法。

5.灸穴疼痛灼热

当艾炷燃烧过半时,灸穴疼痛灼热,患者往往不能忍受。此时,医师可用手拍打穴处周围,或在其附近抓挠,或拍打身体其他部位,以分散其注意力,从而减轻疼痛。一般只有在第1壮时最痛,以后各壮就可忍受。

6.艾炷灸补泻

以徐疾和开阖分别补泻。

(1)补法:艾炷点燃置穴,不吹其火,待其徐徐燃尽自灭,火力缓慢温和,是为徐火、弱火。灸治的时间较长,壮数可多。灸毕一炷,用手指按一会儿施灸穴位,是闭其穴,以使真气聚而不散。

(2)泻法:艾炷置穴点燃,用口吹旺其火,促其快燃,火力较猛,快燃快灭,是为疾火、强火。当患者觉局部灼痛时,即迅速更换艾炷再灸。灸治时间较短,壮数较少,灸毕不按其穴,是开其穴,以起到祛散邪气的作用。

7.敷贴淡膏药

灸毕,可在灸穴上敷贴淡膏药,每天换贴1次。或揩尽灰烬,用干敷料覆盖,不用任何药物。

8.灸疮

待5~7天,灸穴处逐渐出现无菌性化脓现象,有少量分泌物,可隔1~2天更换干敷料或贴新的淡膏药。疮面宜用盐水棉球揩净,避免污染,防止并发其他炎症。正常的无菌性化脓,脓色较淡,多为白色。若感染细菌而化脓,则脓色黄绿。经30~40天,灸疮结痂脱落,局部可留有瘢痕。

如灸疮干燥,无分泌物渗出,古人称为"灸疮不发",往往不易收效。可多吃一些营养丰富的食物,或服补气养血药物,以促使灸疮的正常透发,提高疗效。也有在原处再加添艾炷数壮施灸,以促使灸疮发作。

对瘢痕进行观察,常可判定临床疗效。如瘢痕灰白,平坦柔软,说明已达到治疗要求。如瘢痕紫暗,起坚硬疙瘩,病根未除,须在原处继续艾灸。

(二)临床应用

适用于全身各系统顽固病症而又适宜灸法者,如头风、中风、癫痫、哮喘、瘰疬、肺结核、慢性肠胃病、骨髓炎、关节病等。

(三)注意事项

(1)医师应严肃认真,专心致志,精心操作。施灸前应对患者说明施灸要求,消除恐惧心理。若需瘢痕灸,必须先征得患者同意。应处理好灸疮,防止感染。

(2)根据患者的体质和病证施灸,取穴要准,灸穴勿过多,热力应充足,火力宜均匀,切勿乱灸暴灸。

(3)灸治中,出现晕灸者罕见。若一旦发生晕灸,则应按晕针处理方法而行急救。

(4)施灸过程中,应防止艾火烧伤衣物、被褥等。施灸完毕,必须将艾炷熄灭,以防止发生火灾。对于昏迷、反应迟钝或局部感觉消失的患者,应注意勿灸过量,避免烧烫伤。

(5)灸法尤忌大怒、大劳、大饥、大倦,受热、冒寒。灸后不可马上饮茶,恐解火气。忌生冷瓜果。

二、麦粒灸

非化脓灸法主要是麦粒灸,即用麦粒大或黄豆大的小艾炷直接在腧穴施灸,灸后不引起化脓的方法。因其艾炷小,刺激强,时间短,收效快,仅有轻微灼伤或发疱,不留瘢痕,故目前在临床应用较多。更宜用于小儿病及头面穴。因须在艾炷烧近皮肤时用压灭方法中断灸火,故又称为压灸。

(一)方法

1.点燃

为防止艾炷滚落,可在灸穴抹涂一些凡士林,使之黏附,然后将麦粒大的艾炷放置灸穴上;用线香或火柴点燃,任其自燃,或微微吹气助燃。

2.移去或压灭

至艾炷烧近皮肤,患者有温热或轻微灼痛感时,即用镊子将未燃尽的艾炷移去或压灭,再施第2壮。也可待其燃烧将尽,有清脆之爆炸声,将艾炷余烬清除,再施第2壮的。

3.灸穴疼痛

若需减轻灸穴疼痛,可在该穴周围轻轻拍打,以减轻痛感。若灸处皮肤呈黄褐色,可涂一点冰片油以防止起疱。

4.壮数

根据情况一般可用3～7壮。若第2次再在原处应用,每多疼痛,效果亦大减,故需略行更换位置,但不要超出太远。

5.程度

本法灼痛时间短,约20秒,一般以不烫伤皮肤或起疱为准。即使起疱,亦可在2～3天内结痂脱落,不遗瘢痕。

(二)临床应用

适用于气血虚弱、小儿发育不良及虚寒轻证等。对各种痛证与急性炎症,效果也很明显,每可立即生效。

(三)注意事项

(1)操作要熟练,避免烧伤。

(2)灸后如起小疱,宜涂甲紫溶液,令其自行吸收。

（3）如灸百会，灸前先剪去穴区头发（如中指甲大）一块，灸后半月不洗头。

（4）若是小儿，要家长抱扶，配合治疗，以免意外。

（何书鹏）

第四节　艾炷隔物灸

艾炷隔物灸又称间接灸、间隔灸，是在艾炷与皮肤之间衬垫某些药物而施灸的一种方法。艾炷隔物灸具有艾灸与药物的双重作用，火力温和，患者易于接受。

一、隔姜灸

隔姜灸是在艾炷和皮肤间隔生姜片进行灸治的方法。早见于朱端章《卫生家宝方·痈疽发背方》，而后清代吴尚先的《理瀹骈文》等也有记载。本法有温中散寒、和胃止呕等治疗作用。

（一）方法

将新鲜老姜，沿生姜纤维切成厚 0.2～0.5 cm 的姜片（大小据穴区部位所在和所选艾炷大小决定），中间用针扎小孔数个。置施灸穴位上，用大艾炷或中艾炷点燃，放在姜片中心施灸。若患者有灼痛感时，可将姜片提起，使之离开皮肤片刻，旋即放下，再行灸治，反复进行。以局部皮肤潮红湿润为度。一般每次施灸 5～10 壮。

（二）临床应用

温中散寒，和胃止呕，祛寒解表。适用于感冒、咳喘、呕吐、胃痛、腹痛、腹泻、遗精、阳痿、不孕、痛经、面瘫、风寒湿痹等。

（三）注意事项

（1）用新鲜老姜，现切现用为好，不用干姜和嫩姜。

（2）姜片厚薄根据灸治部位和病证而定。面部等敏感处要厚些，急性病、痛证要薄些。

（3）如不慎起水疱时，须防止感染。

二、隔蒜灸

隔蒜灸又称蒜钱灸，是在艾炷和皮肤间隔蒜片进行灸治的方法。早见于葛洪《肘后备急方》，古人主要用于痈疽，现代还用于肺结核和疣等。除此之外，还有用蒜泥、药粉和艾绒铺在背部的长蛇灸。

（一）方法

1.隔蒜片灸

将独头大蒜横切成厚约 0.3 cm 的薄片，用针扎孔数个，放在患处或施灸穴位上，用大、中艾炷点燃放在蒜片中心施灸，每施灸 4～5 壮，须更换新蒜片，继续灸治。

2.隔蒜泥灸

将大蒜捣成蒜泥状，制成厚约 0.3 cm 的圆饼，置患处或施灸穴位，再上置艾炷，点燃施灸。

此两种隔蒜灸法，每穴每次宜灸足 7 壮，以灸处泛红为度。

（二）临床应用

消肿拔毒，散结止痛。用于治疗痈、疽、疮、疖、瘰疬、肺结核、腹中积块及蛇蝎毒虫所伤等病症。

（三）注意事项

（1）用新鲜大蒜，现切现用为好。

（2）蒜片厚薄根据灸治部位和病证而定。面部等敏感处要厚些，急性病、痛证要薄些。

（3）如不慎起水疱时，须防止感染。

三、隔盐灸

隔盐灸是用盐做隔物进行艾灸的方法。早见于《肘后备急方》，用治小便不通、霍乱、蛇咬伤等。而后有用治阴证伤寒的。隔盐灸一般只能用于脐中，也就是神阙穴。近今有用竹圈隔盐灸的报道，可用于四肢躯干，从而扩大了它的主治范围。

（一）方法

1.隔盐灸

将纯干燥的食盐纳入脐中，填平脐孔，上置大艾炷施灸。如脐部凹陷不明显，可预先在脐周围一湿面圈，再填入食盐。如患者稍有灼痛，即应更换艾炷。也有于盐上放置姜片施灸，待患者有灼痛时，可将姜片提起，保留余热至燃完一炷。一般可灸3～7壮。急性病可多灸，不限制壮数。

2.竹圈隔盐灸

空心竹圈若干个，内径3～5 cm，高1 cm，再用两层纱布包裹其底部，纱布边缘用橡皮筋系紧在竹圈的外围。竹圈内均匀铺上食盐，以能遮盖纱布为限，然后在竹圈内再装满艾绒，中央隆起，不能太松。点燃艾绒，使其慢慢燃烧至底部盐层响起噼啪声，1圈可灸20～30分钟。

（二）临床应用

回阳、救逆、固脱，适用于急性腹痛、吐泻、痢疾、脱证、癃闭等。

（三）注意事项

（1）要求患者保持原有体位，呼吸匀称。

（2）如有脐部灼伤，要涂以甲紫溶液，并用消毒纱布覆盖固定，以免感染。

（3）竹圈隔盐灸时，如患者疼痛难忍，可将竹圈稍离穴位。

四、隔附子灸

隔附子灸首见于唐代《备急千金要方》《外台秘要》，用治痈疽、风聋等。后世有用于外科疮久成瘘者。隔物分为附子片和附子饼两种，有温经散寒、温肾壮阳作用。

（一）方法

1.附子片灸

将附子用水浸透后，切成0.3～0.5 cm的薄片，用针扎数孔，放施灸部位施灸（同隔姜灸法）。

2.附子饼灸

取生附子切细研末，用黄酒调和做饼，大小适度，厚0.4 cm，中间用针扎孔，置穴位上，再以大艾炷点燃施灸，附子饼干焦后再换新饼，直灸至肌肤内温热、局部肌肤红晕为度。日灸1次。

（二）临床应用

附子性味辛温大热，有温肾壮阳的作用，与艾灸并用，适用于各种阳虚证，如阳痿、早泄、遗精、疮疡久溃不敛、痛经等。

（三）注意事项

（1）注意室内通风。

（2）选择平坦不易滑落处灸治。

（3）阴虚火旺及过敏体质者不宜。

五、隔药饼灸

隔药饼灸又称药饼灸，可分为两类。一类为单味中药或加1～2味辅助中药研末制作而成的隔药饼灸，如上述的隔附子饼灸等；另一类是指将复方中药煎汁或研末后加入少量赋形剂制成小饼状，并隔此药饼用艾炷灸或艾条灸的一种间接灸法。

（一）方法

1.药饼的分类

大致可分为两类：一为针对某些病证的，如骨质增生药饼、溃疡性结肠炎药饼、足跟痛药饼、硬皮病药饼等；一类为根据中医治则制作的药饼，如活血化瘀药饼、健脾益气药饼、补肾药饼等。

2.药饼制作法

（1）药汁浓缩法：按配方称取各味中药，加水适量煎2次，去渣，再以文火浓缩至一定量，加入赋形剂；亦可根据要求，部分药物煎汁浓缩，部分药物研末成粉，二者混合调匀后加入赋形剂。用特制的模子压成薄饼。

（2）研末调和法：可配方称取药物，研极细末，一般要求过200目筛，装瓶密封备用。用时据临床需要临时用调和剂调和，再用特制的模子压成药饼。目前，常用的调和剂有醋、黄酒、乙醇、姜汁、蜂蜜等。

也可先按上法研成极细末备用，临用时据证情可分别选用大蒜、嫩姜、葱白等其中之一，与药粉各取适量，一齐捣烂，用模子压成药饼。

3.药饼灸法

根据病证选用药饼。隔药饼灸，多取经穴，亦可用阿是穴；可只取单穴，亦可多穴同用。应用时，将药饼置于穴位上，将中或大壮艾炷隔饼施灸，患者觉烫时可略做移动，壮数多少据症情而定。灸疗过程中，如药饼烧焦，应易饼再灸。一般于灸毕移去药饼，亦可根据病证特点和药饼的性质，灸毕仍留置药饼于穴区，固定数小时后去掉。灸治的间隔时间与疗程，可视病证而定。

（二）临床应用

近年来隔药饼灸在临床上应用颇广，且多用于难治性病证，如骨质增生及脊髓空洞症、冠心病、慢性非特异性溃疡性结肠炎、小儿硬皮病、胃下垂、软组织损伤、足跟痛、过敏性鼻炎等。另外，还可用于保健与延缓衰老等。

（三）注意事项

（1）药饼的配方及制作，应根据病证具体情况决定。

（2）药饼要求新鲜配制，现制现用，每只药饼只能使用1次。

（3）灸后如出现水疱、灼伤等情况，可按前述的方法来处理。

（胡善智）

第五节　艾条悬起灸

艾条悬起灸是将艾条和穴区保持一定距离进行灸治的方法,主要有温和灸、回旋灸、雀啄灸3种。

一、温和灸

温和灸是将艾条和穴区保持一定距离,局部皮肤温热而无灼痛的艾条灸法。

(一)方法

将艾卷的一端点燃,对准应灸的腧穴部位或患处,距离皮肤 2～3 cm,进行熏烤(图 4-2),使患者局部有温热感而无灼痛为宜,一般每穴灸 20～30 分钟,至皮肤红晕潮湿为度。

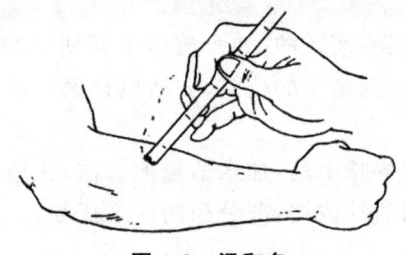

图 4-2　温和灸

若遇到昏厥或局部知觉减退的患者及小儿时,医师可将一手示、中两指置于施灸部位两侧,这样可以通过医师的手指来测知患者局部受热程度,以便随时调节施灸距离,掌握施灸时间,防止烫伤。

(二)临床应用

临床应用广泛,适用于一切灸法主治病症。用温和灸,艾条距皮肤 1.0～1.5 cm。

(三)注意事项

(1)灸治时艾条要和皮肤保持一段距离,其热力要注意因人、因病而异。

(2)本法力缓,不宜于急重病证。

二、回旋灸

回旋灸是用艾条在穴位上往返回旋施灸的方法。

(一)方法

点燃艾条,悬于施灸部位上方约 3 cm 高处。艾条在施灸部位上左右往返移动,或反复旋转进行灸治(图 4-3)。使皮肤有温热感而不致灼痛,以局部深色红晕为宜。一般每穴灸 20～30 分钟,移动范围在 3 cm 左右。

(二)临床应用

热力强,适用于急性病症,病灶较小的痛点。尤其是病损表浅而面积大者,如神经性皮炎、牛皮癣、股外侧皮神经炎、皮肤浅表溃疡、带状疱疹等,对风寒湿痹及面瘫也有效。

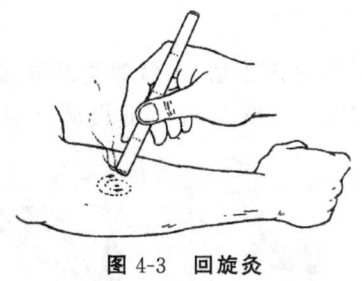

图 4-3 回旋灸

（三）注意事项

同温和灸。

三、雀啄灸

艾条灸的一种,用艾条在穴位处上下移动,因其如鸟雀啄食样,故名。

（一）方法

置点燃的艾条于穴位上约 3 cm 高处,艾条一起一落,忽近忽远上下移动,如鸟雀啄食样（图 4-4）。一般每穴灸 5 分钟。此法热感较强,注意防止烧伤皮肤。

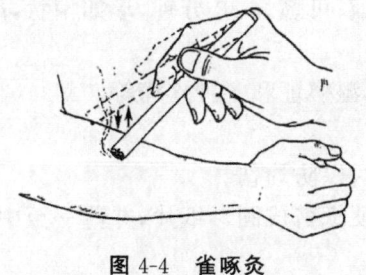

图 4-4 雀啄灸

（二）临床应用

温经通络。多用于昏厥急救、小儿疾病、胎位不正、无乳等。

（三）注意事项

（1）不可太靠近皮肤,尤其是小儿和皮肤知觉迟钝者。

（2）可配合三棱针、皮肤针放血,但要注意局部消毒。

（刘志娟）

第六节 温针灸和温灸器灸

一、温针灸

温针灸是针刺与艾灸结合应用的一种方法,适用于既需要留针而又适宜用艾灸的病症。本法兴于明代,高武《针灸聚英》、杨继洲《针灸大成》均有记载。现代临床应用广泛,简便易行,针灸并用,值得推广。

（一）方法

将针刺入腧穴得气后并给予适当补泻手法,留针时将纯净细软的艾绒捏在针尾上,或用艾条一段(长 1～2 cm),插在针柄上,均应距皮肤 2～3 cm,再从下端点燃施灸(图 4-5)。待艾绒或艾条烧完后除去灰烬,将针取出。

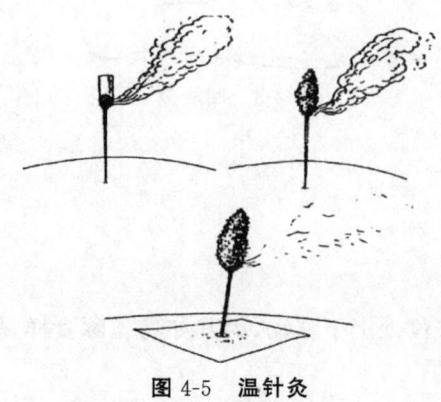

图 4-5　温针灸

帽状艾炷的主要成分是艾叶炭,类似无烟艾条,长度为 2～3 cm,直径为 0.5～1.0 cm,一端有小孔,点燃后可插在针柄上,无烟,可燃烧 30 分钟,形如帽状,故名之。

（二）临床应用

温经散寒,活血通脉。用于风湿痹证和各种疼痛等。

（三）注意事项

(1)嘱患者不要任意移动肢体,以防灼伤。

(2)严防艾火脱落,可预先用硬纸剪成圆形纸片,并剪一至中心的小缺口,置于针下穴区上。

二、温灸器灸

温灸器的式样很多,大多底部均有数十个小孔,内有小筒一个,可以装置艾绒和药末后点燃,然后在灸穴或相应部位上来回熏熨,其实是熨法的一种。以下介绍一种温灸筒,可以固定在腧穴上持续灸疗,以治疗疾病。

（一）方法

1.温灸筒结构

灸筒由内筒、外筒两个相套而成,均用 2～5 mm 厚度的铁片或铜片制成。内筒和外筒的底、壁均有孔,外筒上用一活动顶盖扣住,无走烟孔,施灸时可使热力下返,作用加强。内筒安置一定位架,使内筒与外筒间距固定。外筒上安置一手柄以便夹持或取下。亦可在外筒上安置两个小铁丝钩,其尾端可系松紧带以固定灸筒于腧穴上。(图 4-6)

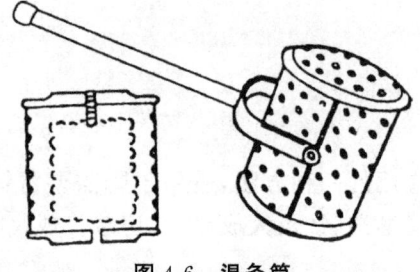

图 4-6　温灸筒

2.操作方法

(1)装艾:取出灸筒的内筒,装入艾绒至大半筒,然后用手指轻按表面艾绒,但不要按实。

(2)点火预燃:将内筒装入外筒,用火点燃中央部的艾绒(不能见火苗),放置室外,灸筒底面触之烫手而艾烟较少时,可盖上顶盖,取回施用。但必须注意,预燃不足则施灸时艾火易灭,过度则使用时艾火不易持久。

(3)施灸:将灸筒(底面向下)隔几层布放置于腧穴上即可,以患者感到舒适、热力足够而不烫伤皮肤为佳。

(4)固定:在灸筒上预置小铁丝钩,其尾端可系以一绳(或松紧带)之两端,如灸四肢偏外侧的穴位(如足三里),将两个铁丝钩分别钩住绳的两端,如此灸筒即可固定在穴位上。

(5)灸后处置:一般在下次灸时再将筒内艾灰倒出为妥。

(二)临床应用

1.主治

凡适用于艾灸的病症,可用本法施灸。尤其适用于慢性病,但贵在持之以恒。

2.灸量

久病羸弱,进食少而喜凉恶热者,可用小火灸治。前15天的灸量,腹部穴每次灸20分钟,背部、四肢穴每穴每次灸15分钟。待进食增多、体力增长后再用一般的灸量,头部灸10分钟,背部、四肢灸20分钟,腹部灸30分钟。

(三)注意事项

(1)极少数患者灸后可见头晕、口干、鼻衄、纳呆、乏力,应该减少灸量。

(2)各种慢性病,可用中脘、足三里等通理腑气。

(3)温灸时如觉过热,可增加隔布层数。若仍觉过热,可用布块罩在灸筒上,如此进入空气减少,温度即可下降。不热时则减少隔布,或将顶盖敞开片刻,但不可将筒倾倒。

(刘瑞玲)

第五章

心脑系病证的针灸治疗

第一节 心 悸

心悸是指气血阴阳亏虚或痰饮瘀血阻滞,心失所养,心脉不畅,引起心中急剧跳动,惊慌不安,不能自主为主要表现的一种病证。心悸多见于各种心律失常,心悸可发于任何年龄,但老年人素体亏虚、心气不足,心悸的发生率可随年龄增长而增高。心悸常常提示心脏本身疾病,也可为其他疾病的主要症状之一,如胸痹、失眠、健忘、眩晕、水肿、喘病等亦可出现心悸症状。

心悸发作时常伴气短、胸闷,甚至眩晕、喘促、晕厥;脉象或数,或迟,或节律不齐。心悸因惊恐、劳累而发,时作时止,不发时如常人,病情较轻者为惊悸;若终日悸动,稍劳尤甚,全身情况差,病情较重者为怔忡。惊悸日久不愈亦可转为怔忡。

一、病因病机

心悸病位主要在心,病因较复杂,既有体质因素、饮食劳倦或情志所伤,亦有因感受外邪或药物中毒所致。基本病机是阴阳气血亏虚,心失所养,或邪扰心神。

二、辨证要点

主症:自觉心悸心慌,时作时息,善惊易恐,坐卧不安,甚则不能自主。

(一)心虚胆怯

心悸常因惊恐而发,伴悸动不安,气短自汗,神倦乏力,少寐多梦。舌质淡,苔薄白,脉弦细。

(二)心脾两虚

伴失眠健忘,面色㿠白,头晕乏力,气短易汗,纳少胸闷。舌质淡,苔薄白,脉弱。

(三)阴虚火旺

心悸不宁,思虑劳心尤甚,伴心中烦热,少寐多梦,头晕目眩,五心烦热,耳鸣腰酸,口干,面颊烘热。舌质红,少苔或无苔,脉细数。

(四)心血瘀阻

心悸怔忡,伴胸闷时作,或面唇青紫。舌质紫暗或有瘀斑,脉涩或结代。

(五)水气凌心

心悸怔忡不已,伴胸闷气喘,恶心,呕吐痰涎,形寒肢冷或下肢水肿,不能平卧,渴不欲饮,目眩,尿少。舌质淡,苔白腻或白滑,脉弦滑数疾。

(六)心阳不振

心悸动则为甚,伴胸闷气短,形寒肢冷,头晕,面色苍白。舌质淡,苔白,脉沉细迟或结代。

三、针灸治疗

(一)心虚胆怯

1.治法

益气安神。

2.取穴

以手少阴心经穴、手厥阴心包经穴为主。

(1)主穴:心俞、巨阙、间使、神门、胆俞。

(2)配穴:善惊者加大陵;自汗、气短甚者,加足三里、复溜。

3.操作方法

(1)主穴:常规消毒后,选用直径为 0.30~0.35 mm 的毫针,斜刺心俞(0.6±0.2)寸,直刺巨阙0.5~0.6 寸(向下斜刺),直刺间使(0.8±0.2)寸,直刺神门 0.3~0.4 寸,斜刺胆俞(0.6±0.2)寸。

(2)配穴:常规消毒后,直刺大陵(0.4±0.1)寸,直刺足三里(1.0±0.4)寸,直刺复溜(0.9±0.1)寸。

每天治疗 1 次,每次治疗留针 20~30 分钟,留针期间行针 2~3 次。主穴均用捻转补法,捻转幅度为 2~3 圈,捻转频率为每秒 2~4 个往复,每次行针 5~10 秒。其他配穴用补法。

4.方义

心俞、巨阙,俞募配穴功在调补心气,定悸安神;胆俞可壮胆气而定志;间使、神门宁心安神。

(二)心脾两虚

1.治法

养血益气,定悸安神。

2.取穴

以足阳明胃经穴、背俞穴为主。

(1)主穴:心俞、巨阙、膈俞、脾俞、足三里。

(2)配穴:腹胀、便溏者,加上巨虚、天枢。

3.操作方法

(1)主穴:常规消毒后,选用直径为 0.30~0.35 mm 的毫针,斜刺心俞(0.6±0.2)寸,直刺巨阙0.5~0.6 寸(向下斜刺),斜刺膈俞(0.6±0.2)寸,斜刺脾俞(0.6±0.2)寸,直刺足三里(1.0±0.4)寸。

(2)配穴:常规消毒后,直刺上巨虚(0.8±0.4)寸,直刺天枢(1.0±0.2)寸。

每天治疗 1 次,每次治疗留针 20~30 分钟,留针期间行针 2~3 次。主穴均用捻转补法,捻转幅度为 2~3 圈,捻转频率为每秒 2~4 个往复,每次行针 5~10 秒。其他配穴用补法。

4.方义

心俞、巨阙如前所述。血之会膈俞可补血养心。气血的生成有赖于水谷精微所化,故取脾俞、足三里健中焦以助气血化生。

(三)阴虚火旺

1.治法

滋阴降火,养心安神。

2.取穴

以足少阴肾经穴、手少阴心经穴为主。

(1)主穴:肾俞、太溪、阴郄、神门。

(2)配穴:手足心热者,加劳宫、涌泉。

3.操作方法

(1)主穴:常规消毒后,选用直径为 0.30~0.35 mm 的毫针,直刺肾俞(0.9±0.1)寸,直刺太溪(0.6±0.2)寸,直刺阴郄(0.4±0.1)寸,直刺神门 0.3~0.4 寸。

(2)配穴:常规消毒后,直刺劳宫(0.4±0.1)寸,直刺涌泉(0.6±0.2)寸。

每天治疗 1 次,每次治疗留针 20~30 分钟,留针期间行针 2~3 次。主穴均用捻转平补平泻法,捻转幅度为 2~3 圈,捻转频率为每秒 2~4 个往复,每次行针 5~10 秒。其他配穴用平补平泻法,或肾俞、太溪、阴郄用补法,劳宫用泻法。

4.方义

本证源于肾阴不足,水不济火,故取肾俞、太溪滋肾阴而上济心火,以治其本。阴郄、神门养心安神定悸。

(四)心血瘀阻

1.治法

活血化瘀,理气通络。

2.取穴

以任脉穴、手厥阴心包经穴和足太阳膀胱经穴为主。

(1)主穴:内关、膻中、心俞、气海、膈俞、血海。

(2)配穴:失眠健忘者,加神门;气短自汗者,加复溜。

3.操作方法

(1)主穴:常规消毒后,选用直径为 0.30~0.35 mm 的毫针,直刺内关(0.8±0.2)寸,直刺(或平刺)膻中(0.4±0.1)寸,斜刺心俞(0.6±0.2)寸,直刺气海(1.0±0.2)寸,斜刺膈俞(0.6±0.2)寸,直刺血海(0.9±0.1)寸。

(2)配穴:常规消毒后,直刺神门 0.3~0.4 寸,直刺复溜(0.9±0.1)寸。

每天治疗 1 次,每次治疗留针 20~30 分钟,留针期间行针 2~3 次。主穴均用捻转平补平泻法,捻转幅度为 2~3 圈,捻转频率为每秒 2~4 个往复,每次行针 5~10 秒。其他配穴用平补平泻法,气海加灸法。

4.方义

内关、膻中、心俞可强心定悸止痛;灸气海助阳益气,气推血行;血海、膈俞活血化瘀。

(五)水气凌心

1.治法

振奋阳气,化气行水。

2.取穴

以手少阴心经穴、任脉穴为主。

(1)主穴:关元、肾俞、内关、神门、阴陵泉。

(2)配穴:伴胸闷气喘甚而不能平卧者,加刺膻中。

3.操作方法

(1)主穴:常规消毒后,选用直径为 0.30～0.35 mm 的毫针,直刺关元(0.8±0.2)寸,直刺肾俞(0.9±0.1)寸,直刺内关(0.8±0.2)寸,直刺神门 0.3～0.4 寸,直刺阴陵泉(0.6±0.2)寸。

(2)配穴:常规消毒后,直刺(或平刺)膻中(0.4±0.1)寸。

每天治疗 1 次,每次治疗留针 20～30 分钟,留针期间行针 2～3 次。主穴均用捻转平补平泻法,捻转幅度为 2～3 圈,捻转频率为每秒 2～4 个往复,每次行针 5～10 秒。其他配穴用平补平泻法。

4.方义

关元、肾俞壮肾阳以行水气,内关、神门宁心定悸,阴陵泉健脾以化水饮。

(六)心阳虚弱

1.治法

温补心阳,安神定悸。

2.取穴

以手少阴心经穴、手厥阴心包经穴为主。

(1)主穴:心俞、厥阴俞、内关、神门、关元。

(2)配穴:腹胀、便溏者,加公孙、天枢。

3.操作方法

(1)主穴:常规消毒后,选用直径为 0.30～0.35 mm 的毫针,斜刺心俞(0.6±0.2)寸,斜刺厥阴俞(0.6±0.2)寸,直刺内关(0.8±0.2)寸。

(2)配穴:常规消毒后,直刺公孙(0.6±0.2)寸,直刺天枢(1.0±0.2)寸。

每天治疗 1 次,每次治疗留针 20～30 分钟,留针期间行针 2～3 次。主穴均用捻转补法,捻转幅度为 2～3 圈,捻转频率为每秒 2～4 个往复,每次行针 5～10 秒。其他配穴用补法,针后加灸法。

4.方义

心俞、厥阴俞相配,可助心阳、益心气、振奋阳气;内关、神门安神定悸;关元针后加灸,以振奋阳气。

四、其他疗法

(一)皮肤针

1.取穴

取心俞、厥阴俞、巨阙、人迎、内关、膻中、三阴交,以及气管两侧颌下部、后颈、骶部。

2.操作方法

中度叩刺至局部出现红晕略有出血点为度,发作时可每天治疗 2 次。

(二)耳针

1.取穴

取心、交感、神门、皮质下。

2.操作方法

每次选 2～3 穴,常规消毒,毫针进针后施捻转手法 1 分钟,留针 20 分钟,每天或隔天治疗 1 次。也可用压丸法。

（三）穴位注射

1.取穴

取心俞、厥阴俞、内关、膻中。

2.操作方法

每次 3～5 穴，用生脉注射液、丹参注射液、参附注射液等注射。

五、预后与调养

（1）心悸可继发于多种疾病，针灸治疗的同时应积极治疗原发病。

（2）针灸治疗本病有一定的疗效，但器质性心脏病发展成心力衰竭时，应及时采用综合治疗，以防延误病情。

（3）患者平时应畅达情志，避免忧思、恼怒等刺激。

（张晶云）

第二节 胸 痹

胸痹是以胸部闷痛，甚则胸痛彻背、喘息不得卧为主症。轻者胸闷或胸部隐痛，发作短暂；重者心痛彻背，背痛彻心，喘息不得卧，痛引左肩或左臂内侧。常伴有心悸气短、呼吸不畅，甚则喘促、面色苍白、冷汗淋漓等。

胸痹的临床表现最早见于《黄帝内经》。《灵枢·五邪》篇指出："邪在心，则病心痛。"《素问·脏气法时论》也说："心病者，胸中痛，胁支满，胁下痛，膺背肩胛间痛，两臂内痛。"《素问·缪刺论》又有"卒心痛""厥心痛"之称。《灵枢·厥病》把心痛严重并迅速造成死亡者称为"真心痛"，谓"真心痛，手足青至节，心痛甚，旦发夕死，夕发旦死"。汉代张仲景《金匮要略》正式提出"胸痹"的名称，并进行了专门的论述。

一、病因病机

胸痹的主要病机为心脉痹阻，病位在心，但与肝、脾、肾三脏功能的失调有密切的关系。其病性有虚实两方面，常常为本虚标实，虚实夹杂。发作期以标实为主，缓解期以本虚为主。虚者多见气虚、血虚、阴虚、阳虚，尤以气虚、阳虚多见；实者多见气滞、寒凝、痰浊、血瘀，并可交互为患，其中又以血瘀、痰浊多见。但虚实两方面均以心脉痹阻不畅、不通则痛为病机关键。

二、辨证要点

主症：胸闷心痛，甚则心痛彻背、短气喘息不得卧等。

（一）心血瘀阻

伴心胸阵痛，如刺如绞，固定不移，入夜为甚；伴有胸闷心悸，面色晦暗。舌质紫暗，或有瘀斑，舌下络脉青紫，脉沉涩或结代。

（二）寒凝心脉

伴心胸痛如缩窄，遇寒而作，形寒肢冷，胸闷心悸，甚则喘息不得卧。舌质淡，苔白滑，脉沉细或弦紧。

(三)痰浊内阻

伴胸闷痛如窒,气短喘促,多形体肥胖,肢体沉重,脘痞,痰多口黏,舌质淡,苔浊腻,脉滑。痰浊化热则伴心痛如灼,心烦口干,痰多黄稠,大便秘结,舌质红,苔黄腻,脉滑数。

(四)心气虚弱

伴心胸隐痛,反复发作,胸闷气短,动则喘息,心悸易汗,倦息懒言,面色㿠白。舌质淡暗或有齿痕,苔薄白,脉弱或结代。

(五)心肾阴虚

伴心胸隐痛,久发不愈,心悸盗汗,心烦少寐,腰酸膝软,耳鸣头晕,气短乏力。舌质红,苔少,脉细数。

(六)心肾阳虚

伴胸闷气短,遇寒则痛,心痛彻背,形寒肢冷,动则气喘,心悸汗出,不能平卧,腰酸乏力,面浮足肿。舌质淡体胖,苔白,脉沉细或脉微欲绝。

三、治疗

(一)基本治疗

1.治法

行气通阳、化瘀止痛。

2.取穴

取手厥阴经、手少阴经及心包之募穴为主。

(1)主穴:内关、郄门、阴郄、巨阙、膻中、心俞。

(3)配穴:气滞血瘀加太冲、膈俞、血海;寒邪凝滞加灸神阙、关元;痰湿闭阻者,加中脘、丰隆、三阴交;心肾两虚加肾俞、太溪;心脾虚者,加脾俞、足三里。

3.操作方法

毫针常规操作。

4.方义

内关属心包经之穴,为八脉交会穴与阴维脉相通,能宽胸理气、活血通络;郄门、阴郄是心包经和心经的郄穴,可行气通络、化瘀止痛;膻中、气会、巨阙为心与心包之募穴,能行气化瘀、镇痛宁神;心俞补益心气。

(二)其他疗法

1.指针

(1)取穴:取心俞、厥阴俞、膈俞、内关、间使、三阴交、心前区阿是穴。

(2)操作方法:拇指掐按。

2.穴位敷贴

(1)取穴:取膻中、巨阙、心俞、厥阴俞等。

(2)操作方法:用少许七厘散撒于麝香虎骨膏上敷贴,2天换1次。

3.耳针

(1)取穴:取心、神门、交感、皮质下。

(2)毫针强刺激。

4.电针

(1)取穴:取阴郄、郄门、膻中、巨阙。

(2)操作方法:连续波、快频率。

5.穴位注射

(1)取穴:取郄门、心俞、厥阴俞、足三里等穴。

(2)操作方法:用复方丹参或川芎嗪注射液。

四、预后与调养

(1)针灸可减轻和缓解胸痹,对心肌梗死有一定疗效;胸痹病情危急,必须及时综合救治。

(2)缓解期坚持治疗,对于减少胸痹发作大有帮助。

(3)患者应注意调畅情志,保持平静、愉快的心境;饮食起居有度,忌肥甘厚味;戒烟、酒。

（张晶云）

第三节 头 痛

一、概述

头痛是指由于外感与内伤,致使脉络绌急或失养,清窍不利所引起的以患者自觉头部疼痛为特征的一种常见病证。

头痛一证,有外感内伤之分。外感头痛多为新患,其病程较短,兼有表证,痛势较剧而无休止,可有风寒、风热、风湿之别。内伤头痛多为久痛,不兼表证,其病程较长,痛势较缓而时作时止,当辨虚实,因证而治。

头痛在古代医书中,有"真头痛""脑痛"之称,另有"首风""脑风""头风"等名称,如《灵枢·厥病》曰:"真头痛,头痛甚,脑尽痛,手足寒至节,死不治。"《中藏经》云:"病脑痛,其脉缓而大者,死。"可见此所谓之"真头痛""脑痛",是指头痛之重危症。

二、诊察

(一)一般诊察

中医诊查四诊合参,通过问诊了解患者头痛部位及诱发原因,患者多见头痛不舒,眉头紧锁,甚或目不能睁,部分患者头痛绵绵,神疲乏力,倦怠懒言,可根据头痛的剧烈程度、持续时间及部位,结合舌脉进一步诊查。

西医学诊查,通常询问患者一般情况,既往史,疼痛部位、时间、发生速度、伴随症状等。相关检查包括体温、血压、神经系统检查、头颅 CT、MRI、脑血流图等。应注意颈椎病对头痛的诱发。

(二)经穴诊察

部分头痛患者可在头部局部疼痛、足厥阴肝经下肢循行路线上的行间、太冲等部位触及压痛敏感或条索状阳性反应物,部分患者可在肝俞、肾俞等部位出现敏感点。

有些患者在耳穴反射区神门、皮质下、胃、肝、胆、额、颞、枕等穴区出现压痛敏感、皮肤皱褶、发红或脱屑等阳性反应。

三、辨证

头为诸阳之会,六腑之阳气,五脏之精血皆会于此,故能够引起头痛的原因很多,当各种因素导致清阳不升,或邪气循经上逆,则引发头痛。本证以脏腑辨证为主,由于部位的不同,经络辨证同样重要,在脏腑主要与肝、脾、肾相关,在经络主要与太阳、阳明、少阳、厥阴相关,寒、热、痰、郁为主要致病因素。

基本病机为清窍不利,主要病机为外感或内伤引起的邪犯清窍或清阳不升。实证主要包括外感风寒、外感风热、外感风湿、肝阳上亢等,虚证主要包括中气虚弱、血虚阴亏等,本虚标实主要包括瘀血阻络、痰浊上蒙等。

(一)常用辨证

1.外感风寒头痛

外感风寒头痛为风寒之邪所致,故于吹风受寒之后发病。太阳主表,其经脉上循颠顶,下行项背;风寒外袭,循经脉上犯,阻遏清阳之气而作头痛,且痛连项背;寒主收引,故痛有紧束之感,"因寒痛者,绌急而恶寒战栗"(《证治汇补·头痛》)。寒为阴邪,得暖则缓,故喜戴帽裹头避风寒以保暖。风寒在表,尚未化热则不渴。脉浮为在表,脉紧为有寒邪,舌苔薄白也属风寒在表之象。其辨证要点为形寒身冷,头部紧束作痛,得暖则缓,遇风寒加重。可取手少阳三焦、足少阳胆、阳维、阳跷之交会穴风池,祛风散寒止痛。

2.风热头痛

可由风寒不解郁而化热,或由风夹热邪中于阳络。热为阳邪,喜升喜散,故令头痛发胀,遇热加重甚则胀痛如裂;热炽于上则面目赤红;风热犯卫,则发热恶风,脉浮数,舌尖红,苔薄黄皆属风热之象。以头胀痛,遇热加重,痛甚如裂为特点。可取手阳明大肠经之合穴以疏风清热止痛。

3.风湿头痛

风湿头痛为风夹湿邪上犯,清窍为湿邪所蒙,故头重如裹,昏沉作痛,"因湿痛者,头重而天阴转甚"(《证治汇补·头痛》)。阴雨湿重,故头痛加剧。湿性黏腻,阻于胸中则气滞而胸闷,扰于中焦则脘满而纳呆。脾主四肢,湿困脾阳则肢体沉重。湿蕴于内,分泌清浊之功失调,则尿少便溏,舌苔白腻,脉濡滑皆湿盛之象。其特点为:头重如裹,昏沉疼痛,阴雨痛增。可取风池与手太阴肺经络穴以祛风湿止痛。

4.外感头痛

迁延时日,经久不愈,或素有痰热,又当风乘凉,古人认为外邪自风府入于脑,可成为"头风痛"。其痛时作时止,一触即发,常于将风之前一天发病,以及风至其痛反缓。恼怒烦劳也可引发头痛。发病时头痛激烈,连及眉梢,目不能开,头不能抬,头皮麻木。

5.肝阳上亢头痛

属于内伤头痛。由于情志不舒,怒气伤肝,肝火上扰;或肝阴不足,肝阳上亢,清窍被扰而作眩晕头痛,并且怒则加重。肝为足厥阴经,其脉循胁而上达颠顶,足厥阴与足少阳胆经相表里,胆经经脉循头身两侧,故肝阳头痛连及颠顶或偏两侧,或有耳鸣胁痛。肝之阳亢火旺,耗伤阴液则口干面赤,热扰心神则烦躁易怒难寐,舌红少苔,脉细数为阳亢阴伤之象。其特点为头痛眩晕,怒则发病或加重,常兼耳鸣胁痛。若头痛目赤,口干口苦,尿赤便秘,苔黄,脉弦数,属肝旺火盛。肝阳头痛,经久不愈,其痛虽不甚剧,但绵绵不已,且现腰膝酸痛,盗汗失眠,舌红脉细,为肝病及肾,水亏火旺。可取手厥阴肝经之腧穴、手少阴肾经之腧穴滋阴、平肝潜阳以止痛。

6.中气虚弱头痛与血虚阴亏头痛

两证均属虚证。一为久病或过劳伤气,令中气不足。气虚则清阳不升,浊阴不降,因而清窍不利,绵绵作痛,身倦无力,气短懒言,劳则加重;中气虚不能充于上则头脑空痛;中气不足,运化无力则食欲缺乏而便溏。一为失血过多或产后失调,以致阴血不足。血虚不能上荣则头痛隐隐而作痛,面色苍白;血不养心则心悸失寐;血虚则目涩而昏花。可取胃经募穴与合穴,补中益气以止痛;取血会与肝、脾、肾三经交会穴,补血虚以止痛。

7.瘀血阻络头痛与痰浊上蒙头痛

两者皆属实证,瘀血头痛多因久痛入络,血滞不行;或有外伤,如《灵枢·厥病》所说:"头痛不可取于输者,有所击堕,恶血在于内。"败血瘀结于脉络,不通则痛。临床特点是:头痛如针刺,痛处固定,舌有瘀点等。痰浊头痛多因平素饮食不节,脾胃运化失调,痰浊内生,痰浊为阴邪,上蒙清窍则昏沉作痛,阻于胸脘则满闷吐涎。如《证治汇补·头痛》所说:"因痰痛者,昏重而眩晕欲吐。"可取足太阴脾经之血海与手厥阴心包经之络穴,活血化瘀以止痛;取足阳明胃经之络穴、脾经之腧穴化痰开窍以止痛。

(二)经络辨证

根据疼痛部位与经络循行的相应关系,偏头痛为少阳头痛;前额痛为阳明头痛。《兰室秘藏·头痛门》:"阳明头痛,自汗发热,恶寒,脉浮缓长实";《冷庐医话·头痛》:"头痛属太阳者,自脑后上至颠顶,其痛连项",故后头痛为太阳头痛;颠顶痛为厥阴头痛。《兰室秘藏·头痛门》:"厥阴头项痛,或吐痰沫,厥冷,其脉浮缓。"可在以上辨证的基础上,根据部位加以局部取穴,可达到良好的治疗效果。

四、治疗

(一)刺法灸法

1.主穴

神庭、太阳、印堂、头维。

2.配穴

外感风寒者加风池、风府;外感风热者加曲池、大椎;外感风湿者加风池、列缺;肝阳上亢者加太冲、太溪;中气虚弱者加中脘、足三里;血虚阴亏者加膈俞、三阴交;瘀血阻络者加血海、内关;痰浊上蒙者加丰隆、脾俞。

3.方义

神庭为督脉,足太阳、足阳明之会,刺之可镇静安神、清头散风;印堂、太阳为局部取穴,具有疏通经络、活血止痛的作用;刺头维可祛风明目、清热泻火。配风池、风府疏风散寒,通络止痛;曲池、大椎疏散风热,通络止痛;风池、列缺祛风化湿,通络止痛;太冲、太溪滋阴潜阳,平肝止痛;中脘、足三里补中益气,通络止痛;膈俞、三阴交滋阴养血,活血通络;血海、内关活血化瘀,通络散结;丰隆、脾俞健脾化痰,开窍止痛。

4.操作

穴位常规消毒,神庭平刺 0.5～0.8 寸,行提插捻转平补平泻法;印堂提捏局部皮肤,平刺0.3～0.5 寸,行提插捻转泻法;太阳直刺 0.3～0.5 寸,行提插捻转平补平泻法;头维平刺 0.5～1 寸,行提插捻转平补平泻法。配穴根据虚补实泻的原则,采用提插捻转补泻的方法。针刺得气后，留针 30 分钟。

本证外感风寒者及虚证，可针灸并用，每次灸 30 分钟。

(二)针方精选

1.现代针方

(1)处方 1。分为外感风寒头痛、外感风热头痛、外感风湿头痛、肝阳上亢头痛、痰浊上蒙头痛、瘀血阻络头痛、阴血亏虚头痛、中气虚弱头痛等 8 型。外感风寒头痛治以疏风散寒解表，取肺俞、天柱、通谷、前谷。外感风热头痛治以祛风清热解表，取风门、风池、液门、曲池、大椎、风府。外感风湿头痛治以祛风胜湿，取风池、阴陵泉、合谷、足三里、悬厘。肝阳上亢头痛治以清泄肝胆，取太冲、阳辅、风池、丝竹空或透率谷、内关、百会。痰浊上蒙头痛治以化痰降逆，取列缺、丰隆、公孙、印堂或神庭。瘀血阻络头痛治以祛瘀通络，取膈俞、血海、太阳、外关、丰隆。阴血亏虚头痛治以补气升血，取三阴交、膈俞、胃俞、血海、大椎、气海。中气虚弱头痛治以补益中气，取足三里、三阴交、气海、中脘。

(2)处方 2。头痛头昏：百会、印堂、头维、太阳、风池、合谷、行间。

2.经典针方

(1)《针灸大成》："头风顶痛：百会、后顶、合谷。头顶痛，乃阴阳不分，风邪串入脑户，刺故不效也。先取其痰，次取其风，自然有效。中脘、三里、风池、合谷。疟疾头痛目眩，吐痰不已，合谷、中脘、列缺。囟会后一寸半，骨间陷中……主头风目眩，面赤肿，水肿……头面门：脑风而痛，少海。"

(2)《针灸玉龙经·玉龙歌》："头风偏正最难医，丝竹金针亦可施。更要沿皮透率谷，一针两穴世间稀。偏正头风有两般，风池穴内泻因痰。若还此病非痰饮，合谷之中仔细看。头风呕吐眼昏花，穴在神庭刺不差。"

(3)《针灸聚英卷二·杂病》："头痛有风，风热，痰湿、寒、真头痛。手足青至节，死不治。灸，疏散寒。针，脉浮，刺腕骨、京骨。脉长合骨、冲阳。脉弦阳池、风府、风池。"

(4)《儒门事亲卷一·目疾头风出血最急》说："神庭、上星、囟会、前顶、百会。其前五穴，非徒治目疾，至于头痛腰脊强，外肾囊燥痒，出血皆愈。凡针此勿深，深则伤骨。"

(张晶云)

第四节　面　　痛

面痛是指以眼、面颊部抽掣疼痛为主要症状的一种疾病。多由于风邪侵袭，阳明火盛、肝阳亢逆、气血运行失畅所致。

西医学的三叉神经痛属于本病范畴。

一、辨证

本病以眼、面颊阵发性抽掣疼痛为主要症状，根据病因不同分为风寒、风热、瘀血面痛。

(一)风寒外袭

疼痛为阵发性抽掣样痛，痛势剧烈，面色苍白，遇冷加重，得热则舒，多有面部受寒因素，舌淡苔白,脉浮紧。

(二)风热浸淫

疼痛阵作,为烧灼性或刀割性剧痛,痛时颜面红赤,汗出,目赤,口渴,遇热更剧,得寒较舒,发热或着急时发作或加重,舌质红,舌苔黄,脉数。

(三)瘀血阻络

面痛反复发作,多年不愈,发作时疼痛如锥刺难忍,面色晦滞,少气懒言,语声低微,舌质紫黯,苔薄,脉细涩。

二、治疗

(一)针灸治疗

治则:疏通经脉,活血止痛。以手、足阳明经穴位为主。

主穴:百会、阳白、攒竹、四白、迎香、下关、颊车、合谷。

配穴:风寒外袭加风门、风池、外关;风热浸淫加大椎、关冲、曲池;瘀血阻络加太冲、血海。

操作:毫针刺,用泻法。

方义:本方以近部取穴为主,远部取穴为辅,旨在疏通面部筋脉气血,散寒清热,活血通络止痛。

(二)其他治疗

1.耳针

选面颊、上颌、下颌、额、神门等穴,每次取 2～3 穴,毫针刺,强刺激,留针 20～30 分钟,约隔 5 分钟行针 1 次;或用埋针法。

2.水针

用维生素 B_{12} 或维生素 B_1 注射液,或用 2％利多卡因注射液,注射压痛点,每次取 1～2 点,每点注入 0.5 mL,隔 2～3 天注射 1 次。

(张晶云)

第五节 中 风

中风是以半身不遂、肢麻、舌謇,甚至突然昏仆等为主要临床表现的病证,因其发病骤然,变证多端,变化迅速,犹如风之善行而数变,若暴风之急速,故类比而名中风,又称"卒中"。本病发病前多有头晕、头痛、肢体麻木等先兆症状。中风有很高的死亡率和致残率,是近年来危害人类健康和生活质量的主要病种之一。

西医学的急性脑血管疾病属于中风范畴,是一组由各种病因所致的脑部血管性疾病的总称,分为出血性(脑出血、蛛网膜下腔出血)和缺血性(短暂性脑缺血发作、脑血栓和脑栓塞)两大类。据中国卫生部统计中心发布的人群监测资料显示,无论是城市或农村,脑血管病近年在死因中的排序呈现明显前移的趋势。从所造成损伤范围的角度看,病损涉及意识、运动、语言、智能、情绪、感觉等多系统。

一、古代治疗经验

古代针灸文献中对中风的急性期多描述为猝死、卒中、恶死、忤死、暴厥、昏仆等；对其后遗症则描述为偏枯、偏风、半身不遂、四肢不遂、猥腿风、风痱等。早在晋代《肘后备急方》中已记载："治卒中急风，闷乱欲死方，灸两足大指下横文中，随年壮。"《脉经》已记载了有关治疗后遗症的内容，其曰"直取阳跷"治"偏枯"。至清末为止，针灸治疗本证文献共达百余条。

(一)选穴特点

1.循经、分部选穴

(1)选头部和手足部穴：本证病位在脑，故多取头部穴，而《灵枢·终始》曰："病在头者取之足。"因此古人也多取手足部穴。例如，《玉龙赋》曰："卒暴中风，顶门、百会。"《针灸大全》治疗"中风不省人事，"以申脉为主，配取"中冲、百会、大敦、印堂、合谷"。而《太平圣惠方》载，灸"耳前发际"治疗"半身不遂，"即为取头部穴的实例。上述百会和"耳前发际"正分别处在现代焦氏头针的"感觉区""运动区"的上、下点附近，可见古今临床有不谋而合之处。

(2)选末端穴：在头部和手足部穴中，多取末端穴。因为末端部的神经末梢最为丰富，刺灸之则可产生强烈的感觉，达到醒脑开窍的目的。如《卫生宝鉴》载，治萧氏中风"昏愦"，"刺十二经井穴，接其经络不通"。又载："真定府临济寺赵僧判……患中风，半身不遂，精神昏愦，面红颊赤……刺十二经之井穴，以接经络，翌日不用绳络，能步行。"

(3)选任脉胸腹部穴：因为本证常有阴阳气血亡脱的现象，当务之急是补虚固脱。而任脉为生气之原、聚气之会、阴脉之海、妊养之本，其拥有"脐下肾间动气"，是"人之生命，十二经之根本"，故在补益气血时，多选胸腹部任脉穴。如《扁鹊心书》云："中风半身不遂，语言謇涩，乃肾气虚损也，灸关元五百壮"，即是其例。

就循经选穴而言，本证病位在脑，当多取与脑相关的督脉和膀胱经穴，但统计结果显示，古人最常用的却是任脉穴，因为本证当急以补虚固脱，故任脉为首选经脉，而督脉和膀胱经穴次则分别占第二、三位。此外，胃经穴亦常选用，因其亦有补益气血之作用，常用穴为足三里、厉兑等。

对于中风后遗症，除了上述穴位外，古人还常选四肢阳面关节部穴，因为本证主要表现为四肢运动功能障碍，而阳主动，关节是人体运动的枢纽，关节运动则依赖于肌肉的牵动，故古人常取四肢阳面关节部的穴位以及肌肉丰满处的穴位，包括肩部的肩井、肩髃，上肢部的曲池、手三里、列缺、合谷，下肢部的环跳、风市、阳陵泉、足三里、委中、昆仑等。如《磐石金直刺秘传》载："中风半身不遂，左瘫右痪，先于无病手足针，宜补不宜泻；次针其有病足手，宜泻不宜补：合谷一、手三里二、曲池三、肩井四、环跳五、血海六、阳陵泉七、阴陵泉八、足三里九、绝骨十、昆仑十一。"就循经选穴而言，古人治疗后遗症以阳经穴为多，其中足少阳经穴最多，阳明经穴其次，膀胱经穴再次。

2.对症选穴

(1)闭证：对于痰、热、风、瘀导致的闭证，选取驱逐邪气之穴。如《针灸大成》载："凡初中风跌倒，卒暴昏沉，痰涎壅塞，不省人事，牙关紧闭，药水不下，急以三棱针刺手十指十二井穴，当去恶血。"

(2)脱证：对于伤气、失血、亡阴、亡阳的虚脱证，当加取腹部任脉穴，以求补虚固脱之效。《针灸聚英》载朱丹溪治疗"阴虚阳暴绝"的昏仆，"灸气海渐苏，服人参膏数斤愈。"《扁鹊心书》认为"发昏谵语"的少阴证，"乃真气虚，肾水欲涸也"，"急灸关元三百壮，可保无虞"。

(3)脉络瘀阻：当在肢体末端及大关节部的穴位处予以针灸刺激，以求活血祛瘀之效。值得注意的是，古人还在这些穴位上采用放血疗法来治疗血瘀瘫痪，如《医学纲目》载："（垣）陕师，郭巨洛，偏枯，二指着痹，足不能伸，迎先师治之，以长针刺委中，至深骨而不知痛，出血一二升，其色如墨，又且缪刺之，如是者六七次，服药三月，病良愈。"

(4)阴阳偏盛：当多选躯体及四肢的末端穴，下面"针法灸法"所述的"云岐子大接经法"，即属此例。

(5)风邪壅盛：因为风为阳邪，故当多选百会、囟会、风府、风门、曲池、合谷、列缺、委中、三里、十二井穴等驱风之穴。如《名医类案》云："一人中风，口眼歪斜，语言不正，口角涎流，或半身不遂，或全体如是……随灸风市、百会、曲池、绝骨、环跳、肩髃、三里等穴，以凿窍疏风，得微汗而愈。"可见古人认为发汗可以疏解内外之风，排出有害代谢产物，故又在阳经穴上通过艾灸发汗来祛风解表，治疗瘫痪。

(6)元气亏虚：当灸神阙、关元、肾俞等腹、背之穴，如《针灸资生经》云：治疗虚损导致"久冷伤惫脏府，泄利不止，中风不省人事等疾，宜灸神阙。""予年逾壮，觉左手足无力，偶灸此而愈，后见同官说，中风人多灸此（脐中）。"

(二)针灸方法

1.急性期

对于中风急性期患者，古人常用强刺激、火熨法，以及开闭、固脱之法。

(1)采用强刺激：本证为大脑意识的丧失，故要加强刺激以求醒脑开窍，除了多取敏感度高的末端穴以外，还当运用重刺激手法和直接烧灼法。例如，《肘后备急方》曰："卒中恶死"，"令人痛爪其人人中，取醒。"《世医得效方》治"卒厥尸厥"，灸"头上百会四十九壮"，是以多灸来增加刺激量。

(2)施予火熨法：除了增加刺激强度外，还可增加刺激面积，故古人常用火熨法，选穴多在胁下和脐下。例如，将葱白"以索缠如盏许大""其上以熨斗满贮火熨之"（《针灸资生经》）；或"用食盐同荠葟炒，装绢袋内，熨儿脐腹上下"（《奇效良方》）；或曰："莫若用浓醋拌麸炒热，注布袋中蒸熨，比上法尤速"（《济生拔粹》）。

(3)闭者急开之：本证常因痰浊、邪热、风阳、瘀血的内闭，导致经络闭塞、血脉不通，故治疗当急开血脉，驱逐瘀阻。《针灸逢源》云："暴死者名曰中恶，视膝腕内有红筋，刺出紫血，或刺十指头出血。"《肘后备急方》曰："卒中恶死""视其上唇里弦，有青息肉如黍米大，以针决取之"，均为例。

(4)脱者久灼之：本证亦可因气血阴阳的亡脱而致，而艾草辛温味香，用火烧之，则可温煦气血，回阳固脱，而艾灸治疗本证的技术关键是要大剂量的持续灸治，这样方能取效。如《针灸资生经》云："有一亲卒中风，医者为灸五百壮而苏。"

2.后遗症期

对于后遗症除了上述方法外，还采用下列针灸方法。

(1)针刺：除了常规针刺术之外，古人针刺还倡导十二经井穴的接经法，元代《卫生宝鉴》一书所载"云岐子大接经法"，即为此法。其包括"从阳引阴"和"从阴引阳"两种方法，前者是依次针至阴、涌泉、中冲、关冲、窍阴、大敦、少商、商阳、厉兑、隐白、少冲、少泽；而后者则是依次针少商、商阳、隐白、少冲、少泽、至阴、涌泉、中冲、关冲、厉兑、窍阴、大敦。因为本证表现出全身性的症状，全身十二经络依次首尾相接，成为周流不息的气血大循环，而其中阴阳经之间的交接点即为各经之井穴，若依次刺激各经之井穴，则能增强全身经络大循环中气血的运行功能，从而达到接气通经、调和阴阳的目的。

古人治疗本证还常用缪刺法,即取健侧穴位进行治疗,如《济生拔粹》曰:"治中风手足不随",针刺"左治右,右治左"。因为本证患侧的经络、神经传导受阻,故可选取健侧的穴位,通过经络的交叉联系,以及机体相应部位的对应关系,来求得疗效。

古人还采用补泻法,本证的针刺操作以泻法为多,如《针灸甲乙经》云,治疗"偏枯不能行","泻在阴跷,右少阴俞,先刺阴跷,后刺少阴"。针刺时也有用"补泻结合"的方法者,如《针灸大成》认为,治疗"阴证中风,半身不遂",要采用"先补后泻"的方法。《磐石金直刺秘传》则明确提出了补健侧,泻患侧的观点:"先于无病手足针,宜补不宜泻;次针其有病足手,宜泻不宜补。"

(2)化脓灸:古代常用灸法治疗本证。如《太平圣惠方》曰:"忽中此风,言语謇涩,半身不遂,宜于七处一起下火,灸三壮",此七穴为百会、耳前发际、肩井、风市、三里、绝骨、曲池。该书又曰:"右件七穴,神效极多,不能俱录,依法灸之,无不获效。"该案所用灸法,以"有灸疮为妙",可见强调了化脓灸的重要性。

因为针刺与艾灸对本证均有良好效果,故若将两者结合,疗效当更佳,如《千金翼方》载:"偏风半身不遂,脚重热风痛疼,不得履地,针入四分,留三呼,得气即泻,疾出针,于痕上灸之,良。"

(3)刺血:本证常由脉络瘀阻、风邪壅塞所致,而放血可以祛瘀逐邪,故对本证当有疗效,上述《医学纲目》所载郭巨洛偏枯案云,"以长针刺委中","出血一二升,其色如墨",即是此例。

古人还采用艾灸预防中风。北宋初年的《太平圣惠方》记载:"凡人未中风时,一两月前,或三五个月前,非时,足胫上忽发酸重顽痹,良久方解,此乃将中风之候也,便急须灸三里穴与绝骨穴,四处各三壮,后用葱、薄荷、桃柳叶四味煎汤,淋洗灸疮,令驱逐风气于疮口内出也,灸疮若春较秋更灸,秋较春更灸,常令两脚上有灸疮为妙。"

二、临床治疗现状

(一)中风的治疗

1.头针

选穴:对侧顶颞前斜线、顶旁1线及顶旁2线。

方法:将毫针平刺入头皮下,快速捻转2~3分钟,每次留针30分钟,留针期间反复捻转2~3次。行针后鼓励患者活动肢体,适用于中风后遗半身不遂的患者。

2.耳针

选穴:选肾、肝、心、皮质下、脑干、枕、额。

方法:以毫针刺入,产生酸胀感,留针40分钟。留针期间,鼓励患者运动,每隔10分钟捻针1次。

3.电针

选穴:根据瘫痪部位,可在头、上肢、下肢部各选2个穴位。

方法:用毫针针刺,得气后加电针,用疏密波,电流强度以患者肌肉微颤为度,每次20分钟。

4.拔罐

选穴:选择患者病变肢体、脏腑背俞穴。

方法:沿患肢三阳经及脏腑背俞穴进行闪罐,每天1~2次。

5.刺络

选穴:尺泽、曲泽、委中、曲泉、丰隆等处瘀滞络脉;神志不清、手指麻木者可选十二井穴或十宣穴。

方法:局部消毒后,将磨利的三棱针刺入瘀滞络脉,使瘀血自然流出,待出血颜色转淡,在针口处加拔火罐,留罐 10 分钟,每次出血 100~200 mL。急性期间隔 1 周或 10 天刺血 1 次,经 2 次刺血治疗后可相隔 1~3 个月再行治疗。恢复期或后遗症期 1~3 个月刺血 1 次。井穴或十宣穴用点刺法出血,每周 2~3 次。

6.穴位注射

选穴:患肢曲池、外关、肩贞、足三里、三阴交。

方法:用当归注射液 2 mL,维生素 B_{12} 500 mg、苯甲醇注射液 2 mL。每穴注射 1~2 mL,隔天 1 次,1 个月为 1 个疗程。

(二)常用方案

1.方案一

选穴:主穴选内关、水沟、三阴交、极泉、尺泽、委中。肝阳暴亢加太冲、太溪;风痰阻络加丰隆、合谷;痰热腑实加曲池、内庭、丰隆;气虚血瘀加足三里、气海;阴虚风动加太溪、风池;口角歪斜加颊车、地仓;上肢不遂加肩髃、手三里、合谷;下肢不遂加环跳、阳陵泉、阴陵泉、风市;头晕加风池、完骨、天柱;足内翻加丘墟透照海;便秘加水道、归来、丰隆、支沟;复视加风池、天柱、睛明、球后;尿失禁、尿潴留加中极、曲骨、关元。

方法:内关用泻法;水沟用雀啄法,以眼球湿润为佳;刺三阴交时,沿胫骨内侧缘与皮肤成45°,使针尖刺到三阴交穴,用提插法;刺极泉时,在原穴位置下 2 寸心经上取穴,避开腋毛,直刺进针,用提插法,以患者上肢有麻胀和抽动感为度;尺泽、委中直刺,用提插法使肢体有抽动感。余穴按虚补实泻法操作。

2.方案二

选穴:主穴为颞三针。在偏瘫同侧颞部,耳尖直上入发际 2 寸处为第一针,以此为中心,同一水平向前、后各移一寸处分别为第二针、第三针。肢体瘫痪加手三针(曲池、外关、合谷)、足三针(足三里、三阴交、太冲);语言不利加舌三针(上廉泉、上廉泉左右旁开 0.8 寸为第二、第三针);痴呆加头智针(神庭、双本神穴)。

方法:毫针平刺入头皮下,快速捻转 2~3 分钟,每次留针 30 分钟,留针期间反复捻转 2~3 次。行针后鼓励患者活动肢体。

3.方案三

选穴:主穴为风府、哑门。上肢选肩髃、曲池、手三里、外关、合谷。下肢选环跳、阳陵泉、足三里、解溪、昆仑。

方法:风府、哑门穴的进针深度和进针危险深度分别如下。风府:Y1(cm) = 2.647 5 + 0.077 8X,Y2(cm) = −0.738 + 0.20X;哑门:Y1(cm) = 2.718 3 + 0.070 0X,Y2(cm) = −1.870 0 + 0.227 0X(Y 为进针深度,X 为颈围)。一般针刺到安全深度时,大多有得气之感,由于没有达到寰枕韧带,因此是安全的。风府、哑门穴每天针刺 1 次,不留针。其余穴位每次取 6~10 穴,常规操作,留针 30 分钟。每 6 天中间休息 1 天,再继续治疗。1 个月为 1 个疗程。

(三)针灸切入点

针刺治疗中风要早期介入,但在急性期由于病情危重,生命体征很不稳定,必须以中西医综合治疗为主,如降颅内压、调理血压、溶栓等,针灸在中风的急性期尽管是一种辅助治疗手段,但非常有意义。由于急性期西医在改善脑循环方面存在困惑,应用扩张血管药可造成"颅内盗血现象",这给中药、针灸发挥优势留下了空间。针刺可调节脑血管的机能,促进侧支循环,对于药物治疗具有良好的促进作用。因此,急性期针灸介入的意义在于促进脑血液循环,改善脑代谢,并具有一定的脑复苏作用,这对于减轻后遗症有一定的意义。

恢复期是针灸发挥主导治疗作用的重要时机,此期患者病情已稳定,出现了神经功能缺损的表现,西医可用的治疗方法不多,针灸则有明显的优势。针刺可通过中枢和外周神经的调节发挥整体的治疗作用,可增强肌力,协调肌张力,促进肢体运动的康复。针灸通过刺激反射使存活的处于低功能状态的脑细胞代谢活动增强,从而激发其代偿功能,有利于脑功能的重建。吞咽困难尤其是假性球麻痹,西医没有可靠的方法,只能采用鼻饲的被动方法,针刺则可发挥有效的治疗作用,通过刺激使舌咽部肌肉功能恢复协调运动。另外,针灸对于并发症如肩手综合征、中枢性面舌瘫、认知功能障碍、中风后抑郁等具有很好的治疗作用。

(四)针灸治疗思路

中风是针灸临床上最重要的适宜病症之一,居针灸治疗病种之首位。在治疗上积累了大量的经验。尽管中风的病理复杂,临床症状多样,但在恢复期及后遗症期基本上表现为肢体运动障碍、中枢性面舌瘫、吞咽困难,部分患者可出现失语、血管性痴呆等。在治疗上应遵循急则治标、缓则治本或标本同治的原则,急性期采用综合疗法,针灸作为辅助治疗以醒脑开窍为主。恢复期和后遗症期以醒脑调神,疏通经络为基本治疗原则。在选穴上以督脉穴为主调理脑神,结合肢体穴位疏通经络,再根据具体证型和兼症进行灵活选穴。另外,头针是常选用的治疗方法,可取顶颞前斜线、顶颞后斜线(均为瘫对侧)等。

中风的治疗是一个漫长的过程,需要多种疗法配合应用,包括针灸与中西药结合,针灸与康复结合以及综合针灸治疗。综合针灸治疗可采用体针和头针结合,肢体穴位可用电针、穴位注射、艾灸、梅花针叩刺、三棱针点刺出血及拔罐法。在针灸治疗的同时,配合康复训练是非常重要的,应鼓励患者尽早下床,主动运动,这对于肢体功能的恢复是不可缺少的重要环节。

(五)针灸治疗中风的疗效特点

针灸治疗中风在急性期过后,即恢复期开始时疗效最为明显,此时患者常在针刺后肢体的活动范围有即刻的改善,原来不能运动的肢体可出现活动功能,给患者康复增强了信心,此时应积极鼓励患者下床进行肢体功能活动。在恢复期中疗效比较缓慢,需要多次针灸治疗效果的积累,而在后遗症期疗效非常有限,因此,要不失时机尽早进行针灸治疗。针灸治疗中风的疗效受多种因素影响,主要包括病变性质、部位及病程等。中风后脑损伤的严重程度是影响针灸疗效的最关键因素,患者的脑部损伤越严重,则度过危险期后的康复也较差,针刺疗效就会受到限制。凡有昏迷的中风患者提示脑部损害较重。昏迷时间越长,则病情越重,过了危险期以后的康复也越慢,最后针灸的效果也越差。局灶性脑梗死的针灸疗效优于大面积或多发性的脑梗死,病灶位于脑表浅部(如皮层),比深部(如基底核、内囊)疗效好,尤其是表浅局灶性病灶,如出现单瘫者,针灸疗效最好,这主要与脑表面侧支循环较丰富,而脑实质内部缺乏侧支循环有关;初次发病比再次发病疗效好。神经功能的康复与病程密切相关,病程在3个月内,特别是1个月之内,针灸常有显著疗效;针灸在6个月到1年仍有一定疗效,但进展比较缓慢,疗效不及前者。最近国外学者认为3年之内仍有进一步恢复的可能,因此,中风患者应早接受针灸治疗,并应长期坚持。一般而言年龄越大,针灸疗效越差,这与患者自身的整体情况和自我康复能力等有密切关系。越灵活的肢体部分的运动功能恢复越难,所以肢体远端功能的恢复比近端为慢,较为灵活的上肢要比下肢的功能恢复为慢。上肢中又以手运动的恢复最难。

针灸配合康复训练是目前较为有效的治疗方法,康复的目的是预防和矫治各类功能障碍,提高和加强躯体控制功能,改善和增进日常生活能力。临床实践证实康复训练对于减轻中风后遗症和降低致残率至关重要,目前主张脑梗死发病的第 2 天就可做肢体被动运动,运动功能康复在病后 3 个月内最快,后 3 个月明显减慢。因此,针灸配合良好的早期康复训练可明显地提高疗效。

三、研究动态

近年来针灸治疗中风的临床报道逐年增多,文献量在针灸治疗各病种中居于首位,临床围绕针灸治疗方案、疗效评价、作用机理等方面开展了大量的研究。

关于针灸治疗中风的临床疗效评价,目前广泛采用国际上通用的神经功能缺损评分、生活质量评价等,国内也制定了中医证候的评价方法,主要应用的方法如下。

(1)在中风病的临床疗效评价中,意识状况评价多采用格拉斯哥昏迷量表。

(2)神经功能缺失评价采用美国国立卫生研究院卒中量表或斯堪的纳维亚卒中量表,致残程度评价采用格拉斯哥量表或牛津残障评分。

(3)生活能力采用 Barthel 指数,生存质量评价则包括健康状况调查简表、生存质量指数等。

(4)国内对中风的中医证候疗效评价主要参照国家中医药管理局全国脑病急症协作组制定的《中风病诊断与疗效评定标准》。目前病证结合疗效评价标准的研究工作逐步深入,基于患者报告的临床结局的评价方法已被引入中风病的疗效评价中,将有利于更加全面、客观、准确地评价中医药的临床疗效,明确针灸的疗效优势。

四、展望

针灸治疗中风现代临床积累了丰富的经验,并总结了针灸治疗和选穴的规律,急性期以内科基础治疗为主尽早介入针刺治疗能提高疗效已为大家的共识。中风急性期以针刺为特色的综合治疗方案在多家中医院得到应用,国家攻关项目研究证实针刺介入可改善患者的神经功能缺损程度。在恢复期和后遗症期以针灸治疗为主,配合康复训练可改善患者的神经功能缺损,减轻致残率。

然而,目前针灸治疗中风病在许多地区尚没有广泛推广,尤其是在西医医院,对于针灸治疗中风了解甚少,使一定数量的中风患者没有能够接受针灸治疗,因此,我们必须加大推广力度,使更多的患者能尽早接受针灸治疗。针灸治疗中风在临床上还存在一些难点,如针对肢体痉挛性瘫痪的治疗缺乏有效的方案,对中风并发症没有形成系列的规范方案等,因此,今后在临床上要针对中风出现的常见并发症进行针灸治疗方案总结;要挖掘相关的针灸传统治疗方法,并结合现代医学和康复理论,对痉挛性瘫痪进行针灸治疗方法的筛选。目前比较一致的观点均强调康复的重要性,建议尽早对患者进行康复训练,可减轻后遗症。但在康复训练上尚缺乏将中医经络理论的内容与现代整体康复模式有机地结合。要在临床上建立以针灸为特色的"卒中单元",要合理化和程序化进行中风的中西医结合治疗,针对中风的具体情况和发病过程,制定个体化的中西医结合综合治疗方案,并充分发挥针灸的特色。

在中风病的临床疗效评价中,许多研究虽然采用了国际通用的量表,但选用的评价时点和统计方法不正确,导致了临床研究结果的不可信,如 Barthel 指数,许多研究在 30 天之内使用,在数据处理时错误的作为计量资料进行统计,而不是国际上通用的计数资料的统计方法。此外,目前的疗效评价主要着眼于症状改善和实验室指标,缺少合适的证候疗效评定标准,且各量表使用的时点不尽统一,因此探索包括中医证候在内的多层次、多时点指标评价方法学的研究对建立中风的疗效评价体系具有重大意义。在临床研究方面,尽管针灸治疗中风的报道频次居于首位,但直到目前为止尚缺乏足够的随机对照试验证据,今后开展规范的中风病针灸疗效评价和治疗方案优化研究依然是面临的课题,这对于为国际医学界提供科学的证据,进一步推广针灸治疗中风具有重要的意义。

(张晶云)

第六节　面　瘫

面瘫是以口眼㖞斜为主要症状的一种疾病,多由络脉空虚,感受风邪,使面部经筋失养,肌肉纵缓不收所致。西医学的周围性面神经炎属于本病范畴。

一、辨证

本病以口眼㖞斜为主要症状。起病突然,多在睡眠醒后,发现一侧面部麻木、松弛,示齿时口角歪向健侧,患侧露睛流泪、额纹消失、鼻唇沟变浅。部分患者伴有耳后、耳下乳突部位疼痛,少数患者可出现患侧耳道疱疹、舌前 2/3 味觉减退或消失及听觉过敏等症。病程日久,可因患侧肌肉挛缩,口角歪向病侧,出现"倒错"现象。根据发病原因不同可分为风寒证和风热证。

(一)风寒证
多有面部受凉因素,如迎风睡眠,电风扇对着一侧面部吹风过久等。

(二)风热证
多继发于感冒发热之后,常伴有外耳道疱疹、口渴、舌苔黄、脉数等症。

二、治疗

(一)针灸治疗
治则:疏风通络、濡养经脉,取手足少阳、阳明经穴位。

主穴:风池、翳风、地仓、颊车、阳白、合谷。

配穴:风寒加风门、外关;风热加尺泽、曲池。

操作:急性期用平补平泻法,恢复期用补法,面部穴可用透刺法,如地仓透颊车,阳白透鱼腰等。

方义:本病为风邪侵袭面部阳明、少阳脉络,故取风池、翳风以疏风散邪;地仓、颊车、阳白等穴以疏通阳明、少阳经气,调和气血;"面口合谷收",合谷善治头面诸疾。

(二)其他治疗
1.水针

选翳风、牵正等穴,用维生素 B_1 或维生素 B_{12} 注射液,每穴注入 0.5～1.0 mL,每天或隔天1次。

2.皮肤针

用皮肤针叩刺阳白、太阳、四白、牵正等穴,使轻微出血,用小罐吸拔5～10分钟,隔天1次。本法适用于发病初期,或面部有板滞感觉等面瘫后遗症。

3.电针

选地仓、颊车、阳白、合谷等穴。接通电针仪治疗5～10分钟,刺激强度以患者感到舒适、面部肌肉微见跳动为宜。本法适用于病程较长者。

(张晶云)

第七节 神 乱

一、概述

神乱即精神错乱或神志异常,其临床表现为焦虑恐惧、狂躁不安、神情淡漠或痴呆及猝然昏倒等症,常见于癫病、狂病、痫病、脏躁等患者。《寿世保元》:"癫者,喜笑不常,癫倒错乱之谓也。"俗称"文痴"。《素问·长刺节论》:"病在诸阳脉,且寒且热,诸分且寒且热,名曰狂。刺之虚脉,视之分尽热,病已止。"《素问·奇病论》中的"癫疾"、唐代《备急千金要方》中的"五癫",皆指痫而言。后世多把癫狂相提并论。

本症相当于西医学中的单纯型精神分裂症、妄想型精神分裂症、神经官能症、更年期神经病、狂躁症、癫痫等病症。

二、诊察

(一)一般诊察

中医诊查本症从癫、狂、痫三方面进行诊查分析,癫病患者多表情淡漠,神志痴呆,喃喃自语,哭笑无常;狂病患者多狂躁妄动,胡言乱语,打人骂詈,不避亲疏;痫病多见突然昏倒,口吐涎沫,两目上视,四肢抽搐,醒后如常的症状。

西医学本症的诊查,根据实际情况分别从抑郁症、躁狂症或精神分裂症青春型、癫痫切入。抑郁症患者在排除神经系统病变的基础上,尿液、脑脊液5-羟色胺含量具有一定诊断意义;躁狂症可与抑郁交替发生,表现为情绪高涨、妄想、言语夸张等,精神分裂青春型到后期多表现为喜怒无常,行为多具有冲动性等特点;癫痫通过贝美格诱发试验、脑电图具有诊断意义,头颅CT、MRI对脑部病变具有鉴别意义。

(二)经穴诊察

一部分患者可在神门、通里、阴郄、合谷、太冲、足三里等穴出现压痛或条索、结节状病理产物。部分患者可在心俞、肝俞、脾俞、巨阙、中脘等俞募穴出现敏感点。

有些患者在耳穴反射区心、肝、肾、脑、神门、皮质下、枕、耳颞神经点出现压痛敏感点或皮肤皱褶、隆起、颜色改变等阳性反应。

三、辨证

正常人体阴阳平衡,脏腑调和,经络通畅,气血充足,心神安宁。当人体阴阳失于平衡,心神受扰,则发神乱症。本证以脏腑辨证与经络辨证并重,在脏腑主要与心、肝、胆、脾、肾相关,在经络主要与心、肝、胆、脾、胃、心包经有关,火、痰、郁、瘀为主要致病因素。

基本病机为心神不宁,阴阳不和。病因较多,具体表现也有差别,但主要病机为心肝胆脾肾的阴阳失调。虚证主要包括心脾两虚、血虚发痫、肾虚发痫;实证包括痰气郁结、痰火上扰、阳明热盛、肝胆郁火、瘀血内阻、痰火发痫、痰瘀发痫。

(一)常用辨证

1.痰气郁结

肝气被郁,伤及脾脏,脾气不升,气郁痰结,蒙蔽神明,故表现为表情淡漠,神志痴呆等精神异常的证候。痰浊中阻,故不思饮食,舌苔腻,脉弦滑。治当化痰解郁,可取肝经之原穴与胃经之丰隆。

2.心脾两虚

多由患病日久,心血内亏,心神失养,故见心悸易惊,神思恍惚,善悲欲哭等症。血少气衰,脾气健运,故饮食量少,肢体乏力,舌色淡,脉细无力,均为心脾两亏,气血俱衰之征。治当取三阴交、足三里以健脾养心。

3.痰火上扰

痰火上扰是因心胃火盛,灼津为痰,痰火搏结,上蒙心窍所致。症见起病急骤,性情急躁,两目怒视,叫骂不休,毁物殴人,头痛失眠,面红目赤,大便秘结,舌质红,苔黄腻,脉弦滑数。治疗时可取神门、中脘,以化痰宁心为法。或因惊恐气乱,或脾失运化,痰热内生。若偶遇恼怒,痰随火升,上扰清窍,蒙蔽心神,症见突然昏倒,四肢抽搐,口吐黏沫,气粗息高,直视,或口作五畜声,胸膈阻塞,情志抑郁,心烦失眠,头痛目赤。发无定时,醒后疲乏,一如常人。舌质红、苔黄腻,脉弦滑数有力。治宜清热化痰,开窍醒神,可取太冲、中脘、神门。

4.阳明热盛

邪热内传阳明,热结阳明所致。症见面红耳赤,弃衣而走,登高而歌,逾垣上屋,或数天不食。腹满不得卧,便秘,尿黄,苔黄,脉沉数有力。治当清泻阳明,可取曲池、天枢。

5.肝胆郁火

因七情内伤,肝胆气滞,气郁化火,上扰神明所致。心神受扰,则心神烦乱,神不内守则言语失常,或咏或歌,或言或笑,心神不安,则或惊或悸,肝胆气滞则胸胁胀痛。症见狂躁易怒,心神烦乱,言语无伦,惊悸不安,神不守舍,或咏或歌,或言或笑,胸胁胀痛,口苦发干,舌红苔黄,脉弦数。治当泻火解郁,可取肝经之原穴。

6.瘀血内阻

邪热入里,血热互结,上扰神明所致。症见胸中憋闷,精神不宁,狂扰不安,言语不休,或沉默寡言,甚则终日骂詈,少腹胀满,疼痛拒按,舌质红紫或见瘀斑,脉沉实有力。治当取合谷、太冲、血海、膈俞以清热活血。

7.风痰上蒙

多因脾虚痰盛,积聚则气逆不顺,升降失调,清阳不升,浊阴不降,痰蒙清窍所致,故发作前有短时头晕,发作时口吐白沫或清涎是风痰的特点。症见发作前每有短时头晕,胸闷、泛恶,随即猝然仆倒,不知人事,手足搐搦强直,两目上视,口噤,口眼牵引,喉中发出五畜之声,将醒之时,口吐白沫或流清涎,醒后唯觉疲惫不堪,有时醒后又发,时发时止,或数天数月再发,疲劳时发作更频,每于感寒则易诱发,体壮者脉多滑大,舌苔白厚腻。治宜取丰隆、行间以化痰息风。

8.痰瘀阻络

瘀血夹痰，上扰神明。多有颅脑外伤，或小儿娩产时产伤，或母孕时跌伤，或情志不畅，气滞血瘀等，皆可致瘀血内生，若瘀阻于上，脑络闭阻，虚风随生，则发作前多有头痛；若瘀血夹痰上冲于头，则神志被蒙，遂发痫证，症见发时头晕头痛，旋即尖叫一声，瘛疭抽搐，口吐涎沫，脸面口唇青紫，口干但欲漱水不欲咽。多有颅脑外伤病史，每遇阴雨天易发，舌质紫有瘀血点，脉弦或弦涩。当取百会、膈俞以化瘀开窍。

9.血虚生风

多因血虚风动而发作，症见痫厥屡发，发前头晕心悸，手足瘛动，发时突然昏倒不省人事，口噤目闭，吐白沫，抽搐时间长短不定，醒后如常人，伴见心悸怔忡，双目干涩等症状，或于月经期前后发作频繁，唇甲淡白，脉细滑，舌质色淡或舌尖红，苔薄白少。治疗时可取脾俞、膈俞、足三里、血海，养血息风。

10.肾气亏虚

多由病症已久，肾气亏虚，精血不足，症见反复发作数年不愈，突然昏倒，神志昏聩，面色苍白，四肢抽搐，或头与眼转向一侧，口吐白沫，二便自遗，出冷汗，继则发出鼾声而昏睡，移时渐渐苏醒，平素或腰膝酸软，足跟痛，或遗精阳痿早泄，或白带多，甚或智力渐退，脉沉细滑，舌质淡，苔薄少。治宜滋补肝肾，益精养血，可取肝俞、肾俞、太溪、照海。

(二)经络辨证

从经络的角度讲，本证与心、肝、胆、脾、胃、心包经皆有联系。《素问·阴阳脉解》说："四肢者，诸阳之本也，阳盛则四肢实，实则能登高而歌也""热盛于身，故弃衣欲走也""阳盛则使人妄言骂詈不避亲疏，而不欲食，不欲食，故妄走也"。《景岳全书·癫狂痴呆》说："凡狂病多因于火，此或以谋为失志，或以思虑郁结，屈无所伸，怒无所泄，以致肝胆气逆，木火合邪，是诚东方实也，此其邪乘于心，则为神魂不守，邪乘于胃，则为暴横刚强。"上述所云胃、肝、胆三经实火上扰心神皆可发为狂病。

值得注意的是，虽然癫、狂、痫皆是神乱的表现，但其病因病机有一定差别，经络辨证上也应注意，如《素问·大奇论》曰："心脉满大，痫瘛筋挛。肝脉小急，痫瘛筋挛。二阴急为痫厥"，清代叶天士的《临证指南医案》龚商年按总结道："狂由大惊大恐，病在肝胆胃经，三阳并而上升，故火炽而痰涌，心窍为之闭塞。癫由积忧积郁，病在心脾包络，三阴闭而不宣，故气郁则痰迷，神志为之混淆。"狂者多为阳经所病，癫、痫者多发于阴经。

四、治疗

(一)刺法灸法

1.主穴

百会、水沟；癫者取肝俞、脾俞；狂者取大陵；痫者取身柱、鸠尾、阳陵泉、本神、十宣。

2.配穴

癫者，痰气郁结者加太冲、丰隆，心脾两虚加三阴交、足三里。狂者，痰火扰心加神门、中脘；阳明热盛加曲池、天枢；火盛伤阴加神门、三阴交；气血瘀滞加合谷、太冲、血海、膈俞。痫者，痰火扰神者加丰隆、行间；风痰闭窍者加丰隆、风池；瘀血阻络者加膈俞；血虚风动者加脾俞、膈俞、足三里、血海；肾虚精亏加肝俞、肾俞、太溪、照海。

3.方义

本症多因肝气郁滞,脾气不升,气滞痰结,神明逆乱,故取肝俞以疏肝解郁,配脾俞以益气健脾祛痰;脑为元神之府,督脉入脑,取督脉之百会、水沟,可醒脑开窍,安神定志。大陵为心包经原穴,可加强醒神开窍的作用。鸠尾为治疗痫证的效穴。水沟、十宣可以开窍醒神。太冲可疏肝行气,丰隆以化痰浊;癫证日久可出现心脾亏损,取三阴交、足三里以补益心脾。加神门、中脘清心豁痰;曲池为手阳明经合穴,天枢为手阳明经之募穴,两穴相配可泄热通便,清泻阳明实热;神门、三阴交以滋阴降火、安神定志;合谷、太冲合为四关,行气化瘀,醒脑开窍;血海、膈俞活血化瘀。四穴相配共奏活血化瘀、醒脑开窍之功。

4.操作

诸穴均按常规消毒后,背部不宜深刺,以免伤及体内重要脏器;百会针向脑后方向,沿皮平刺0.3～0.5寸;水沟用1寸毫针,针尖向上斜刺0.5～0.8寸,行捻转泻法,以患者能忍受疼痛为度;余穴根据辨证施以适当补泻手法。每天或隔天1次。

本证中属虚证者可以加用灸法,每次30分钟,每天或隔天1次。

(二)针方精选

1.现代针方

(1)处方1。处方:肝俞、脾俞、丰隆、神门、心俞。本病由于肝气郁滞,脾气不升,凝聚津液,化为痰浊,神明蒙蔽。故取肝俞、脾俞、丰隆,以疏肝郁,运脾气,化痰浊以治本,取神门、心俞,开窍以苏神明。

(2)处方2。治法:理气豁痰,醒神开窍。以手足厥阴经、督脉为主。主穴:内关、水沟、太冲、丰隆、后溪。配穴:肝郁气滞者,加行间、膻中;痰气郁结者,加中脘、阴陵泉;心脾两虚者,加心俞、脾俞;哭笑无常者,加间使、百会;纳呆者,加足三里、三阴交。

(3)处方3。治法:涤痰开窍,养心安神。心脾两虚者针灸并用,补法;痰气郁结、气虚痰凝、阴虚火旺者以针刺为主,泻法或平补平泻。处方:脾俞、丰隆、心俞、神门。痰气郁结加中脘、太冲;气虚痰凝加足三里、中脘;心脾两虚加足三里、三阴交;阴虚火旺加肾俞、太溪、大陵、三阴交。

2.经典针方

(1)《素问·通评虚实论》:"刺痫惊脉五,针手太阴各五,刺经,太阳五,刺手少阴经络傍者一,足阳明一,上踝五寸,刺三针。"

(2)《肘后备急方》卷三·治卒发癫狂病方第十七:"斗门方,治癫痫,用艾于阴囊下谷道正门当中间,随年数灸之。"

(3)《针灸大全》卷四·窦文真公八法流注:"五痫等证口中吐白沫。内关……后溪二穴、神门二穴、心俞二穴、鬼眼四穴。"

(4)《针灸大成》卷九·医案:"患痫症二十余载……病入经络,故手足牵引,眼目黑瞀,入心则搐叫,须依理取穴,方保得痊……取鸠尾、中脘,快其脾胃,取肩髃、曲池等穴,理其经络,疏其痰气,使气血流通,而痫自定矣。"

(三)其他疗法

1.头针

取额中线、顶中线、顶旁1线、顶上正中线。强刺激,不留针。每天1次。大发作取胸腔区(双)、舞蹈震颤控制区(双),小发作取运动区、制癫区,精神运动发作取晕听区。

2.腧穴埋线

取头针的胸腔区、运动区、神门、足三里、三阴交。羊肠线埋线,可嘱患者自行按摩。每周1次。

(季法会)

第八节 神 昏

一、概述

神昏以不省人事,神志昏乱,呼之不应,触之不觉,不易迅速苏醒为特点,多为危急重症。神昏的深度常与疾病的严重程度有关。

《素问·至真要大论》:"暴暗,心痛,郁冒不知人,乃洒淅恶寒,振栗谵妄。"《伤寒论》:"伤寒若吐若下后不解,不大便五六日,上至十余日,日晡所发潮热,不恶寒,独语如见鬼状。如剧者,发则不识人,循衣摸床,惕而不安,微喘直视,脉弦者生,涩者死。微者,但发热,谵语者……"

本病相当于古代的"暴不知人""不知与人言""尸厥""大厥""不识人""昏聩""昏不知人""昏迷"等。多见于西医学的肝衰竭、酒精中毒、中毒性痢疾等疾病。

二、诊察

(一)一般诊察

中医诊查,患者多见不省人事,神志昏乱,呼之不应,触之不觉,不易迅速苏醒等表现,根据病因不同可有不同兼症,当根据四诊进一步诊查,具体见常用辨证部分。

现代诊查除脉搏、血压、体温、呼吸等生命体征之外,还应检查反射情况如吞咽、咳嗽、角膜、瞳孔反射等,判断神昏的程度,检查患者是否存在外伤、出血等因素,同时进行神经系统检查,确定能否引出阳性病理体征。结合发病患者相关病史进行进一步诊查。

(二)经穴诊察

一部分神昏患者可在手厥阴经原穴、督脉上出现压痛敏感点或条索状、结节状阳性反应物,部分患者在肝经原穴可有明显压痛,同时可在三阴交、极泉等穴出现敏感点。

有些患者在耳穴反射区心、肝、枕、肾上腺、神门、皮质下等穴区可出现压痛敏感,或片状、条索状隆起,局部红晕脱屑等阳性反应。

三、辨证

心藏神,主神明,神志活动为心所司,脑为元神之府,是清窍之所在,脏腑清阳之气均会于此而出于五官,或外邪内攻,或内伤实邪导致气血逆乱,抑或久病者真气耗竭,最终导致清窍闭塞,神明失守而发神昏。本节所论神昏为广义神志模糊,故将谵语、郑声、晕厥一并列入讨论。本证以脏腑辨证为主,经络辨证为辅,主要与心、脾、肝密切相关,热、毒、暑、痰、内风为主要致病因素,同时与心经、心包经、大肠经、肝经有一定联系。

基本病机为心神失守,神志不清。病因较多,且多错杂为病,但主要病机为心、脾、肝的阴阳失调,气血失和。实证主要包括热炽阳明、热陷心包、热盛动风、风痰内闭、暑邪上冒、热毒熏蒸、气血上逆等;虚证主要包括亡阴、亡阳、气虚、血虚等。

(一)常用辨证

1.热炽阳明

太阳之邪不解,邪入阳明,化热化燥,充斥阳明,弥漫全身,症见神志不清,谵言妄语,高热面赤,口渴汗出,气粗如喘,小便短赤,舌红苔黄燥,脉洪大,治宜取手阳明经之原穴,足阳明经之经穴,泻热醒神。

2.热陷心包

温热之邪侵犯人体,内传心包,燔灼营血,症见高热烦躁,神昏谵语,目赤唇焦,舌謇,发疹发斑,四肢厥冷,小便黄,大便干结,舌质红绛,脉洪而数。治宜取中冲、大椎,清心开窍,泻热醒神。

3.热盛动风

邪热亢盛,燔灼肝经,引动内风,扰及神明,症见高热肢厥,神志昏迷,全身抽搐,角弓反张,颈项强直,两目上翻,面红目赤,小便短赤,大便秘结,舌质红,脉弦数。可取大肠经原穴与肝经荥穴,以清热泻火,平肝息风。

4.风痰内闭

素体痰盛,又感风邪,或肝阳偏亢而生内风,风阳夹痰,内扰心窍,症见突然昏仆,不省人事,震颤抽搐,口角流涎,喉中痰鸣,面色晦黯,胸闷呕恶,口眼㖞斜,半身不遂,舌苔白腻,脉弦滑。治宜开窍化痰,疏肝息风,可取丰隆、太冲。

5.暑邪上冒

见于炎热夏天,为暑邪内袭,耗气伤津,气津暴脱,乱其神明所致,症见猝然昏仆,身热肢厥,气粗如喘,面色潮红,或见面垢,冷汗不止,小便短赤,脉虚数而大。治宜取外关、大椎,以清暑祛湿,开窍醒神。

6.热毒熏蒸

多由感受火毒时疫之邪,或火热之邪郁结成毒,热毒内扰所致,症见壮热谵语,烦躁不安,面赤口渴,疔疮痈肿,流注四窜,或下痢脓血,或绞肠痛绝,舌质红绛,苔黄褐干燥,脉滑数。治疗当取大椎、行间,清热解毒,安神开窍。

7.血气上逆

每因恼怒伤肝,气机逆乱,血随气升,并走于上,扰乱神明,症见突然昏倒,不省人事,牙关紧咬,双手握固,呼吸气粗,面赤唇紫,舌红或紫黯,脉沉弦。治疗时宜疏肝降逆,活血开窍,可取肝经原穴与八会穴之血会。

8.亡阴

多因大吐,大泻,汗出过多,产后失血或外伤出血,或热邪久羁,以致阴精耗竭,心神散乱,症见重语喃喃,神志不清,眼眶深陷,皮肤干瘪,面色潮红,呼吸气促,渴喜冷饮,四肢温暖,舌质红,干燥少苔甚或无苔,脉细数无力,或虚数大。治疗可取配肾经原穴、经穴,以滋补阴精。

9.亡阳

多由亡阴发展而来,或由久病不愈,元气衰微,或寒气大泄,元阳暴脱,或心气耗散,真阳欲绝所致,症见喃喃自语,言语重复,断断续续,精神萎靡,呼之不应,面色苍白,四肢厥逆,气短息微;汗出黏冷,口不渴,喜热饮,舌淡白而润,甚则青紫,脉微欲绝或浮数而空。治当取命门、肾俞,回阳救逆。

10.气虚神昏

每因元气亏耗,致使阳气消乏,宗气下陷,脾气不升,则突然昏仆,症见突然昏晕,面色㿠白,气息微弱,汗出肢冷,舌质淡,脉沉弱。治当健脾益气,取足三里、膏肓。

11.血虚神昏

由大崩大吐,或产后、外伤失血过多,以致气随血脱,神机不运,症见突然晕厥,面色苍白,口唇无华,呼吸缓慢,目陷无光,舌淡,脉细数,无力。治疗可取脾俞、血海,以健脾养血,活血开窍。

(二)经络辨证

经络辨证上,由于本证主要为神明失守,而神志昏蒙。心主神明,心经通过目与脑相连,故首先从心经、心包经论治,开窍醒神;热炽阳明而致神昏谵语者,当泻阳明经火热;每因肝阳上亢或情志恼怒引动内风者,乃火热夹风夹痰,循肝经上扰,当从肝经论治。

四、治疗

(一)刺法灸法

1.主穴

水沟、涌泉、劳宫。

2.配穴

谵语者加期门、神门、四神聪;郑声者加四神聪、神门、三阴交;昏厥者加百会、内关、三阴交;热炽阳明者加解溪、合谷;热陷心包者加中冲、大椎;热盛动风者加合谷、行间;风痰内闭者加丰隆、太冲;暑邪上冒者加外关、大椎;热毒熏蒸者加大椎、行间;血气上逆者加太冲、膈俞;亡阴者加太溪、复溜;亡阳者加命门、肾俞;气虚者加足三里、膏肓;血虚者加脾俞、血海。

3.方义

水沟为急救常用穴,为醒神开窍之要穴;涌泉为肾经井穴,具有醒脑开窍,泻热通络的作用;劳宫为心经荥穴,能清泻心火,开窍安神。期门为肝之募穴,又是足太阴、阴维之会,刺之可疏肝气、健脾气、调气活血;神门为心经原穴,具有泻心火,宁心安神的作用;四神聪为经外奇穴,具有镇静安神的作用;百会为督脉腧穴,醒神开窍,通络安神;内关属心包络穴,又为八脉交会穴之一,通于阴维,维络诸阴;三阴交为足三阴经之交会穴,具有滋阴养血安神的作用;内关与三阴交合用具有较强的活血化瘀作用,能改善心脑循环。诸穴合用,祛邪补虚,调和气血,开闭醒神。配合谷、解溪泻热醒神;中冲、大椎清心开窍;合谷、行间清热泻火,平肝息风;丰隆、太冲开窍化痰,疏肝息风;外关、大椎以清暑祛湿;大椎、行间清热解毒,安神开窍;太冲、膈俞疏肝降逆,活血开窍;太溪、复溜滋补阴精;命门、肾俞回阳救逆;脾俞、血海健脾养血,活血开窍。

4.操作

腧穴常规消毒,水沟直刺 0.3～0.5 寸,涌泉直刺 0.5～1.0 寸,劳宫直刺 0.3～0.5 寸,百会、四神聪向后平刺 0.6～0.8 寸,以上诸穴,实证神昏用提插捻转泻法,虚证用平补平泻法。中冲、大椎、膈俞采用点刺放血法,以泻实热。配穴根据虚补实泻的原则,采用提插捻转补泻的方法。针刺得气后,留针 30 分钟。

本症治疗过程中,可在肾俞、命门用灸法,每次施灸 30 分钟。

(二)针方精选

1.现代针方

(1)处方 1:热陷心包神昏治以清营泄热,醒神开窍,取中冲、内关、行间、水沟、膻中;腑热熏蒸神昏治以泻热攻下,醒神开窍,取胃俞、大肠俞、陷谷、合谷、天枢;热毒攻心神昏治以清热解毒,醒神开窍,取足三里、神门、十宣、百会、印堂;湿热蒙蔽神昏治以清热利湿,豁痰开窍,取外关、阴陵泉、丰隆、公孙;暑热上冒神昏治以泄热开窍,取二间、内庭、大椎、百会、水沟;热盛动风神昏治以清热息风,醒神开窍,取十宣、风池、劳宫、行间、大椎;阴虚动风神昏治以补阴潜阳,平肝息风,取太溪、三阴交、太冲、风池;风痰内闭神昏治以平肝息风,涤痰开窍,取行间、风池、丰隆、水沟、内关;瘀血阻心神昏治以祛痰开窍,取膈俞、脾俞、内关、血海;阴竭阳脱神昏治以回阳固脱,益气敛阴,取足三里、气海、复溜;内闭外脱神昏治以豁痰开窍,回阳固脱,取丰隆、列缺、复溜、中脘、百会、气海或关元。

(2)处方2:神昏指神志昏迷,意识不清,往往由邪热内陷心包或湿热、痰浊蒙闭清窍所引起。治宜息风开窍、清心豁痰。取穴:水沟、十二井、太冲、丰隆、劳宫。

(3)处方3:热邪毒闭型用毫针刺法,取人中、十宣、百会、涌泉、大椎、内关。人中用雀啄刺法,十宣用点刺放血,余穴常规刺法,用强刺激,留针30~60分钟,每天1~2次。正衰虚脱型用灸法,取关元、神阙、气海、中脘,均艾炷隔姜重灸,每天1~2次。

(4)处方4:选取巨阙、中脘、内关、肺俞。

2.经典针方

(1)《素问·缪刺论》:"邪客于手足少阴太阴足阳明之络,此五络皆会于耳中,上络左角,五络俱竭,令人身脉皆动,而形无知也,其状若尸,或曰尸厥。刺其足大指内侧爪甲上,去端如韭叶(隐白),后刺足心(涌泉),后刺足中指爪甲上各痏(厉兑),后刺手大指内侧,去端如韭叶(少商),后刺手心主(中冲),少阴锐骨之端(神门),各一痏立已;不已,以竹管吹其两耳,剃其左角之发;方一寸,燔治,饮以美酒一杯,不能饮者,灌之,立已。"

(2)《针灸大成》:"不识人,水沟、临泣、合谷;中暑不省人事,人中、太冲、合谷。尸厥,列缺、中冲、金门、大都、内庭、厉兑、隐白、大敦。"

(3)《简明医彀·厥证》:"忽然厥冷,神昏妄言者,先掐人中……或针入人中至齿,灸关元百壮,鼻尖有汗,苏为度,妇人灸乳下。"

(4)《针灸逢源》:"中风卒倒不醒:神阙(隔盐、姜或川椒代盐)、丹田、气海皆可灸之。"

(5)《针灸集成》:"尸厥,谓急死也,人中针,合谷、太冲皆灸,下三里、绝骨、神阙百壮。若脉似绝,灸间使,针复溜,久留神效。"

(三)其他疗法

1.指针

紧急情况下用拇指重力掐按水沟、合谷、内关,以患者出现疼痛反应并苏醒为度。

2.刺血

实证昏厥取大椎、百会、太阳、委中、十宣。点刺出血。

(季法会)

第九节 痴 呆

一、概述

痴呆是指神情呆滞,智能低下,是智能活动发生严重障碍的表现。痴呆一症,虽有数因,但基本上不外虚实两类。属实者,因于气滞、痰湿;属虚者,缘于阴亏、血少、髓虚。本症又称呆痴,常见于西医学的老年痴呆、小儿脑瘫等病。

痴呆一症,古人有"文痴""武痴"之分。痴呆伴有精神抑郁,表情淡漠,坐如木偶,沉默寡言,善悲欲哭者,称为"文痴";痴呆伴有狂乱无知,骂詈呼叫,不避亲疏,弃衣裸体,逾垣上屋者,称为"武痴",属于狂证,不属本篇讨论范围。

二、诊察

(一)一般诊察

中医诊查可通过望诊及问诊做出初步诊断,患者可见神情淡漠、沉默寡言等表现,小儿痴呆多见五迟五软表现,老年人为渐进性,多由记忆力减退开始。

西医学通过智力量表测试、脑部影像学检查、脑脊液检查、脑电图、神经心理测验对相关病症进行诊断。

(二)经穴诊察

一部分痴呆患者会在心经的神门、肾经的太溪、肝经的太冲等腧穴局部触及压痛,或条索、结节状病理产物,部分患者可在脾俞、肝俞、肾俞等穴出现敏感点。

有些患者可在耳穴反射区心、脾、肾等出现压痛敏感或皮肤皱褶;脑、额、神门、皮质下可见到压痛敏感、皮肤隆起等阳性反应。

三、辨证

脑为元神之府,又为髓海,脑窍清利,脑髓充盛则神机聪明。若先天不足或年迈体虚,精亏髓减,或久病迁延,心脾受损,气虚血少,致髓海亏虚,神志失养,渐成痴呆一症。本证以脏腑辨证为主,与心、肝、脾、肾有密切关系,湿、瘀为主要致病因素。

基本病机为髓海亏虚,神志失养。病因以虚为主,其主要病机为心肝脾肾的阴阳失调。虚证包括髓海不足、肝肾亏虚,因虚致实为湿痰阻窍,虚实夹杂为气郁血虚。

(一)常用辨证

1.湿痰阻窍

多因水湿内蕴,湿聚成痰,上蒙清窍,致使神情呆钝。其临床特点是痴呆时轻时重,不易完全恢复。且必见湿痰征象,如静而少言,或默默不语,头重如裹,倦怠无力,胸闷呕恶,泛吐痰涎,苔白腻,脉沉滑。治当健脾利湿,开窍化痰,可取丰隆、脾俞。

2.气郁血虚

多因胸怀不畅,肝郁克脾,或由大惊卒恐,气血逆乱,以致心失所养,则精神恍惚,痴呆不语。

其临床特点是痴呆突然发生,多与情志不畅或突受精神刺激有关。一般病情严重,但持续时间较短,经过治疗可以较快恢复。兼见肝气郁结、心脾血虚的征象,如胸胁胀闷、太息、面色苍白、神志恍惚、心神不宁、悲忧欲哭等表现。治疗当疏肝解郁、养血开窍,可取期门、血海。

3.髓海不足

多缘于先天不足,禀赋薄弱,或近亲配偶,或遗传缺陷,致使脑髓发育不良,而成痴呆。其特点是神情呆滞,齿发难长,骨软痿弱,怠惰嗜卧,舌淡脉细。多见于小儿,智能低下开始并不明显,往往随着患儿年龄的增长,智能障碍则逐渐表现出来。可取太溪、肝俞滋补肝肾。

4.肝肾亏虚

多见于大病、久病,因邪气久居,或热毒深入下焦,劫伤肝肾之阴;或年高体衰,肝肾不足,神失所养,则默默寡言,呆钝如痴。其特点为智能低下常进行性加重,初期记忆不佳,反应迟钝,言语颠倒,其后可发展成白痴。兼见有关节屈伸不利,四肢麻木,语言迟钝,面色憔悴,两目无神,形体消瘦,肌肤甲错等表现。若阴虚阳亢,虚阳妄动,风自内生,还可见有舌强语謇、瘛疭等内风之象。治当填精益髓,取太溪、肾俞。

(二)经络辨证

肾主骨生髓,脑为髓海,《灵枢·海论》说:"髓海不足,则脑转耳鸣,胫酸眩冒,目无所见,懈怠安卧。"此处便是对痴呆较早的描述,从虚的病因来看,痴呆与肾关系最密切,所以从经络辨证的角度,本症与肾经有密切关联。而晋代王叔和《脉经》记载狂痴病的脉象云:"二手脉浮之俱有阳,沉之俱有阴,阴阳皆实盛者,此为冲督之脉也,冲督用事,则十二经不复朝于寸口,其人皆苦恍惚狂痴。"督脉"起于肾下胞中""挟脊上项,散头上"。可见督脉在肾与脑之间架起了一座"桥梁",肾的精气不足,不能由督脉滋养于脑,或脉络不通,气血不行,也会导致脑髓失养,而发生痴呆一症。所以本症与督脉也有密切联系。

四、治疗

(一)刺法灸法

1.主穴

四神聪、风池、三阴交、内关、悬钟。

2.配穴

湿痰阻窍者加丰隆、脾俞;气郁血虚者加期门、血海;肝肾亏虚者加太溪、肝俞;髓海不足者加太溪、肾俞。

3.方义

三阴交为肝、脾、肾三经交会穴,能通调肝、脾、肾三脏,养血活血,醒神开窍;风池醒脑开窍;四神聪为经外奇穴,化瘀通络,开窍醒神;内关属心包络穴,又为八脉交会穴之一,通于阴维,维络诸阴,具有宁心安神之效;悬钟为八会穴之髓会,可滋阴通脉、益髓壮骨。配丰隆、脾俞健脾利湿、开窍化痰;期门、血海疏肝解郁、养血开窍;太溪、肝俞滋补肝肾、醒神开窍;太溪、肾俞填精益髓。

4.操作

腧穴常规消毒,四神聪向后平刺0.6～0.8寸,行提插捻转平补平泻法;风池向鼻尖方向刺0.5～0.8寸,行提插捻转泻法;三阴交直刺0.5～1.0寸,行提插捻转补法;内关直刺0.5～1.0寸,行提插捻转平补平泻法;悬钟直刺0.5～0.8寸,行提插捻转补法。配穴根据虚补实泻的原则,采用提插捻转补泻的方法。针刺得气后,留针30分钟。

本症属气血虚弱者,可使用灸法,尤宜在背部俞穴施灸,施灸时应有人看护,或用悬起灸法,每次30分钟。

(二)针方精选

1.现代针方

(1)处方1:分为禀赋不足、肝肾亏虚、脾虚痰阻、瘀血阻络4型。禀赋不足痴呆治以补肾填精,取太溪、肾俞、百会、四神聪、关元;肝肾亏损痴呆治以补益肝肾,填髓健脑,取肝俞、肾俞、百会、四神聪、悬钟;脾虚痰阻痴呆治以健脾益气,化痰通窍,取足三里、阴陵泉、丰隆、中脘、百会、四神聪;瘀血阻络痴呆治以化瘀通络,健脑益肾,取血海、膈俞、内关、百会、四神聪。

(2)处方2:毫针法取四神聪、颞三针、人中、内关、三阴交、丰隆。颞三针为颞部耳尖直入发际2寸处为第1针;以此为中点,同一水平向前、后各1寸处,分别为第2针、第3针;针尖向下沿皮慢慢捻入,深1寸。四神聪平刺1寸。以上均行快速捻转,频率200次/分左右,连续2分钟。每10分钟再次行针,重复3次后出针。内关穴直刺0.5～1.0寸,行泻法1分钟。人中穴向鼻中隔方向斜刺0.3～0.5寸,雀啄术至眼球湿润或流泪为度。三阴交,至胫骨内缘向上斜刺进针1.5寸,提插补法。丰隆穴,直刺1寸,平补平泻。以上4穴留针30分钟,其间行针1～2次。

电针法取四神聪、风池、内关。髓海不足配大椎,脾肾两虚加足三里、太溪,痰浊蒙蔽加丰隆、中脘,气滞血瘀加合谷、太冲。主穴进针得气后连接电针仪通脉冲电流,用连续波,频率60～100次/分,通电30分钟。配穴用提插捻转补泻或平补平泻,留针30分钟,每10分钟行针1次。每周5次,休息2天,2个月1个疗程。

(3)处方3:采用针刺后溪、神门(双侧交替),针刺得气后留针30分钟,每隔5分钟施行平补平泻手法1次。每天1次,20次为1个疗程。

(4)处方4:通过辨证将痴呆分为热浊阻窍型(实)、阴精亏损型(虚)。热浊阻窍型治以清心开窍、降浊通腑。取郄门、通里、水沟、丰隆、行间、内庭。其中郄门、通里、丰隆施提插泻法,使针感向远端放射1～2次,余穴施雀啄泻1～2秒。阴精亏损型治以滋阴益肾,健脑调神。取上星、印堂、内关、神门、廉泉、复溜、足三里。其中上星、印堂、神门施捻转补法1～2秒。内关、足三里施提插补法,令针感向远端放射1次。廉泉提插雀啄补法1～2秒。

(5)处方5:以百会或四神聪、肾俞为主穴,太冲、关元、三阴交及足三里为配穴,进针得气后行捻转补法,主穴连接电针治疗仪,施以连续波,频率2～4次/秒,强度以腧穴局部肌肉可见抽动或患者耐受为度,留针30分钟,每天1次,针6天停1天;对照组口服尼莫地平,每次20～40mg,每天3次。两组均连续治疗8周。

2.经典针方

(1)《医学纲目》:"呆滞,刺神门一穴,沿皮向前三分,先补后泻。失志,呆凝,取神门、中冲、鬼眼、鸠尾、百会。"

(2)《扁鹊神应针灸玉龙经》玉龙歌:"痴呆一症少精神,不识尊卑最苦人,神门独治痴呆病,转手骨开得穴真。"

(3)《针灸大成》:"失志痴呆:神门、鬼眼、百会、鸠尾。"

(4)《医学入门》:"神门专治心痴呆,人中间使祛颠妖。"

(5)《针经指南·标幽赋》:"用大钟治心内之呆痴。"

(6)《针经指南·流注通玄指要赋》:"神门去心性之呆痴。"

(三)其他疗法

1.头针

取顶中线、额中线、颞前线、颞后线。每次选2~3穴,毫针强刺激,还可以配合使用电针,疏密波中强度刺激。

2.耳针

取心、肝、肾、枕、脑点、神门、肾上腺。每次选3~5穴,毫针浅刺、轻刺,留针30分钟;也可以用王不留行籽贴压。

（季法会）

第十节　不　寐

不寐又称"失眠""不得卧"等,是以经常不能获得正常睡眠,或入睡困难,或睡眠时间不足,或睡眠不深,严重者彻夜不眠为特征的病证。本证多因思虑劳倦,内伤心脾,生血之源不足,心神失养所致;或因惊恐、房劳伤肾,以致心火独盛,心肾不交,神志不宁;或因体质素弱,心胆虚怯,情志抑郁,肝阳扰动及饮食不节,脾胃不和所致。

西医学的神经官能症、围绝经期综合征、慢性消化不良、贫血、动脉粥样硬化症等以不寐为主要临床表现时属于本病范畴。

一、辨证

本病以经常不易入睡,或寐而易醒,甚则彻夜不眠为主要症状。根据病因的不同分为心脾两虚、心胆气虚、心肾不交、肝阳上扰和脾胃不和型。

(一)心脾两虚

多梦易醒,心悸健忘,头晕目眩,面色无华,食欲缺乏倦怠,易汗出,舌淡苔白,脉细弱。

(二)心胆气虚

心悸胆怯,多梦易醒,善惊多恐,多疑善虑,舌淡,脉弦细。

(三)心肾不交

心烦不寐,或时寐时醒,头晕耳鸣,心悸健忘,遗精盗汗,口干舌红,脉细数。

(四)肝阳上扰

心烦,不能入寐,急躁易怒,头晕头痛,胸胁胀满,面红口苦,舌红苔黄,脉弦数。

(五)脾胃不和

睡眠不安,脘闷嗳气,嗳腐吞酸,心烦,口苦痰多,舌红苔厚腻,脉滑数。

二、治疗

(一)针灸治疗

治则:宁心安神,清热除烦。以八脉交会穴、手少阴经穴为主。

主穴:照海、申脉、神门、安眠、四神聪。

配穴:心脾两虚者,加心俞、脾俞、三阴交;心胆气虚者,加丘墟、心俞、胆俞;心肾不交者,加太溪、涌泉、心俞；肝阳上扰者，加行间、侠溪；脾胃不和者，加太白、公孙、足三里。

操作：毫针刺，照海用补法，申脉用泻法。神门、安眠、四神聪，用平补平泻法；对于较重的不寐患者，四神聪可留针1～2小时；配穴按虚补实泻法操作。

方义：照海、申脉为八脉交会穴，分别与阴跷脉、阳跷脉相通，可以调理阴阳，改善睡眠，若阳跷脉功能亢盛则失眠，故补阴泻阳使阴、阳跷脉功能协调，不眠自愈。心藏神，心经原穴神门，心包经络穴内关可以宁心安神；安眠、四神聪穴可以健脑益髓、镇静安神。

(二)其他治疗

1.耳针

选皮质下、心、肾、肝、神门。毫针刺，或揿针埋藏，或王不留行籽贴压。

2.皮肤针

自项至腰部督脉和足太阳经背部第1侧线，用梅花针自上而下叩刺，叩至皮肤潮红为度，每天1次。

3.拔罐

自项至腰部足太阳经背部侧线，用火罐自上而下行走罐，以背部潮红为度。

4.电针

选四神聪、太阳，接通电针仪，用较低频率，每次刺激30分钟。

(季法会)

第十一节 癫 狂

癫狂是以精神错乱、言行失常为主要症状的一种疾病。癫证以沉默痴呆、语无伦次、忧郁苦闷、静而多喜为特征；狂证以喧扰不宁、躁妄打骂、哭笑无常、动而多怒为特征。癫属阴、狂属阳，两者病情可相互转化，故统称癫狂。癫狂主要是由于七情内伤、痰气上扰、气血凝滞，使机体阴阳平衡失调，不能互相维系，以致阴盛于下，阳亢于上，心神被扰，神明逆乱所致。

西医学的精神分裂症、狂躁性精神病、抑郁性精神病、反应性精神病、围绝经期精神病等均属本病范畴。

一、辨证

本病以精神错乱、言行失常为主要症状。根据表现症状不同分为癫证和狂证。癫证属阴多呆静，狂证属阳多躁动。

(一)癫证

沉默痴呆，精神抑郁，表情淡漠，或喃喃自语，语无伦次，或时悲时喜，哭笑无常，不知秽洁，不知饮食，舌苔薄腻，脉弦细或弦滑。

(二)狂证

始则性情急躁，头痛失眠，面红目赤，两目怒视等症；继则妄言责骂，不分亲疏，或毁物伤人，力过寻常，虽数天不食，仍精神不倦，舌质红绛，苔黄腻，脉弦滑。

二、治疗

(一)针灸治疗

1.癫证

治则:涤痰开窍,宁心安神。取背俞穴为主,佐以手少阴、足阳明经穴位。

主穴:肝俞、脾俞、心俞、神门、丰隆。

配穴:痰气郁结加膻中、太冲;心脾两虚加三阴交、大陵;不思饮食加足三里、中脘;心悸易惊加内关。

操作:毫针刺,痰气郁结可用泻法,心脾两虚用补法。

方义:病因痰气郁结、蒙蔽心窍所致,故取肝俞以疏肝解郁,脾俞以健脾化痰,心俞以宁心开窍,神门以醒神宁心,丰隆以涤痰化浊,痰气消散,癫证自愈。

2.狂证

治则:清心豁痰。以任脉、督脉、手厥阴和足少阴经穴位为主。

主穴:大椎、风府、内关、丰隆、印堂、水沟。

配穴:痰火上扰加劳宫;火盛伤阴加大钟。

操作:毫针刺,用泻法。

方义:本病由痰火扰心所致,取大椎、水沟能清热醒神,风府、印堂醒脑宁神,内关、丰隆祛痰开窍、宁心安神。

(二)其他治疗

1.水针

选心俞、巨阙、间使、足三里、三阴交穴,每次选用1～2穴,用25～50 mg氯丙嗪注射液,每天注射1次,各穴交替使用。本法适用于狂证。热重加大椎、百会,狂怒加太冲、支沟。

2.耳针

选心、皮质下、肾、枕、额、神门。毫针刺,每次选用3～4穴,留针30分钟。癫证用轻刺激,狂证用强刺激。

3.头针

选运动区、感觉区、足运感区。用1.5寸毫针沿皮刺入,左右捻转1分钟,留针20～30分钟。

4.电针

水沟、百会、大椎、风府透哑门。每次选用一组穴,针后接通电针仪治疗15～20分钟。

(季法会)

第十二节　郁　证

郁证是以心情抑郁、情绪不宁、胸部满闷、胁肋胀满,或易怒易哭,或咽中如有异物哽塞等为主要临床表现的一类病证。本病主要是因情志内伤,肝失疏泄,脾失健运,心神失养,脏腑阴阳气血失调所致。

西医学的神经官能症、癔症、焦虑症及围绝经期综合征等均属于本病范畴。

一、辨证

本病以精神抑郁善忧,情绪不宁或易怒易哭为主要症状。根据病因可分为肝气郁结、气郁化火、痰气郁结、心神惑乱、心脾两虚和肝肾亏虚型。

(一)肝气郁结

胸胁胀满,脘闷嗳气,不思饮食,大便不调,脉弦。

(二)气郁化火

性情急躁易怒,口苦而干,或头痛、目赤、耳鸣,或嘈杂吐酸,大便秘结,舌红,苔黄,脉弦数。

(三)痰气郁结

咽中如有物哽塞,吞之不下,咯之不出,苔白腻,脉弦滑。

(四)心神惑乱

精神恍惚,心神不宁,多疑易惊,悲忧善哭,喜怒无常,或手舞足蹈等,舌淡,脉弦。

(五)心脾两虚

多思善疑,头晕神疲,心悸胆怯,失眠健忘,食欲缺乏,面色不华,舌淡,脉细。

(六)肝肾亏虚

眩晕耳鸣,目干畏光,心悸不安,五心烦热,盗汗,口咽干燥,舌干少津,脉细数。

二、治疗

(一)针灸治疗

1.治则

调神理气,疏肝解郁。以督脉及手足厥阴经、手少阴经穴位为主。

2.主穴

水沟、内关、神门、太冲。

3.配穴

肝气郁结者,加曲泉、膻中、期门;气郁化火者,加行间、侠溪、外关;痰气郁结者,加丰隆、阴陵泉、天突、廉泉;心神惑乱者,加通里、心俞、三阴交、太溪;心脾两虚者,加心俞、脾俞、足三里、三阴交;肝肾亏虚者,加太溪、三阴交、肝俞、肾俞。

4.操作

水沟、太冲用泻法,内关、神门用平补平泻法。配穴按虚补实泻法操作。

5.方义

脑为元神之府,督脉入络脑,水沟可醒脑调神;心藏神,神门为心经原穴,内关为心包经络穴,二穴可调理心神而安神定志;内关又可宽胸理气,太冲可疏肝解郁。

(二)其他治疗

1.耳针

选神门、心、交感、肝、脾。毫针刺,留针 15 分钟,或揿针埋藏,或王不留行籽贴压。

2.穴位注射

选心俞、膻中。用丹参注射液,每穴每次 0.3～0.5 mL,每天 1 次。

(季法会)

第六章
肺系病证的针灸治疗

第一节 感 冒

感冒是由于感受触冒风邪,邪犯肺卫而出现的以鼻塞、流涕、喷嚏、咳嗽、头痛、恶寒、发热、全身不适、脉浮为主要临床表现的疾病。全年均可发病,尤以冬春季多见。主要由于正气不足,机体卫外功能低下,风寒、风热、暑湿等外邪乘虚由皮毛、口鼻而入,引起营卫失调、肺气失宣所致。西医学的上呼吸道感染属于本病的范畴。

一、辨证

本病以恶寒发热、鼻塞、流涕、头痛、咳嗽、脉浮为主要症状,临床根据感受外邪的性质不同分为风寒感冒、风热感冒和暑湿感冒。

(一)风寒感冒

恶寒重,发热轻,或不发热,无汗,鼻塞,流清涕,咳嗽,咯痰液清稀,肢体酸楚,苔薄白,脉浮紧。

(二)风热感冒

微恶风寒,发热重,有汗,鼻塞,流浊涕,咯痰稠或黄,咽喉肿痛,口渴,苔薄黄,脉浮数。

(三)暑湿感冒

身热不扬,汗出不畅,肢体酸重,头痛如裹,胸闷纳呆,口渴不欲饮,苔白腻,脉濡。

二、治疗

(一)针灸治疗

治则:祛风解表。以手太阴、手阳明经及督脉穴位为主。

主穴:列缺、合谷、大椎、太阳、风池。

配穴:风寒感冒者,加风门、肺俞;风热感冒者,加曲池、尺泽、鱼际;暑湿感冒者,加阴陵泉。体虚者,加足三里;鼻塞流清涕者,加迎香;咽喉疼痛者,加少商;全身酸楚者,加身柱;高热惊厥者,三棱针点刺水沟、十宣。

操作:主穴用毫针泻法。风寒感冒,大椎行灸法;风热感冒,大椎行刺络拔罐。配穴中足三里用补法或平补平泻法,少商、委中用点刺出血法,余穴用泻法。

方义:感冒为外邪侵犯肺卫所致,太阴、阳明互为表里,故取手太阴、手阳明经穴列缺、合谷以祛邪解表。督脉主一身之阳气,温灸大椎可通阳散寒,刺络出血可清泻热邪。风池为足少阳经与阳维脉的交会穴,"阳维为病苦寒热",故风池既可疏散风邪,又可与太阳穴相配而清利头目。

(二)其他治疗

1.拔罐

选大椎、身柱、大杼、肺俞,拔罐后留罐15分钟起罐,或用闪罐法。本法适用于风寒感冒。风热感冒者可用刺络拔罐法。

2.耳针

选肺、内鼻、屏尖、额,用中、强刺激。咽痛加咽喉、扁桃体,毫针刺。

(季法会)

第二节 咳 嗽

咳嗽是肺系疾病的主要症状之一。"咳"指有声无痰,"嗽"指有痰无声。临床一般声、痰并见,故统称咳嗽。根据病因可分为外感咳嗽和内伤咳嗽两大类。外感咳嗽是外感风寒、风热之邪,使肺失宣降,肺气上逆而致。内伤咳嗽多为脏腑功能失调所致,如肺阴亏损,失于清润;或脾虚失运,聚湿生痰,上渍于肺,肺气不宣;或肝气郁结,气郁化火,火盛灼肺,阻碍清肃;或肾失摄纳,肺气上逆,均可导致咳嗽。

西医学的上呼吸道感染、急慢性支气管炎、支气管扩张、肺炎、肺结核等的咳嗽症状属于本病范畴。

一、辨证

本病以咳嗽为主要症状,临床根据病因的不同分为外感咳嗽和内伤咳嗽。

(一)外感咳嗽

咳嗽病程较短,起病急骤,多兼有表证。

1.外感风寒

咳嗽声重,咽喉作痒,咯痰色白、稀薄,头痛发热,鼻塞流涕,形寒无汗,肢体酸楚,苔薄白,脉浮紧。

2.外感风热

咳嗽气粗,咯痰黏稠、色黄,咽痛,或声音嘶哑,身热头痛,汗出恶风,舌尖红,苔薄黄,脉浮数。

(二)内伤咳嗽

咳嗽起病缓慢,病程较长,可兼脏腑功能失调症状。

1.痰湿侵肺

咳嗽痰多色白,呈泡沫状,易于咯出,脘腹胀闷,神疲食欲不振,舌淡苔白腻,脉濡滑。

2.肝火灼肺

气逆咳嗽,阵阵而作,面赤咽干,目赤口苦,痰少而黏,不易咯吐,引胁作痛,舌边尖红,苔薄黄少津,脉弦数。

3.肺阴亏损

干咳,咳声短促,以午后黄昏为剧,少痰,或痰中带血,潮热盗汗,形体消瘦,两颊红赤,神疲乏力,舌红少苔,脉细数。

二、治疗

(一)针灸治疗

1.外感咳嗽

治则:疏风解表,宣肺止咳。以手太阴经穴为主。

主穴:肺俞、中府、列缺。

配穴:外感风寒者,加风门、合谷;外感风热者,加大椎。

操作:毫针泻法,风热可疾刺,风寒留针或针灸并用,或针后在背部腧穴拔罐。中府、风门、肺俞等背部穴不可深刺,以免伤及内脏。

方义:咳嗽病变在肺,按俞募配穴法取肺俞、中府以理肺止咳、宣肺化痰;列缺为肺之络穴,可散风祛邪,宣肺解表。

2.内伤咳嗽

治则:肃肺理气,止咳化痰。以手、足太阴经穴为主。

主穴:肺俞、太渊、三阴交、天突。

配穴:痰湿侵肺者,加丰隆、阴陵泉;肝火灼肺者,加行间;肺阴亏虚者,加膏肓。

操作:主穴用平补平泻法,可配用灸法。

方义:内伤咳嗽易耗伤气阴,使肺失清肃,故取肺俞调理肺气;太渊为肺经原穴,可肃肺、理气、化痰;三阴交可疏肝健脾,化痰止咳;天突为局部选穴,可疏导咽部经气,降气止咳。四穴合用,共奏肃肺理气、止咳化痰之功。

(二)其他治疗

1.穴位注射

选定喘、大杼、风门、肺俞,用维生素 B_1 注射液或胎盘注射液,每次取 1~2 穴,每穴注入药液 0.5 mL,选穴由上而下依次轮换,隔天 1 次。本法用于慢性咳嗽。

2.穴位贴敷

选肺俞、定喘、风门、膻中、丰隆,用白附子(16％)、洋金花(48％)、川椒(33％)、樟脑(3％)制成粉末。将药粉少许置穴位上,用胶布贴敷,每 3~4 小时更换 1 次,最好在三伏天应用。亦可用白芥子、甘遂、细辛、丁香、苍术、川芎等量研成细粉,加入基质,调成糊状,制成直径 1 cm 圆饼,贴在穴位上,用胶布固定,每 3~4 小时更换 1 次,5 次为 1 个疗程。

(季法会)

第三节　哮　喘

哮喘是一种常见的反复发作性疾病。哮与喘均有呼吸急促的表现,但症状略有不同,哮以呼吸急促,喉间有哮鸣音为特征;喘以呼吸困难,甚则张口抬肩为特征。临床上二者常同时并见,其病因病机亦大致相同,故合并叙述。本病一年四季均可发病,尤以寒冷季节和气候急剧变化时发病较多。偏嗜咸味、肥腻或进食虾蟹鱼腥,脾失健运,聚湿生痰,痰饮阻塞气道,而发为痰鸣哮喘。其基本病因为痰饮内伏。

西医学的支气管哮喘、慢性喘息性支气管炎、肺炎、肺气肿、心源性哮喘等属于本病的范畴。

一、辨证

本病以突然起病、呼吸急促、喉间哮鸣,甚则张口抬肩、不能平卧为主要症状,根据临床表现的性质不同分为实证和虚证两大类。

(一)实证

病程短,或当哮喘发作期,哮喘声高气粗,呼吸深长,呼出为快,体质较强,脉象有力。

1.风寒外袭

咳嗽喘息,遇寒触发,咯痰稀薄,形寒无汗,头痛,口不渴,苔薄白,脉浮紧。

2.痰热阻肺

咳喘,痰黏,咯痰不爽,胸中烦闷,胸胁作痛,或见身热口渴,纳呆,便秘,苔黄腻,脉滑数。

(二)虚证

病程长,反复发作或当哮喘间歇期,哮喘声低气怯,气息短促,体质虚弱,脉象无力。

1.肺气不足

喘促气短,动则加剧,喉中痰鸣,神疲,语言无力,痰液稀薄,动则汗出,舌质淡苔薄白,脉细数。

2.肺肾气虚

久病气息短促,呼多吸少,不得接续,动则喘甚,汗出肢冷,畏寒,舌淡苔薄白,脉沉细。

二、针灸治疗

(一)实证

治则:祛邪肃肺,化痰平喘。以手太阴经穴及相应背俞穴为主。

主穴:列缺、膻中、尺泽、肺俞、定喘。

配穴:风寒者,加风门;痰热阻肺者,加丰隆;喘甚者,加天突。

操作:毫针泻法。风寒者可合用灸法,定喘穴刺络拔罐。

方义:列缺为肺经络穴,可宣肺散邪;膻中为气会穴,可宽胸理气,调畅气机;尺泽为肺经合穴,可肃肺化痰,降逆平喘;肺俞为肺之背俞穴,可宣肺祛痰;定喘为平喘之效穴。

(二)虚证

治则:补益肺肾,止哮平喘。以相应背俞穴及手太阴、足少阴经穴为主。

主穴:肺俞、膏肓、肾俞、定喘、太渊、太溪、足三里。

配穴:肺气虚者,加气海;肺肾气虚者,加阴谷、关元、命门。喘甚者,加天突。

操作:定喘用刺络拔罐法,余穴用毫针补法。可酌用灸法或拔火罐法。

方义:肺俞、膏肓针灸并用,可补益肺气;补肾俞以补肾纳气;肺经原穴太渊配肾经原穴太溪,可充肺肾真原之气;足三里可调和胃气,以资生化之源,使水谷精微上归于肺,肺气充则自能卫外;定喘为平喘之经验效穴,取"急则治其标"之意。

（季法会）

第七章

脾系病证的针灸治疗

第一节 呃 逆

一、概述

呃逆是指胃气上逆，喉间呃呃频频作响之症。本症是由胃气上逆而成，多由寒气蕴蓄、燥热内盛、气血亏虚而致脾胃虚弱，胃气上逆动膈。

呃逆在《内经》《伤寒论》《金匮要略》《诸病源候论》《千金翼方》等书中均称为"哕"。至金元时期，《兰室秘藏》将"呕吐哕"混称。《丹溪心法》："凡有声有物，谓之呕吐；有声无物，谓之哕"，则哕即干呕，乃呕吐之类。故在金元之前的医籍中，呃逆与哕同义，金元之后哕即干呕，《类经》"古之所谓哕者，则呃逆无疑"。所以呃逆、哕（干呕）、呕吐3种症状，虽均是胃气上逆的症状，但其表现各不相同。

本症常见于西医学的胃肠神经官能症、胃炎、胃扩张、肝硬化晚期、脑血管疾病，及其他胃、肠、腹膜、食管等疾病。

二、诊察

（一）一般诊察

首先要判别是生理性还是器质性疾病引起，如疑有器质性疾病则按以下顺序检查。临床表现。全身及神经系表现：注意生命体征、局部体征和脑膜刺激征的有无。局部表现：头颈部、胸部、腹部体征，各部位炎症和肿瘤的有无。辅助检查：发作中胸部透视可判断膈肌痉挛为一侧性或两侧性，必要时做胸部CT，排除膈神经受刺激的疾病，做心电图判断有无心包炎和心肌梗死。疑中枢神经病变时可做头部CT、MRI、脑电图等。疑有消化系统病变时，进行腹部X线透视、B超、胃肠造影，必要时做腹部CT和肝胰功能检查，为排除中毒与代谢性疾病可做临床生化检查。

（二）经穴诊察

耳穴诊断，膈、胃、神门、交感、皮质下、肝呈点或片状红润、有光泽。膈压痛，膈电测呈现阳性反应。

三、辨证

《伤寒论》第 381 条："伤寒，哕而腹满，视其前后，知何部不利，利之即愈。"《伤寒论》中涉及呃逆者共 9 条原文，其中 231、381 条为实证哕逆；98、209、226、384 条皆为虚寒哕逆；111、232 条则属胃气败绝之哕逆危证。本症是由胃气上逆而成，多由寒气蕴蓄、燥热内盛、气血亏虚而致脾胃虚弱，胃气上逆动膈。呃逆一证，有虚实寒热之异，实者多气痰火郁所致，虚证有脾肾阳虚与胃阴亏虚之别。

(一)常用辨证

1.胃中寒冷

呃声缓而有力，胃脘不适，得热则减，得寒则甚，苔白润，脉迟缓。

2.胃火上逆

呃声洪亮，冲逆而出，烦渴口臭，小便短赤，大便秘结，舌苔黄，脉滑数。

3.脾肾阳虚

呃声频作，气不接续，面色苍白，手足不温，食少疲倦，腰膝无力，小便清长，大便溏薄，舌质淡，苔白润，脉沉弱。

4.胃阴亏虚

呃声急促，气不连续，口舌干燥，烦渴不安，舌质红绛，脉细数。

(二)经络辨证

从经络辨证的角度看，呃逆与脾、胃、肝等经脉有一定的联系。

胃中寒冷呃逆与胃火上逆呃逆：两者均属实证。前者由于过食生冷，或外感寒邪停滞于胃，胃阳被遏，纳降失常，发生胃中寒冷呃逆，属寒实证。后者由于嗜食辛辣，胃腑积热，或外感热邪结于胃腑，或情志不畅，气郁化火，肝火犯胃，以致胃火上冲而为呃逆，属实热证。前者呃声缓而有力，后者呃声洪亮有力。前者因胃阳被遏，阳气受阻，故兼见胃脘痞满，得热则减，得寒则加重，口淡腻等胃寒兼证。后者胃火上冲，故呃声洪亮，冲逆而出。同时兼见，口臭心烦，小便短赤，大便难，舌苔黄，脉滑数。治疗多取小肠募穴温阳散寒，或取胃经荥穴、大肠经原穴清热泻火。

脾肾阳虚呃逆与胃阴亏虚呃逆：两者均属虚证。前者属阳虚证，后者属阴虚证。脾肾阳虚，呃逆频作，声低不断，气不接续；胃阴亏虚，呃声急促而不连续。脾肾阳虚呃逆，兼见畏寒肢冷，手足不温，小溲清长等。胃阴亏虚呃逆，兼见口舌干燥、烦渴不安，舌红绛等。治疗多取脾经、肾经之背俞穴温阳，取肾经之原穴滋阴。

四、治疗

(一)刺法灸法

1.主穴

中脘、内关、足三里。

2.配穴

胃中寒冷加关元；胃火上逆加合谷、内庭；脾肾阳虚加脾俞、肾俞；胃阴亏虚加太溪。

3.操作

中脘直刺 1.0～1.5 寸，内关直刺 0.3～0.5 寸；足三里直刺 1.0～1.5 寸，均采用泻法，强刺激；关元及背俞穴宜灸，其他配穴均采用虚补实泻的方法针刺，留针 30 分钟。

4.方义

中脘为胃之募穴,可疏通胃之气机;内关宽胸利膈;足三里为胃之下合穴,能和胃降逆;胃中寒冷加关元,以助温中散寒之力;胃火上逆加合谷、内庭可清泻阳明胃火;脾肾阳虚加脾俞、肾俞补益脾肾,温阳止呃;胃阴亏虚加太溪滋阴生津。

(二)针方精选

1.现代针方

(1)处方1。呃逆:天突、膻中、巨阙、内关、足三里。因寒的宜灸。因热的宜针。备用穴:上脘、气海、关元、间使、脾俞、胃俞。

(2)处方2。胃中寒冷:天突、膈俞、内关、足三里、中脘、关元、胃俞、章门、脾俞。胃火上逆:天突、膈俞、内关、足三里、天枢、合谷、内庭、公孙。气滞痰阻:天突、膈俞、内关、足三里、侠溪、期门、太冲。脾胃阳虚:天突、膈俞、内关、足三里、中脘、脾俞、胃俞、气海。胃阴不足:天突、膈俞、内关、足三里、胃俞、中脘、太溪。

2.经典针方

(1)《卫生宝鉴》卷十二:"治一切呃逆不止,男左女右,乳下黑尽处一韭叶许,灸三壮,病甚者灸二七壮。"

(2)《医学正传》:"祖传经验灸咳逆法,乳根二穴,直乳下一寸六分,妇人在乳房下起肉处陷中,灸七壮即止,其效如神。又气海一穴,直脐下一寸半,灸三七壮立止。"

(3)《证治准绳》:"治呃逆,于脐下关元灸七壮,立愈,累验。又方,男左女右,乳下黑尽处一韭叶许,灸三壮,甚者二七壮。产后呃逆,此恶候也,急灸期门三壮,神效。屈乳头向下尽处是众,乳小者,乳下一指为率,男左女方,与乳正直下一指陷中动脉处是穴,炷如小豆大,穴真病立止。"

(4)《类经图翼》卷十一:"诸咳喘呕哕气逆,哕逆。乳根三壮,火到肌即定。其不定者,不可救也。承浆、中府、风门、肩井、膻中、中脘、期门、气海、足三里、三阴交。"

(5)《景岳全书》卷上:"灸法,两乳穴,治呕逆立止。取穴法,妇人以乳头垂下到处是穴,男子不可垂者,以乳头一指为率,与乳头相直骨间陷中是穴。男左女右灸一处,艾炷如小麦大,着火即止,灸三壮不止者不可治,膻中、中脘、气海、足三里。"

(三)其他疗法

1.耳穴

主穴:膈、胃、神门、交感、皮质下、肝。配穴:耳迷根。可采取毫针法或电针法、压丸法。急性期,每天1次;缓解期,可隔天或每周1次。10次为1个疗程。

2.穴位注射

分两组取穴,一组中脘、梁门(右),二组脾俞(单)、胃俞(单)。用维生素B_1 100 mg/2 mL,加0.25%普鲁卡因溶液18 mL:每穴10 mL,每天1次,两组交替注射,10次为1个疗程。

3.梅花针

取胸椎5～12两侧、颌下部、胸锁乳突肌、上腹部、剑突下、中脘、内关、足三里、阳性物区。采用中度或重度刺激法,肋弓缘叩刺2～3行,每天或隔天1次,7次为1个疗程,以后隔天1次,15次为一大疗程,间隔半月左右再继续治疗。如急性发作,可日治2～3次,不计疗程,至病情好转后再按上述疗程治疗。

4.穴位埋线

胃俞透脾俞、中脘透上脘、足三里透上巨虚,每次选用1～2对透穴,以0～1号肠线埋入,20～30天埋线1次,3～4次为1个疗程。

(胡善智)

第二节 嗳气吞酸

一、概述

嗳气又称"噫"或"噫气",是胃病中常见的症状。本症多由饮食不节,或忧思郁怒,或脾胃亏虚而致胃失和降,胃气上逆。吞酸,俗称"反酸",是指酸水由胃中上泛,以致咽嗌之间,不及吐出而咽下。本症多由情志不遂,肝火犯胃,或过食辛辣,胃火素盛,或脾胃虚弱等因素引起胃气不和所致。

《景岳全书·杂证谟》谓:"噫者,饱食之息,即嗳气也"。嗳气,气味酸腐而臭者,叫嗳腐。嗳气与呃逆不同,嗳气声音沉长,是气从胃中上逆,逆声音急而短促,发自喉间。

《脉经》称"吞酸",《诸病源候论》称"噫酸",《三因极一病证方论》又称"咽酸"。吞酸之状也与吐酸症状相似。其病因、病机、治疗方法均不相同。"吞酸者"(《医林绳墨》),其"病在上脘最高之处",若"非如吞酸之近,不在上脘而在中焦胃脘之间,时多呕恶,所吐皆酸,即名吐酸而渥渥不行者是也"(《景岳全书》)。

本症常见于西医学的胃食管反流病、反流性食管炎、慢性消化不良、溃疡病和慢性胃炎等患者,是临床上很常见的病症。

二、诊察

(一)一般诊察

热证者可见吞酸时作,嗳腐气秽,胃脘闷胀,两胁胀满,心烦易怒,口干口苦,咽干口渴,舌红苔黄,脉弦数。寒证者可见吐酸时作,嗳气酸腐,胸脘胀闷,喜唾涎沫,饮食喜热,四肢不温,大便溏泻,舌淡苔白,脉沉迟。辅助胃镜检查可帮助诊断治疗。

(二)经穴诊察

耳穴诊断,浅表性胃炎视诊:胃区呈现片状白色隆起,边缘不清。触诊可见胃区片状隆起触之较硬,可触及条索。电测时,可见胃区呈现阳性反应。肥厚性胃炎视诊可见胃区呈大片面积隆起,边缘清楚。触诊可见胃区隆起,质较硬。电测时,可见胃区呈阳性反应。萎缩性胃炎视诊时,可见胃区呈平坦微凹似皱褶瘢痕样改变,颜色呈红、白相间。触诊时胃区压痛(Ⅰ度)。电测时胃区阳性反应(＋)。

三、辨证

本症多由情志不遂,肝火犯胃,或过食辛辣,胃火素盛,或脾胃虚弱等因素,胃失和降,胃气上逆。

（一）常用辨证

1.食滞胃肠

嗳气有酸腐臭味,嗳声闷浊,嗳气不连续发作,胸脘痞闷,或恶心,不思饮食,大便有酸腐臭味或秘结,舌苔厚腻,脉象滑实。

2.肝气犯胃

嗳气频繁,嗳声响亮,纳呆胸闷不舒,胁肋隐痛,胃脘胀痛,舌苔薄白,脉弦。

3.寒湿内停

吞酸,脘痞胸闷,不欲饮食,舌苔白滑,脉象弦滑。

4.脾气虚弱

嗳气断续,嗳声低弱,神疲乏力,呕泛清水,不思饮食,便溏,面色惨白或萎黄,舌质淡,苔薄白,脉象虚弱。

（二）经络辨证

从经络辨证的角度看,嗳气吞酸与脾、胃、肝等经脉有一定的联系。

1.肝气犯胃吞酸与饮食积滞吞酸

两者均有烧灼感。前者因情志所伤,后者因饮食所伤。肝气犯胃吞酸,由于郁怒伤肝,肝郁气滞,横逆犯胃,故吞酸,并胃内有烧灼感,同时兼见胸胁不舒,心烦易怒,口苦咽干等肝气郁结的表现。饮食积滞吞酸,由于饮食不节,损伤脾胃,中焦气机受阻,胃失和降,故吞酸,胃内有烧灼感,同时兼见嗳腐食臭,胃脘痞闷,厌食,苔厚腻等伤食证的表现。治疗多取肝经的原穴、募穴或胃经的荥穴。

2.寒湿内停吞酸

病因为过食生冷,或外受湿邪,湿阻中焦,脾胃纳运失常,故见脘痞胸闷,不欲饮食。本症治疗多取大肠经之腧穴、脾经之合穴。

3.脾气虚弱嗳气

脾气虚弱嗳气多由于素体虚弱或久病不愈,脾气虚弱,纳运失常,胃气不和,故嗳气断续,声音低微。食滞停胃之嗳气有酸腐味;肝气犯胃之嗳气,其特点是剧烈而不畅,其声高亢;本症则嗳气低弱。此外,食滞者有伤食史,肝气者有情志抑郁史,本证有久病体虚史。食滞者舌苔厚腻而脉滑,肝气与脾胃虚弱者,虽皆可见舌苔白薄,但兼证与脉象不同。治疗多取脾、胃之背俞穴。

四、治疗

（一）刺法灸法

1.主穴

中脘、内关、公孙、足三里。

2.配穴

肝气犯胃加太冲、期门;饮食积滞加天枢、下脘;寒湿内阻加合谷、阴陵泉。

3.操作

中脘直刺1.0～1.5寸,内关直刺0.3～0.5寸,足三里直刺1.0～1.5,均采用提插捻转泻法;其他配穴均采用泻法,留针30分钟。

4.方义

中脘为胃的募穴,可降气和胃;内关可健脾和中,降逆止呕;足三里健脾和胃,通经活络;食滞胃肠加内庭消食导滞,理气和中;肝气犯胃加太冲、期门疏肝理气,降逆和胃;寒湿内阻加合谷、阴陵泉祛散风寒,健脾除湿;脾气虚弱加脾俞、胃俞补益脾胃。

(二)针方精选

1.现代针方

(1)处方1:中气下陷取中脘、足三里(双)、提胃(脐上1寸,旁开3~4寸)或胃上(脐上2寸,旁开4寸)(双)。反酸加梁丘(双);腹胀加气海;嗳气加内关(双)。从提胃或胃上穴进针,向中脘透刺,慢慢行捻转补法,足三里针刺补法,余穴行提插捻转平补平泻之法,留针15~20分钟。每天或隔天1次,15次为1个疗程。间隔3~5天,继续第2个疗程,可隔天1次。

(2)处方2:中气下陷取百会、气海、足三里、提胃、右幽门透左肓俞、中脘。诸穴均用补法。并可加用灸法。脾胃虚弱取百会、脾俞、胃俞、足三里、下脘、天枢、右幽门透左肓俞。诸穴均用补法,加灸。右幽门透左肓俞刺法:用8寸毫针,以上腹右侧幽门穴刺入皮下,用小幅度捻转方法沿皮下透过腹中线止于左侧肓俞穴,然后缓慢提针,如此做2~3次。

(3)处方3。嗳气嘈杂:针中脘、下脘、天枢、胃俞、神门、足三里。

2.经典针方

(1)《针灸甲乙经》卷十一:"凡好太息,不嗜食,多寒热,汗出,病至则善呕,呕已乃衰,即取公孙及井俞,实则肠中切痛,厥,头面肿起,烦心,狂,多饮,不嗜卧;虚则鼓胀,腹中气大满,热病不嗜食;霍乱,公孙主之。"

(2)《脉经》:"胆病者善太息,口苦,呕宿汁,心澹澹恐,如人将捕之,嗌中介介然数唾,候在足少阳之本末,亦视其脉之陷下者灸之。其寒热,刺阳陵泉。"

(3)《脉经》:"右手关上阳绝者,无胃脉也,若吞酸头痛,胃中有冷,刺足太阴经,治阴,在足大指本节后一寸,即公孙穴也。关脉沉,心下有冷气,苦满吞酸……针胃管补之。"

(三)其他疗法

1.电针

取中脘、提胃、胃上、气海为主穴,足三里、内关为配穴。一般仅取主穴。中脘接负极,余穴接正极,用疏密波,每次通电20~30分钟。每天1次,连针6天,休息1天,再做6天,12次为1个疗程。电流强度可从弱到强,以患者能耐受为度。

2.穴位注射

取中脘、足三里、下脘,每次选用2穴(足三里只取单侧,左右轮换),以加兰他敏0.5 mg,或ATP溶液0.8 mL分别注入,前者每天1次,后者每周2次。20次为1个疗程。

3.耳针

主穴:胃、脾、皮质下、神门。配穴:浅表性胃炎取交感;萎缩性胃炎取胰胆、内分泌;肝胃不和型取肝、艇中、三焦。

(胡善智)

第三节　恶心呕吐

一、概述

恶心是指欲吐不吐、欲罢又不止的一种症状,是脾胃病证的常见症状之一。其病因多为饮食不节,七情失和,六淫所伤,脾胃亏虚等所致的脾胃失和,胃气上逆。干呕,是指恶心欲吐,有声无物而呕,或仅呕出少量涎沫的症状。本症多由外邪侵袭,化热入里,客于阳明,与谷气相搏,逆而上冲所致;或饮食不节,脾胃受损,胃失和降,胃气上逆所致;或肝火犯胃,内热伤阴等所致的胃失和降,气逆上冲。

《内经》中没有"恶心"这一病名,称其为"噎";《诸病源候论·恶心》谓:"心里淡淡然欲吐,名为恶心"。《景岳全书·杂证谟》云:"虽曰恶心,而实胃口之病,非心病也。"《金匮要略》始有"干呕"之名。《医学入门》:"秽即干呕,声更重且长耳"。《医学举要》曰:"干呕者,其声轻小而短;哕者,其声重大而长",指出两者症状相似,仅轻重程度不同。《金匮要略》中所谓哕症,为后世之呃逆。本症与呃逆、恶心、呕吐应予区分。呃逆者,呃呃连声,其声短促;恶心者,欲吐不吐,泛泛然,无物无声;呕吐者,有声有物;其与干呕之欲吐而呕,有声无物均不相同。

本症常见于西医学的慢性咽炎,急、慢性胃炎,消化道溃疡,幽门梗阻,胃轻瘫等消化系统疾病。

二、诊察

(一)一般诊察

初起呕吐量多,吐出物多有酸腐气味,久病呕吐,时作时止,吐出物不多,酸臭气味不甚。新病邪实,呕吐频频,常伴有恶寒、发热、脉实有力。久病正虚,呕吐无力,常伴精神萎靡,倦怠,面色萎黄,脉弱无力等症。本病常有饮食不节,过食生冷,恼怒气郁,或久病不愈等病史。呕吐与反胃,同属胃部的病变,其病机都是胃失和降,气逆于上,并且都有呕吐的临床表现。但反胃是脾胃虚寒,胃中无火,难以腐熟食入之谷物,以朝食暮吐,暮食朝吐,终至完谷尽吐出而始感舒畅。呕吐是以有声有物为特征,因胃气上逆所致,有感受外邪、饮食不节、情志失调和胃虚失和的不同,临诊之时,予以对症治疗。必要时可辅助胃镜、胃肠彩超等实验室检查以辅助诊断。

(二)经穴诊察

耳穴诊断,胃、十二指肠疾病活动期视诊胃、十二指肠穴可见似高粱米粒大小凹陷,色红,边缘整齐,红润可侵及耳轮脚上缘,耳轮脚上缘外 1/3 处缺损,可见血管充盈并向胰胆区走行。触诊该穴痛甚或呼痛难忍,疼痛评级Ⅱ～Ⅲ度。电测胃、十二指肠穴呈阳性反应。

三、辨证

本症多由外邪侵袭,化热入里,客于阳明,与谷气相搏,逆而上冲所致;或饮食不节,脾胃受损,胃失和降,胃气上逆所致;或肝火犯胃;六淫所伤;脾胃亏虚;内热伤阴等所致的胃失和降,气逆上冲。

(一)常用辨证

1.胃中寒冷

恶心,胃痛,或不时泛恶清水、涎沫,得暖则舒,遇寒则诸症加重,食少,便溏,少气,困倦,舌淡,脉弱。

2.胃热炽盛

恶心,嘈杂,吞酸,口臭,溲赤,便秘,舌苔黄,脉弦或滑。

3.胃阴亏虚

恶心,或剧烈呕吐,口渴欲饮,或饮水即吐,不能食,短气,困倦,舌红少苔,脉细数。

4.肝胃不和

恶心,或呕吐,胸闷,胁痛,口苦,咽干,不欲饮食,或月经不调,舌苔薄黄,脉弦细。

5.食滞胃肠

恶心欲吐,嗳腐吞酸,恶闻食臭,胃脘胀满,食欲缺乏,舌苔脉象正常。

(二)经络辨证

从经络辨证的角度看,恶心呕吐与脾、胃、肝等经脉有一定的联系。

1.胃中寒冷

胃寒者,或由素体脾胃阳虚,或因过食生冷,伐伤胃气。故恶心而常兼胃痛,胃阳不足,寒湿不化,则时泛清水涎沫,遇寒加重,得暖则缓解。中阳不足者,则有食少、便溏、少气、困倦、舌淡、脉弱等中焦阳虚不足的症状。治疗多取小肠募穴以温阳。

2.胃热炽盛

胃热者,或由素嗜膏粱厚味,里热内盛,或感冒暑热,外邪入里,以致胃热气逆恶心,故有口臭、吞酸、溲赤、便秘、苔黄、脉数等热证表现。治疗多取胃经荥穴。

3.胃阴亏虚

恶心常伴剧烈呕吐,或出现于剧烈呕吐之后,多由于热病后期,或术后,胃阴亏虚,致剧烈恶心呕吐,不能饮食,甚至水入即吐,口渴、舌红、脉细数。治疗多取脾经络穴、八脉交会穴照海滋阴。

4.肝胃不和

肝胃不和者,乃肝气郁滞,横逆犯胃所致,故必兼有胸闷、胁痛、口苦、咽干、脉弦等肝气郁滞症状。治疗多取肝经募穴和原穴。

5.食滞胃脘

多因饮食不节,过食醇酒厚味,食滞胃脘,胃气不得和降,气逆上冲,遂致干呕。有明显的伤食病因,表现为干呕,嗳腐吞酸,欲吐不能,脘腹胀满,大便秽臭,常呕出食物为快。治疗多取任脉和胃经腧穴。

四、治疗

(一)刺法灸法

1.主穴

中脘、内关、足三里。

2.配穴

胃中寒冷加关元;胃热炽盛加内庭;胃阴亏虚加三阴交、照海;肝胃不和加太冲、期门;食滞胃肠加下脘、里内庭。

3.操作

中脘直刺 1.0～1.5 寸,内关直刺 0.3～0.5 寸,足三里直刺 1.0～1.5 寸,均采用平补平泻法;其他配穴均采用虚补实泻的方法针刺,留针 30 分钟。

4.方义

中脘通调脾胃气机;内关理气和胃,降逆除恶;足三里健脾和胃,通腑降逆;胃中寒冷加关元温中散寒;胃热炽盛加内庭清泻胃热;胃阴亏虚加三阴交、照海滋阴生津;肝胃不和加太冲、期门平抑肝气,降逆和胃;食滞胃肠加下脘、里内庭消食导滞。

(二)针方精选

1.现代针方

(1)处方 1:肝胃气滞取期门、内关、足三里、膻中、中脘、公孙、肝俞、胃俞、膈俞,针用泻法;肝胃郁热取足三里、内庭、行间、中脘、肝俞、胃俞、厉兑、血海、膈俞,针用泻法;胃阴不足取三阴交、太溪、足三里、幽门、中脘、胃俞、肾俞针法补泻兼施;脾胃虚寒取脾俞、胃俞、中脘、章门、足三里、公孙、内关,针用补法,可加灸;瘀血阻络取足三里、内关、脾俞、肝俞、膈俞、血海、内关,针用泻法。消化性溃疡患者合并上消化道出血,出现失血性休克时,可取人中、百会、气海、关元,针灸并用。合并幽门梗阻者,可取中脘、梁门、章门、上巨虚、丰隆,针用泻法。

(2)处方 2:肝气犯胃取中脘、足三里、内关、公孙、太冲、期门,随症加减,胸胁胀满痛甚者加支沟、阳陵泉,刺灸方法:足三里、中脘、内关、公孙用平补平泻法,余穴用泻法;湿热积滞取中脘、足三里、丰隆、三阴交、内庭、内关、阴陵泉,刺灸方法:毫针刺用泻法或平补平泻法;瘀血阻络取中脘、膈俞、三阴交、血海、足三里,随症加减,溃疡急性穿孔者加梁丘、梁门、内关,刺灸方法:诸穴均用平补平泻法;胃阴不足取幽门、三阴交、章门、足三里、脾俞、胃俞、中脘、太溪,刺灸方法:毫针刺,用平补平泻法;脾胃虚寒取脾俞、胃俞、章门、中脘、足三里、三阴交、T₉～L₁夹脊穴,随症加减。胃阴不足者加照海,胃中灼热加内庭,脾胃阳虚者加气海,刺灸方法:内庭用平补平泻法,其他诸穴均有补法。夹脊穴用梅花针叩刺,至皮肤微红为度。阳虚者脾俞、胃俞、足三里、中脘、气海可加艾灸或温针灸。

2.经典针方

(1)《素问·宣明五气》:"五气所病,心为噫。"

(2)《灵枢·脉解》:"太阴所谓上走心为噫者,阴盛而上走于阳明,阳明络属于阳明,阳明络于心,故曰上走心为噫也。"

(3)《灵枢·经脉》:"足太阴病,则舌本强,食则呕,胃脘痛,腹胀善噫,得后与气,则快然如衰。"

(4)《神应经》:"干呕……通谷、隐白。"

(5)《针灸聚英》卷二:"恶心,因痰、热、虚。灸胃俞、幽门、商丘、中府、石门、膈俞、阳关。"

(6)《针灸逢源》卷五:"恶心,胃口有邪,见饮食便生畏,恶心下欲吐不吐,若寒气恶心者呕清水,痰火呕酸水,烦渴,胃俞、幽门、中脘、商丘。"

(三)其他疗法

1.穴位注射

分两组取穴,一组中脘、梁门(右),二组脾俞(单)、胃俞(单)。用维生素 B₁ 100 mg/2 mL,加 0.25% 普鲁卡因溶液 18 mL;每穴 10 mL,每天 1 次,两组交替注射,10 次为 1 个疗程。

2.耳针

以胃或十二指肠、交感、皮质下、口为主穴,三焦、神门、腹、肝、脾、膈为配穴,每次酌选3~5穴,可采取毫针法或电针法、压丸法。急性期,每天1次;缓解期,可隔天或每周1次。10次为1个疗程。

3.梅花针

取胸椎5~12两侧、颌下部、胸锁乳突肌、上腹部、剑突下、中脘、内关、足三里、阳性物区。采用中度或重度刺激法,肋弓缘叩刺2~3行,每天或隔天1次,7次为1个疗程,以后隔天1次,15次为一大疗程,间隔半月左右再继续治疗。如急性发作,可日治2~3次,不计疗程,至病情好转后再按上述疗程治疗。

4.穴位埋线

胃俞透脾俞、中脘透上脘、梁门透对侧梁门、足三里透上巨虚,每次选用1~2对透穴,以0~1号肠线埋入,20~30天埋线1次,3~4次为1个疗程。

(胡善智)

第四节 食 欲 不 振

一、概述

食欲不振又称"不欲食"或"不欲饮食"。临床表现为食欲差、不知饥饿、纳滞、纳呆、食欲不振、不思食、不能食等。甚者恶闻食臭,见食则呕,乃至呕恶欲吐,则称恶食、厌食。本症多由脾胃功能失调,即脾胃素虚,或喂养不当、饮食不节,伤及脾胃所致。临床分为虚、实两证。偏实证者治以消导为主;偏虚证者治以调补为主。

本症常见于西医学的神经性厌食症、小儿消化不良等疾病。

二、诊察

(一)一般诊察

注意营养情况及精神状态;皮肤有无黄染、脱水、水肿、色素沉着、有无心脏增大、有无肝硬化、脾大、腹水等;腹部有无压痛、反跳痛及肿物等,有无毛发脱落、行动缓慢等;血尿粪常规,血钾、钠、氯、二氧化碳结合力、尿素氮等;肝功能、肾功能检查、血气分析等;胸部X线检查、胃肠钡餐检查、腹部B超检查、胃肠道内镜检查。

(二)经穴诊察

耳穴诊断,以电测为主。电测时小肠、消化系统皮质下、脾、内分泌均呈阳性反应。

三、辨证

本症多由脾胃功能失调,即脾胃素虚,或喂养不当、饮食不节、伤及脾胃所致。临床分为虚、实两证。

（一）常用辨证

1.脾胃虚寒

食欲不振，进食稍多则脘腹胀闷欲呕，脘腹隐痛，喜暖恶寒，疲倦气短，四肢不温，大便溏薄，舌淡苔白，脉沉迟。

2.脾肾阳虚

食欲不振，气短懒言，疲乏倦怠，畏寒肢冷，腹胀腹痛，腰酸腿软，肢体浮肿，完谷不化，五更泄泻，舌质淡，舌体胖，脉沉细。

3.内伤食滞

食欲不振，嗳腐吞酸，脘腹饱胀，大便臭秽或秘结不通，舌苔厚腻，脉滑。

4.肝气犯胃

食欲不振，不思饮食，呃逆嗳气，精神抑郁，胸胁胀闷或胀痛，脉弦。

5.脾胃湿热

食欲不振，呕恶厌食，脘腹痞闷，疲倦乏力，大便溏，小便黄，舌红，苔黄白而腻，脉濡数或滑。

6.脾胃气虚

食欲不振，不思饮食，食后腹胀，或进食少许即泛泛欲吐，气短懒言，倦怠少力，舌淡苔白，脉缓弱。

7.胃阴不足

食欲不振，饥不欲食，口渴喜饮，大便干结，小便短少，舌质红，苔少，脉细略数。

（二）经络辨证

从经络辨证的角度看，食欲不振与脾、胃、肝等经脉有一定的联系。

四、治疗

（一）刺法灸法

1.主穴

脾俞、胃俞、足三里、四缝。

2.配穴

脾胃虚寒加关元；脾肾阳虚加肾俞、志室；内伤食滞加下脘、璇玑；肝气犯胃加肝俞、期门；脾胃湿热加阴陵泉、三阴交；脾胃气虚加气海；胃阴不足加中脘、三阴交。

3.操作

脾俞、胃俞向脊柱方向斜刺0.3～0.5寸；足三里直刺1.0～1.5寸，采用补法；四缝穴采用三棱针点刺，挤出少许黄色黏液。其他配穴均采用虚补实泻的方法针刺，留针30分钟。

4.方义

脾俞、胃俞补益脾胃之气，恢复其健运功能；足三里为胃下合穴，扶土以补中气；四缝主治食欲不振，小儿疳积；脾胃虚寒加关元温中祛寒；脾肾阳虚加肾俞、志室益肾壮阳，与主穴相配兼补脾肾；内伤食滞加下脘、璇玑消食化滞；肝气犯胃加肝俞、期门疏肝和胃；脾胃湿热加阴陵泉、三阴交清热化湿；脾胃气虚加气海健脾益气；胃阴不足加中脘、三阴交滋阴养胃。

（二）针方精选

1.现代针方

（1）处方1："食欲不振……舌红，苔腻，脉滑数，指纹紫滞。中脘，梁门，天枢，气海，足三里，里内庭;不思饮食……唇舌淡红,苔白腻,脉细而滑,指纹淡滞。下脘、胃俞、脾俞、足三里、四缝、太白。"

(2)处方2:"脾胃失健,中脘、足三里、脾俞,针用平补平泻法,不留针;胃阴不足取胃俞、足三里、三阴交、太溪,针用补法,不留针;脾胃气虚取关元、足三里、三阴交、脾俞、气海、胃俞,针用补法,不留针,针后艾条温和灸。"

(3)处方3:"主穴取中脘、建里、梁门、足三里,配穴,脾胃虚弱者脾俞、胃俞,胃阴不足加三阴交、内庭,肝旺脾虚加太冲、太白。"

2.经典针方

(1)《太平圣惠方》:"小儿羸瘦,食饮少,不生肌肤,灸胃俞穴各1壮……炷如小麦大。"

(2)《济阴纲目》:"黄芪散治妇人劳热羸瘦,四肢烦痛,心烦口干,不欲饮食。"

(三)其他疗法

1.耳针

脾、胃、胰、胆、交感、神门,每次选2～3穴,选用0.5～1.0寸毫针,快速进针,持续捻转1分钟左右即可出针,或留针15～20分钟,每天1次,脾胃气虚者可隔天1次,双耳交替进行。或用王不留行籽,每穴按压1分钟左右,使耳部发热、发红,并嘱患儿家长每天按压3～4次。3～5天换贴1次,5次为1个疗程。

2.灸法

关元、气海、中脘、足三里、脾俞、胃俞,每次选3～4穴,以艾条悬灸,每穴可灸5～10分钟,关元、气海可灸30分钟,以局部皮肤红晕为度,避免灼伤皮肤。

3.穴位敷贴

选神阙穴,方法:黄芪、黄精、砂仁各10g,鸡内金、苍术、青黛、二丑、皮硝各6g,共研细末,每次取6g,乳汁调敷脐部,胶布固定。2天换药1次,每天用热水袋热敷15～30分钟。或将药粉加麝香0.15g,做成兜肚,盖在脐部,10～15天换药1次。本法适用于脾胃气虚型患儿。

4.皮肤针

选脾俞、胃俞、足三里、中脘,腧穴常规消毒后,用皮肤针叩打上述穴位,轻刺激,以局部皮肤红晕为度,隔天1次。

(胡善智)

第五节 胃 脘 痛

胃脘痛是指以上腹胃脘部疼痛为主要症状的病证。由于疼痛部位近心窝部,古人又称"心痛""胃心痛""心腹痛""心下痛"等。本病多由外感邪气、内伤饮食或情志、脏腑功能失调等导致气机郁滞、胃失所养而引起。

西医学的急性胃炎、慢性胃炎、胃溃疡、十二指肠溃疡、功能性消化不良、胃黏膜脱垂等病以上腹部疼痛为主要症状者,属于本病范畴。

一、辨证

本病以上腹胃脘部疼痛为主要症状。根据发病原因不同可分为寒邪犯胃、饮食停滞、肝气犯胃、气滞血瘀、脾胃虚寒、胃阴不足等证型。

(一)寒邪犯胃

疼痛较剧,得温痛减,遇寒痛增,口不渴,喜热饮,苔薄白,脉弦紧。

(二)饮食停滞

疼痛胀满,嗳腐吞酸,呕吐或矢气后痛减,大便不爽,苔厚腻,脉滑。

(三)肝气犯胃

疼痛胀满,痛连胁肋,嗳气吞酸喜叹息,每因情志因素诱发,苔薄白,脉弦。

(四)气滞血瘀

胃痛拒按,痛有定处,食后痛甚,舌紫暗或有瘀斑,脉细涩。

(五)脾胃虚寒

疼痛缠绵,时轻时重,神疲乏力,纳呆便溏,或泛吐清水,舌淡苔薄,脉虚弱或迟缓。

(六)胃阴不足

隐痛灼热,饥不欲食,咽干口燥,大便干结,舌红少津,脉弦细或细数。

二、治疗

(一)针灸治疗

治则:和胃止痛。以足阳明、手厥阴经穴位及相应募穴为主。

主穴:中脘、内关、足三里、梁丘。

配穴:寒邪犯胃者加胃俞;饮食停滞者加下脘、梁门;肝气犯胃者加太冲;气滞血瘀者加膈俞;脾胃虚寒者加气海、关元、脾俞、胃俞;胃阴不足者加三阴交、内庭。

操作:毫针刺,实证用泻法,虚证用补法。脾胃虚寒者,可针灸并用。

方义:中脘为胃的募穴,足三里为足阳明经合穴、下合穴,两穴合用能和胃止痛。内关是八脉交会穴,通于阴维脉,主治胃痛、恶心。梁丘为足阳明胃经郄穴,善治胃痛。

(二)其他治疗

1.耳针

选脾、胃、肝、交感、神门、皮质下。毫针刺,中等强度,或用埋针法或贴压法。

2.穴位注射

选中脘、足三里、肝俞、胃俞、脾俞,每次取 2 穴,以黄芪、丹参或当归注射液,每穴注入 1 mL,每天或隔天 1 次。

（胡善智）

第六节　胃　下　垂

胃下垂是以胃小弯弧线最低点下降至髂嵴连线以下为主要表现的慢性胃肠疾病。多见于体质瘦弱、体型瘦长或因病突然消瘦者,妇女多育也易罹患本病,患者症状轻重表现与其神经敏感性有明显关系。

本病属中医学胃缓范畴。

一、病因病机

维持胃底正常位置的因素有三个,即横膈的位置或膈肌的悬吊力、邻近脏器及有关韧带的力量、腹壁肌的力量或腹壁脂肪层的厚薄,其中任何一个因素失常即可引发胃下垂。

中医认为本病多由先天禀赋不足,或病后失调,饮食不节,损伤脾胃,以致脾胃虚弱,中气下陷,升举无力而发生下坠。

二、辨证

证候:轻度胃下垂可无症状。较严重者出现慢性中上腹疼痛,但无周期性和明显的节律性。疼痛轻重与进食量的多少有关,且食后作胀。自觉胃部下坠,肠鸣辘辘,直立时加重,平卧后减轻。可伴有便秘、腹泻、便形失常,如大便扁而短。可有眩晕、乏力、心悸、失眠、直立性低血压,或伴有肾、子宫下垂和脱肛等并发症。

体检见肋下角<90°,脐下可有振水音,食后叩诊胃下极可下移至骨盆,上腹部可扪及强烈的腹主动脉搏动。X线胃肠钡餐检查是本病的主要诊断依据,可见胃呈无力型,小弯弧线最低点在髂嵴连线以下,十二指肠球部受胃下垂牵拉向左偏移等。治法补中益气,健脾和胃。

三、治疗

(一)针灸治疗

取穴:中脘、梁门、气海、关元、脾俞、足三里。

随症配穴:腹泻者,加天枢。腹部下坠感者,加灸百会。

刺灸方法:针用补法,可加灸。

方义:中脘为胃之募穴,可健脾和胃。梁门位近胃腑,有和胃作用。气海、关元能温肾益气。脾俞、足三里可补虚健胃,升举中气。

(二)其他治疗

1.穴位注射

取脾俞、胃俞、肾俞、中脘、气海、足三里等穴,每次选 2～4 穴,选用加兰他敏、苯丙酸诺龙等注射液,每穴注射 0.3～0.5 mL,隔天或每天注射 1 次,10 次为 1 个疗程。

2.穴位埋线

选用两组穴位,胃俞透脾俞、中脘透上脘,或腹哀透神阙、阑尾透足三里。先取一组穴位,依法植入羊肠线,20～30 天后用另一组穴位,两组穴位可交替使用。

（胡善智）

第七节　泄　泻

泄泻也称"腹泻",是指排便次数增多,粪便稀薄,或泻出如水样。古人将大便溏薄者称为"泄",大便如水注者称为"泻"。由于感受外邪、饮食不节、情志所伤及脏腑虚弱等,使脾胃运化功能失调,肠道分清泌浊、传导功能失司所致。可按其发病缓急分为急性泄泻和慢性泄泻两类。

西医学的急慢性肠炎、肠结核、肠道激惹综合征、吸收不良综合征等属于本病的范畴。

一、辨证

(一)急性泄泻

主症:发病势急,病程短,大便次数多,小便减少。

感受寒湿:大便清稀,甚如水样,腹痛肠鸣,脘闷食少,舌淡,苔白腻,脉濡缓。

感受湿热:泄泻腹痛,泻下急迫,或泻而不爽,粪色黄褐,气味臭秽,肛门灼热,烦热口渴,小便短黄,舌红,苔黄腻,脉濡数。

食滞肠胃:腹痛肠鸣,臭腐如败卵,泻后痛减,伴有未消化的食物,嗳腐吞酸,不思饮食,苔垢浊或厚腻,脉滑。

(二)慢性泄泻

主症:起病缓,病程长,泻下势缓,泻出量少,常有反复发作的趋势。

脾胃虚弱:大便时溏时泻,迁延反复,完谷不化,饮食减少,食后脘闷不舒,稍进油腻食物,则大便次数明显增加,面色萎黄,神疲倦怠,舌淡苔白,脉细弱。

肝气乘脾:素有胸胁胀闷,嗳气食少,每因抑郁恼怒或情绪紧张时发生腹痛泄泻,腹中雷鸣,矢气频作,舌淡红,脉弦。

肾阳虚衰:黎明之前脐腹作痛,肠鸣即泻,泻下完谷,泻后则安,形寒肢冷,腰膝酸软,舌淡苔白,脉沉细。

二、治疗

(一)针灸治疗

1.急性泄泻

治则:除湿导滞,通调腑气。以足阳明、足太阴经穴位为主。

主穴:天枢、上巨虚、阴陵泉、水分。

配穴:感受寒湿者加神阙;感受湿热者加内庭;饮食停滞者加中脘。

操作:毫针刺,用泻法。神阙用隔姜灸法。

方义:天枢为大肠募穴,可调理肠胃气机;上巨虚为大肠下合穴,可运化湿滞,取"合治内腑"之意;阴陵泉可健脾化湿;水分可利小便而实大便。

2.慢性泄泻

治则:健脾温肾,固本止泻。以任脉及足阳明、足太阴经穴位为主。

主穴:神阙、天枢、足三里、公孙。

配穴:脾气虚弱者加脾俞、太白;肝气郁结者加太冲;肾阳不足者加肾俞、命门。

操作:神阙用灸法;天枢用平补平泻法;足三里、公孙用补法。配穴按虚补实泻法操作。

方义:灸神阙可温补元阳,固本止泻;天枢为大肠募穴,能调理肠胃气机;足三里、公孙可健脾益胃。

(二)其他治疗

1.耳针

选大肠、小肠、脾、胃、肝、肾、交感,每次取 3～4 穴,毫针刺,中等刺激。也可埋耳针或用贴压法。

2.穴位注射

选天枢、上巨虚,用小檗碱注射液,或用维生素 B_1 或维生素 B_{12} 注射液,每穴注射 0.5～1.0 mL,每天或隔天 1 次。

(胡善智)

第八节　便　　秘

便秘是指大便秘结不通,粪便干燥艰涩难解,常常数天一行,甚至非用泻药、栓剂或灌肠不能排便的一种病证。多由大肠积热,或气滞,或寒凝,或阴阳气血亏虚,使大肠的传导功能失常,糟粕不行,凝结肠道而致。

西医学的习惯性便秘、全身衰弱致排便动力减弱引起的便秘以及肠神经官能症、肠道炎症恢复期肠蠕动减弱引起的便秘、肛裂、痔疮、直肠炎等肛门直肠疾病引起的便秘及药物引起的便秘等属于本病的范畴。

一、辨证

大便秘结不通,排便艰涩难解,常常数天一行。根据临床表现不同可分为热秘、气秘、虚秘、寒秘等证型。

(一)热秘

大便干结,腹胀腹痛,面红身热,口干心烦,口臭,喜冷饮,小便短赤,舌红,苔黄或黄燥,脉滑数。

(二)气秘

欲便不得,嗳气频作,腹中胀痛,遇情志不畅则便秘加重,纳食减少,胸胁痞满,口苦,苔薄腻,脉弦。

(三)虚秘

气虚见大便秘结,临厕努挣,挣则汗出气短,便后疲乏,大便并不干硬,神疲气怯,舌淡嫩,苔薄,脉虚细;血虚见面色无华,头晕心悸,唇舌色淡,脉细。

(四)寒秘

大便艰涩,排出困难,小便清长,腹中冷痛,四肢不温,畏寒喜暖,舌淡苔白,脉沉迟。

二、治疗

（一）针灸治疗

治则：调理肠胃，行滞通便。以足阳明经、手少阳经穴位为主。

主穴：天枢、支沟、水道、归来、丰隆。

配穴：热秘者加合谷、内庭；气秘者加太冲、中脘；气虚者加脾俞、气海；血虚者加足三里、三阴交；寒秘者加神阙、关元。

操作：主穴用毫针泻法。配穴按虚补实泻法操作；神阙、关元用灸法。

方义：天枢为大肠募穴，可疏通大肠腑气，腑气通则大肠传导功能正常；支沟可宣通三焦气机，三焦之气通畅则腑气通调；水道、归来、丰隆可调理肠胃、行滞通腑。

（二）其他治疗

1.耳针

选大肠、直肠、交感、皮质下，毫针刺，中等强度或弱刺激，或用贴压法。

2.穴位注射

选穴参照针灸治疗主穴，用生理盐水，或维生素 B_1 或维生素 B_{12} 注射液，每穴注射 0.5～1.0 mL，每天或隔天 1 次。

（胡善智）

第八章

肾系病证的针灸治疗

第一节 水 肿

水肿是指体内水液滞留,泛滥肌肤,引起头面、眼睑、四肢、腹背甚至全身水肿,严重者还可伴有胸腔积液、腹水等。本证又名水气,可分为阴水和阳水二大类。阳水发病较急,多从头面部先肿,肿势以腰部以上为著;阴水发病较缓,多从足跗先肿,肿势以腰部以下为显。

本证常见于西医学中的急慢性肾炎、充血性心力衰竭、肝硬化及营养障碍等疾病。

一、病因病机

本证多因三焦气化失职、气机不利、水液停滞、排泄失常、渗于肌肤而发病。

(一)风水相搏

肺为水之上源,又主一身之表,外合皮毛。风邪侵袭,肺失宣肃,不能通调水道,下输膀胱,以致风遏水阻,风水相搏,流溢于肌肤,发为水肿(阳水)。

(二)脾虚湿困

脾主运化,喜燥恶湿。如居处潮湿,或涉水冒雨,水湿之气内侵,或平素酒食不节,生冷太过,湿蕴于中,脾为湿困,健运失司,不能升清降浊,以致水湿不得下行,泛于肌肤,而成水肿(阴水)。

(三)阳虚水泛

生育不节,房劳过度,肾气内伤,或劳倦伤脾,日久脾肾俱虚,肾虚则开阖不利,不能化气行水,以致水液停聚,泛滥于肌肤,形成水肿(阴水)。

二、辨证

(一)阳水

证候:多为急性发作,初起面目微肿,继则遍及全身,皮肤光泽,按之凹陷易复,胸中烦闷甚则呼吸急促,小便短少而黄,伴有恶寒发热,咽痛,苔白滑或腻,脉浮滑或滑数。

治法:疏风利水。

(二)阴水

证候:发病多由渐而始,初起足跗微肿,继而腹背面部等渐见浮肿,按之凹陷恢复较难,肿势时起时消,气色晦滞,小便清利或短涩。脾虚者兼见脘闷纳少,大便溏泄。肾虚者兼见喜暖畏寒,肢冷神疲,腰膝酸软,脉沉细或迟,舌淡苔白。

治法:温阳利水。

三、治疗

(一)针灸治疗

1.阳水

取穴:肺俞、列缺、合谷、三焦俞。

配穴:恶寒甚者,加偏历。发热甚者,加曲池。咽痛者,加少商。面部肿甚者,加水沟。

刺灸方法:针用泻法。

方义:取肺俞以宣肺疏风,通调水道。列缺、合谷为原络相配,可疏解表邪。三焦俞调整气化,通利水道。

2.阴水

取穴:脾俞、肾俞、三焦俞、水分。

配穴:脾虚者,加中脘、足三里、天枢。肾虚者,加灸关元、命门。

刺灸方法:针用补法,可加灸。

方义:补脾俞、肾俞可温中助阳以化气利水。三焦俞通调水道以利水下行。水分可分利水邪,利尿行水。

(二)其他疗法

1.耳针

取肺、脾、肾、膀胱,毫针中度刺激,留针 30 分钟,每天 1 次,或埋针或埋王不留行籽贴压刺激,每 3～5 天更换 1 次。

2.穴位敷贴

用车前子 10 g 研细末,与独头蒜 5 枚、田螺 4 个共捣,敷神阙。或用蓖麻籽 50 粒,薤白 3～5 个,共捣烂敷涌泉。每天 1 次,连敷数次。

(刘　园)

第二节　癃　闭

癃闭是以排尿困难、尿量减少,甚至小便闭塞不通为主要表现的一种病证。"癃"是指小便不利,点滴而下,病势较缓;"闭"是指小便不通,欲溲不下,病势较急。癃与闭常合称癃闭。多见于产后妇女、手术后患者及老年男性。由于外邪侵袭、饮食不节、情志内伤、体虚久病、外伤等引起肾和膀胱气化失司所导致。

西医学的膀胱、尿道器质性和功能性病变及前列腺疾病等所造成的排尿困难和尿潴留均属本病范畴。

一、辨证

本病起病可突然发作,或逐渐形成。证见小便不通,少腹胀大,少腹急痛,烦躁不安等。病情严重时,还可见头晕、头痛、恶心、呕吐、胸闷、喘促、水肿,甚至神昏等。根据其临床表现可分为湿热内蕴、肝郁气滞、瘀浊闭阻和脾肾亏虚型。

(一)湿热内蕴

小便闭塞不通,努责无效,小腹胀急而痛,烦躁口渴,或口渴不欲饮,或大便不畅,舌质红,苔黄腻。

(二)肝郁气滞

小便不通或通而不畅,多烦善怒,胁腹胀满疼痛,舌红,苔黄,脉弦。

(三)瘀浊闭阻

多有外伤或手术损伤病史。小便不通或通而不畅,小腹满痛,舌紫黯或有瘀点,脉涩。

(四)脾肾亏虚

小便淋沥不爽,排出无力,甚至点滴不通,精神疲惫,气短食欲缺乏,大便不坚,小腹坠胀,腰膝酸软,畏寒乏力,舌质淡,脉沉细。

二、治疗

(一)针灸治疗

治则:调理膀胱,行气通闭。以任脉、足太阳经及足太阴经穴位为主。

主穴:秩边、三阴交、关元、中极、膀胱俞、三焦俞、肾俞。

配穴:湿热内蕴者,加委阳、尺泽;肝郁气滞者,加太冲、大敦;瘀血阻滞者,加曲骨、次髎、血海;中气不足者,加气海、脾俞、足三里;肾气亏虚者,加太溪、复溜。

操作:毫针刺,实证用泻法,虚证用补法。

方义:秩边为膀胱经穴,可调理膀胱;三阴交可通调足三阴经气血,消除瘀滞;关元为任脉与足三阴经交会穴,中极为膀胱募穴,中极配膀胱之背俞穴,俞募相配,关元透中极,均能起到鼓舞膀胱气化功能的作用;三焦俞通调三焦,配肾俞可促进膀胱气化功能。

(二)其他治疗

1.耳针

选肾、膀胱、肺、肝、脾、三焦、交感、神门、皮质下、腰骶椎。每次选3～5穴,用毫针中强刺激,或用揿针埋藏,或用王不留行籽贴压。

2.穴位敷贴

选神阙穴。用葱白、冰片、田螺或鲜青蒿、甘草、甘遂各适量,混合捣烂后敷于脐部,外用纱布固定,加热敷。

3.取嚏或探吐

用消毒棉签,向鼻中取嚏或喉中探吐;也有用皂角粉末 0.3～0.6 g 吹鼻取嚏。

4.电针

取双侧维道,沿皮刺,针尖向曲骨透刺 2～3 寸,通脉冲电 15～30 分钟。

（刘　园）

第三节　淋　证

淋证是以小便频急、淋沥不尽、尿道涩痛、小腹拘急、痛引腰腹为主要表现的病证。中医历代对淋证分类有所不同,本节分为热淋、气淋、血淋、膏淋、石淋、劳淋六种。

本证多见于西医学的泌尿系统感染、泌尿系统结石、泌尿系统肿瘤及乳糜尿等。

一、病因病机

本证病在肾和膀胱,多因湿热蕴结下焦、脾肾亏虚、肝郁气滞等引起。

(一)湿热下注

过食辛热,或嗜酒肥甘,酿成湿热,下注膀胱发为热淋;若湿热蕴积,尿液受其煎熬,日积月累,尿中杂质结为砂石,则为石淋;若湿热蕴结于下,以致气化不利,清浊不分,小便如脂如膏,则为膏淋;若热盛伤络,迫血妄行,小便涩痛有血,则为血淋。

(二)脾肾亏虚

久淋不愈,湿热耗伤正气,或年老、久病体弱及劳累过度,房事不节,均可致脾肾亏虚。如遇劳即小便淋沥者,则为劳淋;中气不足,气虚下陷者,则为虚证气淋;脾肾亏虚,下元不固,不能制约脂液,脂液下泄,尿液浑浊,则为虚证膏淋;肾阴亏虚,虚火扰络,尿中夹血,则为虚证血淋。

(三)肝郁气滞

恼怒伤肝,气郁化火,或气火郁于下焦,膀胱气化不利,则少腹作胀,而发为实证气淋。

二、辨证

(一)热淋

证候:小便频急,灼热涩痛,尿色黄赤,少腹拘急胀痛,或有恶寒发热,口苦,呕恶,或有腰痛拒按,或有大便秘结,苔黄腻,脉滑数。

治法:清热利湿通淋。

(二)石淋

证候:小便艰涩,尿中时夹砂石,或排尿时突然中断,尿道窘迫疼痛,少腹拘急,或腰腹绞痛难忍,尿中带血。湿热下注者,兼见大便干结,舌红,苔薄黄,脉弦或带数。若痛久砂石不去,腰腹隐痛,排尿无力,小腹坠胀,可伴见面色少华,精神委顿,少气乏力,舌淡边有齿印,脉细而弱,此为肾气亏虚。若眩晕耳鸣,腰酸膝软,手足心热,舌红少苔,脉细带数,为肾阴亏虚。病久下焦瘀滞者,见舌紫暗或有瘀斑,脉细涩。

治法:通淋排石。

(三)气淋

证候:肝郁气滞者,小便涩滞,淋沥不畅,少腹满痛,苔薄白,脉多沉弦。中气下陷者,少腹坠胀,尿有余沥,面色㿠白,舌淡,脉虚细无力。

治法:肝郁气滞者利气疏导;中气下陷者补中益气。

（四）血淋

证候：湿热下注者，可见小便热涩刺痛，尿色深红，或夹有血块，伴发热，心烦口渴，腰痛，大便秘结，苔黄，脉滑数。肾阴亏虚者，可见小便涩痛较轻，尿色淡红，腰酸膝软，神疲乏力，头晕耳鸣，舌淡红，脉细数。

治法：湿热下注者清热利湿，通淋止血；肾阴亏虚者滋阴补肾，清热止血。

（五）膏淋

证候：湿热下注者，小便浑浊如米泔水，置之沉淀如絮状，上有浮油如脂，或夹有凝块，或混有血液，尿道热涩疼痛，舌红，苔黄腻，脉濡数。脾肾两虚者表现为病久不已，反复发作，小便浑浊如米泔水，尿道涩痛不甚，形体日渐消瘦，神疲无力，腰酸膝软，舌淡，苔腻，脉细弱无力。

治法：湿热下注者清热利湿，分清泄浊；脾肾两虚者益气升陷，补虚固涩。

（六）劳淋

证候：小便不甚赤涩，但淋沥不已，时作时止，遇劳即发，腰酸膝软，神疲乏力，舌淡，脉虚细弱。

治法：健脾益肾，利尿通淋。

三、治疗

（一）针灸治疗

1.热淋

取穴：膀胱俞、中极、阴陵泉、行间。

配穴：恶寒发热者，加合谷、列缺。便秘甚者，加支沟。

刺灸方法：针用泻法。

方义：膀胱俞、中极为俞募配穴法，以疏利膀胱气机。阴陵泉通利小便，疏通气机。取肝经荥穴行间，泻热而定痛。

2.石淋

取穴：膀胱俞、中极、秩边、委阳、然谷。

配穴：湿热下注者，加阴陵泉、三焦俞。肾气亏虚者，加肾俞、关元、足三里。肾阴亏虚者，加肾俞、太溪、照海。下焦瘀滞者，加气海、膈俞。腰腹急痛甚者，加水沟。

刺灸方法：实证针用泻法，虚证针用补法，秩边透水道。

方义：膀胱俞、中极方义同"热淋"。秩边透水道，配合委阳、然谷具有通淋排石止痛的功效。加阴陵泉、三焦俞以清热利湿。加肾俞、关元、足三里可益肾补气。加肾俞、太溪、照海可滋肾补阴。取气海、膈俞以理气活血祛瘀。

3.气淋

取穴：膀胱俞、中极、秩边。

配穴：肝郁气滞者，加肝俞、太冲、间使。中气下陷者，加气海、足三里。

刺灸方法：实证针用泻法，虚证针用补法，秩边透水道。

方义：膀胱俞、中极方义同"热淋"。秩边可理气通淋。肝俞、太冲、间使可疏肝理气。气海、足三里可健脾益气。

4.血淋

取穴：膀胱俞、中极、血海、三阴交。

配穴:湿热下注者,加少府、劳宫。肾阴亏虚者,加复溜、太溪、肾俞。

刺灸方法:实证针用泻法,虚证针用补法。

方义:膀胱俞、中极方义同"热淋"。血海、三阴交可清利湿热,凉血止血。加少府、劳宫可清热除烦。加复溜、太溪、肾俞可滋肾养阴。

5.膏淋

取穴:膀胱俞、中极、阴陵泉、三阴交。

配穴:湿热下注者,加行间。脾肾两虚者,加气海、肾俞、命门、脾俞。小便浑浊如膏者,加灸气海俞、百会。

刺灸方法:实证针用泻法,虚证针用补法。

方义:膀胱俞、中极方义同"热淋"。阴陵泉、三阴交既可分清泌浊、清利湿热,又可滋补脾肾、补虚固涩。加行间增强清热力量。加气海、肾俞、命门、脾俞以补益脾肾。

6.劳淋

取穴:膀胱俞、中极、脾俞、肾俞、命门、关元、足三里。

配穴:心悸气短者,加内关。

刺灸方法:针用补泻兼施法。

方义:膀胱俞、中极方义同"热淋"。取脾俞、肾俞、命门、关元、足三里可补益脾肾,益气通淋。

(二)其他疗法

1.耳针

取膀胱、肾、交感、肾上腺,每次选 2~4 穴,毫针强刺激,留针 20~30 分钟,每天 1 次。

2.皮肤针

取三阴交、曲泉、关元、曲骨、归来、水道、腹股沟部、L_2~S_4 夹脊,用皮肤针叩打至皮肤红润为度。

3.电针

取肾俞、三阴交,毫针刺入后予高频脉冲电流刺激 5~10 分钟。

(刘　园)

第四节　阳　痿

阳痿是指年龄未届性功能衰退的男性出现阳事不举或临房举而不坚之证。

本证可见于西医学的男子性功能障碍及某些慢性虚弱疾病。

一、病因病机

本证多由命门火衰、肝肾亏虚、思虑过度、惊恐等引起,也有湿热下注、宗筋松弛而致者,但较为少见。

(一)命门火衰

房事不节,或手淫过度,肾阳亏虚,无力鼓动,而致阳痿。

（二）心脾两虚

思虑过度,损伤心脾,气血不足,宗筋痿软,以致阳事不举。

（三）惊恐伤肾

房事之中,卒受惊恐,或焦躁不安,气机受阻,以致阳痿。

（四）湿热下注

湿热蕴结,下注宗筋,致使宗筋痿软不举。

二、辨证

（一）命门火衰

证候:症见阳痿,面色㿠白,腰酸足软,头晕目眩,精神萎靡,甚至周身怕冷,食欲减退,舌淡,苔白,脉沉细。

治法:补肾壮阳。

（二）心脾两虚

证候:症见阳痿,伴有面色萎黄,食欲缺乏,精神倦怠,周身肢体酸软无力,舌淡,苔薄白,脉细弱。

治法:补益心脾。

（三）惊恐伤肾

证候:症见阳痿,精神抑郁或焦躁紧张,胆小多疑,心悸失眠,苔薄腻,脉沉细。

治法:益肾宁神。

（四）湿热下注

证候:阴茎痿软,勃而不坚,阴囊潮湿气躁,下肢酸重,尿黄,舌红,苔黄腻,脉滑数。

治法:清热化湿。

三、治疗

（一）针灸治疗

1.命门火衰

取穴:肾俞、命门、关元、中极、三阴交。

配穴:头昏目眩者,加风池。

刺灸方法:针用补法,可加灸。

方义:肾俞、命门用补法加温灸,以补肾中元阳,壮命门之火。取任脉关元、中极能直接兴奋宗筋,温下元之气。补三阴交,益肝肾,以治其本。

2.心脾两虚

取穴:心俞、脾俞、肾俞、关元、足三里、三阴交。

配穴:夜寐不宁者,加神门。心悸怔忡者,加内关。

刺灸方法:针用补法。

方义:取心俞、脾俞补益心脾气血。肾俞为肾气转输之处,可益肾气滋肾阴。关元乃足三阴与任脉之会,三焦之气所生之地,可培肾固本,补益元气,强壮宗筋。足三里补益脾胃之气,健旺生化之源。三阴交补益肝肾之阴。

3.惊恐伤肾

取穴：心俞、肾俞、神门、气海、三阴交。

配穴：胆怯易惊者，加间使。

刺灸方法：针用补法。

方义：取心俞以养心调神。肾俞补肾益气。神门宁心安神。气海调下元气机，补益肾中元气。三阴交补益肝肾之阴。

4.湿热下注

取穴：中极、三阴交、曲泉、行间。

配穴：阴囊潮湿气躁者，加阴陵泉、蠡沟。

刺灸方法：针用泻法。

方义：中极、三阴交可利湿清热。曲泉、行间清热利宗筋。

（二）其他疗法

1.耳针

取外生殖器、内生殖器、内分泌、肾，每次选 2～4 穴，毫针中度刺激，留针 5～15 分钟，每天或隔天 1 次，或埋针按压刺激。

2.电针

取八髎、然谷或关元、三阴交，两组穴位交替使用，针刺后通低频脉冲电流 3～5 分钟，每天或隔天 1 次，10 次为 1 个疗程。

3.穴位注射

取关元、中极、肾俞，每次选 2 穴，药物采用维生素 B_1 150 mg 或维生素 B_{12} 0.1 mg，或丙酸睾酮 5 mg 或当归注射液等，每穴注射 0.5 mL，隔天 1 次，10 次为 1 个疗程。

4.穴位埋线

取肾俞、关元、三阴交、中极，每次选 1～3 穴，用 0～1 号羊肠线按常规操作埋入穴内，每隔 1 个月或 1.5 个月埋线 1 次。

（刘　园）

第五节　早　泄

早泄是指性交时阴茎插入阴道时间极短即发生射精，不能进行正常性交的病证，严重者发生在交媾前即泄精。

本证与西医学男子性功能障碍中的早泄相同。

一、病因病机

本证由多种原因所致肾失封藏、固摄无权而引起。

（一）肾虚不固

房事频繁，或手淫过度，肾气亏虚，精关不固而早泄。

（二）阴虚火旺

肾阴不足，相火偏旺，精宫易扰，发为早泄。

（三）心脾两虚

思虑太过，耗伤心脾，气血不足，封藏失职。

（四）惊恐伤肾

房事之中，惊恐焦躁，气机逆乱，肾失封藏。

（五）肝郁气滞

精神抑郁，肝气郁结，肝失疏泄，扰动精宫。

二、辨证

（一）肾虚不固

证候：性欲减退，阴茎勃起缓慢，入房早泄，或伴阳痿，精神萎靡，夜尿多或余沥不尽，腰酸膝软，舌淡，苔白，脉沉弱。

治法：补肾固精。

（二）阴虚火旺

证候：欲念时起，阳事易举或举而不坚，临房早泄，常伴遗精，失眠多梦，腰酸膝软，五心烦热，潮热盗汗，头晕目眩，耳鸣心悸，口干咽痛，舌红，脉细数。

治法：滋阴降火摄精。

（三）心脾两虚

证候：临房早泄，心悸失眠，健忘多梦，神疲气短，眩晕形瘦，纳谷不馨，大便溏薄，面色无华，舌淡，苔白，脉沉细。

治法：养心健脾固精。

（四）惊恐伤肾

证候：临房胆怯，恐惧不安，一交即泄，舌淡，苔白，脉弱。

治法：补肾定心固精。

（五）肝郁气滞

证候：交媾早泄，精神抑郁，胁肋胀满，小腹作胀，胃纳不佳，苔薄白，脉弦。

治法：疏肝解郁固精。

三、治疗

（一）针灸治疗

1.肾虚不固

取穴：肾俞、志室、关元、三阴交。

配穴：伴阳痿者，加灸命门。夜尿多者，加中极、膀胱俞。

刺灸方法：针用补法，可加灸。

方义：肾俞、志室可益肾固摄。关元壮阳补气，以固精关。三阴交为足三阴之交会穴，可助补肾之力。

2.阴虚火旺

取穴：肾俞、志室、太溪、神门、三阴交。

配穴:阳事易举者,加太冲。潮热盗汗者,加合谷、复溜。

刺灸方法:针用补泻兼施法。

方义:肾俞、志室、太溪可补肾阴,降虚火。神门泻心火以宁神定志。三阴交补肾滋阴。

3.心脾两虚

取穴:心俞、脾俞、肾俞、关元、神门、三阴交。

配穴:纳谷不馨、便溏者,加足三里。

刺灸方法:针用补法,可加灸。

方义:心俞、脾俞养心安神,健脾益气。肾俞、关元补肾固精。神门、三阴交,益气养血安神。

4.惊恐伤肾

取穴:肾俞、神门、三阴交、关元。

配穴:胆怯不安者,加心俞、胆俞。

刺灸方法:针用补法。

方义:肾俞补肾益气。神门、三阴交镇惊安神。关元补肾固精。

5.肝郁气滞

取穴:太冲、内关、气海、三阴交。

配穴:胃纳不佳者,加足三里。

刺灸方法:针用泻法。

方义:太冲疏肝理气解郁。内关宽胸理气和胃。气海既可疏调气机,又能固摄精液。三阴交补益肾气。

(二)其他疗法

1.耳针

取内生殖器、外生殖器、神门、内分泌、心,每次选2～4穴,毫针刺激,隔天1次,或埋针、埋籽按压刺激。

2.穴位敷贴

以露蜂房、白芷各10 g研磨,醋调成团,临睡前敷神阙。

(刘 园)

第六节 遗 精

遗精是指不因性生活而精液频繁遗泄的病证,如有梦而遗精,称为梦遗;无梦而遗精,甚至清醒时精液流出,称滑精。未婚或已婚后与妻子分居的男子,每月遗精4次以下者,多属正常现象。

西医学中的男子性功能障碍、前列腺炎等引起的遗精,一般可参考本节内容辨证论治。

一、病因病机

本证的发生多因阴虚火旺、心脾亏损、湿热下注等,以致肾失封藏所致。

(一)阴虚火旺

心肾相交,水火相济;若肾阴不足,心火偏亢,扰动精室,则发为遗精。

（二）湿热下注

过食肥甘辛辣，损伤脾肾，蕴湿生热，下扰精室，引致遗精。

（三）心脾两虚

劳神太过，思慕不已，耗伤心脾，心虚则神浮不定，脾虚则气陷不摄，终致遗精。

（四）肾虚不固

恣情纵欲，房事无度，或手淫频繁，致肾精亏虚，精关不固，发为遗精。

二、辨证

（一）阴虚火旺

证候：梦中遗精，夜寐不宁，头昏头晕，耳鸣目眩，心悸易惊，神疲乏力，或见尿少色黄，舌尖偏红，苔少，脉细数。

治法：滋阴降火摄精。

（二）湿热下注

证候：多梦遗精频作，尿后常有精液外流，尿色黄，尿时不爽或有灼热，口干苦，渴不多饮，舌红，苔黄腻，脉濡数。

治法：清热利湿固精。

（三）心脾两虚

证候：遗精遇思虑或劳累过度而作，头晕失眠，心悸健忘，食少便溏，面色萎黄，舌淡，脉细弱。

治法：养心健脾固精。

（四）肾虚不固

证候：遗精频作，甚则滑精，面色少华，精神萎靡，头晕目眩，耳鸣，腰膝酸软。肾阳虚者兼见畏寒肢冷，阳痿早泄，舌淡，苔薄白，脉沉细弱。

治法：补肾固精。

三、治疗

（一）针灸治疗

1.阴虚火旺

取穴：心俞、神门、志室、中极、三阴交。

配穴：相火偏旺阳事易兴者，加太冲、阳陵泉。

刺灸方法：针用补泻兼施法。

方义：泻心俞清泻君火，泻神门宁心安神。志室、中极既能益肾固精，又能清泻相火。三阴交属肝脾肾三经之会，能益阴以和阳，协调阴阳之平衡。

2.湿热下注

取穴：膀胱俞、中极、次髎、肾俞、阴陵泉、行间。

配穴：尿时不爽者，加三阴交。

刺灸方法：针用泻法。

方义：膀胱俞、中极为俞募配穴，加次髎以清利下焦湿热。取肾俞补肾固摄。阴陵泉、行间泻之能清热利湿。

3.心脾两虚

取穴：心俞、脾俞、三阴交、神门、肾俞、中极。

配穴：头晕者，加风池。心悸者，加内关。食少便溏者，加足三里。

刺灸方法：针用补法，可加灸。

方义：心俞、脾俞养心健脾。三阴交、神门可健脾益气，安神定志。肾俞、中极可固精止遗。

4.肾虚不固

取穴：肾俞、志室、中极、太溪。

配穴：伴早泄者，加关元。

刺灸方法：针用补法，可加灸。

方义：取肾俞、志室补肾益气，封藏精室。补中极更能固摄精气。太溪滋补肾中之元阳和元阴。

(二)其他疗法

1.耳针

取内生殖器、内分泌、神门、肝、肾，每次选1～4穴，毫针中度刺激，留针5～30分钟，每天1次，或采用埋针刺激。

2.皮肤针

取心俞、肾俞、志室、关元、中极、三阴交、太溪，或取腰骶两侧夹脊穴及足三阴经膝关节以下的经穴，用皮肤针叩打皮肤呈轻度红晕，每晚1次。

3.穴位注射

取中极、关元，选用维生素 B_{12} 或维生素 B_1 注射液，每穴注射 0.5 mL，隔天或每天1次，10次为1个疗程。

4.穴位埋线

取关元、中极、肾俞、三阴交，每次选用2穴，用0～1号羊肠线埋入，每2周1次。

(刘　园)

第九章

妇科病证的针灸治疗

第一节 痛 经

妇女正值经期或行经前后，出现小腹部疼痛或痛引腰骶，甚则剧痛至昏厥者，称痛经，也称经行腹痛。

古代无"痛经"病名，历代医家所论，不外"经行腹痛""经来腹痛""月水来腹痛""少腹坚痛""月水刺痛""经事欲行，脐腹绞痛""妇人经期，气逆作痛"等，现代中医已将该病统称为痛经。

西医学一般将痛经分为原发性与继发性两种。原发性痛经多属功能性痛经，是指经妇科检查，生殖器官无明显器质性病变者，多发生于月经初潮后 2～3 年的青春期少女或未婚的年轻妇女，原发性痛经多能在生育后缓解。继发性痛经多属器质性痛经，是指生殖器官有明显病变者，如子宫内膜异位症、盆腔炎性疾病、肿瘤等，多见于生育后及中年妇女。本节所讨论的痛经，主要是指原发性痛经。

一、病因病机新论及辨证探要

(一)传统认识

痛经的病机不外虚实两方面，实者"不通则痛"，虚者"不荣则痛"。属于实者，或因忧思恼怒、情志不遂、肝郁气滞，经血运行不畅；或因经期起居不慎，感受风寒湿邪，或嗜食寒凉生冷，以致经血凝滞不通。属于虚者，或素体阳虚，不能温运胞宫，胞宫虚寒，胞脉失养；或肝肾亏损，气血虚弱，经行血海更虚，胞脉失于濡养，不荣则痛。

(二)现代新论

现代研究者认为，本病的发生与冲任、胞宫的周期性生理变化密切相关。其病机主要是经期受各种因素的影响，致冲任瘀阻或寒凝经脉，使气血运行不畅，胞宫经血流通受阻，以致"不通则痛"；或胞宫、冲任失养，"不荣则痛"。其病位在冲任、胞宫，变化在气血，表现在痛症。本病所以随月经周期发作，是与经期冲任气血变化有关。非行经期间，冲任气血平和，致病因素尚未能引起冲任、胞宫气血瘀滞或不足，故不发生疼痛，而在经期前后，由于血海满盈而泻溢，气血变化急骤，致病因素乘时而作，便可发生痛经。

(三)辨证探要

痛经的辨证主要是辨别疼痛的属性，根据疼痛发生的时间、性质、部位及疼痛的程度，结合全身症状辨别寒、热、虚、实。一般经前或行经期疼痛多为实,经后作痛多为虚;痛而拒按者为实,按之痛减者为虚;得热痛甚者为热,得热痛减者为寒;刺痛为热,绞痛为寒;胀甚于痛者属气滞,痛甚于胀者属血瘀。

二、古代治疗经验

本证在古代针灸文献中被描述为经行腹痛、月水来腹痛、月经至则腹痛等,与现代临床上的原发性痛经、继发性痛经相关。早在《针灸甲乙经》中已记载:"女子胞中痛,月水不以时休止,天枢主之。""小腹胀满痛引阴中,月水至则腰脊痛,胞中瘕,子门有寒,引髋髀,水道主之。""妇人少腹坚痛,月水不通,带脉主之。"至清末为止,针灸文献中明确治疗本证者共数十条。

(一)选穴特点

1.循经、分部选穴

(1)选任脉与胃经小腹部穴:此为局部取穴法,常用穴为关元、阴交、中极、气海,以及天枢等。如《医心方》曰:"治月水来腹痛方:灸中极穴。"民国初年《针灸实验集》载:"大成桥某女,患行经腹痛,为针中极、气海,灸天枢后遂愈,至今未发。"

(2)选脾、肾经下肢穴:因脾、肾二经上行到达小腹,故也取下肢阴面穴,如三阴交、照海等。《针灸则》云:"经水行后而作痛,血俱虚也,针:三阴交、关元。"《针灸大全》取照海治疗"女人经水正行,头晕,小腹痛。"均为例。

(3)选四肢末端穴:如《医学入门》载,内庭主"行经头晕,小腹痛"。《名医类案》言:"一妇年三十余……经来时必先小腹大痛,口吐涎水,经行后,又吐水三日,其痛又倍……腰腹时痛,小便淋痛,心惕惕惊悸……先为灸少冲、劳宫、昆仑、三阴交,止悸定痛,次用桃仁承气汤,大下之。"

就经络而言,治疗本证多取任脉、胃经、脾经、肾经。

2.对症选穴

治疗瘀痛,即经前痛者,《针灸则》曰:"经水未行,临经将来作痛,血实郁滞也,针:天枢、阴交、关元。""经水欲行,脐腹绞痛,血滞也,针:气海、阴交、大敦。"

治疗虚痛,即经后痛者,《针灸则》载:"经水行后而作痛,血俱虚也,针:三阴交、关元。"

(二)针灸方法

1.针刺

由于针刺疗效快捷,可激发经气,疏通经络,调和气血,从而激发机体自身潜在的调整功能,因此,古人常用针刺治疗本证。上述《针灸则》载:"针:天枢、阴交、关元""针:气海、阴交、大敦""针:三阴交、关元",均为针刺之例。

2.艾灸

艾灸具温阳补气之功,又可扩张血管,消除瘀滞,故能治疗由虚弱和瘀血导致的本证,如上述《医心方》"灸中极穴",《名医类案》"灸少冲、劳宫、昆仑、三阴交",均为灸之例。又如民国初年的《针灸实验集》载:"毛琦,年二十余,患月经痛已有多年,每逢月信前来二三日发前驱症,如头眩,全身违和,恶心,食欲缺乏等……以间接灸法,关元、四满二穴,每穴三分钟,一次治疗,次日即不复发,迄今年余,亦未复发。"

三、临床治疗现状

(一)痛经的治疗

1.体针

痛经的辨证治疗见表 9-1。

表 9-1　痛经常见证型治疗表

证型	症状	主穴	配穴
气滞血瘀	经前一二天或经期小腹胀痛,拒按,或伴胸胁乳房胀痛,或经量少,或经行不畅,经色紫暗有块,血块排出后痛减,经净疼痛消失。舌紫暗或有瘀点,脉弦或弦滑	中极、三阴交、次髎、地机	气海、血海
寒湿凝滞	经前数天或经期小腹冷痛,得热痛减,按之痛甚,经量少,经色暗黑有块,或畏冷身疼。舌苔白腻,脉沉紧		命门、带脉、归来
气血虚弱	经后一二天或经期小腹隐隐作痛,或小腹及阴部空坠,喜揉按,月经量少,色淡质薄,或神疲乏力,或面色不华,或纳少便溏。舌淡,脉细弱		关元、足三里、血海

2.特种针灸法

(1)皮肤针。选穴:中极、三阴交、八髎。方法:常规消毒后,用皮肤针在相应穴位或部位进行叩刺,叩刺时要稳、准,针尖与皮肤垂直,中等强度刺激,每分钟叩刺 70～90 次,每穴叩刺约 1 分钟,以局部微出血为度。于每次月经来潮前 3～5 天开始治疗。

(2)耳穴压豆。选穴:主穴选内生殖器、肝、胆、肾、腹、内分泌、肾上腺、皮质下、耳迷根。配穴当恶心呕吐加胃,心烦不安加心、神门。方法:主穴每次选 3～4 穴,根据症状加用配穴。用王不留行籽,以胶布固定于所选的耳穴上。

(3)发泡灸。选穴:中极、关元。方法:斑蝥、白芥子各 20 g,研极细末,以 50% 二甲基亚砜调配成软膏。每次选 1 穴,可交替使用,取麦粒大药膏置于胶布上贴敷。每次于月经前 5 天贴敷第 1 次,月经始潮或始觉腹痛贴第 2 次。一般贴 3 小时揭去药膏,可出现水疱并逐渐增大,2～3 天后渐干瘪结痂。如水疱擦破,外涂 1∶5 000 呋喃西林盐水湿敷以防感染。

(二)原发性痛经的治疗

1.常用方案

(1)方案一。

选穴:主穴用中极、三阴交、地机、次髎。配穴用关元、子宫、血海。

方法:毫针刺。中极穴施予平补平泻手法,使针感在小腹部放散;次髎穴垂直进针,刺入第二骶后孔,均匀提插捻转,得气后施平补平泻手法,使针感向小腹部放射。

(2)方案二。

选穴:中极、关元、次髎。

方法:隔姜灸。一般灸 5～7 壮,灸至皮肤红晕而不起泡为度。在施灸过程中,若患者感觉灼热不可忍受时,可将姜片向上提起,或缓慢移动姜片。

(3)方案三。

选穴:中极、关元。

方法:温和灸。将艾卷的一端点燃,对准应灸的腧穴,距皮肤 2～3 cm 处进行熏烤,以患者局部有温热感而无灼痛为宜,每穴灸 30 分钟,至皮肤红晕为度。要注意随时调节施灸时间和距离,防止烫伤。

2.原发性痛经针灸切入点

针灸由于有很好的镇痛效应和调整内分泌作用,因而针灸介入原发性痛经的治疗具有明显的临床优势。原发性痛经最易受精神、神经因素影响,受凉也是发病的重要因素。目前,非甾体抗炎药是最常用的一线药物,该药通过抑制还氧化酶而减少前列腺素的生物合成,从而缓解前列腺素引起的子宫痉挛性收缩,但可导致胃肠道和中枢神经系统的不良反应。针灸治疗痛经既可以迅速达到止痛的效果,又能通过调整患者神经内分泌的作用,使人体阴阳趋于相对平衡,达到治愈的效果,或者达到减少发作、减轻症状的效果。针灸治疗痛经的同时,还能发挥其整体的调节作用,对患者的其他兼症进行治疗,使患者可能伴有的腰痛、食欲缺乏、头痛、精神焦虑等得到改善,从而提高了患者的生活质量。

3.针灸治疗思路

当痛经急性发作时,应急则治标,首先止痛,精选疗效肯定的穴位,所用穴位数量宜少,再根据具体情况辨证配穴。治疗痛经的有效穴位主要集中在腹部和三阴经小腿部,如三阴交与关元已成为现代临床最常用的治疗痛经有效的固定配伍,此外,还可用肾俞、合谷、照海、次髎、地机、太冲、足三里等为常用主穴。

经前施治,预防疼痛。针灸治疗痛经疗效肯定,在经前 3～5 天开始治疗,能起到良好的预防疼痛发作的作用。

4.针灸治疗痛经疗效特点

针灸治疗由于精神、内分泌因素引起的原发性痛经疗效显著,有一定的优势,由于子宫位置过度弯曲、子宫颈管狭窄等造成经血流通不畅而引起的痛经,待分娩后症状可能减轻或消失。月经前 3～5 天进行治疗,有良好预防或减轻疼痛的作用;发作时治疗可迅速止痛,且疗效稳定。对于继发性痛经,针灸可以减轻症状,应积极治疗原发病症。

(李西亮)

第二节　闭　　经

闭经是以女子年满 18 周岁,月经尚未来潮,或已行经非怀孕又中断 3 个月以上的月经病。前者称为原发性闭经,后者称为继发性闭经。闭经又名经闭或不月,妊娠期、哺乳期或生活变迁、精神因素影响等出现停经(3 个月内),因月经可自然恢复不属闭经的范畴。

西医学中的下丘脑性、垂体性、卵巢性等内分泌障碍引起的闭经均可参照本节治疗。

一、病因病机

本证病因病机较为复杂,但不外虚实两端。虚者因肝肾亏虚或气血虚弱,实者由气滞血瘀、痰湿阻滞、血寒凝滞引起。

（一）肾气不足

禀赋不足，肾精未充，冲任失于充养，壬癸不至或多产房劳，堕胎久病，肾气受损，导致闭经。

（二）气血亏虚

饮食劳倦，或忧思过极，损伤心脾，化源不足，大病久病，堕胎小产，吐血下血，虫积伤血，致冲任空虚，无血可下。

（三）气滞血瘀

情志怫郁，郁怒伤肝，肝气郁结，气滞血瘀，胞脉壅塞，经血不得下行。

（四）痰湿阻滞

形体肥胖，痰湿内生；或脾阳失运，湿聚成痰，脂膏痰湿阻滞冲任，胞脉闭而经不行。

（五）阴虚内热

素体阴虚，或久病耗血，失血伤阴，精血津液干涸，均可发为虚劳闭经。

（六）血寒凝滞

经期产后，过食生冷，或外感寒邪，寒凝血滞，而致经闭。

二、辨证

（一）肾气不足

证候：年逾18周岁，月经未至或来潮后复闭，素体虚弱，头晕耳鸣，腰腿酸软，腹无胀痛，小便频数，舌淡红，苔少，脉沉弱或细涩。

治法：益肾调经。

（二）气血亏虚

证候：月经周期后延，经量偏少，经色淡而质薄，继而闭经，羸瘦萎黄，头晕目眩，心悸气短，食欲缺乏，神疲乏力，舌淡边有齿印，苔薄，脉无力。

治法：益气养血调经。

（三）气滞血瘀

证候：月经数月不行，精神抑郁，烦躁易怒，胸胁胀满，少腹胀痛或拒按，舌边紫暗或有瘀点，脉沉弦或沉涩。

治法：理气活血调经。

（四）痰湿阻滞

证候：月经停闭，形体肥胖，神疲嗜睡，头晕目眩，胸闷泛恶，多痰，带下量多，苔白腻，脉濡或滑。

治法：豁痰除湿通经。

（五）阴虚内热

证候：月经先多后少，渐至闭经，五心烦热，颧红升火，潮热盗汗，口干舌燥，舌红或有裂纹，脉细数。

治法：滋阴清热调经。

（六）血寒凝滞

证候：经闭不行，小腹冷痛，得热痛减，四肢欠温，大便不实，苔白，脉沉紧。

治法：温经散寒调经。

三、针灸治疗

（一）刺灸

1.肾气不足

取穴：肾俞、关元、太溪、三阴交。

随症配穴:腰酸者,加命门、腰眼。

刺灸方法:针用补法,可加灸。

方义:肾俞、关元补肾益气调经。太溪为肾经原穴,有益肾的作用。三阴交补肾调肝扶脾,养血调经。

2.气血亏虚

取穴:脾俞、膈俞、气海、归来、足三里、三阴交。

随症配穴:纳少者,加中脘。心悸者,加内关。

刺灸方法:针用补法,可加灸。

方义:脾俞与血会、膈俞健脾养血。气海、归来益气养血调经。足三里配三阴交健脾益气,养血调经。

3.气滞血瘀

取穴:太冲、气海、血海、地机。

随症配穴:少腹胀痛或拒按者,加四满。胸胁胀满加期门、阳陵泉。

刺灸方法:针用泻法,可加灸。

方义:太冲配气海可理气通经,调理冲任。血海配地机,能行血祛瘀通经。

4.痰湿阻滞

取穴:脾俞、中脘、中极、三阴交、丰隆。

随症配穴:白带量多者,加带脉、阴陵泉。胸闷泛恶者,加膻中。

刺灸方法:针用平补平泻法,可加灸。

方义:脾俞、中脘健脾胃化痰湿。中极、三阴交利湿调经。丰隆健脾化痰湿。

5.阴虚内热

取穴:肾俞、肝俞、关元、三阴交、太溪、行间。

随症配穴:潮热盗汗者,加膏肓、然谷。大便燥结者,加照海、承山。

刺灸方法:针用补法。

方义:肾俞、肝俞补益肝肾,滋阴清热。关元、三阴交补肾滋阴,调理冲任。太溪配行间养阴清热调经。

6.血寒凝滞

取穴:关元、命门、三阴交、归来。

随症配穴:小腹冷痛者,加灸神阙。

刺灸方法:针用泻法,可加灸。

方义:关元、命门可温经散寒,调理冲任。三阴交、归来活血通经。

(二)耳针

取内生殖器、内分泌、皮质下、肝、脾、肾、神门,每次选用2～4穴,毫针中度刺激,隔天或每天1次。

(三)电针

取归来、三阴交,中极、地机,天枢、血海三组穴位,每次选1组或2组,或各组穴位交替使用。针刺后通疏密波脉冲电流10～20分钟,隔天或每天1次。

（李西亮）

145

第三节 崩 漏

崩漏是指妇女不规则的阴道出血。"崩"是指经血量多、暴下不止,"漏"是指经血量少、淋漓不尽。在发病过程中,两者常交替出现或互相转化,故以崩漏并称,又称崩中、漏下或崩中下血,是妇科常见病,也是疑难重症。发病以青春期、更年期或产后为多见。

西医学中的功能性子宫出血、子宫内膜脱落不全、盆腔炎性疾病及生殖系统肿瘤等引起的阴道出血可参照本节治疗。

一、病因病机

本证主要因冲任损伤、固摄无权、经血失其制约,故非时而至。

(一)血热

素体阳盛,或感受热邪,或过食辛辣助阳之品,酿成实火;或情志失畅,肝郁化火,伏于冲任,内扰血海,迫血妄行。

(二)瘀血

七情损伤,肝气郁结,气滞血瘀;或经期、产后余血未尽,复感外邪,或夹内伤,瘀阻胞宫,恶血不去,新血不得归经而成崩漏。

(三)肾虚

素体肾虚,或早婚、房劳、多产、年老而致肾衰,肾阳不足,肾失封藏之司,冲任不固,发为崩漏;或肾阴不足,虚火内炽,血海扰动,冲任失约而成崩漏。

(四)脾虚

忧思过度或饮食劳倦,伤及脾胃,中气下陷,统摄无权,致气不摄血,冲任失固,经血妄下。

二、辨证

(一)血热内扰

证候:经血非时忽然大下,或淋漓日久不净,色深红或紫色,质黏稠,面红,口干身热,溲赤便秘,舌红,苔黄或干糙,脉弦数或滑数。

治法:清热凉血,止血调经。

(二)瘀滞胞宫

证候:阴道出血淋漓不净或忽然急下量多,经色紫暗,质稠,夹有血块,小腹疼痛拒按,血块下则痛减,舌紫暗,苔薄白,脉弦紧或沉涩。

治法:活血化瘀,止血调经。

(三)肾虚

证候:肾阳亏虚见阴道出血量多或淋漓不尽,色淡质稀,形寒肢冷,面色晦暗,小腹冷痛,腰膝酸软,小便清长,舌淡胖,有齿痕,苔薄白,脉沉细。肾阴亏虚见阴道出血量时多时少或淋漓不止,色鲜红,质稍稠,头晕耳鸣,五心烦热,失眠盗汗,舌红,无苔或花剥苔,脉细数。

治法:肾阳亏虚者温肾固冲,止血调经;肾阴亏虚者滋肾养阴,止血调经。

（四）气不摄血

证候：阴道出血量多或淋漓不尽，色淡质稀，伴少腹坠胀，面色萎黄，动则气促，神情倦怠，纳呆，便溏，舌淡，苔薄白，脉细弱或芤而无力。

治法：益气摄血，养血调经。

三、针灸治疗

（一）刺灸

1.血热内扰

取穴：血海、中极、行间、水泉、隐白。

随症配穴：面红身热者，加大椎、曲池。便秘者，加天枢。

刺灸方法：针用泻法，隐白可刺血。

方义：血海调理血分，有清热凉血的作用。中极穴近胞宫，可疏调局部经气。行间为肝经荥穴，配肾经水泉以凉血止血。隐白刺血可泄热凉血止血，是治疗崩漏之效穴。

2.瘀滞胞宫

取穴：地机、血海、膈俞、中极、三阴交。

随症配穴：小腹痛甚者，加四满、太冲。

刺灸方法：针用泻法，可加灸。

方义：地机配血海、膈俞可活血化瘀，调经止血。中极、三阴交祛瘀血，理胞宫。

3.肾虚

取穴：肾俞、交信、三阴交、子宫。

随症配穴：肾阳亏虚者，加关元、命门。肾阴亏虚者，加阴谷、太溪。腰膝酸软者，加大肠俞、委阳。失眠者，加神门、四神聪。

刺灸方法：针用补法，肾阳亏虚可加灸。

方义：肾俞强壮肾气。交信为阴跷脉郄穴，可调经止血。三阴交为足三阴经之交会穴，可补肾调经。子宫为经外奇穴，可固胞宫止崩漏。配关元、命门以温肾助阳。配阴谷、太溪以滋肾养阴。

4.气不摄血

取穴：脾俞、足三里、气海、百会、隐白。

随症配穴：便溏者，加天枢、公孙。

刺灸方法：针用补法，可加灸。

方义：脾俞、足三里、气海健脾益气，固摄经血。百会升提阳气，止下漏之血。隐白为治疗崩漏之效穴。

（二）耳针

取内生殖器、内分泌、肝、脾、肾、神门，每次选2～4穴，毫针中度刺激，留针1～2小时，每天或隔天1次。

（三）皮肤针

扣打腰椎至尾椎、下腹部任脉、腹股沟部、下肢足三阴经，中度刺激。

（李西亮）

第十章
骨伤科疾病的针灸治疗

第一节　颈项部扭挫伤

颈部扭挫伤是指颈椎周围的肌肉、韧带、关节囊等组织受到外力牵拉、扭捩或外力直接打击而损伤。

一、诊断要点

(1)头颈部有扭捩或外力打击病史。

(2)受伤后颈项、背部疼痛,有时可牵涉到肩部。

(3)检查:①颈项部活动受限,以侧屈、旋转位较明显。②颈项部可扪及痉挛的肌肉,局部有明显压痛,但无上肢放射痛。③臂丛神经牵拉试验阴性,无颈神经压迫体征。④颈椎 X 线检查未见异常。

二、病因病机

头部突然受到外力打击或头部受到撞击或坐车时的急刹车,超过颈部生理活动的范围,造成颈部经筋、脉络的损伤,经血溢于脉外,瘀血痹阻,经气不通,发为疼痛。

三、辨证与治疗

(一)主症

项背部疼痛,连及肩部,颈部活动受限,有明显的压痛。舌质黯,脉弦。

(二)治则

活血化瘀,通经止痛。

(三)处方

天柱、完骨、阿是穴、后溪。

(1)侧屈疼痛加中渚、三间。

(2)旋转疼痛加风池、阳陵泉。

(3)压痛点位于督脉加大椎。

(4)压痛点位于足太阳经加养老、至阴。

(5)压痛点位于足少阳经加外关、悬钟、关冲。

（6）压痛点位于阳明经加合谷。

（四）操作法

诸穴均采用捻转泻法，首先在井穴用三棱针点刺出血，在阿是穴用刺络拔罐法，再针刺四肢远端穴位，针刺时针感要强，并使针感传导，同时令患者活动头颈部，一般会有明显好转。如好转不明显在针刺局部穴位。

（五）方义

本证是由于瘀血阻滞经脉所致，治疗以活血化瘀、破血化瘀为法。阿是穴是瘀血凝聚的部位，刺络拔罐可破瘀血的凝聚，疏通经脉的气血；井穴放血，可消除经脉中残留的瘀血，活血止痛。其他诸穴针刺泻法旨在进一步疏通经络活血止痛。

（胡昌喜）

第二节　颈项部肌筋膜炎

颈项部肌筋膜炎又称颈项部肌纤维炎，或肌肉风湿病，是指筋膜、肌肉、肌腱和韧带等软组织的病变，引起项背部疼痛、僵硬、运动受限和软弱无力等症状。

一、诊断要点

（1）本病多发生于中年以上女性。
（2）颈项部疼痛、僵硬，常连及背部和肩部。
（3）晨起和气候变凉或受凉时疼痛加重，活动后或遇暖时疼痛减轻。
（4）颈项部可触及压痛点，颈后部可摸到皮下结节、条索肿块，颈项部活动受限。
（5）本病与颈项部扭挫伤症状相似，但颈项部扭挫伤有明显的外伤史，病程较短，颈项部检查无结节。

二、病因病机

本病常累及胸锁乳突肌、肩胛提肌等，一般认为颈项部筋膜炎的发生与轻微外伤、劳累、受凉等因素有关。其病理变化主要为肌筋膜组织纤维化、瘢痕及局限性小结节形成。

本病属于中医"痹症"范畴，引起本证的原因有以下两个方面。

（一）风寒湿邪阻滞

久卧湿地，贪凉受冷或劳累过度，卫外乏力，风寒湿邪入侵经筋，气血痹阻发为痹证。

（二）瘀血阻滞

慢性劳损积累，或轻伤络脉，瘀血停滞，久而成结，气血阻滞发为疼痛。

三、辨证与治疗

（一）风寒湿邪阻滞

1.主症

项背疼痛、僵硬，痛引肩臂，遇寒则痛重，得热则痛减。舌淡苔白，脉弦紧。

2.治则

散风祛湿,温经通脉。

3.处方

天柱、风池、肩井、肩外俞、阿是穴、三间、后溪。

4.操作法

诸穴均用捻转泻法,并在肩井、肩外俞、阿是穴拔火罐,起火罐后再加用灸法,每穴艾灸3分钟左右。

5.方义

天柱、风池、三间、后溪散风祛邪,三间、后溪为五输穴中的"输穴","俞主体重节痛",且配五行属于"木",木主风,所以二穴是治疗外邪引起肌肉、关节疼痛的重要穴位,正如《针灸甲乙经》所说"颈项强,身寒,头不可以顾,后溪主之",《席弘赋》"更有三间、肾俞妙,善除肩背浮风劳"。

(二)瘀血阻滞

1.主症

项背疼痛、僵硬,呈刺痛性质,晨起明显,痛有定处,活动后好转。舌质黯,苔薄,脉涩。

2.治则

活血祛瘀,舒筋止痛。

3.处方

风池、阿是穴、肩外俞、膈俞、合谷、后溪。

4.操作法

阿是穴、肩外俞、膈俞刺络拔罐,术后加用灸法。其余诸穴用捻转泻法。

5.方义

本病主要位于胸锁乳突肌和肩胛提肌,手阳明经循行于胸锁乳突肌,其经筋"绕肩胛,夹脊";手太阳经循行于肩胛提肌部位,其经筋"上绕肩胛,循颈出走太阳之前",所以治取合谷、后溪为主穴,且二穴对治疗颈项部疼痛有很好的效果,合谷又有行气活血化瘀的作用。阿是穴、肩外俞、膈俞刺络拔罐出血,乃破血祛瘀法,加用灸法,血得热则行,可加强祛瘀通经的效果。

(胡昌喜)

第三节　项韧带劳损与钙化

项韧带劳损与钙化是临床常见病,也是项背部疼痛的常见原因之一。项韧带属于棘上韧带的一部分,因其特别粗大、肥厚,故称其为项韧带。起于枕外隆凸,向下延续至 C_7 棘突。项韧带的主要功能是维持颈椎的稳定和牵拉头部由屈变伸。

一、诊断要点

(1)有长期低头工作史,或颈项部外伤史。

(2)颈项部疼痛、酸胀,颈部屈伸时疼痛加重,抬头或颈后伸时疼痛减轻。

(3)检查:颈椎棘突尖压痛,有时在病变的局部可触及硬结或条索状物。X线检查可见病变部位项韧带钙化影。

二、病因病机

长期的长时间低头工作,因头颈部屈曲而使项韧带拉紧,久而久之则项韧带自其附着点牵拉,部分韧带纤维撕裂,或从项韧带附着点掀起,产生损伤与劳损。损伤后局部出血,组织液渗出,之后发生机化和钙盐沉积,使劳损的项韧带钙化。

中医认为劳伤气血,颈项筋骨失于气血濡养则筋肉挛缩,气血运行受阻,导致络脉瘀血阻滞,久之则瘀血凝结成块;或卫外不固,复感风邪,加重了病情的发展。

三、辨证与治疗

(一)主症

颈项部疼痛、酸胀、僵硬,颈项活动时疼痛,可伴有响声,触摸有压痛。舌质黯,脉弦细。

(二)治则

养血柔筋,活络止痛。

(三)处方

天柱、阿是穴、风府、后溪、承浆、心俞。

(四)操作法

阿是穴针刺捻转泻法,天柱、风府、承浆、后溪龙虎交战手法,心俞针刺补法,天柱针刺后加用灸法。

(五)方义

本病隶属于督脉,故治疗以督脉经穴为主,风府是督脉与阳维脉的交会穴,既可疏通督脉,又可散风通络,主治颈项疼痛,正如《素问·骨空论》所说"颈项痛,刺风府"。承浆是任脉与手足阳明经的交会穴,又是任脉与督脉的连接穴,阳明经多气多血,任脉纳五脏之精血,故承浆可调任、督脉的气血,濡养督脉之经筋。承浆与风府配合,可加强颈项痛的治疗,《玉龙歌》"头项强痛难回顾,牙痛并作一般看,先向承浆明补泻,后针风府即时安。"即是这一组合的明证。后溪是八脉交会穴之一,通于督脉,又是治疗颈项痛的特效穴,是治疗本病的主穴,本穴与天柱相配,局部与远端结合,有利于舒筋通脉。补心俞可调血柔筋,疏解挛缩。

（胡昌喜）

第四节　肩　周　炎

肩周炎是肩关节周围肌肉、韧带、肌腱、滑囊、关节囊等软组织损伤、退变而引起的关节囊和关节周围软组织的一种慢性特异性炎症。临床表现:一侧肩部可为阵发性或持续性疼痛、酸痛或跳痛,夜间痛甚,初起因畏痛而不敢活动,久则产生粘连和挛缩,活动受限,尤以外展、上举、背伸时明显,甚者肩关节失去活动能力。本病起病缓慢,病程较长。目前西医多采用物理疗法和药物局部封闭等,但效果并不理想。

中医学中,本病称为"漏肩风""肩凝"等,属痹病范畴。

一、体针疗法

(一)取穴

1.主穴

肩髃透极泉,天宗透秉风、肩贞,条口透承山。

2.配穴

曲池、尺泽、肩陵、肩井、合谷、阳陵泉。

3.肩陵穴位置

阴陵泉下 8～9 分。

(二)治法

该法以主穴为主,酌加配穴。嘱患者垂肩曲肘。宜以 28 号针,长 3～4 寸,行深刺透刺,使局部有较强的酸麻胀感。条口透承山及肩陵穴、阳陵泉均宜针对侧穴,为提高疗效,可先针此类穴,待明显得气后,令患者活动肩部,内外旋转、前伸后屈等;然后再针局部穴。均留针 30 分钟,每 10 分钟行针 1 次,配合 TDP 红外线照射患侧肩部,以患者感到舒服为度。每天或隔天 1 次,10 次为 1 个疗程,疗程间隔 5 天。治疗期间,鼓励肩关节运动,幅度由小到大,以患者能够耐受为度。禁止超负荷大运动及超范围猛力运动等。

二、温针疗法

(一)取穴

1.主穴

肩髃、天宗、臂臑、肩贞。

2.配穴

肩井、大椎、曲池、外关、腕骨、合谷。

(二)治法

主穴每次均取,取患侧,配穴酌加,可轮用。患者取坐位,选用 0.30 mm×(45.00～50.00)mm 的毫针,常规对穴位进行消毒后,采用指切进针法,在所选穴位将毫针刺入,行提、插、捻、转手法得气后留针。将一个圆形纸片刺空后套在每个针灸针的底部保护皮肤,选用长 2 cm、半径 1.5 cm 的艾条段套在针柄上,距患者皮肤 3 cm 左右,点燃艾段下端,使患者的皮肤可以感觉到舒服的温热感,密切观察,避免灼伤皮肤,燃尽后加换艾条,每个穴位每次使用 3 个艾段。配穴,用同法进针得气,行平补平泻法,留针不灸。上述均留针 20～30 分钟。每天 1 次。2 周为 1 个疗程。疗程间停治 3～5 天。

三、电针加穴位注射

(一)取穴

1.主穴

肩髃、天宗、曲池、肩井。

2.配穴

条口透承山,臂臑、阿是穴。

3.阿是穴位置

肩部压痛最明显处。

(二)治法

该法以主穴为主。配穴,病程小于 30 天者,加条口透承山;大于 30 天者,选余穴。用 0.30 mm×(75.00～100.00)mm 的毫针。先取肩髃,快速刺入 1 寸,得气后,再向极泉方向刺入 3～4 寸,行针 2～3 分钟,余主穴用常规刺法,然后接通电针仪,用密波或疏密波,留针 30 分钟。电流强度以患者可耐受为度。如病程小于 30 天,先取患侧条口透承山,针深 2.5 寸,得气后通电针仪之正极;手握负电极,电针法同上。大于 30 天者,针其余配穴,方法同上。选 2 穴行穴位注射,药物用丁公藤注射液或 5% 当归注射液,每穴 1 mL。电针每天或隔天 1 次,穴注每周 2 次。电针、穴注不同日进行。

四、平衡针疗法

(一)取穴

1.主穴

肩痛穴。

2.配穴

颈痛穴,阳陵泉透阴陵泉,绝骨穴透三阴交、阿是穴。

3.肩痛穴位置

腓骨小头至外踝连线的上 1/3 处。

4.颈痛穴位置

小指与无名指指掌关节之间。

5.阿是穴位置

肩关节周围、上臂部、肩背部压痛点。

(二)治法

主穴必取,配穴酌加。肩痛穴要求交叉取穴,针法:患者取坐位,膝直位,暴露膝关节以下。穴位局部常规消毒。采用 0.30 mm×75.00 mm 无菌一次性毫针 1 根,用乙醇棉球固定针体下端 1/3 处。针刺手法:一步到位针刺法,提插针刺法,快速针刺(3 秒内)。针刺靶点:腓浅神经。针感:远距离触电式针感。颈痛穴,亦为交叉取穴,针刺手法:三步到位针刺法,快速针刺(3 秒内)。针刺靶点:尺神经的指掌关节混合支。针感为局部酸麻胀针感,个别患者可向前臂放射。阳陵泉透阴陵泉,绝骨穴透三阴交,每次选择一组透穴针刺,患侧与健侧不限。刺入后间隔 8～10 分钟行针一次,采用平补平泻手法。同时嘱患者做肩关节外展、前屈、后伸及旋转活动。上穴均每次留针 20～40 分钟。每天 1 次,3 周为 1 个疗程。阿是穴每次选择 1～2 个,严格无菌消毒后,在压痛点注射药物:泼尼松龙注射液 1 mL 加 2% 利多卡因 2 mL。每穴注入 1 mL。间隔 4～5 天穴位注射 1 次。

五、穴位激光照射

(一)取穴

1.主穴

肩内陵、曲池、阿是穴。

2.配穴

肩贞、肩髎、天宗、臂臑。

3.肩内陵穴位置

垂肩,腋前纹端与肩髃连线中点。

(二)治法

主穴均取,配穴酌加 1～2 穴。用低功率氦-氖激光仪照射,输出功率为 7 mW,波长 632.8 nm,光斑直径 4 mm,治疗面积 12.26 mm²,照射距离 50 cm 左右。每穴照射 5 分钟,痛点可 8～10 分钟,每天 1 次,10 次为 1 个疗程,疗程间歇 3～5 天。

六、刺络拔罐

(一)取穴

1.主穴

阿是穴。

2.配穴

尺泽、曲池、曲泽。

3.阿是穴位置

肩部压痛点。

(二)治法

主穴为主。如效不显时加一配穴,可轮用。主穴操作:首先在患肩上进行按压,找到压痛点,在最明显的一处用三棱针或铍针迅速刺入,深 1～2 分左右,即出针。如此上、下、左、右,进行点刺,共 5 针,呈梅花状,范围以稍大于罐具口径为宜,点刺处则应血出如珠。如痛点较分散,每次刺络 2～3 个痛点;或以左手示指、中指绷紧阿是穴,右手持锋钩针速刺入皮下组织,患者有酸、麻、胀感时停止进针,并上下提动针柄,钩割数下,出针。然后,用闪火法或真空拔罐器拔罐 10～15 分钟,拔出 1～3 mL 血为度。去罐后,用消毒棉球按压针孔,并行被动活动 5～10 分钟。配穴操作:先在穴位及其周围仔细寻找有瘀血现象的静脉,然后用消毒三棱针刺破血管,出血 10～20 mL,血止后拔罐 5 分钟。每隔 2～4 天 1 次,连续 3 次为 1 个疗程。患者平时加强功能锻练。

(胡昌喜)

第五节　肩部扭挫伤

肩部因受到外力打击、碰撞,或过度牵拉、扭挫而引起肩关节周围软组织的损伤,出现以肩部疼痛和活动障碍为主要症状称为肩部扭挫伤。

本病可发生于任何年龄,部位多在肩部上方或外侧方,并以闭合伤为其特点。本病属中医"肩部筋伤"范畴,针灸治疗用良好的效果。

一、诊断要点

(1)有明显外伤史:多因碰撞、跌倒、牵拉过度或投掷物体过度用力所致。

（2）肩部上方或外侧方疼痛，并逐渐加重，肩关节活动受限。挫伤者，皮下常出现青紫、瘀肿。扭伤者，当时可无症状，休息之后开始出现症状，并逐渐加重，有压痛。

（3）压痛：肱骨小结节处有明显的压痛，急性期可触及囊性肿物，慢性期可触及结节状阳性反应物。

（4）X线检查：排除肩关节各构成骨的骨折、关节脱位及肌腱断裂。

二、病因病机

（1）肩部受到外力的撞击、跌伤，或肩关节过度牵拉，扭摆等原因，引起肩部肌肉或关节囊的损伤或撕裂，使局部脉络损伤，瘀血闭阻，经络气血不通，发生肿胀疼痛及功能障碍。

（2）瘀血长期滞留，一则耗伤气血；二则阻滞经络气血的畅通，使局部筋肉失养，筋肉缺乏气血的濡养则牵急，牵急则痛，此"不荣则痛"是也。

三、辨证治疗

（一）瘀血阻滞

1.主症

多见于外伤初期，局部肿胀，疼痛拒按，功能受限，或见局部皮肤瘀青。舌苔薄白，脉弦或细涩。

2.治则

散瘀消肿，通络止痛。

3.处方

肩髃、肩髎、臑会、阿是穴、曲池、合谷、外关、商阳、关冲、少泽。

4.操作法

先取阿是穴刺络拔罐，再用三棱针点刺商阳、关冲、少泽出血。其余穴位均用捻转结合提插泻法。

5.方义

本证是由于瘀血阻滞经络气血不通所引起，阿是穴是病证的反应点，也是瘀血积聚的部位，根据"菀陈则除之"的治疗原则，所以对阿是穴刺络拔罐法，祛瘀血通经络以止痛。本病的病位在肩部的外侧，属于手三阳经的范畴，取三条经络的井穴点刺出血，可祛除三条经脉中的瘀血，消肿止痛；三条经的井穴均属于金，"金"应于肺，肺主气，点刺出血，又可清热消肿通经止痛。肩髃、肩髎、臑会属于局部取穴范畴，曲池、合谷、外关属于远端取穴。局部取穴与远端取穴相结合，可以获得更好的疏通经络的作用。

（二）筋肉失养

1.主症

肩部疼痛久病不愈，以酸痛为主，并有沉重感，劳累后或遇风寒则疼痛加重，得温则疼痛减轻。舌质淡苔薄白，脉沉细。

2.治则

补益气血，濡养筋肉。

3.处方

肩井、巨骨、天宗、肩髃、肩髎、臑俞、臂臑、臑会、曲池、少海、合谷、阳池、腕骨、足三里、三阴交。

4.操作法

诸穴均采用浅刺法,针刺后在肩髃、肩髎、臑俞加用艾条灸法,每穴温灸 3 分钟,留针 30 分钟。

5.方义

见肩峰下滑囊炎劳伤筋脉证。

(三)巨刺法

1.主穴

阳陵泉、上巨虚。

2.操作法

先在阳陵泉或上巨虚处寻找压痛点,一般常见于健侧,也可见于患侧。确定压痛点后,用 0.30 mm×75 mm 的毫针直刺 50 mm 左右,得气后,拇指向后提插捻转,使针感直达足趾。在运针的同时,令患者活动患肢,约3 分钟疼痛可缓解。留针 30 分钟。

3.适应证

肩关节外伤后疼痛急性发作。

(胡昌喜)

第六节　肘部扭挫伤

外力作用于肘关节并引起关节囊、关节周围韧带及筋膜等组织损伤,出现局部肿胀、疼痛及功能障碍的病证,称为肘部扭挫伤,中医称为"肘部伤筋"。

直接暴力的打击可造成肘关节挫伤,也可见于间接暴力的损伤,如跌仆、由高坠下、失足滑倒、手掌着地、肘关节处于过度扭转,即可导致肘关节扭伤。此外,在日常生活和工作中做前臂过度扭转动作,以及做投掷运动时姿势不正确,均可造成肘关节扭伤。

临床上以关节囊、侧副韧带和肌腱损伤较多见。受伤后可引起局部充血、水肿,严重者关节内出血、渗出,影响肘关节的功能。一般以桡侧副韧带损伤最为常见,尺侧次之。

一、诊断要点

(一)外伤病史

肘部疼痛、乏力,活动时疼痛明显加重。

(二)肘关节呈半屈曲位

伤侧肿胀明显,皮下瘀斑,甚至有波动感。

(三)活动受限

肘关节可以活动,但活动时常引起剧痛而影响活动。受伤部位可触及明显的压痛点。

(四)X 线检查

可排除肘部骨折及肘关节脱位。

二、病因病机

（1）筋主束骨而利关节，若外力过大，使筋肉的活动超出正常范围，即可造成筋肉撕裂，血溢脉外。离经之血阻滞经络，经气不通，不通则痛；筋伤、筋裂则致关节不利。

（2）直接暴力作用于肘部造成肘关节软组织损伤，如跌仆滑倒，手掌撑地，传导暴力使肘关节过度外展、伸直或扭转，均可造成筋肉撕裂，瘀血闭阻。

（3）骨折或关节脱位纠正后，肘关节挫伤、瘀血阻络则成为突出的病证。

总之，肘关节扭挫伤的主要病机是血溢脉外，离经之血痹阻经络，气血不通，发为疼痛、肿胀、关节活动不利等症。

三、辨证与治疗

肘关节扭挫伤的主症：肘部疼痛，弥漫性肿胀，可见瘀斑，局部压痛，肘关节活动受限。舌质紫暗，或有瘀斑，脉弦或弦紧。

肘关节扭挫伤的病机主要是由血瘀阻滞所致，故治疗的总原则是散瘀消肿、活血止痛。但由于挫伤的部位不同，损伤的经络不同，治疗选用的穴位也不尽相同。

（一）经络辨证治疗

1.桡侧副韧带损伤

（1）主症：肘关节疼痛、肿胀、活动障碍，肘部外侧有明显的压痛点，侧扳检查阳性。

（2）治则：取手阳明、少阳经穴为主，针刺泻法，活血祛瘀。

（3）处方：曲池、天井、手三里、阿是穴、尺泽、合谷、商阳、关冲。

（4）操作法：先用三棱针点刺尺泽出血，出血量以血色由黯红变鲜红为度。再于商阳、关冲点刺出血，每穴出血 3～5 滴。其余诸穴均采用针刺泻法。也可在天井与手三里或曲池与合谷采用电针，选用疏密波。留针 20～30 分钟。每天或隔天治疗 1 次。

（5）方义：本病的病变部位主要在肘关节的桡侧，桡侧分布有手阳明和少阳经，根据"经脉所过，主治所及"的原则，故取二经穴位为主进行治疗。点刺尺泽出血，宗"菀陈则除之"，以排除局部的瘀血。点刺商阳、关冲出血，清除经络中的瘀血。其余穴位为疏通气血，通经止痛。

2.尺侧副韧带损伤

（1）主症：肘关节疼痛、肿胀、活动障碍，肘部尺侧面有明显的压痛点，侧扳检查阳性。

（2）治则：取手太阳、少阴经穴为主，针刺泻法，活血祛瘀疏通经络。

（3）处方：少海、曲泽、小海、天井、阴郄、后溪、少冲、少泽。

（4）操作法：先用三棱针点刺曲泽出血，出血量以血色由黯红变鲜红为度。同时在少泽、少冲点刺出血，每穴出血 3～5 滴。其余穴位均用针刺泻法。也可在少海、天井之间加用电针，采用疏密波。

（5）方义：本症的病变部位在肘关节的尺侧，尺侧分布有手少阴、太阳经，故取二经穴位为主进行治疗。点刺曲泽出血，以铲除局部的恶血，少冲、少泽点刺出血，意在排出经络中的瘀血，通经止痛。少海、小海、天井属于局部取穴法。阴郄是手少阴经的郄穴，气血深聚之处，善于治疗急性疼痛。后溪是手太阳经的"腧穴"，是治疗太阳经络疼痛症的重要穴位。

3.肱二头肌腱损伤

（1）主症：肘关节疼痛、肿胀、功能障碍，肱二头肌腱及其附着处有明显的压痛点。

（2）治则：取手太阴、厥阴经穴位为主，针刺泻法，活血祛瘀，通经止痛。

（3）处方：曲池、尺泽、曲泽、阿是穴、孔最、郄门、内关、少商、中冲。

（4）操作法：先取尺泽或曲泽用三棱针点刺出血，出血的血色从黯红变鲜红为止。刺少商、中冲出血，每穴3～5滴。其余诸穴均用泻法。也可在曲泽、孔最之间加用电针，采用疏密波。

（5）方义：孔最是手太阴经郄穴，郄门是手厥阴经郄穴。郄穴是气血深聚的部位，有良好的调气调血的作用，功善通经止痛。点刺尺泽、曲泽出血，可排除局部的瘀血，点刺少商、中冲出血，可消除经脉外的瘀血，瘀血消散，经络通畅，疼痛可止。曲池、阿是穴、内关针刺泻法，助其他穴位通经止痛。

（二）其他方法

1.巨刺法

（1）主穴：外侧副韧带损伤取健侧阳陵泉或足三里；内侧副韧带损伤取健侧阴陵泉；肱二头肌腱损伤取健侧膝关。

（2）操作法：用3寸的毫针，从阳陵泉透向阴陵泉，或足三里透向合阳；刺阴陵泉透向阳陵泉；刺膝关透向阳陵泉。用捻转手法，在捻转的同时令患者活动患肢，一边捻转针柄一边活动患肢。留针30分钟，每10分钟捻针1次，并活动患肢。

2.同经相应法

（1）主穴：桡侧副韧带损伤：商阳、关冲（患侧），足三里、阳陵泉（健侧）。

（2）尺侧副韧带损伤：少泽、少冲（患侧），内委中、阴谷（健侧）。

（3）肱二头肌腱损伤：少商、中冲（患侧），阴陵泉、曲泉（健侧）。

（4）操作法：先在患侧的井穴用三棱针点刺出血，每穴出血5～7滴，然后取健侧的经穴行浅刺雀啄术法，同时令患者活动患肢。留针30分钟，每隔10分钟行针1次。

（胡昌喜）

第七节　肱骨内上踝炎

肱骨内上踝炎又称高尔夫球肘，与肱骨外上踝炎相对应，位于尺侧。本病不及网球肘那样常见。是一种前臂屈肌起到反复牵拉积累性损伤，主要表现为内上踝处疼痛和压痛。

本病多为慢性损伤引起，患者以从事前臂旋外、屈腕运动为主者，如纺织工、泥瓦工、揉面工等，由于前臂屈肘时反复、紧张地收缩，肱骨内上踝处的屈肌总腱反复受牵拉而发生疲劳性损伤。急性扭伤、挫伤亦可引发本病。

本病属中医学的"伤筋""筋痹"范畴，与感受风寒湿邪或气血虚损不足有关。

一、诊断要点

（1）急性发作者有急性肘关节内侧牵拉伤史，疼痛较重，并向前臂尺侧放射。

（2）慢性者肘关节内侧疼痛，呈酸痛性质，当前臂旋前并主动屈腕时疼痛加重，可沿尺侧腕屈肌向下放射，屈腕无力，提重物、拧衣服等活动困难。

（3）压痛点，位于肱骨内上踝屈腕肌起点，慢性者可触及条索状阳性反应物。

（4）前臂屈肌群抗阻力试验阳性。

二、病因病机

（一）瘀血阻滞

常见于跌打损伤，由于在跌打损伤时，腕关节处于背伸位，前臂处于外展旋前姿势时，可引起肱骨内上髁肌肉起点的撕裂，出血、血肿，导致瘀血阻滞，不通则痛。

（二）劳伤气血

肱骨内上髁是前臂屈肌腱的起点，由于长期劳累，腕屈肌起点处受到反复牵拉，产生积累性劳损，耗伤气血，筋肉失养而挛急，久而久之而成筋结，经脉闭阻而疼痛。

（三）风寒闭阻

由于劳伤气血，筋肉失养，卫外不固，风寒邪气乘虚入侵经脉，气血闭阻，发为肘痹。

三、辨证治疗

（一）瘀血阻滞

1.主症

肘关节内侧疼痛，并向前臂尺侧和上臂部放射，肱骨内上髁有明显的压痛，前臂屈肌紧张试验阳性，有外伤史。舌苔薄白，脉弦。

2.治则

活血化瘀，通经止痛。

3 处方

少海、曲泽、小海、阿是穴、郄门、少泽、少冲。

4.操作法

取曲泽处暴露的血脉用三棱针点刺出血，出血量以出血颜色由黯红变鲜红为度。少泽、少冲用三棱针点刺出血，每穴出血3～5滴。阿是穴刺络拔罐法，即先用梅花针叩刺出血，或用较粗的毫针点刺出血，然后拔罐。少海、郄门、小海针刺捻转泻法，针少海时针尖斜刺至阿是穴。

5.方义

本病的病变位置在手少阴经和手太阳经，遵照"经脉所过，主治所及"的原则，故取二经穴位为主进行治疗。本证是由于外伤导致瘀血阻滞经脉，故曲泽、阿是穴点刺出血，以排除局部瘀血的闭阻，取少冲、少泽点刺出血进一步祛除经脉中的瘀血，因为手少阴经根于少冲，手太阳经根于少泽，有较强的调节经络气血的作用。郄门是手厥阴经的郄穴，功善治疗血分性疼痛。

（二）劳伤气血，筋脉失荣

1.主症

肘部酸痛，时重时轻，提物乏力，按之酸楚，可触及阳性结节喜按喜揉。舌质淡，苔薄白，脉沉细。

2.治宜

益气补血，养血荣筋。

3.处方

少海、小海、阿是穴、支正、神门、腕骨、百劳、心俞。

4.操作法

阿是穴的刺法见肱骨外上髁炎劳伤气血筋骨失养证。针少海时针尖斜向肱骨内上髁,针小海直刺并有麻感向周围和手指部扩散,行龙虎交战手法。针百劳时针尖斜向椎间孔,进针1寸左右,并使针感传向患肢。其余诸穴均用捻转补法。

5.方义

本病位于肱骨内上髁,属于手太阳、少阴经,因为手太阳经"循臂骨下廉,出肘内侧两筋之间",手太阳经筋"结于肘内锐骨之后";手少阴经"行手太阴、心主之后,下肘中",手少阴经筋"结于肘内廉"。根据"经脉所过,主治所及"的治疗原则,故选取手少阴经、手太阳经经穴为主。本证虚中夹实,故在病变部位行龙虎交战手法补泻兼施,祛邪通络,并且有很好的止痛效果。补心俞养血柔筋,补手少阴经原穴神门、太阳经原穴腕骨益元气养筋骨。支正是手太阳经的络穴,与神门原络配合,加强手少阴经与手太阳经的调理和疏通作用。百劳通调督脉,扶正祛邪。诸穴配合共达补益气血、荣养筋骨、疏解筋结的作用。

(三)风寒阻络

1.主症

肘部酸痛麻木,屈伸不利,遇寒加重,得温痛缓,舌苔薄白或白滑,脉弦紧或浮紧。

2.治则

祛风散寒,温经通络。

3.处方

大椎、少海、小海、阿是穴、后溪、灵道。

4.操作法

针大椎直刺0.8寸左右,使针感向患肢传导。阿是穴的针刺方法同肱骨外上髁炎,针刺后加用灸法。少海刺向肱骨内上髁,得气后行龙虎交战手法。小海直刺,并有麻感扩散。后溪、灵道直刺,行龙虎交战法。

5.方义

本症是由于劳伤气血,卫外不固,风寒邪气趁虚入侵经脉,气血闭阻所致,故取大椎祛邪通经;取后溪散风祛寒通经止痛,因为后溪是手太阳经的"腧穴",配五行属于木,功在散风祛邪,通经止痛。灵道穴处有尺侧腕屈肌,旋前方肌和尺神经通过,又是手少阴经的"经"穴,配五行属于金,功在散风祛寒,通经止痛,正如《肘后歌》说:"骨寒髓冷火来烧,灵道妙穴分明记。"以上诸穴再配以少海、小海局部穴位,可达祛风散寒温经通络的作用。

(四)同经相应取穴法

1.取穴

病变侧少泽、少冲,健侧相应穴(半腱肌肌腱外侧,平阴谷穴,腘横纹上)。

2.操作法

首先在患侧的少泽、少冲用三棱针或较粗的毫针点刺出血,出血5~7滴。然后在健侧的相应穴用0.30 mm×25 mm的毫针刺入0.5~10 mm(0.2~0.5寸),行雀啄术,与此同时令患者活动患肢。通常3分钟后,疼痛会迅速缓解。留针30分钟,留针期间,每隔5分钟行针1次。

(胡昌喜)

第八节　尺骨鹰嘴滑囊炎

尺骨鹰嘴滑囊炎是指肱三头肌腱附着于鹰嘴突处的两个滑液囊,因外伤、劳损而引起充血、水肿、渗出、囊内积液为特征肘。

本病位于肘后,是手太阳经、少阳经循行和分布的范围,手太阳经"循臂骨下廉,出肘内侧两筋之间,上循臑后廉",手太阳经筋"上循臂内廉,结于肘内锐骨之后,弹之营销手指之上";手少阳经"上贯肘,循臑外上肩",手少阳经筋"上循臂,结于肘,上绕臑外廉"。所以本病的病位在手少阳经与手太阳经。

本病属中医的"肘部伤筋""筋痹"的范畴。

一、诊断要点

(1)肘后外伤史或劳损史。

(2)肘关节后方可触及囊样肿物,边界清楚,质软,有移动感、波动感,直径多在 2~4 cm,并有轻度压痛。

(3)穿刺可抽出无色透明的黏液或血性液体。

二、病因病机

尺骨鹰嘴为肱三头肌附着处,其周围有两个滑囊,一个位于肱三头肌腱与肘后韧带及鹰嘴之间,一个位于肱三头肌腱鹰嘴附着部与皮肤之间,起润滑及防止摩擦作用。当受到各种急慢性损伤均可引起充血、水肿和渗出,囊内积液是主要特点。

(一)外伤血脉,瘀血阻滞

尺骨鹰嘴滑囊的急性损伤,多为肘尖部受撞击而发生经脉损伤,血溢脉外,滑膜囊出现充血、肿胀、疼痛、渗出液增多,滑囊内多为血性液体。

(二)劳伤气血,痰瘀闭阻

多因肘部长期摩擦或碰撞,耗伤气血,瘀血停滞;或因急性创伤未彻底痊愈,瘀血滞留,而引起两个滑液囊渗液等变化,瘀血与痰浊互结,导致肿胀、疼痛。

三、辨证治疗

(一)气滞血瘀证

1.主症

肘部外伤,血溢脉外,导致肘关节外后方及尺骨鹰嘴上方出现囊性肿物,质软,边界清楚,有波动感,肘关节被动活动疼痛。脉弦数,舌质偏红,舌苔薄白。

2.治则

活血化瘀,通经止痛。

3.处方

阿是穴、天井、小海、三阳络、后溪、少泽、关冲。

4.操作法

阿是穴用刺络拔罐法,少泽、关冲用三棱针或较粗的毫针点刺出血,天井、小海、三阳络及后溪用捻转补泻法。

5.方义

肘部外伤,血溢脉外,形成囊肿,遵照《素问·阴阳应象大论》"血实宜决之"的治疗原则,故取阿是穴刺络拔罐,取手太阳、少阳经的井穴点刺出血,清除瘀血消除囊肿。选天井、小海属于局部取穴,除瘀消肿。三阳络为手三阳经络脉交会沟通之处,可通达手三阳经,活血消肿。配后溪助以上诸穴通经消肿。

(二)痰瘀互结

1.主症

病程较久,肘关节外后方及尺骨鹰嘴上方有肿胀,质稍硬,无波动,肘关节屈伸运动障碍及疼痛。脉弦细,舌质淡,苔薄白。

2.治则

益气活血,化痰通络。

3.处方

臑会、天井、阿是穴、支沟、后溪、中渚、足三里。

4.操作法

针阿是穴用扬刺法,起针时用拇指按压肿大的囊肿,使痰及瘀血疏散,之后加用艾条灸法。足三里针刺补法,其他穴位用针刺平补平泻法。

5.方义

阿是穴属于局部取穴,采用扬刺法、灸法和局部按压法,可加快局部瘀血、痰浊的消散。肘后囊肿是痰瘀互结滞留肘后所致,臑俞、天井具有行气活血、祛痰化浊的功效,善治瘿瘤瘰疬,《医宗金鉴》天井"主治瘰疬、隐疹。"《外台秘要》臑会"主项瘿、气瘤,臂痛。"瘰疬、瘿瘤皆因于痰浊气滞,所以天井、臑会是治疗肘后滑囊肿的重要穴位。支沟行气化痰,后溪、中渚散风化浊、通经化浊,足三里调理后天,补益气血,清化痰浊。诸穴配合,可达益气活血,化痰通络的作用。

(胡昌喜)

第九节 旋前圆肌综合征

旋前圆肌综合征是指正中神经和骨间掌侧前神经在前臂近侧受压后,产生的该神经所支配的肌肉运动功能障碍为主的综合征。

旋前圆肌位于前臂的肘下浅层,在起始部有两个头,一个是浅层的肱骨头,起于肱骨内上髁;一个是深层的尺头,起于尺骨冠突内侧,汇合后止于桡骨中部外侧面。正中神经在经过肘窝时,首先通过肱二头肌腱膜的深面,接着经旋前圆肌的肱骨头(浅头)和尺骨头(深头)之间,再穿过指浅屈肌腱弓,最后在指浅屈肌和指深屈肌之间下行。研究证明,正中神经在即将穿过旋前圆肌两头之间至指浅屈肌至指浅屈肌起始处深面这一段,前面有旋前圆肌纤维桥,指浅屈肌联合腱弓或纤维弓,后面有旋前圆肌尺骨头前面增厚的筋膜,外侧有旋前圆肌肱骨头和尺骨头汇合处的筋膜。正中神经实际上是在一个腱性"隧道"内通过。在生理情况下,当肘关节屈曲时,此"隧道"有利于正中神经的适当移动。然而,任何一种能够使"隧道"变窄的因素都易导致正中神经受压。

本病多见于慢性损伤,慢性损伤是指工作中长期用力屈肘及前臂经常用力旋前的操作,使得前臂屈肌及旋前圆肌造成慢性损伤。屈肌损伤,可使筋膜腔压力增高,刺激正中神经诱发本病;旋前圆肌粘连变性,亦会刺激或压迫正中神经而发生本病。也可见于急性损伤,急性损伤多为前臂的前侧面直接受到外力的损伤,如跌倒时,手掌撑地而前臂处于旋前位。

一、诊断要点

(1)前臂肌肉酸痛、麻木、不适、沉重和易疲劳感。

(2)前臂反复做旋前或旋后运动并握拳时疼痛加重,如长期锤击、擦碟子、用勺子舀食物等。拇、示指远侧指间关节屈曲力量减弱。

(3)压痛点:旋前圆肌近侧两侧头之间有明显的压痛(在前臂肘窝下 2～4 指处),并有条索感。

(4)Tinel 征阳性,即叩击正中神经的分布而在其远端出现麻刺感,又称蚁走感征。

(5)肌电图检查:示神经传导阻滞,伴有相关肌纤维震颤。

二、病因病机

(一)劳伤筋肉,气血瘀滞

长期操劳,前臂及旋前圆肌反复屈伸旋转,产生积累性劳损,耗伤气血,筋肉失养而挛急,久而久之而成筋结,气血瘀滞,经脉闭阻,发为疼痛、麻木、乏力等症。

(二)跌打损伤,瘀血阻滞

外力损伤经脉,血溢经外,导致前臂瘀血阻滞,发为本病。根据旋前圆肌综合征的症状和病变部位应归属于手厥阴经,《灵枢·经脉》:"心主手厥阴心包之脉……行太阴少阴之间,入肘中,下臂行两筋之间,入掌中,循中指出其端。其支者,循小指次指出其端。"有云:"是动则病……臂肘挛急。"所以说旋前圆肌综合征的病变部位主要在手厥阴经。

三、辨证治疗

(一)筋骨失养,气血瘀滞

1.主症

前臂酸痛、麻木,伴有疲劳感或沉重感,前臂反复作旋前或旋后运动并握拳时症状加重,桡侧 3 个半手指感觉异常。舌质淡,脉沉细。

2.治则

调血养筋,疏通经络。

3.处方

曲泽、尺泽、阿是穴、内关、列缺、三阴交。

4.操作法

在前臂肘窝下 2～4 手指处寻找压痛点确定阿是穴,然后对阿是穴用扬刺法,行捻转泻法。曲泽、尺泽、内关直刺平补平泻法,使针感达到手指。列缺用 0.25 mm×25 mm 的(1 寸)毫针沿经向上斜刺,使针感上达肘部。三阴交直刺补法。

5.方义

旋前圆肌综合征是指正中神经和骨间掌侧前神经在前臂近侧受压后,产生的该神经支配的肌肉运动功能障碍为主的综合征。卡压神经的点就是阿是穴,也是瘀血阻滞的筋结点,按之疼痛并有条索感,在此点行扬刺法,可消散瘀血,疏通经络,解除筋结,是治疗本病的主穴。曲泽、内关属于心包经,心主血和血脉,尺泽、列缺属于肺经,肺主气,四穴相配可调理气血濡养筋肉,缓解挛缩,正如《肘后歌》云"尺泽能舒筋骨疼痛";且尺泽、曲泽位于旋前圆肌处,刺之又可缓解肌肉的痉挛而止痛。三阴交补益后天,以益气血生化之源。

(二)跌打损伤,瘀血阻滞

1.主症

因跌打损伤,前臂疼痛急性发作,肿胀,旋前圆肌近侧部有明显的压痛,手掌麻木刺痛。舌质黯红,脉弦。

2.治则

活血祛瘀,通络止痛。

3.处方

尺泽、曲泽、阿是穴、孔最、郄门、少商、商阳、中冲。

4.操作法

在尺泽、曲泽处寻找暴怒的静脉,用三棱针点刺出血,出血量掌握在出血的颜色由黯红转为鲜红为止。少商、商阳、中冲用三棱针或较粗的毫针点刺出血,每穴出血 3～5 滴。阿是穴、孔最、郄门用 0.30 mm×40 mm(1.5 寸)的毫针直刺泻法。

5.方义

本症是由于外伤经脉瘀血阻滞手厥阴、太阴经脉所致,所以治取曲泽、尺泽、少商、中冲及商阳点刺出血,祛瘀血通经络以消肿止痛。据报道,在尺泽等穴刺络放血治疗关节痛有明显效果,1 次痊愈率达 52%,每次出血 2～5 mL。另外,尺泽、曲泽位于旋前圆肌的起始部,孔最位于旋前圆肌的终止部,三个穴位对于缓解旋前圆肌的痉挛、肿痛有重要作用。

(胡昌喜)

第十节 旋后肌综合征

旋后肌综合征又称桡管综合征,是桡神经深支在旋后肌腱弓附近被挤压,使前臂伸肌的功能障碍,以肘痛为主症的一种综合征。

旋后肌起于肱骨外上髁和尺骨上端后方桡侧,分为深浅两层,肌束向外下,止于桡骨中部外侧面。其功能是使前臂旋后。桡神经至肱骨外上髁分为深支和浅支,深支穿桡管、旋后肌腱弓,进入旋后肌两层之间,从旋后肌下缘穿出,改名为骨间后神经。其中桡管、旋后肌腱弓、旋后肌下缘为狭窄部位,易引起桡神经深支卡压,出现前臂伸肌功能障碍为主要表现的综合征。主要支配前臂伸肌群的运动。

旋后肌是前臂的旋转肌,前臂旋后力大于旋前,因此,生活工作中,手工业工人、操盘手、某些运动员等,过度使用伸肌,导致旋后肌慢性损伤,充血、肿胀、粘连,使神经通过的间隙狭窄,桡神经受压而发生功能障碍。

一、诊断要点

(1)本症主要表现为掌指关节不能完全伸直,拇指外展无力,伸腕时偏向桡侧等运动障碍,没有感觉障碍。

(2)肘部外侧及前臂近端伸肌群疼痛和放射痛,前臂旋转活动可使疼痛加重,休息时疼痛加重,夜间常痛醒。

(3)检查:①拇指外展、伸直障碍,指掌关节不能主动伸直。②伸指试验阳性,检查时令肘腕指关节伸直,抗阻力伸直掌指关节,若肘部疼痛加剧为阳性(桡侧腕短伸肌起点内侧缘疼痛)。③疼痛点及压痛点,在肱骨外上髁远端5～10 cm处长可触及压痛点及痛性结节,前臂旋后时明显。④旋后肌加重试验:患者患侧肘关节屈曲90°,检查者一手拇指用力压在桡骨小头颈部的前内侧(相当于骨间背神经如旋后肌腱弓处),另一手把持患肘的上臂,使患者快速最大限度地旋转前臂15～20次。如自觉伸指力更弱,且伸直角度比试验前减少为阳性。

二、病因病机

本病的主要症状是肘外侧疼痛、拇指外展及掌指关节伸直障碍,所以本病的病变部位主要在手阳明经、太阴经、三焦经。本病的主要症状在劳累后加重、休息后缓解,夜间加重,其病机主要为劳伤气血、瘀血阻滞及寒邪闭阻。

(一)气血瘀滞

肘部骨折、脱位损伤经脉,血溢脉外形成血肿,阻滞脉道;或局部有囊性肿物(如腱鞘囊肿、脂肪瘤、纤维瘤等)压迫脉道,气血不通,筋肉失养,引起前臂乏力、疼痛等。

(二)劳伤气血

手工业工人、键盘操作者及某些运动员前臂长期用力旋前旋后,耗损气血,劳伤筋肉,气血不足于荣养筋肉而挛急,形成筋结,压迫经脉,气血不通,发为前臂无力和疼痛。

(三)风寒阻滞

前臂长期过度旋转,耗伤气血,卫外不固,风寒湿邪侵袭经脉,气血闭阻引起前臂疼痛和乏力。

三、辨证与治疗

(一)气血瘀滞

1.主症

急性损伤后,肘外侧及前臂近端伸肌群处疼痛,局部肿胀,活动后疼痛加重,脉弦滑或弦细,舌苔薄白。

2.治则

活血除瘀,消肿止痛。

3.处方

曲池、阿是穴、手三里、温溜、外关、合谷、商阳、列缺。

4.操作法

阿是穴用刺络拔火罐法,商阳用三棱针点刺出血。曲池用0.30 mm×40 mm(1.5寸)长的毫针向肱骨外上髁下方斜刺25 mm(1.0寸)左右,捻转泻法。手三里直刺12～20 mm(0.5～

0.8 寸),捻转泻法。温溜、列缺用 0.25 mm× 25 mm(1.0 寸)的毫针,沿经向上斜刺 12 mm(0.5 寸)左右,捻转泻法。外关、合谷直刺捻转泻法。

5.方义

本病的病变部位主要在手阳明经,所以治疗时以阳明经穴为主,本证的病机是瘀血阻滞的实证,《灵枢·九针十二原》曰:"满则泄之,菀陈则除之,邪胜则虚之。"所以用针刺泻法以祛邪通经止痛,刺阿是穴、少商出血以活血祛瘀通络止痛。曲池、手三里属于局部取穴,功在消散瘀血。温溜是手阳明经的郄穴,是气血深聚的部位,可加强瘀血的消散,功善止痛。

(二)筋脉失养

1.主症

肘部外侧疼痛,并可触及阳性结节,前臂旋转后疼痛加重,掌指关节不能伸直,拇指外展、伸直无力,舌质淡,脉沉细。

2.治则

益气养血,濡养筋肉。

3.处方

曲池、阿是穴、手三里、下廉、列缺、外关、合谷、足三里。

4.操作法

曲池用 0.30 mm×40 mm(1.5 寸)的毫针,向肱骨外上髁斜刺 20 mm(1.0 寸)左右,手三里、阿是穴均采用龙虎交战手法。刺下廉、列缺、外关平补平泻法。合谷、足三里针刺补法。

5.方义

本证的病机是气血不足筋脉失养形成筋结,故取病变部位的穴位补泻兼施补益气血解除筋结。下廉、列缺、外关疏通手阳明、太阴、少阳经脉,调理气血濡养筋脉。针补合谷、足三里益气生血,加强对筋脉的濡养。诸穴配合共达舒筋解结,益气养血濡养筋脉的作用。

(三)风寒阻滞

1.主症

肘部外侧疼痛,并可触及阳性结节,疼痛并向肩、腕部放散,前臂旋转后疼痛加重,喜热恶寒,遇冷疼痛加重,掌指关节不能伸直,拇指不能外展。舌质淡,脉细紧。

2.治则

温散风寒,益气养血。

3.处方

天柱、曲池、手三里、阿是穴、列缺、合谷、外关、足三里。

4.操作法

天柱直刺泻法,并使针感沿经传导,术后加用灸法。其他穴位的针刺法同筋脉失养证,不同的是在手三里、阿是穴施以艾条灸,每穴艾灸 3 分钟。

5.方义

本证是由于劳伤气血,卫外不固,风寒邪气乘虚入侵经脉,气血闭阻所致,治疗时分为两个方面,一是祛风散寒,取天柱、列缺、外关,散风祛邪通络,在病变的部位即风寒邪气与气血互结的部位取阿是穴、手三里施以龙虎交战手法,并重用灸法,温散风寒,通经止痛;二是取合谷、足三里,针刺补法,益气养血,濡养筋脉,缓解筋肉的挛急以止痛。

(胡昌喜)

第十一节 胸 壁 挫 伤

胸壁是由骨性胸廓与软组织两部分组成。软组织主要包括胸部的肌肉、肋间神经、血管和淋巴组织等。由于外界暴力挤压、碰击胸部导致胸壁软组织损伤。本病是临床上常见的损伤性疾病,多见于青壮年。

一、诊断要点

(1)患者多由外力致伤病史。

(2)受伤后胸胁部疼痛,疼痛范围相对明确,深呼吸或咳嗽时疼痛加重。

(3)检查:①胸廓部有局限性瘀血肿,有明显压痛点。②抬肩、活动肩胛、扭转躯体时疼痛加重。③X线检查:无异常改变,但可除外骨折、气胸、血胸等。

二、病因病机

胸部挫伤,多因外力直接作用于胸部,如撞击、挤压、拳击、碰撞、跌打损伤等,使胸部皮肤、筋肉受挫,脉络损伤,血溢脉外,瘀血停滞,经脉不通而痛。

三、辨证与治疗

(一)主症

受伤之后,胸胁部痛,深呼吸、咳嗽、举肩、躯体扭转则疼痛加重,局部有明显压痛。舌质紫黯,脉弦。

(二)治则

活血祛瘀,通经止痛。

(三)处方

阿是穴、华佗夹脊穴、内关、支沟、阳陵泉。

(四)操作法

阿是穴用平刺法,术后刺络拔罐出血。华佗夹脊穴应根据病变的部位,选择相应的夹脊穴1～3个,直刺泻法,使针感沿肋间隙传导,最好达到病变处。内关直刺捻转泻法,最好少用提插手法,以免损伤正中神经,引起手指麻木、拘紧等后遗症。支沟、阳陵泉直刺捻转泻法。

(五)方义

阿是穴刺络拔罐出血,祛除瘀血,疏通局部气血的瘀阻;华佗夹脊穴,对于胸胁部疼痛及肋间神经痛有很好效果;内关属于手心包厥阴经,其经脉、经筋布于胸胁部,心包主血脉,故内关可有理血通脉,活血祛瘀的作用;内关又是手厥阴经的络穴,外联手少阳三焦经,三焦"主持诸气",故内关又有调气活血、理气止痛的功效,所以内关是治疗胸胁部疼痛的主穴;支沟、阳陵泉属于手、足少阳经,其经脉、经筋均分布于胸胁部,是治疗胁肋疼痛的重要组合。

(胡昌喜)

第十二节　胸椎小关节紊乱症

一、概述

胸椎小关节紊乱症是指胸椎后关节在劳损、退变或外伤等因素作用下,导致胸椎小关节发生急、慢性损伤或解剖移位及椎旁软组织发生无菌性炎症反应,刺激、牵拉或压迫其周围的肋间神经、交感神经,引起神经支配区域疼痛、不舒适或胸腹腔脏器功能紊乱等一系列症状,称为胸椎小关节紊乱症。由于胸腹腔脏腑功能紊乱的症状一般不是与胸椎小关节损伤同时出现,往往较晚一段时间出现,因此医师与患者均难于将胸腹腔脏腑功能紊乱症状与胸椎小关节损伤联系起来,导致临床上常常误诊,遗忘了疾病的根源是胸椎病变。

二、诊断要点

(1)患者有背部外伤或长期姿势不良史,如长期低头、伏案工作等。

(2)胸背部酸胀疼痛或沉重乏力,时轻时重,一般活动后减轻,劳累或受寒后加重。

(3)胸胁部疼痛,疼痛的具体部位因胸椎损伤的部位而异,如 $T_{2\sim5}$ 损伤,可表现为乳房以上胸胁部位的疼痛、心前区痛;$T_{5\sim12}$ 的损伤,可表现为乳房以下区域疼痛、胸痛、胁肋痛、胃区痛、肝区痛、腹部痛等。

(4)自主神经紊乱症状。①汗液排泄障碍:表现为多汗或无汗(局部或半身、全身)。②胸腔脏器功能紊乱症:可见心烦胸闷、胸部压迫感、心律失常、血压异常、咳嗽哮喘等心血管和呼吸系统症状,多见于 $T_{1\sim4}$ 小关节损伤。③腹腔脏器紊乱症状:可见胃脘胀痛、食滞纳呆、嗳气吞酸、腹胀便秘或腹泻等消化功能紊乱症。

(5)检查。①触诊:胸椎棘突、棘突间、椎旁有叩痛、压痛、棘突偏歪或有后凸,或有凹陷。棘突上、棘突间及椎旁的韧带有条索样改变或结节。②X线检查:可见胸椎有损伤性改变或退行改变、韧带钙化、胸椎侧弯或后凸畸形。可除外结核、肿瘤、类风湿、骨折等。③理化检查:可除外脏腑肿瘤、结石及损伤程度。

三、病因病机

(一)外邪侵袭

人体在疲劳、虚弱的情况下,复感风寒湿邪,导致筋脉痹阻,血行不畅,经脉不通,不通则痛,以致筋肉痉挛,进而引起胸椎小关节功能活动障碍,日久可致筋膜变性、增厚、粘连,从而影响脊神经和自主神经的功能,产生脊背疼痛和脏腑功能紊乱的症状。

(二)跌打损伤

外力打击背部,损伤筋肉、脉络,血溢脉外,瘀血阻滞,筋肉肿胀、挛缩作痛,搏击脊神经和交感神经而发病。

(三)劳伤气血

由于劳力过度或长久伏案用脑过度,劳伤气血,气血亏损。气血虚弱,筋骨失养,筋肉挛缩,胸椎及其小关节失稳,触及交感神经,而发病;气血虚弱,心脾两虚,则胸痛胸闷,心悸烦乱,胃脘疼痛,腹胀便溏等症。

四、辨证与治疗

(一)外邪侵袭

1.主症

背部疼痛,伴有沉重感、紧感、冷感,遇寒加重,得热痛减,疼痛可连及胸胁部。舌苔薄白,脉浮紧。

2.治则

散风祛寒,温经通络。

3.处方

胸椎夹脊阿是穴、大椎、后溪、合谷、外关。

4.操作法

夹脊阿是穴有两种,一是压痛点,二是结节、条索;针刺的方法是采用 0.30 mm×40 mm 的毫针,刺入 20 mm 左右,得气后用捻转泻法;术后加用艾条灸法。针大椎时患者微低头,直刺捻转泻法,术后加用灸法。后溪、合谷、外关均直刺泻法。

5.方义

本证是由于感受风寒湿邪而引起,病变部位属于督脉、太阳经及阳明经筋。针刺并温灸诸阳之会大椎,祛除邪气通经止痛。阿是穴处是邪气痹阻之处,针刺泻法祛邪,艾灸温通除邪。后溪、合谷属于手太阳经和手阳明经,其经筋分布背部,结聚于脊柱,又有良好的行气祛邪,通经止痛的功效。外关属于手少阳经,少阳经循行于胸胁部,是治疗胸胁痛的主要穴位之一;外关又通于阳维脉,阳维脉维系诸阳经而主表,故又有祛除邪气从表而解的功能。诸穴配合可达祛除邪气通经止痛的效果。

(二)瘀血阻滞

1.主症

背部疼痛,疼痛部位固定,呈刺痛性质,肩臂活动则疼痛加重,背部按之作痛。舌质紫黯,脉涩。

2.治则

活血化瘀,通经止痛。

3.处方

胸椎夹脊阿是穴、手三里、后溪、委中。疼痛连及胸胁部加内关。

4.操作法

胸椎夹脊穴的刺法见上,术后刺络拔火罐,委中用三棱针点刺出血,手三里、后溪直刺捻转泻法。内关直刺,捻转泻法。

5.方义

本证是由于瘀血阻滞所致,故取阿是穴刺络拔火罐,取委中放血,祛瘀活血,消肿止痛。手三里、后溪分别属于手阳明经和太阳经,其经筋分布在背部并附着于脊柱,是治疗脊背疼痛的重要穴位。内关属于手厥阴心包经,其经脉、经筋分布在胸胁部,心主血脉,所以内关既可治疗胸胁部的疼痛,又有活血祛瘀的作用。疼痛剧烈时可内关透外关,可有较强的活血化瘀、行气化瘀、通经止痛的功效。

（三）劳伤气血，心脾两虚

1.主症

背部酸痛，劳累后加重，胸闷胸痛，心悸不宁，胃脘疼痛，时发时止，纳呆腹胀，便溏乏力。舌质胖淡，脉沉细。

2.治则

健脾宁心，补益气血。

3.处方

胸椎夹脊阿是穴、膻中、神门、中脘、足三里、三阴交。

4.操作法

胸椎阿是穴的刺法同前，术后加用灸法。膻中针尖向下平刺补法。其余诸穴均用直刺捻转补法。

5.方义

本证是由于气血亏损筋骨失养所致，阿是穴是病变症结的反应点，或为压痛点，或为结节、条索状物，针刺阿是穴可缓解经筋、肌肉的挛缩，消除结节和条索，使经脉通畅，有利于气血对筋骨的濡养。膻中位于胸部正中，是心包的募穴；神门是心经的原穴，二穴配合，可宁心安神，养血通脉。中脘、足三里、三阴交调补脾胃，既可治疗胃脘部和腹部的病证，又可补益气血，乃治本之法。

（胡昌喜）

第十三节　胸廓出口综合征

一、概述

胸廓出口综合征是指臂丛神经、锁骨下动静脉在胸廓出口区域内受压而引起的一组症候群。

胸廓出口也称胸廓上口（相当于缺盆），其上界为锁骨，下界为第一肋骨，前方为锁骨韧带，后方为中斜角肌，其内侧为肋锁关节，外侧为中斜角肌。在此空隙中，前斜角肌将其分为前后两部分，在前斜角肌与锁骨下肌之间，有锁骨下静脉通过；在前斜角肌与中斜角肌之间，有臂丛神经、锁骨下动脉通过。在正常情况下，臂丛神经、锁骨下动静脉在此间隙中不会受到影响，但当颈肋过长、斜角肌痉挛、肥厚及锁骨骨折畸形愈合等因素，导致此肋锁三角间隙变窄，引起病证。

二、诊断要点

（1）本病多发生于青年和中年，一般女性较多，单侧发病较双侧者多。常表现为臂丛神经和锁骨下动静脉受压或牵拉症状。

（2）臂丛神经受压症状，肩臂手的麻木、疼痛、乏力、酸胀，并有放射感。疼痛性质多为刺痛或灼痛。临床上以尺神经受压较多见。久病不愈，可见神经支配区肌肉萎缩、感觉减退和激励下降。

（3）血管受压的症状，动脉受压，患肢有间歇性无力和缺血性弥漫性疼痛、麻木，桡动脉搏动减弱,并伴有皮肤苍白、发凉、怕冷,患肢高举时更加明显。静脉受压时,患肢浅静脉怒张、水肿、手指发绀、僵硬。

(4)检查:①锁骨上窝饱满、压痛;有颈肋者,可触及骨性隆起;有斜角肌病变者,可触及前斜角肌僵硬、肥厚及压痛。②挺胸试验:患者直立,双手下垂,检查者双手分别触摸患者桡动脉。嘱患者挺胸,上肢伸直,并使肩胛骨尽量以向后下方,此时桡动脉搏动减弱或消失者为阳性。表示肋锁间隙狭窄,挤压臂丛神经及血管。③过度外展试验:将患者上肢过度外展并后伸,桡动脉明显减弱或消失为阳性,表示动脉被胸小肌挤压。④举臂外展运动试验:将患者双侧上肢外展并外旋,双手做连续快速伸屈手指运动,患肢迅速出现向心性疼痛、麻木、乏力,为阳性。健侧可持续1分钟以上。⑤头后仰试验(Adson法):患者取坐位,检查者双手分别触摸患者桡动脉。嘱患者深吸气并憋住,头后仰并转向患侧,如桡动脉搏动减弱或消失者为阳性,表示斜角肌压迫臂丛神经及动脉。⑥X线检查:颈椎正侧位片,有助于确诊是否有颈肋、C_7横突过长、锁骨及第一肋骨畸形等。

三、病因病机

(一)外感风寒邪气

风寒邪气侵袭项背肩臂的肌肉、关节、经筋,使斜角肌、胸小肌、锁骨下肌等挛缩、紧张,导致锁肋三角间隙狭窄,经络痹阻,气血运行不畅,不通而痛。

(二)瘀血阻滞

跌扑损伤,瘀血阻滞,肩臂肿胀、疼痛;或疼痛久延不愈,气血长期运行不畅,经气闭塞而成瘀血,导致斜角肌等肌肉痉挛、肿胀、僵硬,使锁肋三角间隙狭窄,经气不通而发病。

(三)气血虚弱

年老体弱,气血不足;或劳作过度,气血亏损,使肩胛部肌肉、经筋乏力而松弛,肩部下垂,锁肋间隙变小,经气不通而痛。

(四)辨证与治疗

胸廓上口相当于缺盆的部位,有众多的经脉和经筋经过,如手太阴经及经筋,手阳明经、足阳明经及经筋,手少阴经及经筋,手太阳经、足太阳经筋,手少阳经、足少阳经及经筋等,故此处发生病变,会引起多条经脉的病证。在辨证与治疗时,既要治疗经络的病证,又要注意病因的治疗。

1.循经辨证论治

(1)主症:肩臂部桡侧疼痛、麻木,属于手阳明经与手太阴经;肩臂部尺侧疼痛、麻木,属于手太阳经与手少阴经;肩臂部内侧疼痛、麻木,属于手厥阴经。

(2)治则:通经止痛。

(3)处方:①肩臂部桡侧疼痛、麻木,取颈臂穴、扶突、肩髃、曲池、列缺、合谷、商阳、少商。②肩臂部尺侧疼痛、麻木,取颈臂穴、扶突、肩贞、极泉、少海、支正、后溪、少泽、少冲。③肩臂部及上肢内侧疼痛、麻木,取颈臂穴、扶突、曲泽、内关、大陵、中冲。

(4)操作法:颈臂穴属于经外穴,位于锁骨内1/3与外2/3的交点处向上1寸,当胸锁乳头肌锁骨头后缘。沿水平方向向后刺入0.5寸左右,当出现触电感向上肢传导时,行捻转平补平泻手法后随即出针。扶突直刺0.5寸,提插手法,当出现麻感时,行捻转平补平泻法后随即出针。刺极泉时,上臂抬起,用切指法进针,提插手法,当出现触电感时,行捻转泻法,随即出针。井穴均采用三棱针点刺出血法,其余诸穴直刺捻转泻法。

(5)方义：上述处方系根据"经络所通，主治所及"的原则，按照疼痛部位循经取穴的方法，可达疏通经络，调理气血的作用，经络气血通达，疼痛可止。其中疼痛而兼有寒冷、麻木者，可加用灸法，以温通经气，增强止痛效果。

2.风寒痹阻

(1)主症：肩臂疼痛麻木，或上下走穿；或疼痛拒按，筋脉拘紧，皮肤苍白发凉。舌苔薄白，脉弦紧。

(2)治则：祛风散寒，通经止痛。

(3)处方：扶突、颈臂(阿是穴)、肩髃、曲池、外关、合谷、后溪。

(4)操作法：扶突、颈臂的刺法同上。其余诸穴均直刺捻转泻法，并可在肩髃穴或大椎穴或阿是穴加用灸法。

(5)方义：本证是由于风寒邪气痹阻引起的病证，扶突属于手阳明经，有散风祛邪通经止痛的作用，是治疗臂丛神经痛的经验穴。颈臂穴或在锁骨上窝寻找阿是穴，均位于锁骨上窝，属于缺盆范畴。缺盆是诸多经脉、经筋通过的部位，尤其与上肢的手三阳经、手三阴经的关系更为密切，是治疗上肢病证的主要穴位，正如《甲乙经》云缺盆主"肩引项臂不举，缺盆肿痛。"肩髃、曲池、合谷，同属于手阳明经，多气多血，既能疏通经络调理气血，又有祛除外邪的作用，是治疗上肢病变的重要组合。外关属于手少阳经，并通于阳维脉，以及可疏通经脉，又可祛邪外出，长于通经除邪。后溪是手太阳经五输穴中的输穴，"俞主体重节痛"，有散风除湿止痛的作用，是治疗筋骨疼痛的重要穴位。

3.瘀血阻滞

(1)主症：锁骨上窝肿胀疼痛，上肢刺痛或麻木，手指发绀、僵硬。舌质紫黯，脉沉涩。

(2)治则：活血化瘀，通络止痛。

(3)处方：颈臂(阿是穴)、膈俞、极泉、曲泽、少海、曲池、合谷。

(4)操作法：颈臂或阿是穴浅刺0.5寸左右，当出现触电感后，行捻转泻法，随即出针。针极泉时患者举肩，用切指法避开动脉进针，提插手法，当出现触电感时，行平补平泻法，随即持针。膈俞行刺络拔罐法，曲泽用三棱针点刺出血。其余诸穴直刺捻转泻法。

(5)方义：本证是由于瘀血阻滞所致，故取血之会穴膈俞和曲泽点刺放血，以活血化瘀，通络止痛。颈臂或阿是穴乃是病变的部位，泻之可消肿祛瘀。极泉、少海均属于手少阴心经，心主血脉，故二穴可行血通脉，主治上肢疼痛，正如《针灸大成》云极泉"主臂肘厥寒，四肢不收"，《医宗金鉴》少海主"漏肩与风吹肘臂疼痛"。曲池、合谷属于手阳明经，阳明经多气多血，二穴配合行气通脉、行气化瘀，是调理气血疏通经络的重要组合。

4.气血虚弱

(1)主症：颈项肩背酸痛，肌肉萎缩，手臂酸痛麻木，手臂乏力，举臂艰难，手指拘挛，甚或头晕心悸。舌淡苔薄，脉细弱。

(2)处方：扶突、颈臂(或阿是穴)、脾俞、少海、手三里、合谷、足三里、三阴交。

(3)操作法：扶突、颈臂(或阿是穴)的针刺法同前，得气后捻转平补平泻法。其余诸穴用捻转补法。

(4)方义：本证是由于气血虚弱，筋肉失养、乏力，肩胛骨、锁骨下垂，导致肋锁间隙狭窄，挤压臂丛神经及锁骨下动静脉，引发病证，治当补气益血。补益气血总应培补生化之源为主，穴用脾俞、手足三里、三阴交调补脾胃，以助气血生化之源。补合谷助肺气，益宗气，"宗气积于胸中，出于喉咙,以贯心脉,而行呼吸。"故可益气通脉。少海是手少阴心经五输穴中的合穴,补之可补血养筋;配手三里用于手臂麻木的治疗,《百症赋》"且如两臂顽麻,少海就傍于三里。"

（胡昌喜）

第十四节　蒂策综合征

蒂策综合征是一种非特异性疾病,又称肋软骨炎、特发性痛性非化脓性肋软骨肿大。本病是胸背部病变的常见病、多发病,表现为肋软骨的痛性肿胀,尤其好发于第二肋骨。本病好发于女性,病程长短不一,常迁延数月或数年,治愈后容易复发。中医无此病名,应属于胸胁痛范畴。

一、诊断要点

(1)好发于女性,男性少见。

(2)胸痛急剧或缓慢发作,伴有胸部压迫感或勒紧感。

(3)疼痛呈持续性或间断性,当深呼吸或平卧时疼痛加重。有时疼痛可向肩及手部放射。

(4)检查:第二、三肋骨与软骨交界处肿胀、隆起,可触及结节状或条索状阳性反应物,质地柔软,按之有明显的局限性压痛。

X线检查可除外胸腔和肋骨等器质性病变,对本病无诊断价值。

二、病因病机

西医对本病的病因尚不明确,一般认为与劳损、外伤或病毒感染有关;疲劳及气候的变化可能是发病的诱因。中医根据本病的病变部位固定、局部肿胀、劳累后发作等证候特点,认为本病与瘀血、痰湿及气血虚弱有关。本病应属于筋骨病,位于胸部,与此有关的经络及经筋主要有足阳明经及经筋,其经筋从下肢"上腹而布,至缺盆而结";足太阴经及经筋,其经筋"循腹里结于肋,散于胸中";手少阴经及经筋,其经筋"挟乳里,结于胸中";手厥阴经及经筋,其经筋"入腋散胸中";足少阳经及经筋,其经筋"系于膺乳,结于缺盆";足厥阴经布胁肋等,这些经脉或经筋均于本病的发生有关。

(一)瘀血阻滞

胸部受跌打损伤或撞击,损伤经脉,血溢脉外;或上肢过度活动,胸大肌过度收缩,引起胸肋部韧带和肋软骨膜损伤,血溢脉外,经脉瘀阻,引起局部肿痛。

(二)痰瘀互结

肝气郁结,失于疏泄,气机郁滞,气滞则不能载血运性,血滞而为瘀;气滞则津液失于运行,凝聚为痰。痰瘀互结,脉络不通,发为肿痛。

(三)气虚血瘀

体质虚弱,复加长期胸壁劳作,耗伤气血,气虚则血行乏力,滞而成瘀血,经脉不通,发为肿痛。

三、辨证与治疗

（一）瘀血阻滞

1.主症

局部肿痛，痛有定处，痛如针刺，夜间加重，疼痛向肋部或脊背放射。舌质紫黯或有瘀点，舌苔薄白，脉弦或沉涩。

2.治则

活血化瘀，疏经通络。

3.处方

阿是穴、心俞、膈俞、合谷、郄门、太冲。

4.操作法

阿是穴、心俞、膈俞刺络拔火罐，其余诸穴直刺捻转泻法。

5.方义

本证是由于瘀血痹阻经脉所致，取阿是穴、心的背俞穴心俞、血之会穴膈俞，刺络拔火罐，祛瘀通络止痛。郄门是心包经的郄穴，心主血脉，功善治疗瘀血阻滞胸部经脉引起的疼痛症。合谷是手阳明经的原穴，原穴是元气流注的部位，与手太阴肺经相表里，阳明经多气多血，故合谷穴可行气祛邪，行气活血，行气通络，通经止痛。太冲是足厥阴肝经的原穴，肝主疏泄，肝藏血，故太冲功在理气调血，理气活血，理气通脉，理气止痛。合谷与太冲配合，名曰"四关"，是疏通经络、调理气血、活血祛瘀、通经止痛的主要穴位组合。

（二）痰瘀互结

1.主症

病程较长，疼痛呈持续性隐痛，局部隆起，肿胀明显，胸部沉闷。舌苔白腻，脉弦滑。

2.治则

理气化痰，活血化瘀。

3.处方

阿是穴、膻中、内关、中脘、丰隆。

4.操作法

阿是穴采用刺络拔火罐法；膻中针尖向下平刺，捻转手法，平补平泻；其余诸穴均直刺，平补平泻手法。

5.方义

本证是由于痰瘀互结阻滞经络所致，阿是穴刺络拔火罐意在祛瘀通络。膻中是气之会穴，针刺平补平泻法，意在调气，调气可活血化瘀，调气可通经除痰；本穴又位于胸部中央，是治疗痰瘀滞留胸部的主穴。内关是手厥阴心包经的络穴，外络三焦经，心主血脉，三焦主气，故内关既可活血化瘀，又可理气化痰，善于治疗胸胁部病证。内关与膻中配合，局部与远端相结合，是治疗胸部、胁肋部及其内部脏腑疾病的主要组合。中脘与丰隆相配合，和胃祛痰，健脾化痰，是治疗痰浊病证的主要组合。

（三）气虚血瘀

1.主症

局部隐痛，疼痛与天气有关，遇冷易于发作，伴有胸背隐痛，心慌气短，体倦乏力。舌质黯红或淡红,脉沉弱。

2.治则

益气养血,通络祛瘀。

3.处方

阿是穴、膻中、太渊、足三里、隐白。

4.操作法

阿是穴采用刺络拔罐法,术后加用灸法。膻中、太渊、足三里针刺补法,隐白用艾炷灸 7～9 壮。注意针刺太渊时应避开动脉,直刺 7～9 mm。

5.方义

本证是由于气虚行血乏力,血液瘀滞胸部,痹阻脉络所致。阿是穴的部位正是瘀血阻滞所在,宗《素问·针解》:"菀陈则除之者,出恶血也。"故在阿是穴处刺络出血,清除瘀血、死血,术后再加用灸法,血得热则行,可加强除瘀血通经络的作用。膻中是气之会穴,太渊是脉之会穴,又是手太阴经的原穴,二穴组合培补宗气,宗气积于胸中,以贯心脉,有益气通脉除瘀血的作用,并可消除胸部疼痛。足三里、隐白健脾补胃,培补气血生化之源,且隐白是治疗胸痛的经验效穴。

(胡昌喜)

第十五节 肋胸骨痛

肋胸骨痛是指肋软骨与胸骨连接处发生的自发性疼痛。本病多由于外伤、病毒感染、受寒冷刺激等原因,引起胸大肌附着处的肌纤维组织炎。

一、诊断要点

(1)胸部自发性疼痛,可连及胁肋部。

(2)疼痛的性质为锐痛或切割样、撕裂样疼痛。

(3)疼痛好发于第 2～5 肋骨软骨与胸骨的接合处。

(4)检查:胸骨外侧缘有明显压痛;加压两侧胸壁时,病变处出现疼痛。

在临床上本病常与肋软骨炎相混淆,应注意鉴别。本病的压痛点在胸骨的外侧缘与肋软骨交界处。

二、病因病机

(一)瘀血阻滞

外伤筋骨,损及血脉,血溢脉外,阻滞脉络,经气不通,不通而痛。

(二)寒瘀凝滞

胸肩部及上肢过度活动,耗伤气血,卫外不固,风寒湿邪趁虚入侵,寒主凝而血瘀,经络气血痹阻,发为疼痛。

三、辨证与治疗

（一）瘀血阻滞

1.主症

胸部疼痛,痛如针刺,部位固定,胸骨外侧缘按之疼痛。舌质紫黯或有瘀点,脉弦或沉涩。

2.治则

活血化瘀,通络止痛。

3.处方

阿是穴、膻中、心俞、膈俞、内关、合谷、太冲。

4.操作法

阿是穴、心俞、膈俞刺络拔火罐,其余诸穴均直刺捻转泻法。

5.方义

本证是由于瘀血痹阻经脉所致,处方选穴与肋软骨炎相同,方解也无差异。

（二）寒瘀凝滞

1.主症

胸部疼痛,痛则剧作,遇寒加重,得热痛减,触之作痛。舌质淡红,苔薄白,脉弦紧。

2.治则

温经祛邪,通经止痛。

3.处方

阿是穴、膻中、大椎、列缺、足三里、隐白。

4.操作法

刺阿是穴用 0.25 mm×25 mm 的毫针,沿着肋骨的上下缘向胸骨平刺,有酸痛感或胀痛感沿肋骨传导,捻转泻法,术后加用灸法。膻中针尖向下平刺,捻转补法。针大椎时患者坐位,微低头,针尖朝向胸骨柄,进针 25 mm(1 寸左右)左右,得气后捻转平补平泻法,术后加用灸法。列缺针尖向上斜刺,得气后行捻转补法。足三里直刺,捻转补法。隐白艾炷灸 7～9 壮。

5.方义

本证是由于寒瘀凝滞,经络痹阻所致,治疗时重用灸法,温经散寒,疏通经络。阿是穴是寒邪瘀血凝结的部位,属于局部取穴,针刺泻法并灸,针刺泻法可通经祛邪,艾灸可温经散寒,行血通脉。大椎属于督脉,又为诸阳之会,针灸并用,助阳祛邪,行气血通脉。气会膻中与列缺、足三里配合,培补宗气,贯通心脉,温阳除邪。隐白是治疗本病的经验穴,临床用之有明显效果。

（胡昌喜）

第十六节　剑状突起痛

剑状突起痛主要是剑状突起部疼痛,并伴有胸部、胃脘部、胁肋部及肩背部疼痛。剑状突起即胸骨剑突,相当于中医的蔽心骨。

一、诊断要点

(1)剑突部有深在的持续地疼痛。

(2)胃饱满时、扩胸时、弯腰时及扭转身体时可引起疼痛发作。

(3)疼痛可连及胸部、胃脘部、胁肋部。

(4)检查:剑突部有明显压痛,并有向胸部、腹部、胁肋部及肩背部放射痛。

二、病因病机

本病发生在心的下部,应属于心胃病证,循行的经脉有任脉、足阳明胃经、足太阴脾经、足厥阴肝经、手太阳小肠经、手少阳三焦经等,其发生的病因病机与痰热互结、寒与痰浊凝滞、肝郁气滞有关。

(一)痰热互结

痰热内结,滞留心下,不通而痛。本正与伤寒论中的小陷胸汤证相似,《伤寒论·辨太阳病脉症并治》:"小结胸病,正在心下,按之则痛,脉浮滑者,小陷胸汤主之。"

(二)寒痰凝滞

寒与痰涎凝滞,结于胸膈,发为本病。本证与伤寒论中的寒实结胸证相似。痰涎结于膈上或膈下,胸与心下满闷作痛。

(三)肝郁气滞

肝气郁结,失于疏泄,胃气凝滞不通发为疼痛。

三、辨证与治疗

(一)痰热互结

1.主症

心下部疼痛,连及胸胁,按之则痛,心中烦乱,胃脘不适,有呕恶感。舌质红,苔黄腻,脉滑数。

2.治则

化痰清热,理气止痛。

3.主方

膻中、鸠尾、中脘、曲池、丰隆。

4.操作法

针膻中针尖向下平刺 12～20 mm,捻转泻法。针鸠尾穴时两手臂高举置于头部,针尖向下斜刺 12 mm 左右,切勿直刺,捻转泻法。其余诸穴均直刺捻转泻法。

5.方义

膻中属于任脉,位于胸部正中,为气之会穴,可理气止痛,可理气化痰,是治疗胸痛、胃痛的主要穴位。鸠尾位于胸骨剑突的下缘,又是任脉的络穴,其脉络散于腹,主治心胸痛、胃脘痛;鸠尾又为膏之原,膏即膏脂,由五谷之津液化合而成,所以本穴有化合津液为膏脂的作用,津液不能化合称为膏脂,即变为痰,所以鸠尾又有清化痰浊的作用。中脘、丰隆调理脾胃、除痰浊化生之源。总之,膻中、鸠尾理局部之气机,化病位处的痰浊,中脘、丰隆除痰浊生成之源,曲池清除邪热,标本兼治,病证可愈。

(二)寒痰凝滞

1.主症

心与胸部疼痛,心下按之作痛,痛及胸背,四肢厥冷,胃脘冷痛,呕吐痰饮。舌苔白腻,脉滑而迟。

2.治则

温化痰浊,通经止痛。

3.处方

膻中、鸠尾、中脘、大椎、合谷、足三里。

4.操作法

膻中、鸠尾、中脘针刺手法同前,针刺后加灸。针大椎取坐位,患者微低头,针尖向下颌方向进针,捻转补法,有针感向胸部传导较好,并加用灸法。合谷直刺平补平泻法,足三里针刺补法。

5.方义

膻中、鸠尾、中脘的方解同前,加用灸法,可温阳通脉,可温阳化痰。足三里扶正祛邪,健脾化痰。合谷行气化痰,行气止痛。大椎属于督脉,又是诸阳之会,主治寒热,《素问·骨空论》"灸寒热之法,先灸项大椎",又是治疗结胸症的主穴,对本证的治疗有重要作用,《伤寒论》"太阳与少阳并病……时如结胸,心下痞鞕者,当刺大椎第一间"。

(三)肝郁气滞

1.主症

心下痛,胃脘痛,痛及胸胁,呈胀痛性质,心烦急躁,口苦咽干,局部触之作痛。舌质黯,脉弦。

2.治则

疏肝解郁,理气止痛。

3.处方

膻中、鸠尾、上脘、中脘、期门、内关、太冲。

4.操作法

膻中、鸠尾、中脘的针刺法同前;上脘直刺7.5~10.0 mm(0.3~0.5寸),平补平泻手法;期门平刺,平补平泻手法;内关、太冲直刺平补平泻手法。

5.方解

膻中、鸠尾方解同前,中脘和胃降逆,主治心胃痛,配期门治疗痛及胸胁,《针灸甲乙经》"心下大坚,肓俞、期门及中脘主之";配上脘加强治疗心胃痛的效果,《玉龙歌》"九种心痛及脾痛,上脘穴内用神针,若还脾败中脘补,两针神效免灾侵……"。内关、太冲均属于厥阴经,上下配合,调气理气,是疏肝解郁、理气止痛的重要组合。

(胡昌喜)

第十七节　项背肌筋膜炎

一、概述

项背肌筋膜炎是指项背部的肌肉、筋膜由于急慢性损伤或感受风寒湿邪等原因发生无菌性炎症,引起项、背、肩等处疼痛、麻木的疾病。本病又称纤维织炎、软组织劳损、肌肉风湿病等。

本病相当于中医学中的"背痛""肩背痛"的范畴,是针灸治疗的主要适应证之一。

二、诊断要点

(1)项背部疼痛、酸痛或伴有上肢或枕部、头顶部的放射痛,遇阴雨天、寒冷、潮湿等气候症状加重。

(2)背部有沉重感、紧束感,背如石压,或兼见头痛、头晕、视物模糊、胸闷、胸痛、心悸等。

(3)背部肌肉紧张、僵硬、压痛,并可触摸到结节或条索状阳性反应物,常见于肩胛骨内上角附分穴处(病位于肩胛提肌)、肩胛骨内侧缘附分、魄户、膏肓、神堂、等穴位处(病位于菱形肌)、肩井穴位处(病位于斜方肌上部)、肩中俞穴位处(病位于斜方肌中部)、膈关穴位处(病位于背阔肌)、脊旁夹脊穴(病位于竖脊肌)、棘突上(病位于棘上韧带)、两棘突间(病位于棘突间韧带)。

(4)颈背部有扭挫伤史,如慢性劳损史(如长期低头伏案、高枕睡眠等)。

(5)理化检查,排除风湿及类风湿脊柱炎。

三、病因病机

(一)风寒湿邪侵袭

本病位于肩背部,是诸阳经脉分布的区域,最易感受风寒湿邪。或汗出当风,或夜卧受寒,或久居寒湿之处,感受风寒湿邪,稽留于肌肤筋肉之间,致经络气血凝滞不通,发为经肩背痛。正如《灵枢·周痹》云:"风寒湿气,客于外分肉之间,迫切而为沫,沫得寒则聚,聚则排分肉而分裂也,分裂则痛。"

(二)瘀血阻滞

因劳力、扭挫或跌打损伤,久痛入络,致瘀血阻滞,脉络不通,不通则痛。

(三)气机逆乱,气血失调

《素问·阴阳别论》:"二阳一阴发病,主惊骇背痛,善噫善欠,名曰风厥。"久坐伏案或长久低头工作,劳伤气血,气血不足则筋肉失养,筋肉拘挛,发为疼痛。久坐伤肉损伤脾胃,阻碍气血生化之源。长久伏案,思虑过度,劳伤心脾,耗气伤血,致使气血虚弱,在外则筋肉失养,在内则脏腑功能失调,气机逆乱,肝阳趁机上逆,发为风厥。

(四)辨证与治疗

1.风寒湿邪痹阻

(1)主症:肩背疼痛,遇寒加重,得热痛减,按之作痛和筋结。舌淡红,苔薄白,脉浮紧。

(2)治则:疏风散寒,祛湿通络。

(3)处方:天池、大椎、风门、天宗、阿是穴、后溪、三间。

(4)操作法:针刺泻法,留针30分钟,间歇运针,同时艾灸大椎、风门、阿是穴,出针后再拔火罐。

(5)方义:本证是由于风寒湿邪侵袭经络,气血凝滞,阻塞不通所致。太阳、阳维主表,故取足少阳、阳维之会穴风池、足太阳经穴风门及诸阳之会穴大椎,针而灸之,疏风散寒,通经祛邪。复取手太阳经穴天宗,再配以局部阿是穴,针灸同用,并拔火罐,以温通局部经气。后溪、三间是手太阳经和手阳明经的"输"穴,功善祛风止痛,因为二穴配五行属于风,"俞主体重节痛",且手阳明经筋"绕肩胛,夹脊",手太阳经筋"上绕肩胛,循颈",故二穴是可治疗项背疼痛。《标幽赋》"阳跷阳维并督脉,主肩背腰腿在表之病";《席弘赋》"更有三间、肾俞妙,善除肩背浮风劳",都表明后溪、三间是治疗肩背痛、项背痛的有效穴位。诸穴合用,可达疏风散寒,祛湿通络的功效。

2.瘀血阻滞

(1)主症:项背部或肩背部疼痛,痛如针刺,部位固定,痛连肩臂,甚或麻木不仁,活动受限,遇寒或劳累则加重。舌质黯有瘀点,苔薄白,脉弦细。

(2)治则:行气活血,通络止痛。

(3)处方:天柱、曲垣、秉风、阿是穴、膈俞、合谷、曲池。

(4)操作法:针刺泻法,间歇行针,留针30分钟。并于阿是穴、膈俞刺络拔罐出血,再加用艾条灸,每穴灸3分钟。

(5)方义:本证是由于外伤或久痛入络,瘀血阻滞所致,膈俞为血的会穴,阿是穴是瘀血凝聚的部位,刺血拔罐,可活血化瘀,加用灸法可增强活血化瘀的作用。曲池、合谷均属于手阳明经,阳明经多气多血,其经筋分布于肩胛部,曲池善于疏通经络气血,合谷善于行气活血化瘀,二穴同用可疏通肩胛部经络瘀血的痹阻。其余诸穴属于局部取穴,如此局部与远端相配合,可达活血化瘀,疏通经络气血的作用。

3.气血逆乱,肝阳上亢

(1)主症:肩背部酸痛、沉重,头痛头晕,视物模糊,胸闷胸痛,心悸不宁,脘腹胀痛。舌质胖大,脉弦细。

(2)治则:调补气血,平肝潜阳。

(3)处方:风池、心俞、阿是穴、中脘、手三里、足三里、三阴交、太冲。

(4)操作法:风池平补平泻法,阿是穴针刺泻法,并灸法,中脘平补平泻法,手足三里、三阴交针刺补法,太冲针刺泻法。

(5)方义:本证是由于升降失调,气血逆乱,肝阳上亢所致。针刺风池、太冲泻上亢的肝阳,治头痛头晕;心俞、手足三里、三阴交,补脾胃生心血,补益气血生化之源,荣心养目;中脘与足三里配合,既可调补脾胃,又可斡旋气机的升降,使气血调达,升降适度,诸症可解;阿是穴除局部经筋之痉挛,疏通局部经络的痹阻;手足阳明经筋均绕肩胛附属于脊背,故手足三里可补气血荣养肩背部的经筋,缓痉挛以止痛。如此,上下之配合,局部与远端相配合,气血调达,诸症可除。

（胡昌喜）

第十八节　腰背部肌筋膜炎

腰背部肌筋膜炎是一种常见的腰背部慢性疼痛性疾病,主要是由于感受风寒湿邪或损伤引起的腰背部肌筋膜及肌组织发生水肿、渗出及纤维性变,而出现的一系列临床症状。本病又称腰背筋膜纤维变性。

一、诊断要点

(1)多见于中老年人,可有感受风寒湿或劳损病史。

(2)腰部疼痛,多为隐痛、酸痛或胀痛。疼痛时轻时重,一般晨起痛重,日间减轻,傍晚复重,即轻活动后减轻,劳累后加重。

(3)腰痛多位于脊柱两侧的腰肌及髂嵴的上方。

(4)在弥漫的疼痛区有特定的痛点,按压时可产生剧烈的疼痛,并可向周围、臀部及大腿后部传导,但不过膝部。

(5)检查:①激痛点,仔细检查,可触及激痛点。②可触摸到阳性反应物,筋结或索状物。

二、病因病机

根据本病的疼痛部位,主要涉及足太阳经及其经筋,足少阳经及其经筋,足少阴经及其经筋。

(一)外受风寒湿邪

劳力汗出之后,衣着寒湿;或冒雨涉水;或久居寒冷湿地,风寒湿邪侵袭经脉,经络受阻,气血运行不畅,发为腰痛。

(二)瘀血阻滞

闪挫跌仆,损伤经脉;或劳力过度,伤及脉络;或长期姿势不当,气血阻滞等,导致瘀血停滞,经络闭阻,发为腰痛。

(三)肾精亏损

《素问·脉要精微论》"腰者,肾之府,转摇不能,肾将惫矣",是说肾虚是造成腰痛的重要原因,素体禀赋不足,或年老精血亏衰;或房劳不节;或大病久病之后,导致肾脏精血亏损,经脉经筋失于濡养,发为腰痛。

三、辨证与治疗

(一)寒湿腰痛

1.主症

腰部冷痛重着,腰部僵硬,活动转侧不利,得热痛缓,遇阴雨天疼痛加重。舌苔白腻,脉迟缓。

2.治则

散寒祛湿,温经通络。

3.处方

肾俞、关元俞、阿是穴、阳陵泉、委中。

4.操作法

肾俞平补平泻法,术后加用灸法;关元俞平补平泻法;阿是穴处有结节或条索时,用齐刺法,针刺泻法,术后加用灸法;委中、阳陵泉针刺泻法。

5.方义

《诸病源候论·腰背痛诸候》认为腰痛多是在肾虚的基础上,复感外邪所得,故云:"劳损于肾,动伤经络,又为风冷所侵,血气搏击,故腰痛也。"故取肾俞针刺并灸,扶正祛邪,温经散寒;阿是穴是寒湿邪气凝聚之处,针刺泻法可祛邪通经,艾灸可散寒化湿;本病位于足太阳经、足少阳经,故取足太阳经的关元俞、委中及足少阳经的阳陵泉,属于循经取穴的方法,正如《灵枢·始终》说"病在腰者取之腘",此局部与远端相配合,祛邪通经,且阳陵泉为筋的会穴,腰部筋肉拘禁者用之尤为合适。

（二）瘀血腰痛

1.主症

腰痛如刺，痛有定处，昼轻夜重，轻则俯仰不便，重则剧痛不能转侧，痛处拒按。舌质紫黯或有瘀斑，脉涩。

2.治则

活血化瘀，通经和络。

3.处方

膈俞、大肠俞、阿是穴、委中、阳陵泉。

4.操作法

膈俞、阿是穴用刺络拔火罐法，委中是在腘窝部位寻找暴怒的静脉或显露明显的瘀点用三棱针点刺出血，出血量掌握在血的颜色由黯红变鲜红而止。大肠俞、阳陵泉捻转泻法。

5.方义

本证是由于瘀血痹阻经脉，以致气血运行不畅发生的腰痛。膈俞是血的会穴，委中是血的郄穴，二穴又同属于足太阳经，阿是穴是瘀血凝聚的部位，宗《素问·针解》"菀陈则除之者，出恶血也"，用放血的方法，以祛除恶血；《素问·刺腰痛论》"解脉会令人腰痛如引带，常如折腰状，善恐。刺解脉在郄中结络如黍米，刺之血射，以黑见赤血而已"，解脉即委中穴处的络脉，可见在委中穴处络脉放血是治疗瘀血性腰痛重要的有效的方法，同时也指出放血量应掌握在血色由黑变赤为止。大肠俞属于局部取穴，可疏通腰部经络气血。阳陵泉疏解少阳经气，并对腰部转侧不利有良好效果。

（三）肾虚腰痛

1.主症

腰痛酸软，隐隐作痛，膝软无力，反复发作，遇劳则甚，卧息则减。阳虚者伴有腰部发冷，手足不温，少腹拘紧，舌质淡，脉沉迟；阴虚者伴有五心烦热，咽干口燥，舌质红，脉细数。

2.治则

补肾益精，濡养筋骨。

3.处方

肾俞、关元俞、阿是穴、关元、飞扬、太溪。

4.操作法

阿是穴用齐刺法和灸法，其余诸穴用捻转补法，阳虚者在肾俞、关元俞、关元加用灸法。

5.方义

本证是肾精亏损，腰府失养，引起的腰痛，故补肾俞、关元以补肾益精，濡养肾府。本病位于足太阳经及其经筋，故补足少阴经穴原穴太溪和足太阳经络穴飞扬，原络配合，补肾益精，濡养经筋，再配以阿是穴，可加强解痉止痛的效应。关元俞内应关元穴，是人体元气输注的部位，与关元穴配合培补元气，主治肾虚腰痛，正如《针灸大成》所说：关元俞"主风劳腰痛。"

（胡昌喜）

第十九节　腰椎间盘突出症

腰椎间盘突出症是指腰椎椎体间及腰椎与骶骨间椎间盘的纤维环破裂和纤维环内髓核组织膨出、突出、脱出,压迫和刺激椎管内神经及椎间孔神经根所引起的一类病症。

腰椎间盘突出症是西医的诊断病名,中医学典籍中无腰椎间盘突出症之名,根据该病的临床表现,可归于"腰椎间盘突出痛""腰腿痛""痹病"等范畴,分为气滞血瘀型、湿热痰滞型、风寒湿滞型及肝肾亏虚型 4 型。

一、常用穴位

腰椎间盘突出症针灸治疗常用穴位主要分布于腰及下肢,腰部可选肾俞、命门、腰阳关、大肠俞、腰夹脊、环跳等,下肢可取承扶、殷门、委中、承山、昆仑、阳陵泉等。根据经脉循行,主要涉及督脉、足太阳膀胱经、足少阳胆经等。循行腰背下肢部的经络有以下几种。

(一)督脉
督脉起于小腹内,下出于会阴部,沿脊柱内上行入脑。

(二)足太阳膀胱经
足太阳膀胱经沿肩胛内侧挟脊柱达腰部,内连肾与膀胱,其支脉过臀部入腘窝,与另一穿过背、腰、臀及大腿外侧的支脉相合,过小腿外踝后,至小趾端。

(三)足少阳胆经
足少阳胆经由上而下行经髋关节,沿大腿外侧至外踝前面,沿足背至第 4 趾。

二、体位的选择

治疗腰椎间盘突出症的常用体位为俯卧位。凡体质虚弱、年老、精神过度紧张和初诊的患者,应首先考虑卧位。在针灸和留针过程中应嘱患者切不可移动体位。

三、辨证分型治疗

(一)气血两虚型
腰腿隐痛反复发作,或酸痛乏力,遇劳累加重,休息后减轻,病情经久难愈,患者神疲食欲缺乏,面色少华,大便偏干,少矢气,舌质淡,脉沉细。

1.治则

健脾益气,养血调经。

2.取穴

关元、气海、肾俞、命门、脾俞、养老、血海、足三里。

3.治法

(1)毫针灸法:以补法为主,隔天 1 次,每次留针 20～30 分钟。

(2)电针疗法:上穴针灸得气后,在肾俞、命门、脾俞、血海、足三里等穴接通电针仪,疏波,以可见肌肉轻微跳动、舒适为度,隔天 1 次,每次 15～20 分钟,10 次为 1 个疗程。

（二）肝肾不足型

老年患者多见，腰腿疼痛，缠绵难愈，肢体喜热怕冷，行走不灵活，或肢麻无力，面色㿠白，精神萎靡，男性阳痿或女性月经不调，舌淡苔薄白，脉沉细。

1.治则

补益肝肾，温经通脉。

2.取穴

命门、志室、肾俞、委中、太溪。

3.治法

（1）毫针灸法：以补法为主，隔天 1 次，每次留针 20～30 分钟。

（2）电针疗法：上穴针灸得气后，在命门、志室、肾俞、委中等穴接通电针仪，疏波或疏密波，以可见肌肉轻微跳动、舒适为度，隔天 1 次，每次 15～20 分钟，10 次为 1 个疗程。

（三）气滞血瘀型

腰部外伤史，腰腿疼痛剧烈，腰部刺痛，或如刀割，下肢窜痛有放电感，腰部活动受限，患者精神紧张，舌质暗或有瘀点，脉弦紧或涩。

1.治则

活血化瘀，行气止痛。

2.取穴

人中、腰俞、大肠俞、环跳、委中、阳陵泉、悬钟、昆仑。

3.治法

（1）毫针灸法：以泻为主或平补平泻。委中穴可刺络放血。不留针，隔天 1 次，不超过 7 天。

（2）电针疗法：上穴针灸得气后，在腰俞、大肠俞、环跳、委中、阳陵泉、悬钟等穴接通电针仪，疏波或疏密波，以可见肌肉轻微跳动、舒适为度，每天 1 次，每次 15～20 分钟，10 次为 1 个疗程。

（四）寒湿阻络型

多因受寒凉发病，腰痛较重，冷痛麻木，患肢关节屈伸活动不利，遇寒则重，得暖则轻，舌质淡苔薄白，脉沉迟。

1.治则

驱寒除湿，通络止痛

2.取穴

腰阳关、命门、肾俞、腰俞、次髎、秩边、阳陵泉、昆仑。

3.治法

（1）毫针灸法：平补平泻。隔天 1 次，每次留针 20～30 分钟。

（2）电针疗法：上穴针灸得气后，在腰阳关、命门、肾俞、腰俞、次髎、秩边、阳陵泉等穴接通电针仪，疏密波或密波，以可见肌肉轻微跳动、舒适为度，每天 1 次，每次 15～20 分钟，10 次为 1 个疗程。

四、对症治疗

根据本病的症状主要分布于腰及下肢这一特点，可选用主穴和配穴进行对症处理，尤其适用于局部症状明显者。

（一）主穴

患侧腰椎间盘突出所在间隙的华佗夹脊穴及其上下相邻的夹脊穴。

（二）配穴

腰痛明显者配患侧腰眼;臀部肌肉紧张者配环跳、秩边;股后肌紧张者配承扶、殷门;股外侧麻木者配风市;小腿麻痛者配委阳、承山、阳陵泉、足三里、悬钟;足部麻木乏力者配太溪、解溪、侠溪。

（三）治法

1.毫针灸法

夹脊穴宜捻转行针至出现得气感后留针5～10分钟。环跳、阳陵泉用提插手法进针,要求患肢出现放电感,并伴下肢肌肉不自主收缩运动,然后再提插行针3～4次后出针。悬钟、解溪、侠溪等穴行针得气后留针20～30分钟。每天1次,每次治疗后卧床休息30分钟。

2.电针疗法

根据椎间盘突出部位选取病变椎体及上下各一个椎体两侧的夹脊穴,如 $L_{4～5}$ 椎间盘突出,即取 L_3、L_4、L_5 双侧的夹脊穴,用不锈钢毫针直刺进针,深刺至抵达椎板,拇指向后示指向前缓慢捻针直至滞针状,以有针感向臀或下肢放射为佳,接电针仪,疏密波,频率15 Hz,强度以患者耐受为度,通电20分钟,每天1次,10次为1个疗程。

（胡昌喜）

第二十节 腰椎骨质增生症

腰椎骨质增生症又称腰椎退行性脊椎炎、腰椎老年性脊椎炎和腰椎骨关节病等。其特征是关节软骨的退行性变,并在椎体边缘有骨赘形成。退行性变多发生在椎体、椎间盘和椎间关节。本症多见于中年以上的腰痛患者。本症属于中医腰痛范畴。

一、诊断要点

（1）患者多在40岁以上,男性多于女性。

（2）腰部酸痛、僵硬。

（3）久坐或晨起疼痛加重、稍微活动后疼痛减轻,但活动过多或劳累后疼痛加重;天气寒冷或潮湿时症状加重。

（4）检查:①腰椎生理前凸减小或消失、弯腰活动受限;腰部肌肉僵硬,有压痛;臀上神经和坐骨神经的径路可有轻度压痛。②X线检查是诊断本病的主要依据,可见脊柱正常生理弧度减小或消失;腰椎体边缘有唇状骨质增生,边缘角形成骨赘,严重者形成骨桥。

二、病因病机

本病多见于中老人。腰骨质增生是一种生理性保护性改变,可以增加脊椎的稳定性、代替软组织限制椎间盘的突出,一般情况下无临床症状。但当脊椎的退行性改变使各椎骨之间的稳定性平衡受到破坏,韧带、关节囊和神经纤维组织受到过度牵拉或挤压时,就会引起腰部疼痛。

(一)肝肾亏损

人体随着年龄的增长,尤其是 40 岁以后,机体各组织细胞的含水分和胶体物质逐渐减少,而含钙的物质逐渐增多,组织细胞的生理功能而随之衰退、老化。其中以软骨的退行性变最显著,使脊椎失去稳定性。随着年龄的增长,人体五八肾气衰、七八肝气衰,或由于禀赋虚弱,或由于房劳过度、精血亏虚、筋骨失养而作痛。腰为肾之府,所以肝肾亏损多见于腰痛。

(二)寒湿痹阻

在肾虚的基础上,复感寒湿邪气,经脉痹阻发为腰痛。《诸病源候论·腰背痛诸候》云"劳损于肾,动伤经络,又为风冷所侵,血气搏击,故腰痛也"。或在劳力汗出之后,衣着冷湿,寒湿邪气常乘虚入侵,或久居寒湿之地,或冒雨涉水,寒湿邪气内侵,气血运行不畅发为腰痛。

(三)瘀血阻滞

随着年龄的增长,肾气逐渐虚弱,腰椎的稳定性减低,在腰部受到牵拉、摩擦、挤压的情况下,极易受到损伤,导致瘀血阻滞、经气不通,发为腰痛。

三、辨证与治疗

(一)肝肾亏损

1.主症

腰痛绵绵、反复发作、喜按喜揉,遇劳则痛甚、卧床休息则痛减,有时伴有耳鸣、阳痿、小便频数等症。舌质淡、脉沉弱。

2.治则

补益肝肾、濡养筋骨。

3.处方

肾俞、关元俞、腰阳关、阳陵泉、飞扬、太溪。

4.操作法

诸穴均采用捻转补法,肾俞、关元俞、腰阳关加用灸法。

5.方义

腰为肾之府,肾精亏损,腰府失养而作痛;肝藏血而主筋,肾虚则精血不足,筋失精血濡养而作痛。治取肾的背俞穴肾俞补肾气、益精血,濡养筋骨而止痛;关元俞内应关元,是人体元气输注之处,补之可补元气、益精血、濡筋骨,善于治疗肾虚腰痛,如《针灸大成》曰关元俞"主风劳腰痛"。太溪配飞扬属于原络配穴,旨在培补肾精,调理太阳、少阳经脉以止痛。用飞扬治疗肾虚性腰痛由来已久,在飞扬穴处又有小络脉分出,名曰飞扬脉,主治腰痛。《素问·刺腰痛论》:"飞扬之脉,令人腰痛。痛上怫怫然,甚则悲以恐,刺飞阳之脉……少阴之前与阴维之会。"用飞扬配太溪治疗肝肾亏损性腰痛确有良好效果。阳陵泉乃筋之会穴,可缓筋急以止痛。诸穴协同相助,补益精血濡养筋骨以止痛。

(二)寒湿腰痛

1.主症

腰部冷痛,遇寒湿则疼痛加重、得温则痛减。可伴有下肢麻木、沉重感。舌质淡、苔白腻、脉迟缓。

2.治则

散寒利湿、兼补肾气。

3.处方

肾俞、大肠俞、腰阳关、委中、阴陵泉。

4.操作法

肾俞用龙虎交战手法,腰阳关平补平泻法,并用灸法,委中、阴陵泉针刺泻法。

5.方义

本证的病变部位在督脉、足太阳经及其经筋,遵照循经取穴的治疗原则,故治疗取穴以足太阳经穴肾俞、大肠俞、委中为主,通经止痛。肾俞益肾助阳、扶正祛邪;《灵枢·终始》说"病在腰者取之腘",所以委中是治疗腰痛的主穴;大肠俞位于腰部,善于治疗腰痛,正如《针灸大成》所说:大肠俞"主脊强不得俯仰、腰痛"。腰阳关属于督脉,通阳祛寒、利湿止痛。阴陵泉除湿利小便、通经止痛,《针灸甲乙经》:"肾腰痛不可俯仰,阴陵泉主之。"诸穴相配,可达扶正祛邪、通经止痛的功效。

(三)瘀血阻滞

1.主症

腰部疼痛、痛有定处,转侧不利、行动不便。舌质黯,或有瘀斑。

2.治则

活血化瘀、通经止痛。

3.处方

肾俞、阿是穴、膈俞、委中、阳陵泉。

4.操作

肾俞用龙虎交战手法,阿是穴、膈俞用刺络拔火罐法,委中用三棱针点刺放血,阳陵泉针刺平补平泻法。

5.方义

肾俞用龙虎交战手法,补泻兼施、扶正祛瘀。阿是穴、膈俞、委中点刺出血,祛瘀生新、通络止痛。阳陵泉是筋之会穴,舒筋止痛。又患者转侧困难,病在少阳转输不利,故阳陵泉可解转输的筋结,腰痛可除。

(吴泰基)

第二十一节　腰椎管狭窄症

任何原因引起的椎管、神经根管、椎间孔的变形或狭窄,使神经根或马尾神经受压迫,引起的一系列临床表现者,统称为腰椎管狭窄症。本病是一个综合征,所以又称腰椎管综合征。神经受压迫可能是局限性的,也可能是节段性的或广泛性的;压迫物可能是骨性的,也可能是软组织。腰椎间盘突出引起的椎管狭窄,因有其独特性,不列入腰椎管狭窄症内,但腰椎管狭窄症可合并有椎间盘突出。

腰椎管狭窄症的主要症状是腰腿痛,所以属于中医腰腿痛的范畴。

一、诊断要点

本病发展缓慢,病程较长,病情为进行性加重。

（1）主症：腰痛、腿痛和间歇性跛行。

（2）腰腿痛的特征：腰痛位于下腰部和骶部，疼痛在站立或走路过久时发作，躺下或下蹲位或骑自行车时，疼痛多能缓解或自行消失。腰腿痛多在腰后伸、站立或行走而加重，卧床休息后减轻或缓解。

（3）间歇性跛行是本病的重要特征：在站立或行走时，出现腰痛腿痛、下肢麻木无力，若继续行走可有下肢发软或迈步不稳。当停止行走或蹲下休息后，疼痛则随之减轻或缓解，若再行走时症状又会重新出现。

（4）病情严重者，可引起尿急或排尿困难，下肢不全瘫痪，马鞍区麻木，下肢感觉减退。

（5）检查：主诉症状多，阳性体征少是本病的特点。①腰部后伸受限，脊柱可有侧弯、生理前凸减小。②X线检查：常在 $L_{4\sim5}$、L_5 和 S_1 见椎间隙狭窄、椎体骨质增生、椎体滑脱、腰骶角增大、小关节突肥大等改变，以及椎间孔狭小等。

CT 及 MRI 扫描具有诊断价值。

二、病因病机

腰椎管狭窄症可分为先天性狭窄和继发性狭窄，导致椎管前后、左右内径缩小或断面形态异常。先天型椎管狭窄多由于椎管发育狭窄、软骨发育不良或骶椎裂等所致；后天性椎管狭窄主要是腰椎骨质增生、黄韧带及椎板肥厚、小关节肥大、陈旧性腰椎间盘突出、脊柱滑脱、腰椎骨折恢复不良和脊椎手术后等。先天性椎管狭窄症多见于青年患者，后天性椎管狭窄症多见于中年以上的患者。

中医认为本病发生的主要原因：先天肾气不足，肾气衰退，以及劳伤肾气，耗伤气血为其发病的内在因素；反复遭受外伤、慢性劳损及风寒湿邪的侵袭为其外因。其主要病机是肾气不足，气血虚弱，以及风寒湿邪痹阻，瘀血阻滞，经络气血不通，筋骨失养，发为腰腿疼痛。

三、辨证与治疗

（一）肾气虚弱

1.主症

腰部酸痛，腿细无力，遇劳加重，卧床休息后减轻，形羸气短，面色无华。舌质淡，苔薄白，脉沉细。

2.治则

调补肾气，壮骨益筋。

3.处方

肾俞、腰阳关、$L_{4\sim5}$ 夹脊穴、关元俞、阳陵泉、飞扬、太溪、三阴交。

4.操作法

$L_{4\sim5}$ 夹脊穴用龙虎交战手法，其余诸穴均采用捻转补法，并于肾俞、关元俞、腰阳关加用灸法。

5.方义

本证是由于肾气虚弱而引起，主症是腰腿痛，病位于督脉、足太阳、足少阴经。腰为肾之府，肾虚则腰府失养，故治取肾的背俞穴补益肾气，濡养腰府及经脉而止痛；关元俞内应关元，是人体元气输注之处，补之可益元气，益精血濡筋骨，善于治疗肾虚腰痛，如《针灸大成》曰关元俞"主风劳腰痛"。太溪配飞扬属于原络配穴，旨在补益肾气调理太阳、少阴经脉以止痛。在飞扬穴处又有小络脉分出,名曰飞扬脉,主治腰痛,《素问·刺腰痛论》:"飞扬之脉,令人腰痛,痛上怫怫然,甚则悲以恐,刺飞阳之脉……少阴之前与阴维之会。"故飞扬是治疗肾虚及肝虚引起的腰痛。三阴交补益气血,濡养筋骨。阳陵泉乃筋之会穴,可缓筋急以止痛。诸穴协同相助,补益肾气,养筋壮骨以止痛。

(二)寒湿痹阻

1.主症

腰腿疼痛重着,自觉拘紧,时轻时重,遇冷加重,得热症减。舌质淡,太白滑,脉沉紧。

2.治则

祛寒利湿,温通经络。

3.处方

肾俞、关元俞、$L_{4\sim5}$夹脊穴、腰阳关、委中、阴陵泉、三阴交。

4.操作法

肾俞、关元俞、腰阳关均采用龙虎交战手法,并加用灸法。腰部夹脊穴、委中、阴陵泉针刺泻法。三阴交平补平泻法。

5.方义

本证属于寒湿痹阻,但病之本是肾虚,治疗当用补泻兼施的方法。肾俞、关元俞,补肾气助元气;腰阳关温督脉,通脊骨;采用龙虎交战手法,补泻兼施,扶正祛邪,加用灸法可加强其温补肾气,散寒化湿的作用。腰夹脊穴是病变的症结处,针刺泻法祛除邪气之痹阻,可达痛经止痛的作用。委中通经祛邪,是治疗腰腿痛重要的有效的穴位。阴陵泉除湿利小便,通经止痛,是治疗湿邪痹阻性腰痛的有效穴位,正如《针灸甲乙经》所说:"肾腰痛不可俯仰,阴陵泉主之。"三阴交是足三阴经的交会穴,可健脾利湿,可补肝肾壮筋骨,与肾俞、关元俞配合,既可加强补肝肾的作用,又可利肾腰部的湿邪,加快腰腿痛的缓解。

(三)气虚血瘀

1.主症

腰痛绵绵,部位固定,不耐久坐、久立、久行,下肢麻木,面色少华,神疲乏力。舌质黯或有瘀斑,脉细涩。

2.治则

益气养血,活血化瘀。

3.处方

膈俞、肝俞、脾俞、肾俞、关元俞、腰阳关、腰夹脊穴、足三里、三阴交。

4.操作法

膈俞、腰夹脊穴针刺泻法,并刺络拔火罐法。其余诸穴用捻转补法,病在肾俞、关元俞、腰阳关加用灸法。

5.方义

本证是在肾虚的基础上,复加劳损经脉,瘀血阻滞及劳作日久耗伤气血,筋脉失养所致。选取血之会穴膈俞及病变之症结夹脊穴,刺络拔火罐,铲除瘀血的阻滞,以利气血的通行及筋脉濡养。取肾俞、关元俞、肝俞补肝肾益筋骨。腰阳关温通督脉,通畅脊骨。脾俞、足三里、三阴交温补脾胃,益气血生化之源。诸穴相配,补后天益先天,除瘀血阻滞,可达益气养血,活血化瘀的功效。

(刘志娟)

第二十二节　腰椎椎弓峡部裂并腰椎滑脱

腰椎椎弓上下关节突之间称为峡部。椎弓峡部裂是指椎弓峡部骨质连续性中断,第5腰椎受累最多。腰椎滑脱是指腰椎逐渐向前或后方滑动移位,椎弓峡部裂的存在,可在一定的条件下是导致腰椎滑脱。本病多见于40岁以上的男性,年龄越大发病率越高,发病部位以第5腰椎最多,第4腰椎次之,是引起腰腿痛的常见疾病。

一、诊断要点

(1)患者可能有腰部外伤或劳损史。

(2)慢性腰痛,站立或弯腰时疼痛加重,卧床休息后减轻;有时疼痛可放射到骶髂部甚至下肢。

(3)滑脱影响到马尾神经时可见下肢乏力,感觉异常,大小便障碍等。

(4)检查:①下腰段前突增加,腰骶交界处可出现凹陷或横纹,或腰部呈现保护性强直。②滑脱棘突有压痛,重压、叩击腰骶部可引起腰腿痛;部分患者可见直腿抬高试验和加强试验阳性。③X线检查应包括腰椎的正侧位片、左右双斜位片、过伸过屈位片;斜位片能显示"狗颈"及峡部的缺损;CT可帮助确定峡部裂的性质;MRI可帮助判断椎间盘的情况。

二、病因病机

腰椎的骨质结构由两部分组成,即前面的椎体和后面的椎弓。椎弓包括椎弓根、椎板、上下关节突、棘突和横突。腰椎峡部位于上下关节突之间,有一条狭窄的皮质骨桥构成将椎板和下关节突与椎弓根和上关节突连接在一起。所以腰椎峡部是椎弓最薄弱的部分,腰部外伤后容易造成损伤;或由于积累性劳损,导致腰椎峡部静力性骨折。一旦双侧腰椎峡部发生骨折,由于剪切力的作用腰椎就可能产生移位。

(一)瘀血阻滞

中医认为本病由于跌仆闪挫,损伤腰部筋骨,瘀血阻滞,筋骨失养,长久不能愈合,酿成本病。

(二)寒湿阻滞

由于劳伤气血,卫外不固,风寒湿邪趁虚而入,痹阻腰部经脉,气血不通,筋骨长久失养,酿成本病。

(三)肾精亏损

由于先天不足,或由于房劳过度,肾气虚弱,精血亏损,筋骨失养,是引起本病的内在因素。

三、辨证与治疗

(一)瘀血阻滞

1.主症

有明显的外伤史,腰骶痛骤作,疼痛剧烈,呈刺痛性,痛有定处,日轻夜重,俯仰受限,步履艰难。舌质紫黯,脉弦。

2.治则

活血化瘀,通经止痛。

3.处方

腰阳关、阿是穴、肾俞、后溪、委中。

4.操作法

先针刺后溪穴,直刺捻转泻法,在行针的同时,令患者轻轻活动腰部,疼痛好转后再针刺其他穴位。阿是穴用刺络拔火罐法,委中用三棱针点刺出血,出血量有黯红变鲜红为止。腰阳关针刺捻转泻法,肾俞用龙虎交战手法。

5.方义

本病证是由于瘀血阻滞所致,病变位于督脉,连及足太阳经,故治疗以督脉和足太阳经为主。腰阳关属于督脉,针刺泻法,疏通阳气,行气活血。后溪是手太阳经的"腧穴",功于通经止痛,本穴又交会于督脉,是治疗急性督脉性腰痛的重要穴位。阿是穴位于病变部位,属于局部取穴,刺络拔罐出血,清除恶血,通经止痛。委中又称"穴郄",对于瘀血阻滞者有活血祛瘀,通络止痛的作用,正如《素问·刺腰痛论》:"解脉会令人腰痛如引带,常如折腰状,善恐。刺解脉在郄中结络如黍米,刺之血射,以黑见赤血而已。"解脉即是指位于腘窝委中部位的血脉,点刺放血对瘀血性腰痛有良好效果,出血由黑红变赤红为止。

(二)风寒湿邪阻滞

1.主症

腰骶部重着疼痛,时重时轻,喜温喜暖,得温痛减,肢体麻木。舌苔白腻,脉沉紧。

2.治则

祛风散寒,除湿通络。

3.处方

肾俞、十七椎穴、次髎、后溪、阴陵泉、委中、承山。

4.操作法

肾俞、次髎、十七椎针刺龙虎交战手法,先泻后补,即先拇指向后捻转 6 次,再拇指向前捻转 9 次,如此反复进行,针刺后并用灸法。后溪、阴陵泉也用龙虎交战法。委中、承山针刺捻转泻法。

5.方义

本证是风寒湿邪阻滞督脉及足太阳经所致,故治疗以督脉及太阳经穴为主;本病的内在原因是肾气虚弱,外邪趁之,所以扶正祛邪是治疗本病的大法。肾俞是肾的背俞穴,十七椎穴隶属督脉,针刺补泻兼施,扶正祛邪;针刺后加用灸法,既可温经助阳,又可祛寒除湿。次髎属于足太阳经,有利湿止痛的功效,是治疗寒湿性腰骶痛的主要穴位,正如《针灸甲乙经》所说:"腰痛怏怏不可以俛仰,腰以下至足不仁,入脊腰背寒,次髎主之。"如针刺后再加用灸法可助其温阳利湿的作用。阴陵泉属于足太阴脾经,补之可健脾益肾,泻之可渗湿利尿,善于治疗湿浊性腰痛,如《针灸甲乙经》云:"肾腰痛不可俯仰,阴陵泉主之。"后溪属于手太阳经的"腧穴",又交会于督脉,"俞主体重节痛",可用于湿浊性腰痛的治疗;后溪配五行属于木,"木主风",风可胜湿,所以后溪又有祛风止痛、祛湿止痛的功效。委中配承山疏通足太阳经脉,是治疗腰痛的重要组合。以上诸穴配合,可达祛除邪气通经止痛的作用。

（三）肾精亏损

1.主症

腰骶部酸痛，喜按喜揉，下肢乏力，遇劳则甚，卧床休息后减轻。舌质淡，脉沉细。

2.治则

补肾益精，濡养筋骨。

3.处方

肾俞、命门、关元俞、关元、飞扬、太溪。

4.操作法

飞扬针刺龙虎交战手法，其余诸穴均直刺捻转补法，并在肾俞、命门、关元俞、关元加用灸法。

5.方义

本证是由于肾气虚弱精血亏损而引起，主症是腰腿痛，病位于督脉、足太阳、足少阴经。腰为肾之府，肾虚则腰府失养，故治取肾的背俞穴肾俞及命门补益肾气，濡养腰府及经脉而止痛；关元是人体元阴元阳关藏之处，关元俞内应关元，是人体元气输注之处，补之可益元气，益精血濡筋骨，善于治疗肾虚腰痛，如《针灸大成》曰关元俞"主风劳腰痛。"太溪配飞扬属于原络配穴，旨在补益肾气调理太阳、少阴经脉以止痛。在飞扬穴处又有小络脉分出，名曰飞扬脉，主治腰痛，《素问·刺腰痛论》："飞扬之脉，令人腰痛，痛上怫怫然，甚则悲以恐，刺飞阳之脉，……少阴之前与阴维之会。"故飞扬功在治疗肾虚及肝虚引起的腰痛。诸穴协同相助，补益肾气，养筋壮骨以止痛。

（刘志娟）

第二十三节 骶髂关节扭伤

骶髂关节扭伤使骶髂关节周围韧带被牵拉而引起的损伤，临床较多见，常造成腰痛，甚至坐骨神经痛，多见于中年以上患者。本病属于中医腰腿痛范畴。

一、诊断要点

（1）有急慢性腰腿痛史或外伤史，或慢性下腰部劳损史。

（2）骶髂关节疼痛，疼痛可放射到臀部、股外侧，甚至放射到小腿外侧。

（3）患侧下肢不敢负重，或不能支持体重，走路跛行，并用手扶撑患侧骶髂部，上下阶梯时需健侧下肢先行。

（4）站立时弯腰疼痛加剧，坐位时弯腰不甚疼痛，平卧时腰骶部有不适感，翻身困难。

（5）检查：①腰椎向健侧侧弯，髂后上、下棘之间有明显压痛。②旋腰试验：患者坐位，两手扶在项部，检查者站在患者背后，双手扶其两肩做左右旋转，使患者的腰部左右旋转，若患者骶髂部有明显疼痛者为阳性。③骨盆分离试验：患者仰卧位，检查着双手按在左右髂前上棘，并向后力挤压，若患者骶髂关节疼痛加剧者为阳性。④屈髋屈膝试验：患者仰卧位，健侧下肢伸直，将患侧下肢髋、膝关节屈曲，使骶髂关节韧带紧张，患侧疼痛加剧者为阳性。⑤"4"字试验阳性、床边试验阳性。⑥X线检查：急性骶髂关节扭伤X线常无特殊改变；慢性扭伤或劳损，可有骨性关节炎改变，关节边缘骨质密度增加。

二、病因病机

骶髂关节是一个极稳定的关节。骶结节韧带、骶棘韧带和骶髂前韧带,能稳定骶椎,限制骶椎向骨盆内移动,因而骶髂关节只有极小量的有限活动。但当弯腰拿取重物时,下肢腘绳肌紧张,牵拉坐骨向下向前,髂骨被旋向后,易引起骶髂关节损伤。女性在妊娠期间,由于内分泌的改变,骶髂关节附近的肌腱和韧带变得松弛,体重和腰椎前凸增加,容易导致骶髂关节的慢性损伤。解剖结构的变异,如第五腰椎横突骶化,特别在单侧横突骶化的情况下,常因用力不平衡而使一侧骶髂关节发生急性损伤或慢性劳损。

(一)瘀血阻滞

《灵枢·百病始生》说:"用力过度,则络脉伤。阳络伤则血外溢……阴络伤则血内溢。"跌打损伤、猛然搬动过重物体,或姿势不当骤然用力,损伤筋肉、脉络,血脉破损血溢脉外,瘀血凝滞,脉络阻塞,则产生瘀血性痛、活动受限等症。

(二)气血虚弱

劳力过度或长久弯腰工作,耗伤气血,筋骨失于气血的温煦、濡养,即因虚而不荣,因不荣而不通,因不通而生痛。

(三)肝肾亏虚

先天不足,或房劳过度,或久行伤筋,久坐伤骨,导致精血亏损,筋骨失养发为腰骶部疼痛。

三、辨证与治疗

(一)瘀血阻滞

1.主症

扭伤之后,腰骶部骤然疼痛,疼痛激烈,呈刺痛或胀痛性质,痛有定处,日轻夜重,俯仰受限,转侧步履困难。舌紫黯,脉弦细。

2.治则

活血化瘀,通经止痛。

3.处方

十七椎、关元俞、次髎、阿是穴、委中、殷门、阳陵泉。

4.操作法

阿是穴、委中、殷门寻找血脉明显处用三棱针点刺出血,病在出血后加拔火罐。其余诸穴均直刺捻转泻法。

5.方义

本证属于瘀血阻滞引起的腰骶部疼痛,位于足太阳经,治疗当活血化瘀,以太阳经穴为主。《素问·针解》:"菀陈则除之者,出恶血也。"所以取瘀血结聚处阿是穴、血之郄穴委中和衡络殷门点刺出其恶血,通络止痛。殷门位于腘横纹上8寸,主治腰骶部疼痛,《针灸大成》殷门"主腰脊不可俯仰举重,恶血泄注,外股肿。"殷门穴位于股后浮郄穴之上,衡络处,《素问·刺腰痛论》:"衡络之脉,令人腰痛,不可以俯仰,仰即恐仆,得之举重伤腰,衡络绝,恶血归之,刺之在郄阳筋之间,上郄属寸,衡居为二痏出血。"所以衡络应属于股后殷门附近横行的脉络,点刺出血可治疗扭伤性腰骶部疼痛。十七椎穴、关元俞位于腰骶连接处,可疏通此关节的瘀血阻滞。阳陵泉属于足少阳经,其经筋"结于尻",可治疗腰骶部的疼痛,尤其善于治疗腰骶部左右转侧困难的证候。

(二)气血虚弱

1.主症

腰骶部酸痛,连及臀部和下肢,痛而隐隐,遇劳则甚,体倦乏力,面色无华。舌质淡,脉沉细。

2.治则

补益气血,养筋通脉。

3.处方

膈俞、肝俞、脾俞、肾俞、关元俞、次髎、秩边、三阴交。

4.操作法

膈俞、肝俞、脾俞、肾俞均浅刺补法,关元俞、次髎、秩边均采用龙虎交战手法,三阴交直刺捻转补法。

5.方义

膈俞为血之会穴,肝俞补肝益肝,二穴配合,调理营血濡养筋骨。脾俞、肾俞、三阴交调后天补先天,益气血生化之源,温煦筋骨。关元俞、次髎、秩边补泻兼施,补法可调气血濡筋养骨,泻法可通经止痛。以上诸穴相配,可达补益气血,濡养筋骨,通脉止痛的功效。

(三)肝肾亏虚

1.主症

腰骶部酸软疼痛,腰背乏力,遇劳则甚,卧则减轻,喜按喜揉。舌质淡,脉沉细。

2.治则

补益肝肾,濡养筋骨。

3.处方

肾俞、肝俞、关元俞、关元、次髎、阳陵泉、悬钟、太溪。

4.操作法

次髎直刺采用平补平泻手法,其余诸穴均用捻转补法,并在肾俞、关元俞、次髎加用灸法,每穴艾灸3~5分钟。

5.方义

肾俞是肾的背俞穴,肝俞是肝的背俞穴,太溪是足少阴肾经的原穴,旨在补肝肾益精血。关元是任脉与足三阴经的交会穴,有补益元气的作用,关元俞是元气输注的部位,二穴前后配合,补元气益精血,善于治疗虚性腰痛,《针灸大成》关元俞:"主风劳腰痛"。阳陵泉乃筋之会穴,悬钟乃髓之会穴,补之可柔筋养骨而止痛。

(刘志娟)

第二十四节　棘上及棘间韧带损伤

棘上韧带和棘间韧带损伤是临床上常见病,通常归属于腰痛范畴,但在针灸治疗上有其特殊性,故单列一节以引起人们的注意和提高治疗效果。

棘上韧带是跨越各棘突点纵贯脊柱全长的索状纤维组织,自上而下,比较坚韧,但在腰部此韧带比较薄弱。棘间韧带处于相邻的棘突之间,其腹侧与黄韧带相连,其背侧与背长肌的筋膜和棘上韧带融合在一起,棘间韧带的纤维较短,较棘上韧带力弱。

一、诊断要点

(1)有明显的受伤史,受伤时患者常感觉到腰部有一个突然响声,随即腰部似有折断样失去支撑感,并出现腰部疼痛。

(2)急性损伤者疼痛剧烈可为断裂样、针刺样或刀割样,慢性损伤者多表现为局部酸痛、不适,不耐久站久立,脊柱前屈时疼痛加重。

(3)检查:①身体屈曲时腰部疼痛。②棘突及棘突间有压痛,棘突上可触及韧带剥离感。棘间韧带损伤压痛点多位于 $L_5 \sim S_1$ 骶椎。

二、病因病机

多因脊椎突然猛烈前屈,使棘上韧带或棘间韧带过度牵拉而造成;或患者在负重时腰肌突然失力,骤然腰部前屈;或长期弯腰工作,使棘上及棘间韧带持续地处于紧张状态等原因,导致韧带撕裂、出血、肿胀,瘀血痹阻,经络气血不通,发为疼痛。

三、辨证与治疗

(一)急性损伤

1.主症

受伤之后,腰骶部剧烈疼痛,活动受限,弯腰时疼痛加重,棘突上、棘突间有明显压痛。舌质黯红,脉弦或涩。

2.治则

活血祛瘀,通络止痛。

3.处方

阿是穴、后溪、水沟、委中。

4.操作法

先刺后溪,用 0.30 mm×25 mm 的毫针,直刺进针,得气后用捻转泻法,在行针的同时令患者活动腰部。针水沟用上述毫针向鼻中隔斜刺,得气后施以捻转泻法。阿是穴用梅花针叩刺出血,再拔火罐,委中用三棱针点刺出血,出血由黯红变鲜红为止。

5.方义

本病位于督脉,是由于瘀血阻滞所致。后溪是手太阳经中的"腧穴","俞主体重节痛",功于通经止痛;后溪又通于督脉,善于治疗位于督脉的急性疼痛。水沟属于督脉,又是手、足阳明经的交会穴,阳明经多气多血,所以水沟有行气行血的作用,是治疗急性腰的经验效穴。阿是穴、委中刺络出血,活血祛瘀,通经止痛。

(二)慢性损伤

1.主症

有急性损伤史,但没有彻底治疗,或长期弯腰工作史,腰部或下腰部酸痛、不适,遇劳则加重,遇寒则发。舌质紫黯,脉沉涩。

2.治则

益气养血,活血祛瘀。

3.处方

肾俞、阿是穴、三阴交。

4.操作法

肾俞、三阴交针刺补法,阿是穴刺络拔火罐,术后加用灸法。

5.方义

《景岳全书》:"腰痛证,凡悠悠戚戚,屡发不已者,肾之虚也。"故取肾俞补肾气益精血,配三阴交培补肝脾肾,益气养血,濡养筋骨。阿是穴是瘀血闭阻的部位,刺络拔火罐,可祛除瘀血,加用艾灸法,促进血液运行,进一步消除瘀阻,加快病愈过程。

（刘志娟）

第二十五节　骶臀部筋膜炎

骶臀部筋膜炎又称骶臀部纤维质炎、肌肉风湿病、肌筋膜综合征等。本病主要是由于外伤、劳累、潮湿、寒冷等多种原因,导致骶臀部肌肉、筋膜、肌腱和韧带等软组织的慢性疼痛性疾病,是骶臀部的一种常见病,多见于中老年人,属于中医痹证、腰腿痛范畴。

一、诊断要点

(1)骶臀部有广泛的疼痛。

(2)疼痛可涉及腰部和大腿部,为酸痛性质,常伴有沉重、寒凉感。

(3)疼痛在轻微活动后或得温热后减轻,剧烈运动、劳累、寒冷、久站、久坐可诱发或加重疼痛。

(4)检查。①压痛:有明显的压痛,压痛点多位于骶髂关节附近。②结节:可触及结节,多为椭圆形,质地柔软,可移动,有压痛感。③X线检查:多为阴性。

二、病因病机

(一)寒湿邪侵袭

本病位于骶臀部部,是足太阳经、督脉分布的区域,属于中医的痹证,感受风寒湿邪,稽留于肌肤筋肉之间,致经络气血凝滞不通,发为经骶臀疼部痛。日久邪气与气血凝结形成结节,《诸病源候论·结筋候》:"体虚者,风冷之气中之,冷气停积,故结聚,为之结筋也。"

(二)气血虚弱

劳役过度,耗伤气血,经筋失于气血的濡养,筋急而痛,《医学正传·卷一》"若动之筋痛,是无血滋筋故痛",或如筋急日久,气血不通,气虚无力通脉,也可导致气虚血瘀。

(三)肝肾亏损

人到中年之后,肾气渐衰;或房事不节,肾气早衰;或劳役过度,久站伤骨,久行伤筋,耗伤肾气,劳伤筋骨,导致骶臀部疼痛。

三、辨证与治疗

(一)寒湿邪闭阻

1.主症

骶臀部疼痛僵硬,按压可触及结节,疼痛连及腰部及大腿,遇阴雨天或寒冷则疼痛加重,得温热则疼痛减轻。舌质淡,苔薄白,脉弦紧。

2.治则

祛风散寒,利湿止痛。

3.处方

肾俞、腰阳关、次髎、阿是穴、秩边、阳陵泉、委中。

4.操作法

肾俞、腰阳关、阳陵泉针刺龙虎交战手法,秩边用 0.30 mm×75 mm 毫针直刺,并有触电感沿经传导,其余诸穴直刺捻转泻法,并在肾俞、次髎、阿是穴施以灸法。

5.方义

本证是由于寒湿邪闭阻足太阳经引起的痹证,根据"经脉所过,主治所及"的原则,当以足太阳经穴为主,祛除邪气通经止痛。肾俞、次髎、秩边、委中均属于足太阳经,且次髎既可通经止痛,又可除湿利尿;秩边功善腰骶痛,又可除湿利尿;委中是治疗腰骶痛的主要穴位,即《灵枢·始终》所云"病在腰者取之腘",且委中配五行属于土,所以委中既可祛邪通经止痛,又可健脾利湿;肾俞扶正祛邪,卫气出于下焦,所以肾俞既可祛除邪气通经止痛,又可助卫气以固表。阿是穴是邪气凝聚的部位,针刺泻法和灸法,通其凝散其结。本病属于经筋病证,足少阳经筋"结于尻",故取筋之会穴阳陵泉散筋结,解筋痛。

(二)气血虚弱

1.主症

腰骶部酸软疼痛,不耐久劳,疲劳后疼痛加重,疲乏无力,在骶臀部按压可触及结节。舌质淡,舌的边缘可有瘀点,脉沉细。

2.治则

益气养血,通脉祛瘀。

3.处方

膈俞、肝俞、脾俞、肾俞、关元俞、阿是穴、足三里、三阴交。

4.操作法

膈俞穴针刺泻法,阿是穴针刺泻法,并兼艾条灸 5～8 分钟,或温针灸 3 壮。其余诸穴均针刺补法,并在肾俞、关元俞加用艾条灸 5 分钟。

5.方义

本证属于气血虚弱,兼有气虚血瘀,治疗以补气养血为主,兼以活血通瘀。故本证治取肝俞、脾俞、肾俞、关元俞、足三里、三阴交温补先天与后天,以益气血生化之源。膈俞乃血之会穴,泻之可活血化瘀。阿是穴是经筋挛缩之处,是血液滞瘀之所,针刺泻法并温灸,可解经筋的挛缩,通经脉的瘀血阻滞,经脉气血通达,经筋得到气血的濡养,疼痛可解。

(三)肝肾亏虚

1.主症

骶臀部疼痛日久不愈,疼痛绵绵,腰膝酸软,遇劳则甚,休息后好转,小便频数,带下清稀。舌质淡,脉沉细。

2.治则

调补肝肾,益筋壮骨。

3.处方

肾俞、关元俞、阿是穴、白环俞、飞扬、太溪。

4.操作法

阿是穴用齐刺法,其余诸穴用捻转补法,并在肾俞、关元俞、阿是穴加用灸法。

5.方义

本证是肾精亏损,筋骨失养,引起的骶臀部疼痛,补肾俞、关元俞以补肾益精,濡养筋骨。本病位于足太阳经及其经筋,故补足少阴经穴原穴太溪和足太阳经络穴飞扬,原络配合,补肾益精,濡养经筋,再配以阿是穴,可加强解痉止痛的效应。关元俞内应关元穴,是人体元气输注的部位,与白环俞配合培补元气,主治肾虚腰背痛,正如《针灸大成》所说白环俞主"腰脊冷痛,不得久卧,劳损虚风,腰背不便,筋挛痹缩……"。

(刘志娟)

第二十六节　尾　骨　痛

尾骨痛是指尾骨部、骶骨下部及其邻近肌肉或其他软组织的疼痛,其疼痛特点是长时间的坐位,或从坐为起立时,或挤压尾骨尖端时疼痛加重,是临床常见病,多发于女性。

一、诊断要点

(1)可有尾骶部外伤史。

(2)尾部疼痛,多为局限性,有时可连及腰部、骶部、臀部及下肢。

(3)尾部疼痛,可在坐硬板凳、咳嗽、排大便尤其是大便秘结时疼痛加重,卧床休息后减轻或消失。

(4)检查:①尾骶联合处压痛。②肛门指检:患者取左侧卧位,尽量将髋、膝关节屈曲。检查者戴手套后,用右手示指轻轻伸入肛管内,抵住尾骨,拇指置于尾骨外后方,拇、示指将尾骨捏住,前后移动尾骨,检查尾骨的活动度及其感觉,仅有尾骨微动而无疼痛,表明无病变;若尾骨活动时疼痛,表明有尾骨痛。③X线检查无异常发现。

二、病因病机

在尾骨上附着有重要的肌肉和韧带,如臀大肌、肛门括约肌、肛提肌、尾骨肌、骶尾韧带等,尾骨遭受到跌打损伤之后,局部组织出血、水肿形成纤维组织和瘢痕,牵拉或压迫尾骨及其末梢神经,以及局部血液循环障碍,产生疼痛。中医认为是由于外伤经脉,瘀血阻滞经脉,不通则痛,正如清·吴谦《医宗金鉴·正骨心法要旨》说:"尾骶骨,即尻骨也。……若蹲垫壅肿,必连腰胯。"

长期坐位,压迫尾骨周围组织,导致慢性尾骨部劳损,引起尾骨部疼痛,正如《素问·宣明五气》说"久坐伤肉",久坐则气机不畅,导致气滞血瘀,气血运行受阻,经脉不通,筋肉失养引起疼痛。

总之,本病主要是由于瘀血阻滞经脉,经气不通,引起尾骶部疼痛。

三、辨证与治疗

(一)主症

尾骶部疼痛,疼痛可连及臀部,坐位时疼痛明显,不敢坐硬板凳,按之作痛,甚或咳嗽、大便时疼痛加剧。舌质黯,脉涩。

(二)治则

活血化瘀,通经止痛。

(三)处方

百会、次髎、腰俞、会阳、承山。

(四)操作法

先针百会,沿经向后平刺,捻转平补平泻手法,使针感沿经项背部传导。次髎先用刺络拔火罐法,后用毫针直刺 30～40 mm,使用龙虎交战手法,并使针感向尾部传导,术后加用艾灸法。腰俞向尾部平刺,捻转平补平泻法,并加用艾灸法。合阳向尾骨斜刺,平补平泻手法。承山直刺,龙虎交战手法。

(五)方义

本病属于瘀血阻滞尾骨及其周围的经脉所致,位于督脉和足太阳经,故取腰俞、百会通督脉的经气,疏通尾骨部的瘀滞以止痛;百会是督脉与足太阳经的交会穴,《灵枢·终始》"病在下者高取之",可疏导尾骨部位气血的瘀滞以止痛。次髎刺络拔火罐可祛除尾骨的瘀血,即"菀陈则除之者,出恶血也"(《素问·针解》)。足太阳经别入于肛,承山、会阳、次髎均属于足太阳经,并且会阳又为督脉气所发,故三穴组合,局部与远端相配合,可有效地疏通尾骨部瘀血的阻滞,且承山是治疗肛门及其周围病变的经验效穴。

（刘志娟）

第十一章

脑系病证的推拿治疗

第一节 中　风

一、临证特点

(一)临证思路

1.当辨中经络、中脏、中腑三类

中经络者虽有半身不遂、口眼㖞斜、语言不利,但意识清楚;中腑者则见二便闭塞不通,虽有神志障碍但无昏迷;中脏者则肢体不用,昏不知人。

2.中脏腑当辨闭证与脱证二类

闭证属实,因邪气内闭清窍所致。症见神志昏迷、牙关紧闭、口噤不开、两手握固、肢体强痉等。脱证属虚,乃为五脏真阳散脱、阴阳即将离决之候。临床可见神志昏愦无知、目合口开、四肢松懈瘫软、手撒肢冷汗多、二便自遗、鼻息低微等。

3.闭证当辨阳闭和阴闭二类

(1)阳闭有瘀热痰火之象,如身热面赤、气粗鼻鼾、痰声曳锯、便秘溲黄、舌苔黄腻、舌绛干,甚则舌体卷缩,脉弦滑而数。阴闭有寒湿痰浊之征,如面白唇紫、痰涎壅盛、四肢不温、舌苔白腻、脉沉滑等。

(2)急性期的治疗主要是采用中西药物改善脑循环、脑保护、抗脑水肿、降低颅内压等脑保护措施和稳定内脏功能为主的全身支持疗法、对症处理,以及必要的手术以维持生命体征的平稳。

(3)中风的推拿治疗是在患者生命体征稳定、神经系统症状不再进展的基础上开始介入的以康复回归社会为治疗目标的一种治疗方法。

(二)推拿方案

中风偏瘫是大脑皮质高级中枢失去其对随意性运动的控制,引起的中枢性肢体瘫痪,其病理变化在不同时期而有相应的改变,其偏瘫的恢复,Brunmstrom 发现几乎是定型的连续过程,并提出著名的"恢复六阶段"理论,即中风病偏瘫患者肢体恢复经历弛缓阶段、痉挛阶段、联带运动阶段、部分分离运动阶段、分离运动阶段、运动模式及其速度接近正常的 6 个阶段。但推拿临床对中风偏瘫治疗一般可以分为三期,即低位神经中枢(脊中枢)"休克"所致的软瘫期,低位神经中枢(脊中枢)控制下的痉挛期以及其后的恢复期。如治疗不当,易导致上肢的屈肌和下肢的伸肌痉挛模式,使患者的运动性残疾程度加重,生活质量下降。

在人类长期进化的过程中,上肢屈肌肌群为优势肌群,下肢伸肌肌群为优势肌群。中医经络学的阳经经穴多位于伸肌肌群,阴经经穴多位于屈肌肌群。

推拿治疗方案宜在不同时期突出重点:①在软瘫期以上肢阴经、下肢阳经为主,以诱发优势肌群的肌张力为治疗目标。②在痉挛期以抑制过高的肌张力和防范异常运动模式的形成治疗目标,使上下肢伸缩肌的肌张力趋于协调。③在恢复期以促使伸、屈肌群的运动协调为治疗目标。

二、推拿临床诊治

(一)推拿临床诊断要点

具有猝然昏倒,不省人事,伴发口舌歪斜、言语不利、半身不遂或无昏倒而突然出现半身不遂等中风的主要症状与体征,经过头颅 CT 或 MRI 检查证实的中风患者。

(二)推拿适用范围

有明显运动功能障碍且无严重合并症及其他严重内科疾病及精神病的脑卒中患者。从生命体征稳定、神经系统症状不再进展后 72 小时的中风急性期,到发病半年以内的恢复期以及发病半年以上后遗症期的患者,均适合推拿治疗。

(三)推拿时机

缺血性脑卒中以生命体征稳定、神经系统症状不再进展后 72 小时介入,出血性脑卒中以生命体征稳定、神经系统症状不再进展后 7 天介入为宜。该推拿时机的认识,是建立在近 10 年来中医推拿干预脑卒中的基础及临床研究之上的。

(四)推拿治疗

1.治疗原则

早期介入,以降低致残率、改善日常生活活动能力为目的,以重塑运动模式为重点。

2.基本治法

根据中风的软瘫期、痉挛期、恢复期不同临床分期,选择与之适应的不同推拿治法。

软瘫期临床表现及推拿基本治法:患者的偏瘫侧肢体弛缓性麻痹,没有随意的肌肉收缩,或仅出现轻微的联合反应,在进行药物治疗的同时进行早期推拿治疗及功能训练的康复性治疗。目的是防止出现影响康复的并发症,如压疮、肿胀、肌肉挛缩、关节活动受限等,尽量抑制异常运动模式的出现。推拿治疗以尽力诱发优势肌群(上肢屈肌和下肢伸肌)的肌张力为目的,取穴以上肢阴经、下肢阳经的腧穴为主。

痉挛期临床表现及推拿基本治法:患者存在明显的上肢屈肌和下肢伸肌的痉挛。推拿治疗及功能训练的目的是抑制协同运动模式,训练随意运动,提高各关节的协调性和灵活性,帮助患者逐渐恢复分离运动。推拿治疗以抑制过高的肌张力和防范异常运动模式的形成目的,选择上肢阳经、下肢阴经腧穴为主以兴奋拮抗肌,抑制痉挛肌,使上下肢伸缩肌的肌张力趋于协调。

恢复期临床表现及推拿基本治法:患者出现分离运动,推拿治疗的目的在于使遗留的症状得到改善,让患者充分地使用患肢,通过推拿治疗及功能训练更好地掌握和提高日常生活活动能力。应针对某些后遗症状而采取相应的个体化治疗。推拿治疗以促使伸、屈肌群的运动协调为主,取穴以手足阳明经腧穴为主,辅以少量阴经穴位,可达到从阴引阳,从阳引阴,阴阳气血互通的目的。

(1)常用手法:推拿手法主要选用推、拿、摩、揉、掐、搓、叩击、抚、按、捻、弹、擦、捏、捋、摇、分、合等手法。①推法:半身不遂应用推法时的力量,必须先轻后重,用力不宜太大,尤其是恢复期以用力小些为宜。推法的频率一般每分钟 50～100 次,开始时稍慢,逐渐加快。在偏瘫肢体和背部多用拇指平推法和掌平推法。一般都是从肢体的远端推向近端。②拿法:一般结合穴位提拿,提拿动作宜稳急速,提拿强度不宜过大,四肢部位均可用五指拿法。③摩法:摩时一般是回旋地在皮肤表面摩动,摩擦时的力量应由轻而重。头面及上肢可用指摩法,背部与下肢可用掌摩法。掌摩时着力要均匀,频率要慢,并沿顺时针方向进行摩动。④揉法:揉动的手指或手掌不移开接触的皮肤,仅使该处的皮下组织随指或掌的揉动而滑动,一般用单手操作。操作上有指揉和掌揉两种。操作时,用力须由轻而重,再由重而轻。⑤掐法:又称指针法,是推拿疗法中的一种独特而又常用的手法。本病治疗常用单指掐和屈指掐两种手法。单指掐法多用于头部或颈部、四肢部位等,如掐风池、合谷、内关、足三里等穴。无论何种单指掐,掐压必须逐渐用力,使指端陷入,切勿突然用力,得气后持续 0.5～1.0 分钟。同时可配用振法,以加强刺激强度,随后逐渐松劲,并配用揉法,以缓和刺激后的反应。对肌肉较厚的部位如环跳、风市等穴,用单指掐法不易得到反应,可用屈指掐法。⑥搓法:适用于四肢部位,作用可达皮下组织、肌肉甚至骨骼。速度由慢而快,再由快而慢结束。⑦叩击法:本法着力较深,可达肌肉、关节和骨骼。操作时主要以腕部用力,动作要求协调、灵活,着力由轻而重,同时要有弹性,速度由慢而快,或慢快交替进行。治疗本病可用拳击法和掌侧击法。⑧抚法:这是一种预备性手法,也是各手法间穿插的整理手法,对使患者入静,肌肉放松,壅盛之血液向周身回流,全套手法能否成功,起着决定性作用。⑨按法:按法用手指、手掌、拳尖、肘尖对穴位或痛点持续按压一定时间。用力方法:按后就逐渐用力,指力达病所即再加力。切忌猛然用力,以防患者肌肉出现按伤。⑩捻法:此法多用手指等小关节,多数患者手指关节处极为敏感,该法有助于开通关节脉络阻塞,使全身收"一通百通"疗效。⑪擦法:多用于上肢伸肌侧、下肢屈肌侧和手指、手背、面鼻部。

此外,弹法、捏法、捋法、摇法、分法、合法都较常用。

(2)经络穴位。①软瘫期:以上肢阴经、下肢阳经腧穴为主,取患侧极泉、尺泽、少海、曲泽、郄门、内关、环跳、伏兔、风市、足三里、阳陵泉、解溪。②痉挛期:以上肢三阳经、下肢足太阳膀胱经、足少阳胆经穴为主,取患侧肩髃、手五里、曲池、手三里、外关、合谷、环跳、承扶、风市、阳陵泉、飞扬、丘墟、申脉、地五会等。③恢复期:以手足阳明经穴为主,辅以少量太阳、少阳及阴经穴,选用偏瘫侧肩髃、曲池、手三里、外关、合谷、环跳、风市、足三里、解溪、昆仑、太冲。

(3)一般步骤:患者先取自然平卧位,医师按照不同分期采用相应的治疗方案推拿 20～30 分钟。对完全无自主运动的半身不遂患者,推拿疗法和被动活动是十分重要的。医师应指导患者用健侧肢体帮助活动,也可在医师、患者亲属的帮助下,做患肢辅助运动,可多用刺激运动法。如亲属扶住患肢,在口令下,带动患肢,患者自己对患肢做意识性的努力,逐渐建立起主动运动。

(4)软瘫期常规操作如下。①头面部:患者仰卧位。医师按揉百会,抹前额(从中线向两侧),轻揉印堂、太阳。对风池、风府进行较长时间的点揉。点揉风府穴时,用力方向朝向上星穴;点揉风池穴,用力方向应分别朝向对侧的额角。此手法对改善脑部血液循环,帮助建立脑部的侧支循环具有一定效果。②上肢部:患者仰卧位,医师以功能障碍侧为主进行操作。①医师以拿法由前臂下端至腋下,反复操作 4～6 遍。以拿揉法在尺泽、少海、曲泽、郄门、内关、极泉穴处做重点治疗。再用双掌循上述路线反复挤压3～7遍。再以双拇指,沿手三阴经循行路线自下而上至肘关节反复弹拨5～10遍。医师以掌根由患者腕横纹起按压至肩前部3～5遍。然后,用小鱼际擦法上下反复操作5～7遍。②进行肩胛胸壁关节的上提下降被动运动;肩关节缓慢、适度的屈伸、内收、外展及内外旋转等被动关节活动;肘关节屈伸,腕关节屈伸、内收、外展及旋转等被动关节活动;掌指、手指关节的伸展和屈曲及拇指外展等被动活动。③下肢部:仰卧位,以功能障碍侧为主。患者仰卧,双腿伸直。医师先用双掌自足部开始,直推至大腿根部,手法应平稳、深透,反复操作3～5遍。然后,以双掌交替揉法,自大腿根部揉至膝关节3～5遍。待肌肉放松后,医师双掌重叠,缓慢按压股四头肌,再用掌根在相同部位弹拨3～5遍。医师施拿揉法于整个下肢,在环跳、伏兔、风市、足三里、阳陵泉、委中等穴处做重点治疗,点按时患者要有酸胀感。进行髋关节、膝关节适度的屈伸活动,髋关节内收、外展及旋转活动,踝关节跖屈、背伸及旋转等被动关节活动。

此期为防止肩关节半脱位,应禁止牵拉肩关节。坐位时可以用肩关节吊带保护患侧肩关节。

(5)痉挛期常规操作如下。①上肢部:仰卧位,以功能障碍侧为主。医师施法于痉挛优势侧(屈侧)肌腹部;轻拍上肢伸肌,用掌擦法于痉挛劣势侧(伸侧)至该侧皮肤有温热感为度。医师将患肢缓慢伸肘、伸腕和伸指关节后较快速屈肘、屈腕和屈指关节。缓慢地充分做前臂的旋前、旋后运动。患者仰卧,医师一手握住患手四指,另一手控制患手拇指,并将5个手指及腕关节均置于伸展位,辅助患者上举、外展、内收及旋转上肢,幅度由小到大。如遇肌张力高,指、腕关节难以屈伸的情况时,可用拇指依次点按和弹拨大鱼际,掌部肌群与肌腱。以按揉法在肩髃、手五里、曲池、手三里、外关、合谷穴处做重点治疗。②躯干部:患者仰卧位,双下肢屈曲,医师双手固定患者的膝关节,让患者头肩向左,下肢向右反方向运动,反之亦然。患者健侧卧位,医师一手置于患者患侧肩部,另一手置于患者患侧髋关节处,两手做反方向运动,重复数次。患者仰卧位,屈膝屈髋,双手抱膝。医师将患者身体向左右方向轻轻摇动。③下肢部:以功能障碍侧为主。医师施擦法于痉挛优势侧(大腿伸侧)肌腹部;用掌擦法于痉挛劣势侧(大腿屈侧)至皮肤有温热感为度。医师将患肢缓慢屈髋、屈膝和背屈踝关节后,较快速伸髋、伸膝和趾屈踝关节。若大腿内收肌群挛缩严重时,对其应重点进行按压和弹拨。若大腿后侧肌群挛缩严重者,可将患肢缓缓抬高,放至医师肩上,持续3分钟。再以拍打法,从大腿到踝关节,反复拍打3～5遍。以双掌反复揉腓肠肌并对其两侧反复挤压,以患肢有胀痛感为度。双手提拿腓肠肌,再以单掌按压腓肠肌肌腹,并在小腿后侧施以擦法,同时重点按压承山穴。以按揉法在阴陵泉、三阴交、太溪、照海、中封穴处做重点治疗。

此期还可进行卧位到坐位训练、上肢负重训练、坐位平衡训练、坐位-立位训练等。每天训练2次。

(6)恢复期常规操作如下。①半身不遂:手法及运动疗法以瘫侧肢体为主,进一步缓解痉挛,改善患肢功能。患者俯卧位,医师立于患侧。先用掌推法,自肩部,沿脊柱两侧,经臀部、下肢直至足跟部。然后,用双掌交替揉法,沿脊柱两侧,自上而下揉至腰骶部,待肌肉放松后,医师用双拇指自第7颈椎依次点按各棘突间隙至腰骶部。并重点点按大椎、灵台、至阳、中枢、命门、腰俞等穴,并点揉夹脊。再以双拇指沿膀胱经在背部的循行路线进行弹拨,并重点点按心俞、脾俞、肾俞、大肠俞等穴。而后在腰背部施以擦法和叩击法。以按揉法在肩髃、曲池、手三里、外关、合谷、环跳、风市、足三里、解溪、昆仑、太冲穴处做重点治疗。②口角歪斜:手法按揉下关、地仓、颊车、水沟、合谷等穴。③肩手综合征:采用拿法、揉法、捏法操作于上肢;从手指向肩部做向心性推法,动作轻柔。④便秘:点按天枢、大横、支沟、大肠俞等穴。并以脐为中心顺时针摩腹 5 分钟。上述治疗均每天 1 次,每周 5 次。此期还可进行立位平衡训练和步行训练,每天 2 次。

3.要点难点

软瘫期以患侧肢体的被动活动为主,手法要轻柔平稳,时间稍长。轻手法推拿可提高患肢表面紧张性,使血管收缩,提高兴奋性,促进功能恢复。痉挛期手法要平稳缓慢,缓慢的手法操作可使患者肌肉放松,并使其紧张的情绪得以缓解。如对挛缩的肌群采用揉法和弹拨法及运动类手法时,如果操作速度很快,非但不能使患肢放松,反而会使挛缩的肌群更加紧张。在上肢屈肌群手法操作时宜轻缓以降低屈肌肌张力,由轻到重,使患者逐渐适应,以不引起肌肉痉挛收缩为好,而伸肌侧则用重手法以提高伸肌肌张力。下肢推拿时后侧膀胱经取重手法,可缓解下肢伸肌痉挛症状,重手法可减轻紧张性,从而减轻痉挛。分离运动出现以后,应配合康复训练,在训练前进行推拿治疗,可改善肢体的血液循环,提高组织的兴奋性。

4.辨证加减

(1)若兼见眩晕,头痛,目胀畏光,急躁易怒,面红目赤,口苦咽干,大便秘结,小溲黄赤,舌红,脉弦大或弦数,则当清肝解郁,平肝潜阳。其推拿增加以下①～⑦步操作:①嘱患者仰卧位,医师坐于患者头侧,面向患者,双手在印堂穴向前发际方向施以平推法(开天门)1 分钟;自印堂沿眉弓向外侧分推(推坎宫)20 次。②前额部大鱼际揉法 1 分钟,双手拇指指腹在前额部先向外侧分推 10 次,再向内侧合推 10 次。③以双手中指指腹托起患者头部并按揉其双侧风池 1～2 分钟,按揉双侧太阳穴 1 分钟。④医师坐于患者右侧,面向患者,以一指禅推法在双侧的期门操作 1 分钟,并沿任脉自天突至鸠尾往返 5～10 遍。⑤点揉双侧的太冲、阳陵泉、肝俞,每穴 1 分钟。⑥嘱患者坐位,医师面向患者站立,在双侧头部施以扫散法 1 分钟。⑦医师立于患者侧后,拿五经往返 20 次。

(2)若兼见患者头重如蒙,胸闷恶心,纳少,体胖,多痰,肢体浮肿,苔厚腻或黄腻,脉濡滑。则当化痰利湿,健脾和中。其推拿增加以下①～⑥步操作:①嘱患者仰卧位,医师坐于患者右侧,面向患者,以一指禅推法在中脘、双侧章门穴操作,每穴 1 分钟;②以摩揉法顺时针方向摩腹,自脐部开始逐渐向四周呈螺旋形扩大摩腹的轨迹,再逐渐缩小收归于脐部,再如上法逆时针摩腹共 5 分钟,以腹内温暖舒适为佳;③点揉双侧的丰隆、足三里、三阴交,每穴 1 分钟;④双下肢外侧拿法往返 20 次,擦法 2 分钟;⑤嘱患者俯卧位,以擦法在背部操作 3～5 分钟,重点在脾俞、胃俞;⑥在患者背部自上而下捏脊 5～10 遍。

(3)若兼见患者头晕胀痛,耳鸣,健忘,腰膝酸软,面热眼花,口燥咽干,舌红,脉弦细,则当补养肝肾,滋阴潜阳。其推拿增加以下①～⑥步操作:①嘱患者仰卧位,医师坐于患者右侧,面向患者,以一指禅推法沿任脉循行部位自上而下操作往返 20 次;②一指禅推法在期门、气海、关元穴操作,每穴 1 分钟;③点揉双侧的太溪、三阴交、涌泉穴,每穴 1 分钟;④在双下肢内侧施以四指推法往返 20 次;⑤嘱患者俯卧位,以擦法在背部操作 3～5 分钟,重点在肝俞、肾俞;⑥嘱患者坐位,拿肩井 1 分钟,拿双侧上肢外侧,往返 10 次。

5.推拿疗程

以推拿治疗 15 次作为 1 个疗程为宜,可 5～10 个疗程,疗程间宜休息 1 周。临床发现,连续推拿时间做得太长,可使疗效不升反而降低。

6.推拿流派

(1)调整督脉法:为杨希贤老先生中风后遗症的康复推拿方法。调整督脉法以"三线"为主,即督脉从大椎到长强为一线,天柱至八髎穴及太阳膀胱经两线。患者俯卧或侧卧,医师首先用拇指或掌根大鱼际按揉正中脊柱督脉,两侧膀胱经线,先轻后重,从上至下,在穴位部位要停顿按揉,反复施术 3～5 遍,使施术部位有温热感,按、揉、擦法、搽法等可交替使用,在按揉膀胱线时,重点按揉患侧,并点按督脉上各穴及背俞穴,配合患侧肢体关节疏利法。

中风正是由于阴阳失调情况下,由于内外邪侵入或痰热盛累及脏腑,导致督脉正气不足,气机不畅,统摄无权,进而导致风痰诸邪流窜经络,气血运行阻滞,最后见到经络失常、关节失利等症状,因此中风后遗症康复与督脉阳气通达有密切关系。

调整督脉法作用:①该法通过按揉搽等手法施于督脉之上,从而通其经络,调其气机,振奋阳气,最终达到阴阳平衡,精气血通畅,脏腑经络功能协调。②膀胱为州都之官,津液之府,是营养脏腑、经脉阴液的来源,经过调整督脉两侧膀胱经,使阴阳水火之气相交合以资益脏腑经脉,使机体达到阴阳气血和谐。③背俞穴与体内五脏六腑相对应,它们有阴阳之归属,调整它们正是起着调整脏腑阴阳,恢复脏腑功能的目的,因此按揉督脉各穴及背俞穴,达到平肝息风、清火豁痰、开窍启闭之功。使中脏腑或中经络之邪随而祛之。因此调整督脉可使阴阳气机协调,使人体成为阴平阳秘的有机体。最后配合疏利患侧肢体,而达到康复目的。

(2)内功推拿:采用以内功推拿治疗为主要的治疗方法。内功推拿操作分头面、躯干、上肢、下肢进行,具体如下。①头面拇指平推两侧桥弓,拿五经,捏拿颈项,分前额,分眉弓,点睛明,分迎香,分人中,分承浆,扫散两颧,再合推至项部。②躯干依次掌擦胸背、两胁肋、上腹、小腹和腰骶部,患侧为主,以发红发热为度。③上肢推拿肩和上肢,掌擦上肢(自腕部至肩部),以发红发热为度,拿极泉、小海、曲池,拢合谷,理五指,劈指缝,掌击拳面(握拳时各指掌指关节处),运上肢(大幅度活动肩关节),搓臂,抖上肢。以上操作双侧进行,但在患侧应重点加强治疗。④掌击百会,拳击大椎和八髎。⑤下肢捏拿下肢,点揉髀关、梁丘、血海、足三里、阴陵泉、阳陵泉、委中、承山,自上至下擦下肢,以发红发热为度,从上至下拍击下肢,双侧进行,以患侧为主。

内功推拿主要是以运用擦法为主的推拿治疗方法,擦法是一种柔和温热的刺激,具有温经通络、行气活血的作用。其中掌擦法用于背部的督脉及足太阳膀胱经,能够起到通调督脉及膀胱经的作用;而掌擦法用于四肢的手足三阴、三阳经,能够起到温经通络、行气活血的作用;掌揉法用于胸胁及脘腹部,有宽胸理气、健脾和胃等作用;在头面部操作,以拇指平推两侧桥弓,五指拿顶足少阳胆经、足太阳膀胱经和督脉等,有平肝息风、开窍醒脑的作用;掌击百会能安神定魄,拳击大椎能通调一身阳气,拳击八髎能壮肾阳、补元气,引火归原。总之,在治疗中风后遗症上采用内功推拿,其目的是从中医的整体观念出发,对人体进行全面调整,根据不同的证候选用相应的穴位,结合经络、脏腑表里关系,以使气血周行全身,故能奏效。

(3)节段性按摩法:节段性按摩法是沿脊柱从骶部到颈部的按摩,同时也按摩肩胛外缘、臀部、肩胛周围和肋间隙。节段性按摩法既有推摩、揉搓、震颤等普通法,也有移动法、锯法、钻法、牵拉法等特殊法。治疗 3～5 次以有发热感、自觉无疼痛感为度。治疗顺序为推摩法、移动法、推摩法、钻法、推摩法、锯法、推摩法、牵拉法、震颤法。①移动法:用拇指指面或中指指面上下移动。按摩一侧时,另一侧则起支撑作用。按摩部位是脊柱棘突两侧,手指尽力触及椎间隙,并在此部位进行冲击运动。②钻法:拇指与其余四指分居脊柱两侧,用拇指或中指在脊神经根出口处做环状或螺旋状运动。作用应有足够强度、足够深度,以无痛性为度。从一个脊髓节段至另一脊髓节段。③锯法:双手横跨脊椎棘突,两手指间形成按摩区的皮肤突起,双于做拉锯运动,一个水平进行一两次后,上移一个水平重复进行。④牵拉法:用一手的两个手指,常是示、中指沿脊柱两侧从骶部直到颈部以同等速度进行牵引的方法。为了作用有力,可用另一手增加负荷。节段性按摩一般以震颤法结束。如果临床表现为肌张力增强,以轻柔的震颤法结束。如果肌张力低下应合理进行强烈的震颤。不管是脊柱节段性按摩,还是其他区域按摩,均应在相应部位震颤。按摩肋间肌顺序同前,也可按肋间肌走向进行揉搓。

节段性按摩法的作用机制主要是反射性地刺激脊髓的节段性感觉装置,包括皮肤的一定区域、肌肉、肌腱、韧带的感觉器,使脊柱肌的营养和血供同时得到改善,同时也能间接影响中枢神经系统的活动。脑出血偏瘫的主要表现是中枢性运动障碍及姿势异常。通过按摩刺激引起运动反射作为第 2 刺激信号,经深部感觉传入中枢,反复刺激,反复强化。节段性按摩直接刺激脊神经和脊柱肌肉,可使运动模式得到记忆和加强,从而达到治疗目的。通过对患者的治疗,我们体会到节段性按摩法是治疗脑出血偏瘫患者的重要方法,治疗开始越早,效果越显著,其作用机制有待进一步探讨。

(4)电推拿法:电推拿治疗在于调其气血,通其经络。电能推动气血,疏通脑中的瘀血。通过电的传感神经出现兴奋状态,肢体肌肉被迫抽动、运动,传感到中枢神经,促进吸收脑中的瘀血。

治疗方法:采用调压器一只接于输出与输入线和铜棒 2 个,推拿时用一些润滑皮肤油,将输入线握在医师左手中,输出线握在患者的患肢手中(可请其他人帮助握住铜棒治疗时交叉推拿),医师用右手在患者的瘀血部位反复推拿至百会、天目、肩髃、曲池、少海、合谷、5 个指头等,患者下肢足三里、风市、阳陵泉、阴陵泉、三阴交、解溪、5 个足趾等,在脾区部位推 1～2 分钟,在肝区部位推 2～3 分钟。

本疗法是以经络学为依据的,经络是气血的通道。运行气血,濡养全身,首尾相贯,如环无端。当某条经络受病,气血瘀阻不通,可濡养的脏腑肢节随之传变,所以说电推拿能使中风偏瘫患者的微循环血流加快,血流的状态也相应得到改善,从而使组织的灌流量增加,这对患者脑组织及患肢的康复是有直接作用的。大量临床试验研究也证明了电的调整作用一个很重要的方面,是对血液循环的调节,所以电推拿治疗中风偏瘫的作用机制与改善微循环有关。电能够推动气血和调节气的作用,调气即调节经络脏腑的偏胜偏衰,使其不足、有余的不协调情况恢复到协调状态,气行则血亦行。在临床试验中,在患者头部瘀血处和肝、脾与患侧交叉选穴推拿时,患者的患侧立即就有改善。这就说明了电推拿的疗效是显著的。如中医学认为脾主四肢,肝主筋,用电推拿脾区,四肢就会有力,推肝区加以风油精凉肝,强直的患肢就得以松解,肝阳上亢得到平衡,使受累的脏腑得以康复。

中医学认为中风患者的感觉障碍是因为正气运行不足,邪闭经络所致。电推拿作用就在于调节经气,通经活血,传入脏腑,使一身阴阳平衡,达到治愈疾病的目的。

(季法会)

第二节　面　　痛

面痛是最常见的脑神经疾病,以一侧面部三叉神经分布区内反复发作的阵发性剧烈痛为主要表现。

一、诊断要点

(1)三叉神经分布区域的阵发性疼痛。

(2)疼痛为阵发性,每次发作持续数秒至数分钟不等,间歇期完全正常。

(3)疼痛为电触、刀割、针刺、撕裂样疼痛,疼痛剧烈,无法忍受,在洗脸、刷牙、说话、吃饭、剃须甚至吹风等时诱发。

(4)在感觉末梢集中分布的区域(如鼻旁、上下唇、口角、牙龈、舌等)存在扳机点。

(5)疾病初期,卡马西平治疗有效。

(6)神经系统检查多无阳性体征。

二、辨证分型

(一)风寒袭络型

阵发性抽搐样面痛,痛处剧烈,面色苍白,遇冷加重,得热则减,多有面部受寒因素,舌淡苔白,脉浮紧。

(二)风热入经型

面痛,烧灼性或刀割样剧痛,颜面红赤汗出、口渴、目赤、遇热更剧,得寒较减,发热或着急时发作或加重,舌红苔黄,脉数。

(三)肝胃郁热型

面痛突发突止,如火灼或刀割,心烦易怒,胸胁胀闷咽干,溲黄便结,舌质红苔黄,脉弦数。

(四)瘀血阻络型

反复发作面痛,经年不愈,发作时面痛如锥刺,面色晦滞,舌质紫暗,苔薄,脉涩。

(五)阳气不足型

头面痛绵绵不愈,发作时伴有畏寒肢冷,腰酸足软,小便清长,舌淡苔白,脉沉细。

三、推拿治疗

(一)治则

解痉止痛。

(二)手法

一指禅推法、按法、揉法、拿法、点法、扫散法等。

(三)取穴

太阳、四白、下关、风池、翳风、手三里、合谷、颈部胆经、角孙、阿是穴等。

(四)操作方法

(1)患者仰卧位,术者位于头侧方,先用一指禅推法施于太阳、四白、下关诸穴,反复操作2~3分钟,手法宜轻柔。在扳机点处宜用点按法,手法宜偏重,强刺激1分钟许。继以按揉太阳、四白、下关、地仓、迎香诸穴,反复按揉治疗2~3分钟,均以有酸胀感为佳,以患侧为治疗重点部位。

(2)患者坐位,术者位于其前方,先用双手拇指推抹法自前额面部自印堂穴向上推至前发际,反复多次,再向两侧分推至太阳反复操作多次,再由太阳沿眉弓分推至印堂,如此路线反复操作3~5遍。接着以双手分别按揉太阳、印堂、迎香、地仓诸穴,反复2~3分钟,以酸胀感为度,以患侧治疗为主。用扫散法施于患侧头维胆经治疗1~2分钟。

(3)承上势,术者位于其背后,先用双手食、中指与拇指做勾抹法施于头两侧,沿少阳胆经循头路线,自头维穴向后勾抹至枕后风池穴,反复操作3～5遍,以患侧为治疗重点部位。继以拿按风池,反复拿肩5～7次,拿揉手三里、合谷,反复操作1～2分钟。

(五)注意事项

(1)推拿治疗时,应注意对触发点治疗,应施重手法,刺激强,以抑制神经冲动。

(2)手法治疗效果不佳时,可行封闭或手术治疗。

(3)坚持自我推拿治疗,可增强疗效。

(4)避免各种刺激因素,如精神刺激、冷热刺激、刺激性饮食食品等。

（季法会）

第十二章

骨伤科疾病的推拿治疗

第一节 落 枕

落枕又名"失枕",是以晨起时出现颈部酸胀、疼痛、活动不利为主症的颈部软组织损伤疾病。本病多见于青壮年,男多于女,冬春季发病率较高。轻者4～5天可自愈,重者疼痛剧烈,并向头部及上肢部放射,迁延数周不愈。

一、病因病理

本病多由睡眠时枕头过高、过低或过硬,以及躺卧姿势不良等因素,使头枕部长时间处于偏歪姿势,导致颈部一侧肌群受到过度伸展牵拉,在过度紧张状态下而发生静力性损伤,临床上以一侧胸锁乳突肌、斜方肌及肩胛提肌痉挛多见。

中医认为,本病多因素体亏虚,气血不足,循行不畅,筋肉舒缩活动失调,或夜寐肩部外露,颈肩受风寒侵袭,致使气血凝滞,肌筋不舒,经络痹阻,僵凝疼痛而发病。《伤科汇纂·旋台骨》有"因挫闪及失枕而项强痛者"的记载,因此,颈部突然扭转闪挫损伤,或肩扛重物致局部筋肌扭伤、痉挛也是导致本病的原因之一。

二、诊断

(一)症状

(1)晨起后即感一侧颈部疼痛,颈项僵滞,头常歪向患侧,不能自由旋转,转头视物时往往连同身体转动。

(2)疼痛可向肩部、项背部放射。

(3)颈部活动受限,常受限于某个方位上,主动、被动活动均受牵掣,动则症状加重。

(二)体征

(1)颈部肌肉疼痛痉挛,触之呈条索状。

(2)压痛:在胸锁乳突肌处有肌张力增高感和压痛者,为胸锁乳突肌痉挛;在锁骨外1/3处(肩井穴)或肩胛骨内侧缘有肌紧张感和压痛者,为斜方肌痉挛;在上3个颈椎棘突旁和同侧肩胛骨内上角处有肌紧张感和压痛者,为肩胛提肌痉挛。

(3)活动障碍:轻者向某一方位转动障碍,严重时各方位活动均受限制。

（三）辅助检查

X线检查：一般颈椎骨质无明显变化。少数患者可有椎体前缘增生，颈椎生理弧度改变、序列不整、侧弯等。

三、治疗

（一）治疗原则

舒筋活血，温经通络，解痉止痛。

（二）手法

一指禅推法、擦法、按法、揉法、拿法、拔伸法、擦法等。

（三）取穴与部位

风池、风府、肩井、天宗、肩外俞等穴及受累部位。

（四）操作

1.舒筋活血

患者取坐位，术者立于其身后，用一指禅推法、按揉法沿督脉颈段、两侧颈夹脊穴上下往返操作3～5遍。自两侧肩胛带、颈根部、颈夹脊线用擦法操作，时间3～5分钟。

2.疏通经络

用拇指或中指点按风池、风府、天宗、肩井、肩外俞等穴，每穴按压半分钟；用拿法提拿颈椎两侧软组织，以患侧为重点部位，并弹拨紧张的肌肉，使之逐渐放松。

3.解痉止痛

根据压痛点及肌痉挛部位，分别在痉挛肌肉的起止点及肌腹部用按揉法、抹法、弹拨法操作，时间2～3分钟。

4.拔伸摇颈

嘱患者自然放松颈项部肌肉，术者左手持续托起下颌，右手扶持后枕部，维持在颈略前屈、下颌内收姿势，双手同时用力向上牵拉拔伸片刻，再缓慢左右摇颈10～15次，以活动颈椎小关节。

5.整复错缝

对颈椎后关节有侧偏、压痛者，在颈部微前屈的状态下，以一手拇指按于压痛点处，另一手托住其下颌部，做向患侧的旋转扳法，以整复后关节错缝。手法要稳而快，切忌暴力蛮劲，以防发生意外。在患部沿肌纤维方向做擦法、摩肩、拍打、叩击肩背部数次，结束治疗。

四、注意事项

(1)推拿治疗本病过程中，手法宜轻柔，切忌施用强刺激手法，防止发生意外。

(2)对症状持续1周以上不缓解，短期内有两次以上发作者，必须做X线检查，以明确诊断。

(3)注意颈项部的保暖，科学用枕，参照颈椎间盘突出症。

五、功能锻炼

(1)患者应有意识放松颈部肌肉，疼痛缓解后，应积极进行颈部功能锻炼，可做颈部前屈后仰、左右侧弯、左右旋转等活动，各做3～5次，每天1～2次。

(2)坚持做颈部保健操。

六、疗效评定

（一）治愈

颈项部疼痛、酸胀消失,压痛点消失,颈部功能活动恢复正常。

（二）好转

颈项部疼痛减轻,颈部活动改善。

（三）未愈

症状无改善。

（刘　园）

第二节　颈　椎　病

颈椎病是发生在颈段脊柱的慢性退行性疾病,是由于颈椎骨质增生、椎间盘退行性改变及颈部损伤等原因引起脊柱内、外平衡失调,刺激或压迫颈神经根、椎动脉、脊髓或交感神经而引起的一组综合征,又称颈椎综合征。多见于中老年人群,男性多于女性,近年来有明显低龄化趋势。本病临床表现为头、颈、肩臂麻木疼痛,肢体酸软无力,病变累及椎动脉、交感神经、脊髓时则可出现头晕、心慌、大小便失禁、瘫痪等症状。

一、病因病理

颈椎间盘退变是本病的内因,各种急慢性颈部损伤是导致本病的外因。

（一）内因

在一般情况下颈椎椎间盘从 30 岁以后开始退变,退变从软骨板开始并逐渐骨化,通透性随之降低,髓核中的水分逐渐减少,最终形成纤维化,缩小变硬成为一个纤维软骨性实体,进而导致椎间盘厚度变薄,椎间隙变窄。由于椎间隙变窄,使前、后纵韧带松弛,椎体失稳及继发性炎症,后关节囊松弛,关节腔变窄,关节面长时间磨损而导致增生。椎体后关节、钩椎关节等部位的骨质增生及椎间孔变窄或椎管前后径变窄是造成脊髓、颈神经根、椎动脉及交感神经受压的主要病理基础。

（二）外因

由于跌仆闪挫或长期从事低头伏案工作,平时姿势不良、枕头和睡姿不当,均可使颈椎间盘、后关节、钩椎关节、椎体周围各韧带及其附近软组织不同程度的损伤,从而破坏了颈椎的稳定性,促使颈椎发生代偿性骨质增生。若增生物刺激或压迫邻近的神经、血管和软组织则引起各种相应的临床症状和体征。

此外,颈项部受寒,肌肉痉挛致使局部组织缺血缺氧,也可引起临床症状。

中医学关于颈椎病的论述多记载于"痹证""痿证""头痛""眩晕""项强""项筋急"和"项肩痛"等病证中。中医认为颈椎病与人的年龄及气血盛衰、筋骨强弱有关。年过四十肾气始衰,年过五十肝气始衰,年过六十筋肌懈惰,骨骸稀疏。年老体弱,肝肾、气血亏虚,筋肌骸节失却滋养;或被风寒湿邪所侵,气血凝滞痹阻;或反复积劳损伤,瘀聚凝结于脊窍,发为本病。

二、诊断

(一)颈型颈椎病

颈型颈椎病由于颈椎过度运动、外伤或长期不良姿势,而造成椎旁软组织劳损、颈椎活动节段轻度错缝,颈椎的稳定性下降,从而导致椎间盘代偿性退变。这种退变尚处于退变的早期阶段,表现为椎间盘纤维环结构的部分破坏、椎间盘组织的轻度膨出及椎骨骨质的轻度增生,这些膨出及增生的结构尚未构成对神经、血管组织的实质性压迫,但可刺激分布于其间的椎窦神经感觉纤维。后者则向中枢发出传入冲动,经脊髓节段反射及近节段反射的途径,导致颈项部和肩胛骨间区肌肉处于持续紧张的状态,出现该区域的刺激症状。

1.症状

(1)表现为患者颈部前屈、旋转幅度明显减小,颈夹肌、半棘肌、斜方肌等出现肌紧张性疼痛。

(2)颈部有僵硬感,易于疲劳。

(3)肩胛肩区有酸痛感和沉重感,劳累后症状加重,休息后症状减轻,经常出现"落枕"样现象。

2.体征

同"落枕"。

3.辅助检查

同"落枕"。

(二)神经根型颈椎病

神经根型颈椎病由于颈椎钩椎关节、关节突骨质增生、颈椎椎骨之间结构异常及软组织损伤、肿胀等原因,造成对神经根的机械压迫和化学刺激而引起典型的神经根症状。

1.症状

(1)颈项部或肩背呈阵发性或持续性的隐痛或剧痛;受刺激或压迫的颈脊神经其循行路经有烧灼样或刀割样疼痛,伴针刺样或过电样麻感;当颈部活动、腹压增高时,上述症状会加重。

(2)颈部活动有不同程度受限或发硬、发僵,或颈呈痛性斜颈畸形。

(3)一侧或两侧上肢有放射性痛、麻,伴有发沉、肢冷、无力、握力减弱或持物坠落。

2.体征

(1)颈椎生理前凸减少或消失,甚至反弓,脊柱侧凸。上肢及手指感觉减退,严重时可有肌肉萎缩。

(2)颈部有局限性条索状或结节状反应物,在病变颈椎节段间隙、棘突、棘突旁及其神经分布区可出现压痛。手指放射性痛、麻常与病变节段相吻合。

(3)患侧肌力减弱,病久可出现肌肉萎缩。

(4)臂丛神经牵拉试验、压头试验、椎间孔挤压试验,均可出现阳性。

(5)腱反射可减弱或消失。

3.辅助检查

(1)X线检查:可显示颈椎生理前凸变直或消失,脊柱、棘突侧弯,椎间隙变窄,椎体前、后缘骨质增生,钩椎关节变锐及椎间孔狭窄等改变。

(2)CT检查:可清楚地显示颈椎椎管和神经根管狭窄、椎间盘突出及脊神经受压情况。

(3)MRI检查:可以从颈椎的矢状面、横断面及冠状面对椎管内结构的改变进行观察,对脊髓、椎间盘组织显示清晰。

(三)脊髓型颈椎病

脊髓型颈椎病是由于突出的颈椎间盘组织、增生的椎体后缘骨赘、向后滑脱的椎体、增厚的黄韧带和椎管内肿胀的软组织等，对脊髓造成压迫；或由于血管因素的参与，导致脊髓缺血、变性等改变，引起颈部以下身体感觉、运动和大小便功能等异常。本病与颈椎间盘突出症有相似之处。

1.症状

(1)表现为上肢症状往往不明显，有时仅表现为沉重无力；下肢症状明显，可出现双下肢僵硬无力、酸胀、烧灼感、麻木感和运动障碍，呈进行性加重的趋势。

(2)步态笨拙，走路不稳或有踩棉花感。手部肌肉无力、发抖、活动不灵活、持物不稳、容易坠落。

(3)甚至四肢瘫痪，排尿、排便障碍，卧床不起。

(4)患者常有头痛、头昏、半边脸发热、面部出汗异常等。

2.体征

(1)颈部活动受限不明显，病变相应节段压痛存在。

(2)上肢动作欠灵活，肌力减弱。

(3)下肢肌张力增高。低头1分钟后症状加重。

(4)肱二、三头肌肌腱及膝腱反射减弱；跟腱反射亢进。

(5)髌阵挛和踝阵挛。

(6)腹壁反射和提睾反射减弱。

(7)霍夫曼征、巴宾斯基征均可出现阳性。

3.辅助检查

(1)X线检查：可见病变椎间隙狭窄、椎体骨质增生、节段不稳定等退行性改变。有时可见椎管狭窄，椎间孔缩小。

(2)脊髓造影：脊髓造影可发现硬膜囊前后压迫情况，如压迫严重可呈现不完全一性或完全性梗阻。

(3)CT检查：可确切地了解颈椎椎管的大小、椎间盘突出程度、有无椎体后骨刺等情况。

(4)MRI检查：可明确有无颈椎间盘变性、突出或脱出及其对脊髓的压迫程度，了解脊髓有无萎缩变性等。

(四)椎动脉型颈椎病

椎动脉型颈椎病是由于椎间盘退变及上位颈椎错位，横突孔骨性非连续管道扭转而引起椎动脉扭曲，或因椎体后外缘、钩椎关节的骨质增生而导致椎动脉受压，造成一侧或双侧的椎动脉供血不足，或因椎动脉交感神经丛受刺激而导致基底动脉痉挛等。近年来对椎动脉形态学的研究表明，该病存在椎动脉人横突孔位置变异(图12-1)、先天性纤细、痉挛(图12-2)、钩椎关节增生压迫(图12-3)、横突孔内纤维束带牵拉扭曲(图12-4)及骨质增生压迫椎动脉等病理改变。

因此，可以认为，椎动脉形态学改变使椎动脉血流动力学异常，椎动脉供血不足，小脑缺血、缺氧是导致眩晕的主要原因。

《黄帝内经·灵枢》有"髓海不足，则脑转耳鸣""上气不足，脑为之不满，耳为之苦鸣，头为之苦倾，目为之眩"及"上虚则眩"等记载。

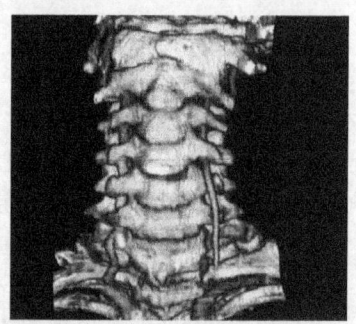

图 12-1　入横突孔位置变异

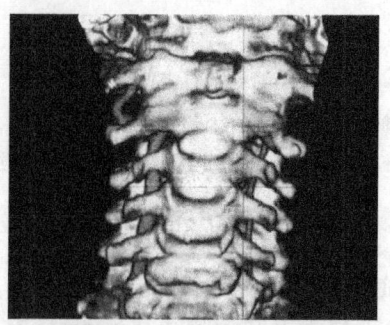

图 12-2　先天性纤细痉挛

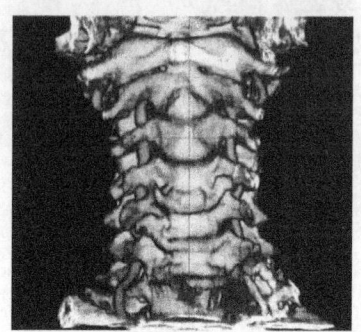

图 12-3　骨质增生压迫椎动脉

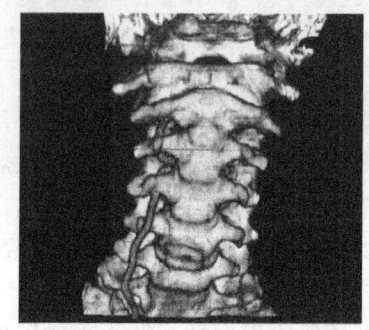

图 12-4　纤维束带牵拉扭曲

1.症状

(1)持续性眩晕、恶心、耳鸣、重听、记忆力减退、后枕部麻木、偏头痛等。

(2)可伴有视物模糊、视力减退、精神萎靡、失眠、嗜睡等。

(3)头部过伸或旋转时,可出现位置性眩晕、恶心、呕吐等急性发作症状。

(4)可出现猝然摔倒、持物坠落,但摔倒时神志多清醒。

(5)部分患者可同时伴有颈肩臂痛等神经根型颈椎病的表现,以及交感神经刺激症状。

2.体征

(1)病变节段横突部压痛。

(2)当出现颈源性眩晕等椎动脉供血不足的症状时,可发作性猝倒。

(3)旋颈试验阳性。

3.辅助检查

(1)X线检查:颈椎正位及斜位片,可见颈椎生理弧度减小或消失,可出现侧凸畸形。可见钩椎关节侧方或后关节部骨质增生、椎间孔变小等。

(2)椎动脉造影:可见椎动脉因钩椎关节骨赘压迫而扭曲或狭窄,可作为确切诊断。

(3)TCD检查:为目前临床常用的检查项目,可发现椎动脉血流速减慢或增快,可供临床参考。

(4)3D-CTA检查:可清晰观察椎动脉及椎-基底动脉全貌,分析椎动脉与椎体、椎间孔及周围软组织的关系,可明确诊断。

(五)交感神经型颈椎病

1.症状

(1)有慢性头痛史,以眼眶周围、眉棱骨等部位明显,疼痛常呈持续性。

(2)可出现头晕、眼花、耳鸣、恶心或呕吐。

(3)可有心动过速或减慢、心前区闷痛、心悸、气促等症状。

2.体征

(1)两侧颈椎横突前压痛点明显。

(2)部分患者出现霍纳征。

(3)有"类冠心病样综合征"征象。

3.辅助检查

(1)X线检查：颈椎生理弧度有不同程度的改变，椎体和钩椎关节骨质增生，横突肥厚等。

(2)心电图检查：无异常或有轻度异常。

(六)混合型颈椎病

兼具上述两种类型或两种以上类型的诊断要点。

三、鉴别诊断

临床上根据患者的病史、症状和体征，并通过相应检查可明确诊断，并注意同下列疾病相鉴别。

(一)神经根型颈椎病

(1)风湿性或慢性劳损性颈肩痛有颈肩、上肢以外多发部位的疼痛史，无放射性疼痛，无反射改变，麻木区不按脊神经根节段分布，该病与天气变化有明显关系，服用抗风湿类药症状可好转。

(2)落枕颈项强痛，活动功能受限，无手指发麻症状，起病突然，以往无颈肩症状。

(3)前斜角肌综合征颈项部疼痛，患肢有放射痛和麻木触电感，以手指胀、麻、凉、皮肤发白或发绀为特征。手下垂时症状加重，上举后症状可缓解。前斜角肌痉挛发硬，艾迪森试验阳性。

(二)脊髓型颈椎病

1.颈脊髓肿瘤

脊髓压迫症状呈进行性加重，先有一侧颈、肩、臂手指疼痛或麻木，逐渐发展到对侧下肢，然后累及对侧上肢。X线检查显示椎间孔增大，椎体或椎弓破坏。CT、MRI、脊髓造影可确诊。

2.脊髓粘连性蛛网膜炎

可有感觉神经和运动神经受累症状，亦可有脊髓的传导损害症状。腰椎穿刺时，脑脊液呈不全或完全梗阻现象。脊髓造影时，造影剂通过蛛网膜下腔困难，并分散为点滴延续的条索状。

3.脊髓空洞症

好发于 20～30 岁的青年人，以痛温觉与触觉分离为特征，尤以温度觉的减退或消失较为明显。脊髓造影通畅，MRI 检查可见颈膨大，有空洞形成。

此外，还需与颈椎骨折脱位、颈椎结核相鉴别。

(三)椎动脉型颈椎病

1.梅尼埃病

平素有类似发作症状，常因劳累、睡眠不足、情绪波动而发。其症状表现为头痛、眩晕、呕吐、恶心、耳鸣、耳聋、眼球震颤等。

2.直立性低血压

发作于患者突然改变体位时，尤其从卧位、蹲位改为立位时，突然头晕，而颈部活动无任何异常表现。

3.内听动脉栓塞

突发耳鸣、耳聋及眩晕,症状严重且持续不减。

(四)交感神经型颈椎病

1.心绞痛

有冠心病史,发作时心前区剧烈疼痛,伴胸闷心悸、出冷汗,心电图有异常表现。含服硝酸甘油片能缓解。

2.自主神经紊乱症

多见于青壮年,表现为头痛、头晕、睡眠障碍、自制能力差等。X线检查显示颈椎无明显异常改变,神经根、脊髓无受累征象。服用调节自主神经类药物有效。对此类患者需长期观察,以防误诊。

四、治疗

(一)治疗原则

消除肌痉挛,纠正椎骨错缝,恢复颈椎内外力平衡。颈型以纠正颈椎紊乱,缓解肌紧张为主;神经根型以活血化瘀,疏经通络为主;脊髓型以疏经理气,温通督脉为主;椎动脉型以行气活血,益髓止晕为主;交感神经型以益气活血,平衡阴阳为主。

(二)手法

擦法、一指禅推法、按法、拿法、拔伸法、扳法、旋转法、按揉法、擦法等。

(三)取穴与部位

1.五线

(1)督脉线自风府穴至大椎穴连线。

(2)颈夹脊线自天柱穴至颈根穴(大椎穴旁开1寸)连线,左右各一线。

(3)颈旁线自风池穴至颈臂穴(缺盆穴内1寸)连线,左右各一线。

2.五区

(1)肩胛区:冈上肌区域,左右各一区。

(2)肩胛背区:冈下肌区域,左右各一区。

(3)肩胛间区:两肩胛骨内侧缘区域。

3.十三穴

风府穴、风池穴(双)、颈根穴(双)、颈臂穴(双)、肩井穴(双)、肩外俞穴(双)、天宗穴(双)。

(四)操作

1.基本操作

(1)督脉线:用一指禅推法、按揉法、擦法,累计2～3分钟。

(2)颈夹脊线:用一指禅推法、按揉法、拿法、擦法,累计3～5分钟。

(3)颈旁线用一指禅推法、按揉法、擦法、抹法,累计2～3分钟。

(4)肩胛区由肩峰端向颈根部施擦法、拿法、擦法,累计3～5分钟。

(5)肩胛背区用擦法、按揉法,累计1～2分钟。

(6)肩胛间区用一指禅推法、按揉法、拨揉法,累计2～3分钟。

2.辨证推拿

(1)颈型颈椎病:①有椎间关节紊乱者,用颈椎定位扳法、旋转扳法等,纠正颈椎生理弧度、侧弯和关节紊乱。②根据症状累及部位,选择相应的五区、十三穴,用一指禅推法、按揉法、拨揉法,累计3～5分钟。③有偏头痛者,同侧风池穴按揉,手法作用力向上,时间2～3分钟。④有眩晕者,用一指禅推风池穴(双),用拇指的尺侧偏峰沿寰枕关节向风府方向推,左手推右侧,右手推左侧。每穴2～3分钟。

(2)神经根型颈椎病:①有椎间关节紊乱者,用颈椎定位扳法、旋转扳法等,纠正颈椎生理弧度、侧弯和关节紊乱。②相应神经根节段治疗。放射至拇指根麻木者,取同侧C_5～C_6椎间隙,用一指禅推法、按揉法治疗,累计时间3～5分钟;放射至拇、示、中指及环指桡侧半指麻木者,取同侧$C_{6～7}$椎间隙,用一指禅推法、按揉法治疗,累计时间3～5分钟;放射至小指及环指尺侧半指者,取同侧C_7～T_1椎间隙,用一指禅推法、按揉法治疗,累计时间3～5分钟。③根据症状累及部位,选择相应的五区、十三穴,用一指禅推法、按揉法、拨揉法,累计3～5分钟。

(3)脊髓型颈椎病:①根据症状所累及部位,选用相应的五区、十三穴,用一指禅推法、按揉法、拨揉法,累计3～5分钟。②根据所累及的肢体,选用相应穴位操作,以缓解肢体相应症状。时间3～5分钟。

(4)椎动脉型颈椎病:①一指禅推风池穴(双),用拇指的尺侧偏峰沿寰枕关节向风府方向推,左手推右侧,右手推左侧。每穴3～5分钟。②取颈臂穴(双),用一指禅推法、按揉法,每穴1～2分钟。③有椎间关节紊乱者,用颈椎定位扳法、旋转扳法等,纠正颈椎生理弧度、侧弯和关节紊乱。④用鱼际揉前额,拇指按揉印堂、睛明穴、太阳穴,分抹鱼腰穴;用沿足少阳胆经头颞部循线行扫散法治疗。时间约5分钟。

(5)交感神经型颈椎病:①有椎间关节紊乱者,用颈椎定位扳法、旋转扳法等,纠正颈椎生理弧度、侧弯和关节紊乱。②颞部、前额部、眼眶等部位,用抹法、一指禅推法、按揉法、扫散法等治疗,累计时间3～5分钟。③视物模糊、眼涩、头晕者,一指禅推风池穴(双),用拇指的尺侧偏峰沿寰枕关节向风府方向推,左手推右侧,右手推左侧。每穴3～5分钟。④头痛、偏头痛、头胀、枕部痛者,取同侧风池穴按揉,手法作用力向上,时间约3分钟。⑤耳鸣、耳塞者,取风池穴(同侧),用一指禅推法、按揉法向外上方向操作,累计时间2～3分钟。⑥心前区疼痛,心动过速或过缓者,取颈臂穴(双),用一指禅推法、按揉法操作,累计时间3～5分钟。

(6)混合型颈椎病:按证型症状的轻重缓急,综合对症处理。

五、注意事项

(1)对颈椎病的推拿治疗,尤其在做被动运动时,动作应缓慢,切忌暴力、蛮力和动作过大,以免发生意外。

(2)低头位工作不宜太久,避免不正常的工作体位。

(3)避免头顶、手持重物。

(4)睡眠时枕头要适宜。对颈椎生理弧度变直、消失的,枕头宜垫在颈项部;弧度过大的,宜垫在头后部;侧卧时枕头宜与肩膀等高,使颈椎保持水平位。

(5)治疗后可选用合适的颈围固定颈部,并要注意保暖。

(6)本病可以配合颈椎牵引治疗。重量3～5 kg,每次20～30分钟。

(7)对脊髓型颈椎病,禁用斜扳法。推拿治疗效果不佳,或有进行性加重趋势,应考虑综合治疗。

六、功能锻炼

(一)颈肌对抗锻炼

(1)双手交握,置于额前(枕后),颈部向前(后)用力与之对抗,每次持续 10～20 秒,每组 8～10 次,每天 1～3 组。

(2)将手掌置于头同侧,颈部用力与之对抗,每次持续 10～20 秒,每组 8～10 次,每天 1～3 组。

(3)左右侧分别进行。

(二)颈部关节活动度锻炼

头向前缓慢、用力屈至极限,停顿 3 秒钟后缓慢、用力抬起,向后伸至极限,停顿 3 秒钟后缓慢回到中立位,每组 8～10 次,每天 2～3 组;头向左缓慢、用力屈至极限,停顿 3 秒钟后缓慢、用力向右屈至极限,停顿 3 秒钟后缓慢回到中立位,每组 8～10 次,每天 2～3 组。

(三)颈保健操

1.捏九下

用手掌心放在颈后部,用示、中、环及小指与掌根相对用力,提捏颈部肌肉。左手捏九下,右手捏九下。

2.摩九下

用手掌放在颈后部,用手指、手掌连同掌根,沿颈项做横向的来回往返摩擦。左手摩九下,右手摩九下。至颈项发热舒适。

3.扳九下

用示、中、环及小指放在颈后部,做头缓缓向后仰,同时手指向前扳拉。左手扳九下,右手扳九下。使颈后部有被牵拉感。

七、疗效评定

(一)治愈
原有各型症状消失,肌力正常,颈、肢体功能恢复正常,能参加正常劳动和工作。

(二)好转
原有各型症状减轻,颈、肩背疼痛减轻,颈、肢体功能改善。

(三)未愈
症状无改善。

(刘　园)

第三节　颈椎间盘突出症

颈椎间盘突出症是指颈椎间盘退行性改变,使纤维环部分或完全破裂,或因外力作用于颈部,使椎间盘纤维环急性破裂,髓核向外膨出或突出,压迫神经根,或刺激脊髓,而出现颈神经支配相应区域的症状和体征的病证。流行病学显示,近年来,由于人们生活方式改变,工作节奏加快,伏案低头工作时间延长,使得颈椎间盘突出症的发病率明显上升,成为颈椎发病的主要病证之一。因此,有必要对该病进行专门论述。

一、病因病理

颈椎间盘突出症多由脊柱急性损伤、慢性积累性劳损,颈椎生理弧度改变或侧弯等因素,在颈椎间盘退变的基础上发生,其病理与腰椎间盘突出基本一致。由于颈部长期负重,椎间盘长时间持续地受挤压,髓核脱水造成椎间盘的变性。纤维环发生变性后,其纤维首先肿胀变粗,继而发生玻璃样变性,弹性降低,纤维环部分、不完全或完全破裂。由于变性纤维环的弹性减退,承受盘内张力的能力下降,当受到头颅的重力作用,椎间盘受力不均匀,或椎周肌肉的牵拉,或突然遭受外力作用时,造成椎间盘纤维环向外膨出,严重时,髓核也可经纤维环裂隙向外突出或脱出,压迫神经根或脊髓,出现相应支配区域的疼痛、麻木症状。由于下段颈椎受力大,活动频繁,因此 $C_6 \sim C_7$ 椎间盘和 C_6 椎间盘最易发病。老年人肝肾亏损,筋失约束;或风寒侵袭,筋脉拘挛,失去了内在的平衡,均可诱发颈椎间盘突出。

影像学上的椎间盘突出症并不一定都会出现症状,只有当突出物压迫或刺激神经根时才会出现症状。临床症状的轻重,则与颈椎间盘突出位置和神经受压的程度有关。根据椎间盘突出的程度,可分为膨出、突出、脱出三种类型。①膨出型:椎间盘髓核变性,向后方或侧后方沿纤维环部分破裂的薄弱部膨出,纤维环已超出椎体后缘,但髓核则未超出,硬脊膜囊未受压。②突出型:椎间隙前宽后窄,椎间盘纤维环和髓核向后方或侧后方沿纤维环不完全破裂部突出,超过椎体后缘,但纤维环包膜尚完整,硬脊膜囊受压。③脱出型:椎间隙明显变窄,纤维环包膜完全破裂,髓核向后方或侧后方沿完全破裂的纤维环向椎管内脱出,或呈葫芦状悬挂于椎管内,脊髓明显受压。

常见突出位置有以下3种。①外侧型突出:突出部位在后纵韧带的外侧,钩椎关节内侧。该处有颈神经根通过,突出的椎间盘压迫或刺激脊神经根而产生症状。②旁中央型突出:突出部位偏于一侧,介于脊神经和脊髓之间。突出的椎间盘可以压迫或刺激脊神经根和脊髓而产生单侧脊髓和神经根受压症状。③中央型突出:突出部位在椎管中央,脊髓的正前方。突出的椎间盘压迫脊髓腹面的两侧而产生脊髓双侧压迫症状。

椎间盘突出症临床症状往往表现为3种情况:一是疼痛明显,而无麻木;二是麻木明显,而无疼痛;三是疼痛与麻木并存。一般认为,疼痛是由于突出或膨出的椎间盘炎症、水肿明显,刺激硬脊膜或神经根所致;麻木是由于突出或脱出的椎间盘压迫脊神经所致;疼痛与麻木并存则有真性压迫和假性压迫之分,假性压迫由于突出物炎症水肿相当明显,既刺激又压迫脊神经,当炎症、水肿消退后,麻木也随之消失;真性压迫的,当炎症、水肿消退后,压迫依然存在,麻木也难以消失。

本病属中医"节伤"范畴。颈为脊之上枢,督脉之要道,藏髓之骨节,上通髓海,下连腰脊,融汇诸脉。颈脊闪挫、劳损,致使脊窍错移,气血瘀滞,筋肌挛急而痛。窍骸受损,突出于窍,碍于脊髓,诸脉络受阻,经气不通,则筋肌失荣,痿弛麻木,发为本病。

二、诊断

(一)症状

(1)多见于30岁以上青壮年。

(2)男性发病多于女性。

（3）本病多发生于 $C_6 \sim C_7$ 椎间盘和 $C_5 \sim C_6$ 椎间盘。

（4）有外伤者，起病较急；无明显外伤者，起病缓慢。

（5）患者常有颈部疼痛，上肢有放射性疼痛和麻木，卧床休息症状可有缓解，活动后症状加重。由于椎间盘突出部位和压迫组织的不同，临床表现也不一致。

(二)体征

1.外侧型突出

（1）主要症状为颈项部及受累神经根的上肢支配区域疼痛与麻木。咳嗽、打喷嚏时疼痛加重。

（2）疼痛仅放射到一侧肩部和上肢，很少发生于两侧上肢。

（3）颈僵硬，颈后肌痉挛，活动受限，当颈部后伸，再将下颌转向健侧时可加重上肢放射性疼痛，做颈前屈或中立位牵引时疼痛可缓解。

（4）由于颈椎间盘突出的间隙不同，检查时可发现不同受累神经节段支配区域的运动、感觉及反射的改变。

（5）颈椎拔伸试验阳性。部分病变节段成角严重的患者可反应为上肢放射性神经痛加重，称反阳性。

（6）椎间孔挤压试验阳性。

（7）病程日久者，可出现相关肌肉肌力减退和肌肉萎缩等。

颈椎不同间隙椎间盘突出神经根受压的症状与体征见表12-1。

表 12-1　颈椎间盘突出神经根受压的临床定位

项目	$C_4 \sim C_5$	$C_5 \sim C_6$	$C_6 \sim C_7$	$C_7 \sim T_1$
受压神经	C_5 神经	C_6 神经	C_7 神经	C_8 神经
疼痛区域	颈根、肩部和上臂	肩、肩胛内缘	肩胛内侧中部和胸大肌区	肩胛内缘下部、上臂和前臂内侧至手内侧
感觉异常	肩外侧	前臂桡侧、拇指	手背示指和中指	前臂内侧至环指、小指
肌肉萎缩和肌力减退	三角肌，或肱二头肌	肱二头肌	肱三头肌	大小鱼际肌，手握力减退
腱反射减退	肱二头肌腱	肱二头肌腱	肱三头肌腱	腱反射正常

2.旁中央型突出

患者除有椎间盘外侧型突出的症状、体征外，还有一侧脊髓受压的症状和体征，可出现同侧下肢软弱无力，肌肉张力增加。严重时可出现腱反射亢进，巴宾斯基征、霍夫曼征阳性。

3.中央型突出

主要表现为脊髓受压，最常见的症状为皮质脊髓束受累，由于病变程度不一，可出现下肢无力，平衡明显障碍，肌张力增高，腱反射亢进；踝阵挛、髌阵挛及病理反射。重症者可出现两下肢不完全性或完全性瘫痪，大小便功能障碍，胸乳头以下感觉障碍。

(三)辅助检查

1.X 线检查

正位片显示颈椎侧弯畸形，侧位片上可显示颈椎生理弧度改变、椎间隙变窄及增生性改变。斜位片上可显示椎间孔的大小及关节突情况。颈椎 X 线片不能显示是否有椎间盘突出，但可排除颈椎结核、肿瘤、先天性畸形。

2.CT 及 MRI 检查

CT 检查可显示颈椎椎管的大小及突出物与受累神经根的关系。MRI 检查可显示突出的椎间盘对脊髓压迫的程度，了解脊髓有无萎缩变性等。

3.肌电图和神经诱发电位检查

可确定受累神经根及损害程度，客观评价受损程度和评定治疗效果。

三、治疗

(一)治疗原则

舒筋通络，活血祛瘀，解痉止痛，扩大椎间隙，减轻或解除神经根和脊髓受压症状。

(二)手法

滚法、按法、揉法、拿法、拔伸法、旋转复位法等。

(三)取穴与部位

风池、风府、肩井、秉风、天宗、曲池、手三里、小海、合谷等穴及颈根、颈臂等经验穴，突出节段相应椎旁、颈肩背及患侧上肢部。

(四)操作

1.舒筋通络

患者取坐位，术者立于其身后，用一指禅推法、按揉法沿督脉颈段、两侧颈夹脊穴上下往返操作 3～5 遍。自两侧肩胛带、颈根部、颈夹脊线用滚法操作，时间约 5 分钟。

2.解痉止痛

在上述操作的同时，在风池、风府、肩井、秉风、天宗穴及颈根、颈臂穴做一指禅推法或按揉法操作，时间约 5 分钟。

3.活血祛瘀

根据神经根受累的相应节段定位，在椎间盘突出间隙同侧，用一指禅推法、按揉法重点治疗，并对上肢相应穴位用按法、揉法操作，时间约 5 分钟。

4.扩大椎间隙

采用颈椎拔伸法操作，可配合颈椎摇法。时间 2～3 分钟。

5.颈椎整复

采用颈椎旋转复位法，减轻或解除神经根和脊髓受压症状。患者取坐位，术者立于其身后，以一手屈曲之肘部托住患者下颌，手指托住枕部，另一手拇指顶推偏凸之颈椎棘突；令患者逐渐屈颈，至拇指感觉偏凸棘突有动感时，即维持该屈颈姿势；然后术者将患者头部向上牵拉片刻，以消除颈肌反射性收缩，在逐渐将颈部向棘突偏凸侧旋转至弹性限制位，在拇指用力顶推患椎棘突下做一瞬间有控制的扳动，使颈椎复位。旋转幅度控制在 3°～5°。此法只用于患侧。对患者因心理紧张或老年人，可采用在仰卧位牵引拔伸状态下进行旋转整复。

6.理筋放松

重复舒筋通络手法操作，并拿肩擦颈项，搓、抖上肢，结束治疗。

四、注意事项

(1)科学用枕，对颈椎生理弧度变直、消失的，枕头宜垫在颈部；弧度过大的，宜垫在枕后部；

侧卧时枕头宜与肩膀等高,使颈椎保持水平位。

（2）避免长时间连续低头位工作或看书,提倡做工间颈椎活动。

（3）注意颈部保暖,适当休息,避免劳累。

（4）乘机动车应戴颈托保护,以防紧急制动时引起颈椎挥鞭性损伤,甚至高位截瘫。

五、功能锻炼

（1）采用"与项争力"的功法以提高颈伸肌肌力和颈椎平衡代偿能力。

（2）坚持做颈保健操,同颈椎病。

（刘　园）

第四节　寰枢关节半脱位

寰枢关节半脱位又称为寰枢关节失稳,是指寰椎向前、向后脱位,或寰齿两侧间隙不对称,导致上段颈神经、脊髓受压以致患者出现颈肩上肢疼痛,甚至四肢瘫痪、呼吸肌麻痹,严重时危及生命。

寰枢关节是一复合关节,由 4 个小关节组成,其中部及外侧各有 2 个关节,中部的齿状突和寰椎前弓中部组成前关节,齿状突和横韧带组成后关节,即齿状突关节。在寰椎外侧由两侧块的下关节面和枢椎上关节面组成关节突关节。寰枢关节的关节囊大而松弛,关节面较平坦,活动幅度较大,且寰枢椎之间无椎间盘组织,因此受到外力或在炎症刺激下容易发生寰枢关节半脱位。

一、病因病理

寰枢关节半脱位是临床常见病证,其发病原因主要有炎症、创伤和先天畸形。

（一）寰枢关节周围炎症

咽部与上呼吸道的感染、类风湿等可以使寰枢关节周围滑膜产生充血水肿和渗出,引起韧带松弛而脱位;炎症又可使韧带形成皱襞而影响旋转后的复位,形成旋转交锁,造成关节半脱位。

（二）创伤

创伤可以直接造成横韧带、翼状韧带两者或两者之一发生撕裂或引起滑囊、韧带的充血水肿,造成寰枢关节旋转不稳并脱位。寰椎骨折、枢椎齿状突骨折可直接造成寰枢椎脱位。青少年可由于跳水时头部触及游泳池底,颈部过度屈曲,寰椎横韧带受到枢椎齿状突向后的作用力引起寰枢关节前脱位。而成年人多由于头颈部受到屈曲性外伤而引起不同程度的寰椎前脱位;也可表现为向侧方及旋转等方向移位,与外伤作用力方向有关。

（三）寰枢椎的先天变异和/或横、翼状韧带的缺陷

发育对称的寰枢两上关节面,受力均衡,关节比较稳定,当寰枢两上关节面不对称(即倾斜度不等大、关节面不等长)时,关节面则受力不均衡,倾斜度大的一侧剪力大,对侧小,使关节处于不稳定状态,易发生寰枢关节半脱位。

中医关于该病的论述,多记载于"筋痹""错缝"等病证中。中医认为患者素体气虚,筋肌松弛,节窍失固,或有颈部扭、闪、挫伤致脊窍错移,迁延不愈。脊之筋肌损伤,气血瘀聚不散则为肿

为痛。筋肌拘挛,脊错嵌顿则活动受掣。

二、诊断

(一)症状

(1)有明显外伤史或局部炎症反应。其症状轻重与寰椎在枢椎上方向前、旋转及侧方等半脱位的程度有关。

(2)颈项部、头部、肩背部疼痛明显,活动时疼痛加剧,疼痛可向肩臂放射。

(3)颈项肌痉挛、颈僵,头部旋转受限或呈强迫性体位为主要症状。

(4)当累及椎-基底动脉时,可出现头晕、头痛、恶心、呕吐、耳鸣、视物模糊等椎-基底动脉供血不足症状。

(5)当累及延髓时,则主要影响延髓外侧及前内侧,出现四肢运动麻痹、发音障碍及吞咽困难等。

(二)体征

(1)枢椎棘突向侧后偏突,有明显压痛,被动活动则痛剧。

(2)如为单侧脱位,头偏向脱位侧,下颌转向对侧,患者多用手托持颌部。

(3)累及神经支配区域皮肤有痛觉过敏或迟钝。

(4)累及脊髓时则出现脊髓受压症状,上肢肌力减弱,握力减退,严重时腱反射亢进,霍夫曼征阳性。下肢肌张力增高,步态不稳,跟、膝腱反射亢进,巴宾斯基征阳性。

(5)位置及振动觉多减退。

(三)辅助检查

1.X 线检查

颈椎张口正位,齿状突中线与寰椎中心线不重叠,齿状突与寰椎两侧块之间的间隙不对称或一侧关节间隙消失,齿状突偏向一侧。

2.CT 检查

寰枢椎连续横断面扫描可显示寰枢椎旋转程度。矢状位和冠状位图像可显示关节突关节的序列,但大多数不能显示齿状突与寰椎分离。

3.肌电图和神经诱发电位检查

可评价神经功能受损害程度。

三、治疗

(一)治则

舒筋活血,松解紧张甚至痉挛的颈枕肌群;整复失稳的寰枢关节,纠正发生寰枢关节异常位移的因素,扩大椎管的有效容积,改善椎管内外的高应力状态,减少或消除椎动脉或脊髓的机械性压迫和刺激。采用松解类手法与整复手法并重,以颈项部操作为主的原则。

(二)手法

一指禅推法、擦法、拔伸法、推法、拿法、按揉法和整复手法等。

(三)取穴与部位

颈项部、枕后部及患处等;风池、颈夹脊、天柱、翳风、阿是穴等。

（四）操作

（1）患者坐位，术者用轻柔的擦法、按揉法、拿法、一指禅推法等手法在颈椎两侧的夹脊穴部位及肩部治疗，以放松紧张、痉挛的肌肉。

（2）整复手法。患者仰卧位，头置于治疗床外，便于手法操作。助手两手扳住患者两肩，术者一手托住后枕部，一手托住下颌部，使头处于仰伸位进行牵拉，助手配合做对抗性拔伸。在牵拉拔伸状态下，做头部缓慢轻柔的前后活动和试探性旋转活动。如出现弹响，颈椎活动即改善，疼痛减轻，表示手法整复成功。

（3）复位后，患者取仰卧位，采用枕颌带于头过伸牵引，牵引重量控制在 2～3 kg，持续牵引，日牵引时间不少于 6 小时。3～4 周撤除牵引，用颈托固定。

四、注意事项

（1）严格掌握推拿治疗适应证，有重度锥体束体征者不宜手法复位。

（2）注意平时预防，纠正平时的不良习惯姿势，平时戴颈围固定保护。

（3）少数伴炎症患者，可有发热，体温可达 38～40 ℃，注意观察，采取必要的降温措施。

（4）注意用枕的合理性和科学性；注意颈项、肩部的保暖。

五、功能锻炼

寰枢关节半脱位功能锻炼宜在病情基本稳定后进行，根据生物力学原理，强化颈部肌肉的功能锻炼，增强颈部的肌肉力量，对提高颈椎稳定性，延缓或防止肌萎缩，是很有必要的。锻炼方法为：

（1）立位或坐位，用全力收缩两肩。重复 5～10 次。

（2）立位或坐位，两手扶前额，给予一定的阻力，用全力使颈部向前屈，坚持 6 秒钟。重复 3～5 次。

（3）立位或坐位，一手扶头侧部，给予一定的阻力，用全力使颈部向同侧侧倾，坚持 3～6 秒钟。左、右交替，重复 3～5 次。

（4）立位或坐位，两手扶后枕部，给予一定的阻力，用全力使头部往后倾，坚持 3～6 秒钟。重复 3～5 次。

（刘　园）

第五节　肩　周　炎

肩关节周围炎简称"肩周炎"，是指肩关节囊及关节周围软组织因劳损、退变、风寒湿侵袭等因素所致的一种慢性非特异性炎症。临床上以肩关节周围疼痛、活动功能障碍、肌肉萎缩为主要特征。本病好发于中老年人（50 岁左右），女性发病率高于男性，故有"五十肩"、肩凝症、肩关节粘连症、冻结肩之称。

一、病因病理

肩关节周围炎的发病原因与年龄、气候环境、劳损及关节周围软组织病变有关。人到中年以后,形体气血渐衰,骨节疏弛,复感风寒湿邪,致使肩部气血凝滞,筋失濡养,筋脉拘急发为本病。

肩关节活动范围大,关节灵活,活动频繁,关节囊薄弱,参与肩部活动的肌肉、韧带、滑液囊多,易受到来自各方面的摩擦、挤压和牵扯,而致非特异性炎症或退变;肩部的急慢性劳损,可造成关节周围韧带、肌腱、关节囊广泛性充血、渗出、水肿、增厚、粘连,导致关节活动功能障碍。邻近组织的病变,如冈上肌肌腱炎、肩袖损伤、肩峰下滑囊炎等,日久也可引起肩关节功能障碍。上肢其他部位的骨折、脱位后的固定,使肩关节长期处于不活动状态,也是引起肩关节粘连的一个因素。

本病的发展过程可分为炎症期、粘连期和肌肉萎缩期。炎症期由于局部渗出、充血水肿明显,局部张力增加,刺激神经末梢而疼痛剧烈,其功能障碍以主动活动受限明显,而被动活动则不明显为主;粘连期由于关节囊及周围软组织广泛性粘连导致活动功能障碍,此期疼痛明显减轻,而关节主动活动和被动活动均受限;肌肉萎缩期由于粘连日久,因关节功能障碍出现失用性肌萎缩,尤以三角肌、冈上肌萎缩明显,萎缩的程度与病程时间的长短有关。

本病中医称"肩凝""漏肩风"等。筋络节,节属骨,骨为肾所主。人值中年之后,形体渐退,肾气将衰,肾气衰则不足以生精养髓,骨疏节弛,髓不足以养肝,则筋纵。若因动之太过,或跌仆闪挫,或劳伤筋节,气血瘀滞,筋拘节挛,日久,则筋肌节窍滞僵,或因气血失于疏导而瘀滞,或为风寒湿邪所客,寒凝气聚,气血痹阻,筋肌节窍失于濡养,筋肌拘结而不得舒展,节窍不得屈伸而僵固。脉络不通,不通则痛。久之筋脉失养,拘挛不用,发为本病。

二、诊断

(一)症状

(1)中年后发病,起病缓慢。多数患者有肩关节劳损史,少数可因感受风寒而急性发作。

(2)初起感患肩经常性酸楚疼痛,局部怕冷,有僵滞感,肩关节不灵活,甚者害怕活动。

(3)肩部疼痛,多数为钝痛,日轻夜重,肩部动作过大时则剧烈疼痛。疼痛可累及整个肩部,可向上臂及颈背部放散。

(4)活动受限,呈进行性加重,早期因疼痛所致,中后期因关节粘连所致。可影响穿脱衣服、梳头、洗脸、叉腰等动作。

(二)体征

1.压痛

肩关节周围均有广泛性压痛,在肩内陵、肩髎、秉风、肩贞等穴及三角肌前后部均有不同程度的压痛。

2.功能障碍

患肩前屈、后伸、外展、内收、旋内及旋外运动均有不同程度的障碍,尤以上举、旋内后弯摸背障碍明显。

3.肌肉萎缩

病情较久者,患肩肌肉萎缩、僵硬,肩峰突起。肌肉萎缩以三角肌、冈上肌尤为明显。

（三）辅助检查

X线检查可排除骨性病变。病程较久者可见有骨质疏松，肌腱、韧带不同程度的钙化征象。

三、治疗

（一）治疗原则

初期以舒筋通络，活血止痛为主；中期以松解粘连为主；后期以促进功能恢复为主。

（二）手法

㨰法、一指禅推法、按法、揉法、拿法、摇法、扳法、搓法、抖法、擦法等。

（三）取穴与部位

肩内陵、肩髃、肩贞、秉风、天宗、臂臑、曲池等穴，肩关节周围、三角肌部。

（四）操作

（1）患者取坐位。术者站于患侧，以一手托起患肢手臂，另一手用㨰法或按揉法在肩前部、三角肌、上臂至肘部往返治疗，同时配合患肢做外展、后伸和旋转活动。手法宜轻柔，时间约5分钟。

（2）继上势，术者一手托住患肢手臂，另一手在肩外侧、腋后部用㨰法治疗，同时配合患肢做前屈、上举活动。手法宜轻柔，时间约5分钟。

（3）术者站于患侧，按揉肩内陵、肩髃、肩贞、秉风、天宗、臂臑、曲池等穴。手法宜深沉缓和，每穴约1分钟。

（4）继上势，术者将患肩抬至最大上举幅度，分别在肩前部、胸大肌、肱二头肌短头肌腱处和肩后部、大圆肌、小圆肌及冈下肌处，做按揉、弹拨手法治疗，手法宜深沉缓和，约3分钟。

（5）采用肩关节杠杆扳法。术者站于患肩侧背后，以一手前臂置于患肩腋下，另一手托其肘部使肘关节呈屈曲状，利用杠杆原理，一手上抬患肩，另一手将肘部向内侧推3～5次，以松解关节内粘连，增加关节活动度。

（6）术者站于患侧，做托肘摇肩法或大幅度摇肩法操作，操作时幅度应由小到大，顺时针、逆时针方向各5～8次。以松解粘连，促进功能恢复。

（7）术者站于患侧后方，在肩背部、冈下区用㨰法、按揉法交替治疗，并提拿肩井穴、三角肌部，时间约3分钟。再在肩关节周围施擦法，以深透热为宜，以促进功能恢复。

（8）术者站于患侧，从肩关节至前臂用搓法往返3～5次。患肩外展约60°做抖肩法，时间1～2分钟。以起到舒筋活络时的作用。

四、注意事项

（1）注意肩部保暖，避免风寒刺激。

（2）初期患肩应减少活动量，以免炎性渗出增多。

（3）中、后期患肩应主动功能锻炼。

五、功能锻炼

肩关节周围炎功能锻炼应持之以恒，循序渐进。常用锻炼方法有以下几种，供选择应用。

(一)背墙外旋法

患者背靠墙站立,患肢屈肘 90°握拳,掌心向上,上臂逐渐外旋,尽可能使拳眼接近墙壁,反复进行。适用于外旋功能障碍者。

(二)越头摸耳法

患侧手指越过头顶摸对侧耳朵,反复进行。适用于梳头功能障碍者。

(三)面壁摸高法

患者面朝墙壁站立,患侧手沿墙壁做摸高动作,尽量使胸部贴近墙壁,反复进行。适用于上举功能障碍者。

(四)背后拉手法

双手放于背后,用健侧手握住患肢手腕部,渐渐向健侧拉并向上抬举,反复进行。适用于旋内后弯摸背功能障碍者。

(五)扶墙压肩法

患侧手外展扶墙,用健侧手向下压肩至最大幅度,反复进行。适用于外展功能障碍者。

(六)单臂环转法

患者站立,患肩做顺时针和逆时针方向交替的环转运动,反复进行。适用于旋转功能障碍者。

六、疗效评定

(一)治愈

肩部疼痛消失,肩关节功能完全或基本恢复。

(二)好转

肩部疼痛减轻,活动功能改善。

(三)未愈

症状无改善。

(刘　园)

第六节　肩峰下滑囊炎

肩峰下滑囊炎是指其滑囊的急、慢性损伤所致的炎症性病变。临床上以肩峰下肿胀、疼痛和关节活动功能受限为主要症状的一种病证。本病又称三角肌下滑囊炎。

一、病因病理

肩峰下滑囊位于三角肌深面,肩峰、喙肩韧带与肩袖和肱骨大结节之间,将肱骨大结节与三角肌、肩峰突隔开,冈上肌肌腱在肩峰下滑囊的底部。正常情况下,滑囊分泌滑液,起润滑作用,能减少肱骨大结节与肩峰及三角肌之间的磨损。肩峰下滑囊炎可分为原发性病变和继发性病变两种,以继发性病变为多见。原发性病变是因肩部遭受明显的直接撞击伤或肩部外展时受间接暴力损伤,使三角肌下滑囊受损,造成急性的肩峰下滑囊炎。继发性病变常因滑囊在肩峰下长期摩擦引起炎性渗出，滑囊周围邻近组织的损伤、劳损或退变，促使肩峰下滑囊产生水肿、增厚、囊内张力增高，或发生滑囊壁内互相粘连，从而限制了上臂外展和旋转肩关节的正常活动。同时由于炎症和张力的因素反射性地刺激神经末梢产生疼痛。冈上肌肌腱发生急、慢性损伤时，滑囊也同时受累，从而继发肩峰下滑囊的非特异性炎症。

肩峰下滑囊与三角肌下滑囊的囊腔是相通的，因而在病理情况下也是相互影响的。在手下垂时，三角肌下滑囊肿胀明显；当手上举时，则肩峰下滑囊肿胀明显。

本病属中医骨伤科"筋伤"范畴。肩髃部为手少阳经筋所循，手阳明、手太阴经筋所结。凡磕碰扭挫、慢性劳损，所循经筋受累，筋肌挛急，气滞血瘀，渗液积聚，故肿胀疼痛。久滞不散则筋肌失荣，拘僵牵掣。

二、诊断

(一)症状

(1)常有急、慢性损伤和劳损史，多继发于冈上肌肌腱炎。

(2)肩外侧深部疼痛，并向三角肌止点方向放散。疼痛一般为昼轻夜重，可因疼痛而夜寐不安。

(3)急性期可因滑囊充血水肿，三角肌多呈圆形肿胀。后期可出现不同程度的肌肉萎缩。

(4)初期肩关节活动受限较轻，日久与肌腱粘连而使活动明显受限，尤以外展、外旋受限更甚。

(二)体征

1.压痛

肩关节外侧肩峰下和肱骨大结节处有明显的局限性压痛；手下垂时则三角肌止点处饱满，有广泛性深压痛。

2.功能障碍

肩关节外展、外旋功能障碍。急性期多因疼痛引起，慢性期多因粘连而限制功能活动。

3.肌肉萎缩

病程日久可出现冈上肌萎缩，甚至三角肌也可出现失用性萎缩。

(三)辅助检查

X线检查一般无异常，但可排除骨性病变。晚期可见冈上肌腱内有钙盐沉着。

三、治疗

(一)治疗原则

急性期以活血化瘀，活血止痛为主；慢性期以舒筋通络，滑利关节为主。

(二)手法

滚法、一指禅推法、按法、揉法、拿法、弹拨法、摇法、搓法、抖法、擦法及运动关节类手法。

(三)取穴与部位

肩井、肩髃、肩髎、臂臑等穴，肩峰下方及三角肌止点处。

(四)操作

(1)患者取坐位。术者站于患侧，以一手托起患肢手臂，另一手用滚法施术于患肩外侧，重点在肩峰下及三角肌部位。同时配合拿法，使之放松。时间约5分钟。

(2)继上势,用按揉法或一指禅推法在肩井、肩髃、肩髎、臂臑等穴施术,并在三角肌止点处重点按揉,时间5~8分钟。

(3)继上势,术者用拇指弹拨肩外侧变性、增厚的组织,约3分钟。

(4)继上势,在患肩三角肌部位用冬青膏或按摩霜等做擦法,以透热为度。

(5)医师先用双手掌放置患肩前后做对掌挤压、按、揉操作,时间2~3分钟。然后用托肘摇肩法或大幅度摇肩法摇肩关节,搓肩部,牵抖上肢结束治疗。

四、注意事项

(1)急性期手法宜轻柔,可配合局部热敷,以促进炎症、水肿吸收;慢性期手法宜深透,应加强肩关节各方向的被动运动,防止关节粘连。

(2)急性期应以制动休息为主;慢性期应坚持肩关节主动功能锻炼。

五、疗效评定

(一)治愈

肩部无疼痛及压痛,肿块消失,功能恢复正常。

(二)好转

肩部疼痛减轻,肿块缩小或基本消失,功能改善。

(三)未愈

症状无改善。

（刘 园）

第七节 冈上肌肌腱炎

冈上肌肌腱炎又称冈上肌肌腱综合征、外展综合征,是指肩峰部由于外伤、劳损或感受风寒湿邪,产生无菌性炎症,从而引起肩峰下疼痛及外展活动受限。好发于中年以上的体力劳动者、家庭妇女和运动员。

一、病因病理

冈上肌肌腱炎的发病与损伤、劳损及局部软组织的退行性病变有关。冈上肌是组成肩袖的一部分,起于肩胛骨冈上窝,止于肱骨大结节的上部,被视为肩关节外展的起动肌。由于冈上肌肌腱从喙肩韧带及肩峰下滑囊下面的狭小间隙通过,与肩关节囊紧密相连,虽然增加了关节囊的稳定性,但影响了本身的活动。冈上肌与三角肌协同动作使上肢外展,在上肢外展60°~120°时,肩峰与肱骨大结节之间的间隙最小,冈上肌在其间易受肩峰与大结节的挤压磨损,继发创伤性炎症,充血、水肿、渗出增加,引起疼痛、活动功能受限。日久,可致肌腱肿胀、纤维化、粘连。肿胀的肌腱纤维一方面加重了肌腱的挤压、摩擦损伤,另一方面促进了钙盐沉积,以致继发冈上肌肌腱钙化。

本病可急性发作或慢性发作,后者患者因无明显的功能活动影响,很少诊治。

本病属于中医骨伤科"筋伤"范畴。手阳明经筋循肩络节,凡肩部用力不当,或扭捩伤及筋络,血瘀经络,筋肌挛急而为筋拘;或积劳成伤,气血瘀滞,久之不散;或为风寒湿邪所侵,肌僵筋挛,筋肌失荣,发为筋结。

二、诊断

(一)症状

1.发病

起病缓慢,有急、慢性损伤史或劳损史。

2.疼痛

肩部外侧疼痛,并扩散到三角肌附近。有时疼痛可向上放射到颈部,向下放射到肘部及前臂,甚至手指。

3.活动受限

患者害怕做外展活动,常外展到某一角度时突然疼痛而不敢再活动,为本病的主要特点。

(二)体征

(1)压痛。常位于冈上肌肌腱的止点,即肱骨大结节之顶部和肩峰下滑囊区、三角肌的止端。同时可触及该肌腱增粗、变硬等。

(2)功能障碍。患肩在外展 30°以内启动困难,在外展 60°~120°范围内疼痛加剧,活动受限,超过此活动范围则活动不受限。

(3)肌肉萎缩。病情较久者,患肩三角肌、冈上肌萎缩。

(4)疼痛弧试验阳性。

(三)辅助检查

X 线检查可排除骨性病变。少数患者可显示冈上肌肌腱钙化。

三、治疗

(一)治疗原则

舒筋通络,活血止痛。

(二)手法

㨰法、一指禅推法、按法、揉法、拿法、弹拨法、摇法、搓法、抖法、擦法等。

(三)取穴与部位

肩井、肩髃、肩贞、秉风、天宗、曲池等穴,肩关节周围、三角肌等。

(四)操作

(1)患者取坐位。术者站于患侧,以一手托起患肢手臂,另一手用㨰法施术于肩外部及肩后部、三角肌处,同时配合患肢做外展、内收和旋转活动。然后用拿法施术于同样部位,时间约5 分钟。

(2)术者站于患侧,按揉肩井、肩髃、肩贞、秉风、天宗、曲池等穴,手法宜深沉缓和。时间每穴约 1 分钟。

(3)继上势,术者用拇指拨揉痛点及病变处,手法宜深沉缓和,时间约 3 分钟。

(4)继上势,医师先用双手掌放置患肩前后做对掌挤压、按揉,然后在肩关节外侧施掌擦法治疗,以透热为度。时间 3~5 分钟。

(5)摇肩关节,可选用托肘摇肩法或大幅度摇肩法操作。最后搓肩关节及上臂,牵抖上肢,结束治疗。时间 2～3 分钟。

四、注意事项

(1)急性损伤,手法宜轻柔缓和,适当限制肩部活动。
(2)慢性损伤,手法宜深沉内透,同时配合肩部适当功能锻炼。
(3)无论急、慢性损伤,在运用弹拨法时,刺激要柔和,不宜过分剧烈,以免加重损伤。
(4)注意局部保暖,可配合局部湿热敷。

五、功能锻炼

可参照"肩关节周围炎"的功能锻炼方法。

六、疗效评定

(一)治愈
肩部疼痛及压痛消失,肩关节活动功能恢复。
(二)好转
肩部疼痛减轻,功能改善。
(三)未愈
症状无改善。

(刘　园)

第八节　前斜角肌综合征

前斜角肌综合征是指因外伤、劳损、先天颈肋、高位肋骨等因素刺激前斜角肌,或前斜角肌痉挛、肥大、变性等,引起臂丛神经和锁骨下动脉的血管神经束受压,而产生的一系列神经血管压迫症状的病证。本病好发于 20～30 岁女性,右侧较多见。

一、病因病理

颈部后伸、侧屈位时,头部突然向对侧旋转,或长期从事旋颈位低头工作,使对侧前斜角肌受到牵拉扭转而损伤,出现前斜角肌肿胀、痉挛而产生对其后侧神经根的压迫症状。神经根受压又进一步加剧前斜角肌痉挛,形成恶性循环。

先天性结构畸形,如肩部下垂、高位胸骨、C_7 横突肥大、高位第 1 肋骨、臂丛位置偏后等,使第 1 肋骨长期刺激臂丛,使受臂丛支配的前斜角肌发生痉挛,压迫臂丛神经而发病。若前斜角肌痉挛、变性、肥厚,则易造成锁骨上部臂丛及锁骨下动脉受压。如颈肋或 C_7 横突肥大,或前、中斜角肌肌腹变异合并时,当前斜角肌稍痉挛,即可压迫其间通过的臂丛神经和锁骨下动脉而导致出现神经血管症状。本病运动障碍出现较迟,可表现为肌无力和肌萎缩,偶见手部呈雷诺征象。

中医将本病归属"劳损"范畴。多由过度劳损,或风寒外袭,寒邪客于经络,致使经脉不通,气血运行不畅,发为肿痛。

二、诊断

(一)症状

(1)一般缓慢发生,均以疼痛起病,程度不一。

(2)局部症状。患侧锁骨上窝稍显胀满,前斜角肌局部疼痛。

(3)神经症状。患肢有放射性疼痛和麻木触电感,以肩、上臂内侧、前臂和手部的尺侧及小指、环指明显,表现为麻木、蚁行、刺痒感等。少数患者偶有交感神经症状,如瞳孔扩大、面部出汗、患肢皮温下降,甚至出现霍纳综合征。

(4)血管症状。早期由于血管痉挛致使动脉供血不足而造成患肢皮温降低,肤色苍白;后期因静脉回流受阻,出现手指肿胀、发凉、肤色发绀,甚至手指发生溃疡难愈。

(5)肌肉症状。神经长期受压,患肢小鱼际肌肉萎缩,握力减弱,持物困难,手部发胀及有笨拙感。

(二)体征

(1)颈前可摸到紧张、粗大而坚韧的前斜角肌肌腹,局部有明显压痛,并向患侧上肢放射性痛麻。

(2)局部及患肢的疼痛症状在患肢上举时可减轻或消失,自然向下或用力牵拉患肢时则加重。

(3)艾迪森试验、超外展试验阳性,提示血管受压。

(4)举臂运动试验、臂丛神经牵拉试验阳性,提示神经受压。

(三)辅助检查

X线检查:颈、胸段的X线正侧位摄片检查可见颈肋或 C_7 横突过长或高位胸肋征象。

三、治疗

(一)治疗原则

舒筋活血,通络止痛。

(二)手法

㨰法、按法、揉法、拿法、擦法等。

(三)取穴与部位

缺盆、肩井、翳风、风池、颈臂、曲池、内关、合谷、颈肩及上肢部。

(四)操作

1.活血通络

患者取坐位。术者站于患侧,先用㨰法在患侧自肩部向颈侧沿斜角肌体表投影区往返施术,同时配合肩关节活动,时间 3～5 分钟。

2.理筋通络

继上势,术者以一指禅推法沿患侧颈、肩、缺盆穴及上肢进行操作,斜角肌部位、颈臂穴重点治疗,时间 5～7 分钟。

3.舒筋通络

继上势,术者以拇指弹拨斜角肌起止点及压痛点,拇指揉胸锁乳突肌及锁骨窝硬结处为重点,拇指自内向外沿锁骨下反复揉压,时间 3～5 分钟。

4.通络止痛

沿患侧斜角肌用拇指平推法,然后施擦法,以透热为度。时间1~2分钟;然后摇肩关节,揉、拿上肢5~10遍,抖上肢结束治疗。

四、注意事项

(1)注意不宜睡过高枕头,患部注意保暖。

(2)避免患侧肩负重物或手提重物,以免加重症状。

(3)嘱患者配合扩胸锻炼,每天1~2次,可缓解症状。

(刘　园)

第九节　胸椎小关节错缝

胸椎小关节错缝是指胸椎小关节的解剖位置改变,以至胸部脊柱机能失常所引起的一系列临床表现,属于脊柱小关节机能紊乱的范畴。本节主要讨论胸椎小关节滑膜嵌顿和因部分韧带、关节囊紧张引起反射性肌肉痉挛,致使关节面交锁在不正常或扭转的位置上而引起的一系列病变。多发生在 T_3~T_7 节段,女性发生率多于男性。以青壮年较常见,老人则很少发生。

一、病因病理

脊柱关节为三点承重负荷关节,即椎体及椎体两侧的上、下关节突组成的小关节,构成三点承重,小关节为关节囊关节。具有稳定脊椎,引导脊椎运动方向的功能。胸椎间关节面呈额状位,故胸部脊柱只能做侧屈运动而不能伸屈,一般不易发生小关节序列紊乱。但是,当突然的外力牵拉、扭转,使小关节不能承受所分担的拉应力和压应力时,则可引起胸椎小关节急性错缝病变。

因姿势不良或突然改变体位引起胸背部肌肉损伤或胸椎小关节错位,使关节滑膜嵌顿其间,从而破坏了脊柱力学平衡和运动的协调性,引起活动障碍和疼痛。同时,损伤及炎性反应可刺激感觉神经末梢而加剧疼痛,并反射性地引起肌肉痉挛,也可引起关节解剖位置的改变,发生交锁。日久可导致小关节粘连而影响其功能。典型胸椎小关节错缝在发病时可闻及胸椎后关节突然错缝时的"咯嗒"声响,错缝局部疼痛明显。

本病属中医"骨错缝"范畴。常因姿势不当,或不慎闪挫,以致骨缝错开,局部气血瘀滞,经脉受阻,发为肿痛。

二、诊断

(一)症状

(1)一般有牵拉、过度扭转外伤史。

(2)局部疼痛剧烈,甚则牵掣肩背作痛,俯仰转侧困难,常固定于某一体位,不能随意转动,疼痛随脊柱运动增强而加重,且感胸闷不舒、呼吸不畅、入夜翻身困难,重者可有心烦不安、食欲减退。

(3)部分患者可出现脊柱水平面有关脏腑反射性疼痛,如胆囊、胃区等疼痛。

(二)体征

1.棘突偏歪

脊柱病变节段可触及偏歪的棘突。表现为一侧偏突,而对侧空虚感。

2.压痛

脊柱病变节段小关节处有明显压痛,多数为一侧,少数为两侧。

3.肌痉挛

根据病变节段的不同,菱形肌、斜方肌可呈条索状痉挛,亦有明显压痛。

4.功能障碍

多数无明显障碍,少数可因疼痛导致前屈或转侧时活动幅度减小,牵拉疼痛。

(三)辅助检查

胸椎小关节错缝属解剖位置上的细微变化,故而 X 线检查常不易显示。严重者可见脊柱侧弯、棘突偏歪等改变。

三、治疗

(一)治疗原则

舒筋通络,理筋整复。

(二)手法

㨰法、按法、揉法、弹拨法、擦法、拔伸牵引、扳法等。

(三)取穴与部位

局部压痛点、胸段华佗夹脊穴及膀胱经等部位。

(四)操作

(1)患者取俯卧位,术者立于其一侧,以㨰法、按法、揉法在胸背部交替操作,时间5～8分钟。

(2)继上势,沿脊柱两侧竖脊肌用按揉法、弹拨法操作,以松解肌痉挛,时间3～5分钟。暴露背部皮肤,涂上介质,沿两侧膀胱经行侧擦法,以透热为度。

(3)俯卧扳压法。患者俯卧,术者站立在患侧,一手向上拨动一侧肩部,另一手掌抵压患处棘突,两手同时相对用力扳压。操作时可闻及弹响。

(4)患者取坐位,术者立于其身后,采用胸椎对抗复位扳法,或采用抱颈提升法操作,以整复关节错缝。

四、注意事项

(1)整复关节错缝手法宜轻、快、稳、准,勿以关节有无声响为标准。当一种复位法未能整复时可改用其他复位法。

(2)治疗期间应卧硬板床。

(3)适当休息,避免劳累,慎防风寒侵袭。

(刘　园)

第十节　急性腰扭伤

急性腰扭伤是指劳动或运动时腰部肌肉、筋膜、韧带、椎间小关节、腰骶关节的急性损伤,多为突然承受超负荷牵拉或扭转等间接外力所致,俗称"闪腰""岔气"。急性腰扭伤是临床中常见病、多发病。多见于青壮年和体力劳动者,平素缺少体力劳动锻炼的人,或偶尔运动时,用力不当亦易发生损伤。男性多于女性。急性腰扭伤若处理不当,或治疗不及时,可造成慢性劳损。

一、病因病理

造成急性腰扭伤的因素常与劳动强度、动作失误、疲劳,甚至气候、季节有关。大部分患者能清楚讲述受伤时的体态,指出疼痛部位。下列因素易造成腰部损伤:腰部用力姿势不当,如在膝部伸直弯腰提取重物时,重心距离躯干中轴较远,因杠杆作用,增加了肌肉的承受力,容易引起腰部肌肉的急性扭伤。行走失足,行走不平坦的道路或下楼梯时不慎滑倒,腰部前屈,下肢处于伸直位时,也易造成腰肌筋膜的扭伤或撕裂。动作失调,两人搬抬重物,动作失于协调,身体失去平衡,重心突然偏移,或失去控制,致使腰部在肌肉无准备情况下,骤然强力收缩,引起急性腰扭伤。对客观估计不足,思想准备不够,如倒水、弯腰、猛起,甚至打喷嚏等无防备的情况下,也可发生"闪腰岔气"等。

腰部肌肉、筋膜、韧带和关节的急性损伤可单独发生,也常合并损伤,但不同组织的损伤其临床表现又不完全相同。急性腰扭伤临床常见于急性腰肌筋膜损伤、急性腰部韧带损伤和急性腰椎小关节紊乱等。

本病属中医"筋节伤""节错证"范畴,腰脊为督脉和足太阳经脉所过,经筋所循,络结汇聚,脏腑之维系,运动之枢纽。凡跌仆、闪挫、扭旋撞击,伤及腰脊,筋络受损,或筋节劳损,气滞血淤,筋拘节错,致使疼痛剧烈,行动牵掣。

二、诊断

(一)急性腰肌筋膜损伤

急性腰肌筋膜损伤是一种较常见的腰部外伤,多因弯腰提取重物用力过猛,或弯腰转身突然闪扭,致使腰部肌肉强烈的收缩,而引起腰部肌肉和筋膜受到过度牵拉、扭捩损伤,严重者甚至撕裂。本病属于中医骨伤科跌仆闪挫病证。其损伤因受力大小不同,组织损伤程度也不一样,筋膜损伤,累及血脉,造成局部瘀血凝滞,气机不通,产生瘀血肿胀、疼痛、活动受限等表现。临床以骶棘肌骶骨起点部骨膜撕裂,或筋膜等组织附着点撕裂多见。

1.症状

有明显损伤史,患者常感到腰部有一响声或有组织"撕裂"感。疼痛,伤后即感腰部一侧或两侧疼痛,疼痛多位于腰骶部,可影响到一侧或两侧臀部及大腿后部;轻伤者,损伤当时尚能坚持继续劳动,数小时后或次日症状加重,重伤者,损伤当时即不能站立,腰部用力、咳嗽、喷嚏时疼痛加剧;活动受限。患者不能直腰、俯仰、转身,动则疼痛加剧。患者为减轻腰部疼痛,常用两手扶住并固定腰部。

2.体征

肌痉挛,肌肉、筋膜和韧带撕裂可引起疼痛,引起肌肉的保护性痉挛,腰椎生理前凸减小;不对称性的肌痉挛引起脊柱生理性侧弯等改变;压痛,损伤部位有明显的局限性压痛点,常见于腰骶关节、第3腰椎横突尖和髂嵴后部,可伴有臀部及大腿后部牵涉痛;功能障碍,患者诸方向的活动功能均明显受限;直腿抬高、骨盆旋转试验可呈阳性。

3.辅助检查

X线检查一般无明显异常。可排除骨折、骨质增生、椎间盘退变等。

(二)急性腰部韧带损伤

1.症状

有明显外伤史;伤后腰骶部有撕裂感、剧痛,弯腰时疼痛加重疼痛可放散到臀部或大腿外侧。

2.体征

(1)肿胀:局部可见有肿胀,出血明显者有瘀肿。

(2)肌肉痉挛:以损伤韧带两侧的骶棘肌最为明显。

(3)压痛:伤处压痛明显,棘上韧带损伤压痛浅表,常跨越两个棘突及以上;棘突间损伤压痛较深,常局限于两个棘突之间;髂腰韧带损伤压痛点常位于该韧带的起点处深压痛;单个棘突上浅压痛常为棘突骨膜炎。有棘上、棘间韧带断裂者,触诊可见棘突间的距离加宽。

(4)活动受限:尤以腰部前屈、后伸运动时最为明显。

(5)普鲁卡因局封后疼痛减轻或消失,也可作为损伤的诊断性治疗方法之一。

3.辅助检查

严重损伤者应做X线检查,以排除骨折的可能性。

(三)急性腰椎后关节滑膜嵌顿

1.症状

有急性腰部扭闪外伤史,或慢性劳损急性发作;腰部剧痛,精神紧张,不能直立或行走,惧怕任何活动;腰部不敢活动,稍一活动疼痛加剧。

2.体征

(1)体位:呈僵直屈曲的被动体位,腰部正常生理弧度改变,站、坐和过伸活动时疼痛加剧。

(2)肌痉挛:两侧骶棘肌明显痉挛,重者可引起两侧臀部肌肉痉挛。

(3)压痛:滑膜嵌顿的后关节和相应椎间隙有明显压痛,一般无放射痛。棘突无明显偏歪。

(4)功能障碍:腰部紧张、僵硬,各方向活动均受限,尤以后伸活动障碍最为明显。

3.辅助检查

X线检查可见脊柱侧弯和后凸,两侧后关节不对称,椎间隙左右宽窄不等。可排除骨折及其他骨质病变。

三、治疗

(一)治疗原则

舒筋活血,散瘀止痛,理筋整复。

(二)手法

一指禅推法、擦法、按法、揉法、弹拨法、擦法、抖腰法、腰部斜扳法。

(三)取穴与部位

阿是穴、肾俞、大肠俞、命门、三焦俞、秩边、委中等穴位,腰骶部及督脉腰段。

(四)操作

1.急性腰肌筋膜损伤

(1)患者取俯卧位。用一指禅推法和擦法在腰脊柱两侧往返操作3～4遍,以放松腰部肌肉。然后在伤侧顺竖脊肌纤维方向用擦法操作,配合腰部后伸被动活动,幅度由小到大,手法压力由轻到重。时间5～8分钟。

(2)继上势,用一指禅推法、按揉法在压痛点周围治疗,逐渐移至疼痛处做重点治疗。时间为5分钟左右。

(3)继上势,按揉肾俞、大肠俞、命门、秩边、环跳、委中、阿是穴等穴位,以酸胀为度,在压痛点部位做弹拨法治疗,弹拨时手法宜柔和深沉。时间为5分钟左右。

(4)继上势,在损伤侧沿竖脊肌纤维方向用直擦法,以透热为度。患者侧卧位,患侧在上做腰部斜扳法。

2.急性腰部韧带损伤

急性腰部韧带损伤主要是指棘上韧带、棘间韧带和髂腰韧带在外力作用下,导致的撕裂损伤,使韧带弹性和柔韧性降低或松弛,是引起腰背痛的常见原因之一。以腰骶部最为多见。

正常情况下,腰部韧带皆由骶棘肌的保护而免受损伤。当腰椎前屈90°旋转腰部时,棘上韧带和棘间韧带所承受的牵拉力最大,此时突然过度受力,如搬运重物,或用力不当等,超越了韧带的负荷能力,则出现棘上韧带、棘间韧带或髂腰韧带的损伤。此外,腰脊柱的直接撞击也可引起韧带损伤。轻者韧带撕裂,重者韧带部分断裂或完全断裂。可因局部出血、肿胀、炎性物质渗出,刺激末梢神经而产生疼痛。临床上以 L_5～S_1 韧带损伤最为多见,其次为髂腰韧带、L_4～L_5 韧带损伤。

(1)患者取俯卧位:用按揉法在腰脊柱两侧往返操作3～4遍,然后在伤侧顺竖脊肌纤维方向用擦法操作,以放松腰部肌肉。时间3～5分钟。

(2)继上势,用一指禅推法、按揉法在韧带损伤节段脊柱正中线上下往返治疗,结合指摩、指揉法操作。时间5～8分钟。

(3)继上势,点按压痛点,可配合弹拨法操作,对棘上韧带剥离者,用理筋手法予以理筋整复。时间3～5分钟。

(4)继上势,在损伤节段的督脉腰段用直擦法,以透热为度。对髂腰韧带损伤者,加用侧卧位,做患侧在上的腰部斜扳法。

3.急性腰椎后关节滑膜嵌顿

急性腰椎后关节滑膜嵌顿也称腰椎后关节紊乱症或腰椎间小关节综合征,是指腰部在运动过程中,由于动作失误或过猛,后关节滑膜被嵌顿于腰椎后关节之间所引起的腰部剧烈疼痛。本病为急性腰扭伤中症状最重的一种类型。以 L_4、L_5 后关节最为多见,其次为 L_5、S_1 和 L_3、L_4 后关节。其发病年龄以青壮年为多见,男性多于女性。

腰椎后关节为上位椎骨的下关节突及下位椎骨的上关节突所构成。每个关节突是互成直角的两个面,一是冠状位,一是矢状位,所以侧弯和前后屈伸运动的范围较大。腰骶关节,则为小关节面介于冠状和矢状之间的斜位,由直立面渐变为近似水平面,上下关节囊较宽松,其屈伸和旋转等活动范围增大。当腰椎前屈时,其后关节后缘间隙张开,使关节内产生负压,滑膜被吸入关节间隙,此时如突然起立或旋转,滑膜来不及退出而被嵌顿在关节间隙,形成腰椎后关节滑膜嵌顿。由于滑膜含有丰富的感觉神经末梢,受嵌压后即刻引起剧痛,并引起反射性肌痉挛,使症状加重。

(1)患者取俯卧位:用按揉法和擦法在患者腰骶部治疗。时间5～8分钟。

(2)继上势,根据滑膜嵌顿相应节段,在压痛明显处用按揉法操作,手法先轻柔后逐渐深沉加重,以患者能忍受为限。时间3～5分钟。

(3)继上势,术者双手握住其踝部,腰部左右推晃10～20次,幅度由小至大,然后抖腰法操作3～5次,以松动后关节,有利于嵌顿的滑膜自行解脱。

(4)解除嵌顿:在上述治疗的基础上,可选用以下方法操作。①斜扳法:患者侧卧位,伸下腿屈上腿,对滑膜嵌顿位于上腰段的,按压臀部用力宜大;对滑膜嵌顿位于下腰段的,推扳肩部用力宜大;对滑膜嵌顿位于中腰段的,按压臀部和推扳肩部两手用力应相等。左右各扳1次,不要强求"咯嗒"声响。②背法:具体操作见背法。

(5)沿督脉腰段用直擦法,以透热为度。

四、注意事项

(1)患者注意睡硬板床,避免腰部过度活动,以利于损伤的恢复。

(2)注意腰部保暖,必要时可用腰围加以保护。

(3)缓解期应加强腰背肌功能锻炼,有助于巩固疗效

五、功能锻炼

(一)屈膝收腹
双膝关节屈曲,收腹,双手交叉置于胸前,后背部用力压床,坚持10秒钟,重复6～8次。

(二)屈伸髋膝
双髋、双膝关节屈曲,双手抱膝,抬头,往上方前倾,坚持5秒钟,重复6～8次。

(三)俯卧撑
双手撑地,一侧膝关节贴于胸前,另一侧下肢绷直,脚尖着地,腰部慢慢下沉,坚持5秒钟。左右交替,重复6～8次。

(四)抱膝蹲立
患者立姿,双脚与肩同宽,上体前屈,慢慢下蹲,两手抱膝,坚持5秒钟。动作重复6～8次。

六、疗效评定

(一)治愈
腰部疼痛消失,脊柱活动正常。

(二)好转
腰部疼痛减轻,脊柱活动基本正常。

(三)未愈
症状无改善。

(刘　园)

第十一节　腰椎退行性脊柱炎

腰椎退行性脊柱炎是指以腰脊柱椎体边缘唇样增生和小关节的肥大性改变为主要病理变化的一种椎骨关节炎,故又称"增生性脊柱炎""肥大性脊柱炎""脊椎骨关节炎""老年性脊柱炎"等。本病起病缓慢,病程较长,症状迁延,多见于中老年人,男性多于女性。体态肥胖、体力劳动者及运动员等发病则偏早。其临床特征主要表现为慢性腰腿疼痛。

一、病因病理

本病分为原发性和继发性两种。原发性为老年生理性退变,人到中年,随着年龄的增长人体各组织器官逐渐衰退,骨质开始出现退行性改变。这种改变主要表现在机体各部组织细胞所含水分和胶质减少,而游离钙质增加,其生理功能也随之衰退,腰椎椎体边缘形成不同程度的骨赘,椎间盘发生变性,椎间隙变窄,椎间孔缩小,椎周组织反应性变化刺激或压迫周围神经,而引起腰腿疼痛。继发性常由于各种损伤、慢性炎症、新陈代谢障碍,或内分泌紊乱等因素,影响到骨关节软骨板的血液循环和营养供给,从而导致软骨的炎性改变和软骨下骨反应性骨质增生,而引起腰腿痛。

本病主要的病理机制为关节软骨的变性、椎间盘的退行性改变。人体在中壮年以后,椎体周围关节的软骨弹性降低,其边缘、关节囊、韧带等附着处,逐渐形成保护性的骨质增生。椎间盘退变表现为髓核内的纤维组织增多,髓核逐渐变性,椎间盘萎缩,椎间隙变窄,椎间孔变小,又加速了髓核和纤维环的变性。椎间盘退变使脊柱失去椎间盘的缓冲,椎体前、后缘应力增加,所受压力明显增大,椎体两端不断受到震荡、冲击和磨损,引起骨质增生。椎体受压和磨损的时间越长,骨质增生形成的机会越多。此外,在椎间盘变性的同时,也会发生老年性的骨质疏松现象,削弱了椎体对压力的承重负荷能力。

本病属中医"骨痹""骨萎证"范畴。中医认为本病与年龄及气血盛衰、筋骨强弱有关。人过中年,内因肝肾亏虚,骨失充盈,筋失滋养;外因风寒湿邪客于脊隙筋节,或因积劳成伤,气血凝滞,节窍黏结,筋肌拘挛,脊僵筋弛而作痛,每遇劳累即发,病程缠绵。

二、诊断

(一)症状
(1)发病缓慢,45岁以后逐渐出现腰痛,缠绵持续,60岁以后腰痛反而逐渐减轻。

(2)一般腰痛并不剧烈,仅感腰部酸痛不适,活动不太灵活,或有束缚感。晨起或久坐起立时腰痛明显,而稍事活动后疼痛减轻,过度疲劳、阴雨天气或受风寒后症状又会加重。

(3)腰痛有时可牵涉至臀部及大腿外侧部。

(二)体征
(1)腰椎弧度改变,生理前凸减小或消失,明显者可见圆背。

(2)两侧腰肌紧张、局限性压痛,有时腰椎棘突有叩击痛。臀上皮神经和股外侧皮神经分布区按之酸痛。

（3）急性发作时腰部压痛明显，肌肉痉挛，脊柱运动受限。

（4）直腿抬高试验、后伸试验可呈阳性。

（三）辅助检查

X线检查可显示腰椎体边缘骨质增生、唇样改变或骨桥形成。椎间隙变窄或不规则，关节突模糊不清，可伴有老年性骨萎缩。

三、治疗

（一）治疗原则

行气活血，舒筋通络。

（二）手法

滚法、按法、揉法、点法、弹拨法、扳法、摇法、擦法等。

（三）取穴和部位

命门、阳关、气海俞、大肠俞、关元俞、夹脊、委中等穴及腰骶部。

（四）操作

（1）患者取俯卧位。术者用滚法、按揉法在腰部病变处、腰椎两侧膀胱经及腰骶部往返操作，可同时配合下肢后抬腿活动，手法宜深沉。时间5~8分钟。

（2）继上势，用拇指按命门、阳关、气海俞、大肠俞、关元俞等穴，叠指按揉或掌根按脊椎两旁夹脊穴。时间5~8分钟。

（3）有下肢牵涉痛者，继上势，在臀部沿股后肌群至小腿后侧，大腿外侧至小腿外侧用滚法、按揉法、捏法、拿法操作，并按揉、点压委中、承山、阳陵泉等穴位。时间5~8分钟。

（4）继上势，在腰部边用滚法，边做腰部后伸扳法操作，然后改为侧卧位，做腰部斜扳法，左右各1次，以调整脊柱后关节。

（5）患者俯卧位，沿督脉腰段及脊柱两侧夹脊穴用掌擦法，腰骶部用横擦法治疗，以透热为度。然后患者仰卧位，做屈髋屈膝抖腰法，结束治疗。

四、注意事项

（1）对骨质增生明显或有骨桥形成者，老年骨质疏松者，伴有椎体滑移者，不宜用扳法。

（2）有腰椎生理弧度变直或消失者，可采用仰卧位腰部垫枕；对腰椎生理弧度增大者，可采用仰卧位臀部垫枕，以矫正或改善其生理弧度。

（3）注意腰部保暖，慎防受风寒湿邪侵袭。注意适当的功能锻炼。

（季法会）

第十二节 第三腰椎横突综合征

第三腰椎横突综合征是以第三腰椎横突部明显压痛为特征的慢性腰痛，又称为第三腰椎横突周围炎或第三腰椎横突滑囊炎。本病是腰肌筋膜劳损的一种类型，多数为一侧发病，部分患者可有两侧发病。本病以青壮年体力劳动者多见。

一、病因病理

由于第三腰椎为腰脊椎的中心,活动度大,其横突较长,抗应力大。为腰大肌、腰方肌起点,并附有腹横肌、背阔肌的深部筋膜。当腰、腹部肌肉强力收缩时,该处所承受的牵拉应力最大。因此,第三腰椎横突上附着的肌肉容易发生牵拉损伤,引起局部组织的炎性出血、肿胀、渗出等病理变化。横突顶端骨膜下假性滑囊形成,渗出液吸收困难,使穿行其间的血管、腰脊神经后支的外侧支受到刺激或压迫,产生腰痛和臀部痛,反应性地引起骶棘肌痉挛。日久横突周围瘢痕粘连,筋膜增厚,神经纤维可发生变性,使症状持续。

本病属中医骨伤科"腰痛"范畴。常因闪挫扭腰,筋肌损伤,气血瘀滞,筋粘拘僵,时时作痛;或因慢性劳损,或被风寒湿邪所困,致气血痹阻,筋肌失荣,久而黏结挛僵,活动掣痛,发为本病。

二、诊断

(一)症状
(1)腰部常有疲劳、不适感、疼痛等表现,疼痛常以一侧为甚,呈弥漫性。
(2)腰痛多呈持续性,劳累、天气变化、晨起或弯腰时加重,稍事活动疼痛减轻。
(3)少数患者可出现间歇性酸胀乏力、疼痛,可牵涉臀部、股后部及股内侧等部位。

(二)体征
(1)压痛:一侧或两侧的第三腰椎横突顶端有局限性压痛,可触及纤维性结节状或囊性样肿胀。
(2)肌痉挛:病变侧腰部肌肉紧张或肌张力减弱。
(3)活动功能:活动功能基本正常。急性发作时,腰部活动功能可明显受限。
(4)直腿抬高试验可为阳性。

(三)辅助检查
X线检查可发现第三腰椎横突明显过长,远端边缘部有钙化阴影,或左右横突不对称、畸形等。

三、治疗

(一)治疗原则
活血散瘀,舒筋通络。

(二)手法
㨰法、摩法、推法、揉法、按法、点法、弹拨法、擦法。

(三)取穴与部位
阿是穴、环跳、承扶、殷门、委中、承山,腰背部。

(四)操作
(1)患者取俯卧位,术者用㨰法在脊柱两侧的竖脊肌、骶骨背面或臀部操作,并配合用手掌根或肘尖,在病变侧第三横突上下反复地推、揉、按、点等手法操作。时间约为5分钟。
(2)继上势,术者以拇指反复按、揉环跳、承扶、殷门、委中、承山等穴,并配合腰部后伸被动活动。时间为3~5分钟。
(3)继上势,术者用一手拇指在第三腰椎横突处对结节样或条索状硬块进行弹拨、按揉,操作要围绕横突的顶端、上侧面、下侧面和腹侧面进行操作,力要由轻到重,以缓解疼痛。时间为5～8分钟。

（4）医师用掌根沿患侧骶棘肌自上而下的推、摩、按、揉操作;最后在病变侧沿竖脊肌纤维方向做上下往返的擦法,以透热为度。时间为2～3分钟。

四、注意事项

（1）治疗期间应睡硬板床,可佩戴腰围加以保护。

（2）纠正不良姿势,避免或减少腰部的前屈、后伸和旋转活动。

（3）注意腰部保暖,避免过度疲劳。

五、功能锻炼

同"急性腰扭伤"。

六、疗效评定

（一）治愈

腰痛消失,功能恢复。

（二）好转

腰痛减轻,活动功能基本恢复,劳累后仍觉疼痛不适。

（三）未愈

腰痛未明显减轻,活动受限。

（季法会）

第十三节　慢性腰肌劳损

慢性腰肌劳损是指腰部肌肉、筋膜、韧带等组织的慢性疲劳性损伤,又称腰背肌筋膜炎等。本病好发于体力劳动者和长期静坐缺乏运动的文职人员。

一、病因病理

引起慢性腰肌劳损的主要原因是长期从事腰部负重、弯腰工作,或长期维持某一姿势操作等,引起腰背肌肉筋膜劳损。或腰部肌肉急性扭伤之后,没有得到及时有效的治疗,或治疗不彻底,或反复损伤,迁延而成为慢性腰痛。或腰椎有先天性畸形和解剖结构缺陷,如腰椎骶化、先天性隐性裂、腰椎滑移等,引起腰脊柱平衡失调,腰肌功能下降,造成腰部肌肉筋膜的劳损。其病理表现为肌筋膜渗出性炎症、水肿、粘连、纤维变性等改变,刺激脊神经后支而产生持续性腰痛。

中医认为,平素体虚,肾气亏虚,劳累过度,或外感风、寒、湿邪,凝滞肌肉筋脉,以致气血不和,肌肉筋膜拘挛,经络阻滞而致慢性腰痛。

二、诊断

(一)症状

(1)有长期腰背部酸痛或胀痛史,时轻时重,反复发作。

(2)天气变化,劳累后腰痛加重,经休息后,或适当活动、改变体位后可减轻。

(3)腰部怕冷喜暖,常喜欢用双手捶腰或做叉腰后伸动作,以减轻疼痛。

(4)少数患者有臀部及大腿后外侧酸胀痛,一般不过膝。

(二)体征

(1)脊柱外观正常,腰部活动一般无明显影响。急性发作时可有腰部活动受限、脊柱侧弯等改变。

(2)腰背肌轻度紧张,压痛广泛,常在一侧或两侧骶棘肌、髂嵴后部、骶骨背面及横突处有压痛。

(3)神经系统检查多无异常。直腿抬高试验多接近正常。

(三)辅助检查

X线检查一般无明显异常。部分患者可见脊柱生理弧度改变、腰椎滑移、骨质增生等;有先天畸形或解剖结构缺陷者,可见 L_5 骶化、S_1 腰化、隐性脊柱裂等。

三、治疗

(一)治疗原则

舒筋通络,活血止痛。

(二)手法

㨰法、推法、按法、揉法、点法、弹拨法、擦法等。

(三)取穴与部位

肾俞、命门、大肠俞、关元俞、秩边、环跳、委中、阿是穴,腰背部和腰骶部。

(四)操作

(1)患者取俯卧位,术者用㨰法或双手掌推、按、揉腰脊柱两侧的竖脊肌。时间约为5分钟。

(2)继上势,用拇指点按或按揉、弹拨竖脊肌数遍。再用拇指端重点推、按、拨揉压痛点。时间约5分钟。

(3)继上势,用双手指指端或指腹按、揉、振肾俞、命门、大肠俞、关元俞、秩边、环跳、委中等穴,每穴各半分钟。

(4)继上势,沿督脉腰段及两侧膀胱经用直擦法,横擦腰骶部,以透热为度。

四、注意事项

(1)保持良好的姿势,注意纠正习惯性不良姿势,维持腰椎正常的生理弧度。

(2)注意腰部保暖,防止风寒湿邪侵袭。

(3)注意劳逸结合,对平素体虚,肾气亏虚者配合补益肝肾的中药治疗。

五、功能锻炼

（一）腰部前屈后伸运动

两足分开与肩同宽站立，两手叉腰，做腰部前屈、后伸各 8 次。

（二）腰部回旋运动

姿势同前。做腰部顺时针、逆时针方向旋转各 8 次。

（三）"拱桥式"运动

仰卧床上，双腿屈曲，以双足、双肘和后头部为支点（五点支撑）用力将臀部抬高，身体呈"拱桥状"8 次。

（四）"飞燕式"运动

俯卧床上，双臂放于身体两侧，双腿伸直，然后将头、上肢和下肢用力向上抬起，身体呈"飞燕式"8 次。

六、疗效评定

（一）治愈

腰痛症状消失，腰部活动自如。

（二）好转

腰痛减轻，腰部活动功能基本恢复。

（三）未愈

症状未改善。

（季法会）

第十四节　臀上皮神经炎

臀上皮神经炎也称臀上皮神经损伤，是指臀上皮神经在腰臀部的腰背筋膜和臀筋膜交汇处受到挤压、牵拉引起无菌性炎症，刺激臀上皮神经所致的以臀部及腿部疼痛为主的一组综合征。本病是临床常见的"臀腿痛"发病原因之一。

一、病因病理

臀上皮神经由 $L_1 \sim L_3$ 脊神经后支的外侧支组合而成，经骶棘肌外缘穿出腰背筋膜，穿出后的各支行于腰背筋膜的表面，向外下方形成臀上皮神经血管束，越过髂嵴进入臀上部分叶状结缔组织中，至臀大肌肌腹缘处，支配相应部位的臀筋膜和皮肤组织的感觉。

由于腰背筋膜与臀筋膜的纤维方向不一致，臀上皮神经分布其中，当弯腰动作过猛或过久，突然地腰骶部扭转、屈伸牵拉损伤，局部受到直接暴力的撞击可引起筋膜撕裂损伤。其病理表现为局部充血、水肿、炎症渗出增多，刺激臀上皮神经而出现分布区域疼痛。损伤不愈或反复损伤则出现局部组织粘连、变性、机化、肥厚或瘢痕牵缩，压迫周围血管、神经，使疼痛缠绵。

本病属中医骨伤科"筋伤""筋出槽"范畴。

二、诊断

(一)症状

(1)多数患者有腰骶部闪挫或扭伤史,部分患者外伤史不明显或仅臀部受凉后慢性发病。

(2)一侧腰臀部疼痛,呈刺痛、酸痛或撕裂样疼痛,急性发作者疼痛剧烈,且有患侧大腿后部牵拉样痛,但多不过膝。

(3)行走不便,弯腰受限,坐或起立困难;尤以改变体位时,疼痛加剧。严重者下坐或起立需他人搀扶,或自己扶持物体方能行动。

(二)体征

(1)患侧臀上部及下腰区皮肤及肌肉呈板状,臀上皮神经分布区域有广泛的触痛。

(2)在髂嵴最高点内侧2~3 cm处下方的皮下可触及隆起的、可滑动的"条索状"筋结物,触压时感酸、麻、胀、刺痛难忍。

(3)对侧下肢直腿抬高可受限,但无神经根受刺激征。

三、治疗

(一)治疗原则

舒筋通络,活血止痛。

(二)手法

滚法、一指禅推法、按法、揉法、点法、弹拨法、擦法等。

(三)取穴与部位

阿是穴、肾俞、白环俞、秩边、环跳、风市、委中及腰臀部等。

(四)操作

(1)患者俯卧位,术者立于患侧,用滚、按、揉手法在患侧腰臀部及大腿后外侧往返施术,用力宜深沉和缓,时间3~5分钟。以放松局部及相关的筋肌组织,促进炎症、水肿吸收,以达到舒筋活血的目的。

(2)继上势,在上述穴位用一指禅推法、指揉法治疗,重点在阿是穴、白环俞、秩边等穴。时间3~5分钟。

(3)在髂嵴最高点内侧2~3 cm处下方条索状肌筋处施以弹拨法,手法由轻渐重,以患者能忍受为限,可与按揉法交替操作,时间2~3分钟。以松解粘连,消散挛缩筋结,以解痉止痛。

(4)沿神经、血管束行走方向施擦法,以透热为度。以促进局部血液循环,达到祛瘀散结、止痛的目的。

四、注意事项

(1)因臀上皮神经位置浅表,故弹拨手法宜轻柔,避免强刺激。

(2)治疗期间以卧床休息为主,减少腰臀部活动,以减少渗出,有利于炎症水肿吸收。

(3)缓解期应进行腰部前屈、后伸及左右侧屈、旋转活动锻炼,可减少复发。

(4)注意局部保暖,避免过度劳累。

(季法会)

第十五节　梨状肌综合征

梨状肌综合征是指由于间接外力,如闪扭、下蹲、跨越等,使梨状肌受到牵拉损伤,引起局部充血、水肿、肌痉挛,进而刺激或压迫坐骨神经,产生局部疼痛、活动受限和下肢放射性痛、麻等一系列症状的综合征。本病又称梨状肌损伤、梨状肌孔狭窄综合征。

一、病因病理

(一)损伤

本病多由于髋臀部闪、扭、下蹲、跨越等间接外力所致,尤其在下肢外展、外旋位突然用力;或外展、外旋蹲位突然起立;或在负重情况下,髋关节突然内收、内旋,使梨状肌受到过度牵拉而损伤。其病理表现为梨状肌撕裂、出血、渗出,肌肉呈保护性痉挛。日久,出现局部粘连,若损伤经久不愈,刺激坐骨神经出现下肢放射性疼痛、麻木。

(二)变异

梨状肌与坐骨神经关系密切。正常情况下,坐骨神经经梨状肌下孔穿过骨盆到臀部,约占62%;而梨状肌变异或坐骨神经高位分支的,约占38%。这种变异表现为一是坐骨神经高位分支为腓总神经和胫神经,腓总神经从梨状肌肌腹中穿出,而胫神经从梨状肌下孔穿出的,约占35%;二是坐骨神经从梨状肌肌腹中穿出,或从梨状肌上孔穿出,约占3%。

由于上述变异,当臀部受风寒湿邪侵袭,可导致梨状肌痉挛、增粗,局部充血、水肿,引起无菌性炎症,使局部张力增高,刺激或压迫穿越其肌腹的坐骨神经和血管而出现一系列临床症状。

本病属中医骨伤科足少阳经筋病。骶尻部为足少阳经筋所络,凡闪扭、蹲起、跨越等损伤,或受风寒湿邪侵袭,以致气血瘀滞,经气不通,循足少阳经筋而筋络挛急疼痛;若累及足太阳经筋则出现循足太阳经筋的腿痛。

二、诊断

(一)症状

(1)有髋部闪扭或蹲位负重起立损伤史,或臀部受凉史。

(2)患侧臀部深层疼痛,呈牵拉样、刀割样或蹦跳样疼痛,且有紧缩感,可沿坐骨神经分布区域出现下肢放射痛。偶有小腿外侧麻木,会阴部下坠不适。

(3)患侧下肢不能伸直,自觉下肢短缩,步履跛行,或呈鸭步移行。髋关节外展、外旋活动受限。

(4)咳嗽、解便、喷嚏时疼痛加剧。

(二)体征

(1)压痛。沿梨状肌体表投影区深层有明显压痛,有时沿坐骨神经分布区域出现放射性痛、麻。

(2)肌痉挛。在梨状肌体表投影处可触及条索样或弥漫性的肌束隆起,日久可出现臀部肌肉松弛、无力,重者可出现萎缩。

（3）患侧下肢直腿抬高在 60°以前疼痛明显,超过 60°时疼痛却反而减轻。

（4）梨状肌紧张试验阳性。

（三）辅助检查

X 线检查可排除髋关节骨性病变。

三、治疗

（一）治疗原则

舒筋活血,通络止痛。

（二）手法

滚法、按揉法、弹拨法、点按法、推法、擦法及运动关节类手法等。

（三）取穴与部位

环跳、承扶、秩边、风市、阳陵泉、委中、承山及梨状肌体表投影区及下肢前外侧等。

（四）操作

（1）患者取俯卧位。术者站于患侧,先用柔和而深沉的滚法沿梨状肌体表投影反复施术 3～5 分钟;然后用掌按揉法于患处操作 2～3 分钟;再在患侧大腿后侧、小腿前外侧施滚法和拿揉法 2～3 分钟,使臀部及大腿后外侧肌肉充分放松。

（2）继上势,术者用拇指弹拨法于梨状肌肌腹呈垂直方向弹拨治疗,并点按环跳、承扶、阳陵泉、委中、承山等穴。以酸胀为度,达通络止痛之目的。时间为 5～8 分钟。

（3）继上势,术者施掌推法或深按压法,顺肌纤维方向反复推压 5～8 次,力达深层;再以肘尖深按梨状肌 1～2 分钟,以达理筋整复之目的。

（4）术者一手扶按髋臀部,一手托扶患侧下肢,做患髋后伸、外展及外旋等被动运动,反复数次,以滑利关节,松解粘连,最后在其梨状肌体表投影区沿肌纤维方向施擦法,以透热为度。时间为 2～3 分钟。

四、注意事项

（1）梨状肌位置较深,治疗时不可因位置深而施用暴力,以免造成新的损伤。

（2）急性损伤期手法宜轻柔,恢复期手法可稍重,并配合弹拨法,一般能获得较好效果。

（3）注意局部保暖,避免风寒刺激。

五、功能锻炼

急性损伤期应卧床休息 1～2 周,以利损伤组织的修复。

六、疗效评定

（一）治愈

臀腿痛消失,梨状肌无压痛,功能恢复正常。

（二）好转

臀腿痛缓解,梨状肌压痛减轻,但长时间行走仍痛。

（三）未愈

症状、体征无改善。

（季法会）

第十六节　股内收肌损伤

股内收肌损伤是指大腿过度用力或牵拉使内收肌遭受急性损伤，使大腿内侧疼痛，内收、外展活动时疼痛加剧，导致功能障碍的一种临床上较为常见的损伤。过去多见于骑马致伤，故又称为“骑士捩伤”。武术、跳高、跨栏、体操等运动最易造成此类损伤。

一、病因病理

股内收肌群为大腿内侧肌肉，包括大收肌、长收肌、短收肌和耻骨肌等，其作用为使大腿内收。当大腿过度内收，或大腿在外展时负重起立，内收肌强力收缩，超过了肌纤维的负荷能力，导致内收肌群的损伤；骑马、武术、跳高、跨栏、体操等运动，可由于内收肌遭受强力的牵拉而损伤。损伤常发生在肌腹或肌腹与肌腱交界处。其病理表现为肌纤维部分或大部分撕裂，或肌腱附着处损伤等，如股内收肌群的起、止点损伤，可造成创伤性骨膜炎；肌腹损伤，可造成肿胀、瘀血、肌肉痉挛与粘连。治疗失宜，或日久，可引起血肿机化，甚至成为骨化性肌炎，限制大腿外展和前屈的功能活动。炎性渗出刺激闭孔神经时，则引起反射性肌痉挛，疼痛加剧。

二、诊断

(一)症状

(1)有大腿过度用力收缩或强力牵拉损伤史。

(2)大腿内侧疼痛，尤以耻骨部位疼痛为甚，患部感觉僵硬，脚尖不敢着地，走路跛行，站立或下蹲时更痛。

(3)髋关节功能活动受限，不敢做大腿内收、外展活动，患肢常呈半屈曲位的保护性姿势。

(二)体征

(1)肿胀。大腿内侧肿胀，部分患者有皮下出血。

(2)压痛。内收肌广泛压痛，耻骨部内收肌起点处或肌腹部压痛明显，肌紧张，有时可在大腿内侧触摸到肌肉呈条束状痉挛。

(3)功能障碍。髋关节内收功能受限，被动外展时疼痛加剧。

(4)内收肌阻抗试验阳性。患者仰卧，屈膝屈髋，双足心相对平放在床上，术者双手放于膝内侧，压双膝外展，嘱患者内收髋部，疼痛加剧者为阳性。

(5)屈膝屈髋试验、“4”字试验呈阳性。

(三)辅助检查

X线检查一般无明显异常。当有骨化性肌炎时，可显示其转化阴影。

三、治疗

(一)治疗原则

活血祛瘀，解痉止痛。

（二）手法

推法、擦法、按法、揉法、拿法、擦法等，并配合被动运动。

（三）取穴与部位

阴陵泉、阴廉、箕门、血海、委中等穴及患侧大腿内侧为主。

（四）操作

（1）患者仰卧位，患肢呈屈膝略外旋位。术者在大腿内侧用擦法、按揉法上下往返治疗。以拇指在内收肌附着处重点按揉，手法宜轻柔缓和。时间5～8分钟。

（2）继上势，以拇指按揉阴陵泉、阴廉、箕门、血海诸穴，每穴1分钟。再沿内收肌用轻柔的拿法与弹拨法交替操作2～3分钟。

（3）继上势，患肢呈屈膝屈髋分腿位，足踝置于健侧膝上部。术者在其大腿内侧肌群用擦法治疗，边滚动边按压患肢膝部，一按一松，使之逐渐完成"4"字动作。

（4）患者俯卧位，术者在大腿后侧用擦法，并配合下肢后伸及外展内收的被动运动，继之拿委中穴，并用按揉法于臀部及坐骨结节处治疗。

（5）患者仰卧位，患侧下肢外展位，沿内收肌肌纤维方向施擦法，以透热为度。

四、注意事项

（1）急性损伤有皮下出血者，视出血量多少，在伤后24～48小时后才能推拿。

（2）治疗期间应避免大腿过度外展和内收活动。

（3）推拿治疗期间可根据病情需要，配合蜡疗、超声波疗法或中药外敷法治疗。

五、功能锻炼

适当进行功能锻炼，可做侧压腿及髋部外展练习。

六、疗效评定

（一）治愈

肿痛消失，局部无压痛，无硬结，髋关节外展、内收无疼痛，股内收肌抗阻试验阴性。

（二）好转

症状基本消失，髋外展、劳累或剧烈活动后仍有疼痛、乏力，股内收肌抗阻试验（±）。

（三）未愈

症状无改善。

（季法会）

第十七节　膝关节创伤性滑膜炎

膝关节创伤性滑膜炎主要是指膝关节遭受扭挫等外伤或劳损，导致关节囊滑膜层损伤，发生充血、渗出，关节腔内大量积液积血，临床以关节肿胀、疼痛、活动困难为主要特征的一种疾病。本病又称急性损伤性膝关节滑膜炎，可发生于任何年龄。

一、病因病理

膝关节的关节囊分纤维层和滑膜层,滑膜层包裹胫、股、髌关节。正常情况下,滑膜层分泌少量滑液,有利于关节活动和保持软骨面的润滑。当膝关节由于跌仆损伤、扭伤、挫伤、遭受撞击等急性损伤,或过度跑、跳、起蹲等活动及慢性劳损、关节内游离体等因素,使滑膜与关节面过度摩擦,挤压损伤滑膜,导致创伤性滑膜炎的发生。其病理表现为滑膜充血、水肿、渗出液增多并大量积液,囊内压力增高,影响组织的新陈代谢,形成恶性循环。若滑液积聚日久得不到及时吸收,则刺激关节滑膜,使滑膜增厚,纤维素沉积或机化,引起关节粘连,软骨萎缩,从而影响膝关节正常活动。久之可导致股四头肌萎缩,使关节不稳。

本病属中医骨伤科"节伤""节粘证"范畴。膝为诸筋之会,多气多血之枢,机关之室。凡磕仆闪挫,伤及节窍;或过劳虚寒,窍隙受累,气血疲滞,瘀阻于窍则节肿,筋络受损则痛,拘挛则屈而不能伸,伸而不能屈,久之则节粘不能用。

二、诊断

(一)症状

(1)膝关节有明显的外伤史或慢性劳损史。

(2)膝关节呈弥漫性肿胀、疼痛或胀痛,活动后症状加重。

(3)膝软乏力、屈伸受限、下蹲困难。

(4)急性损伤者,常在伤后 5～6 小时出现髌上囊处饱满膨隆。

(二)体征

(1)膝关节肿大,屈膝时两侧膝眼饱胀。

(2)局部皮温增高,关节间隙广泛压痛。

(3)膝关节屈伸受限,尤以膝关节过伸、过屈时明显。抗阻力伸膝时疼痛加重。

(4)浮髌试验阳性。

(三)辅助检查

1.膝关节穿刺

可抽出淡黄色或淡红色液体。

2.膝关节 X 线检查

一般无明显异常,但可排除关节内骨折及骨性病变。

三、治疗

(一)治疗原则

活血化瘀,消肿止痛。

(二)手法

摇法、按法、揉法、㨰法、拿法、摩法及擦法等。

(三)取穴与部位

伏兔、梁丘、血海、双膝眼、鹤顶、委中、阳陵泉、阴陵泉等穴及患侧膝关节周围。

(四)操作

(1)患者仰卧位、伸膝位。术者立于患侧,以㨰法或掌按揉法在膝关节周围治疗,先治疗肿胀周围,然后治疗肿胀部位,并配合揉拿股四头肌。手法先轻,后适当加重,以患者能忍受为度。时间 5～8 分钟。

(2)继上势,术者用拇指依次点按伏兔、梁丘、血海、双膝眼、鹤顶、委中、阳陵泉、阴陵泉等穴,每穴 0.5～1.0 分钟。

(3)继上势,术者以手掌按于患膝部施摩法,以关节内透热为宜。

(4)继上势,术者将患肢屈髋屈膝呈 90°,以一手扶膝部,另一手握踝上,左右各摇晃膝关节 6～7 次,然后做膝关节被动屈伸运动 6～7 次。动作要求轻柔缓和,以免再次损伤滑膜组织。

(5)继上势,在髌骨周围及膝关节两侧用擦法,以透热为度。再用两手掌搓揉膝关节两侧。局部可加用湿热敷。

四、注意事项

(1)急性期膝关节不宜过度活动。可内服活血化瘀的中药,外敷消瘀止痛膏。

(2)对严重积液者,可用关节穿刺法将积液或积血抽出,并注入 1‰盐酸普鲁卡因 3～5 mL 及强的松 12.5～25.0 mg,再用加压包扎处理。此法可重复 2～3 次。

(3)患膝注意保暖,避免受风寒湿邪侵袭。

(4)慢性期应加强股四头肌功能锻炼,防止肌萎缩。

五、功能锻炼

急性期过后,做股四头肌等长收缩练习,每次 5～6 分钟,并逐渐增加练习次数,以防肌肉萎缩。慢性期做膝关节屈伸活动,防止或解除关节粘连。

六、疗效评定

(一)治愈
疼痛肿胀消失,关节活动正常。浮髌试验阴性,无复发者。

(二)好转
膝关节肿痛减轻,关节活动功能改善。

(三)未愈
症状无改善,并见肌肉萎缩或关节强硬。

(季法会)

第十八节　原发性增生性膝关节炎

原发性增生性膝关节炎是由于膝关节的退行性改变和慢性积累性关节磨损,引起膝部关节软骨变性,关节软骨面反应性增生,骨刺形成,导致膝关节疼痛,活动受限伴关节活动弹响及摩擦音的一种病证。本病又名退行性膝关节炎、肥大性膝关节炎、老年性膝关节炎。本病是中老年人最常见的疾病之一,且肥胖女性多见。

一、病因病理

本病的病因尚未完全明了,一般认为主要与膝关节积累性机械损伤和退行性改变有关。

(一)损伤

膝关节因超负荷等因素反复持久刺激而引起关节软骨面和相邻软组织的慢性积累性损伤,同时使膝关节内容物的耐受应力降低。当长时间行走或跑跳时在关节应力集中的部位受到过度磨损,导致膝关节腔逐渐变窄,关节腔内容物相互摩擦,产生炎性变使腔内压增高。异常的腔内压刺激局部血管、神经,使之反射性地调节减弱,应力下降,形成作用于关节的应力和对抗应力的组织性能失调。

(二)退变

由于老年人软骨基质中的黏多糖减少,纤维成分增加,使软骨的弹性减低而遭受力学伤害产生退行性改变。

增生好发于胫骨平台髁间突,其次为髌骨边缘。髁间突增生可能与膝关节长期超负荷支撑、过度运动、交叉韧带的起止部反复机械牵拉有关。一方面关节软骨积累性损伤导致关节软骨的胶原纤维变性,而使关节软骨变薄或消失,关节活动时产生疼痛与受限;另一方面韧带与髁间突结合部反复损伤与修复并存,钙盐沉积,纤维化,形成骨质增生。髌骨边缘增生则可能与股四头肌、髌韧带以及膝关节胫侧、腓侧支持带牵拉损伤有关。由于增生使关节间隙逐渐变窄,增生物直接刺激关节面产生疼痛;若刺激关节腔内容物和滑膜,产生无菌性炎症渗出,腔内压增高,导致关节肿胀。后期因关节囊纤维化、增厚,滑膜肥厚肿胀,出现关节粘连,活动受限,关节周围肌肉萎缩。当软骨面龟裂剥脱,进入关节腔内形成"关节鼠",则是引起关节交锁征的主要原因。

本病属中医"骨痹"范畴。膝关节乃胫股之枢纽,机关之室,诸筋之会,多气多血之节。年老体弱,肝肾亏虚,气血失荣,肝亏则筋弛,肾虚则骨疏,动之不慎伤节,或复感风寒湿邪,凝聚节窍,发为痹证,滞留不去,为肿为痛。骨质稀疏,骨赘形成,筋挛成拘,屈而不伸,伸而不屈。

二、诊断

(一)症状

(1)起病缓慢,有膝关节慢性劳损史。

(2)初起时仅感膝部乏力,逐渐出现行走时疼痛,后为持续性;劳累和夜间疼痛较重。

(3)上下楼梯时疼痛明显,跑跳跪蹲均受到不同程度的限制。

(4)行走时跛行,少数患者有膝关节轻度肿胀,活动受限。

(二)体征

(1)关节内疼痛,关节间隙有深压痛,关节伸屈功能受限。

(2)行走或下楼时,关节内有一步一刺痛的感觉,尤以下楼梯时刺痛明显。

(3)关节活动时可闻及摩擦或弹响音,炎症渗出明显者两侧膝眼饱隆肿胀。

(4)后期可见股四头肌轻度萎缩。

(三)辅助检查

1.X线检查

正位片显示关节间隙变窄,关节边缘硬化,胫骨平台髁间突明显增生变尖。侧位片可见股骨内侧髁和外侧髁粗糙,胫股关节面模糊,髌股关节面变窄,髌骨边缘骨质增生及髌韧带钙化。

2.实验室检查

血、尿常规检查,血沉检查,抗"O"及类风湿因子检查未见异常;关节液为非炎性。

三、治疗

(一)治疗原则

舒筋通络,活血止痛,滑利关节。

(二)手法

擦法、点按法、拿捏法、弹拨法、摇法、擦法、搓揉法及运动关节类手法。

(三)取穴与部位

鹤顶、内外膝眼、梁丘、血海、阴陵泉、阳陵泉、委中、承山等穴及患膝髌周部位。

(四)操作

(1)患者仰卧位,患膝腘窝部垫枕使膝关节呈微屈(约屈膝30°)。术者立于其患侧,沿股四头肌至髌骨两侧施擦法,重点在髌骨两侧部,然后在小腿前外侧施擦法操作。时间约为5分钟。

(2)继上势,术者以拇指按揉髌骨周围及关节间隙,重点在髌韧带两侧,配合做髌韧带弹拨法。时间为3~5分钟。

(3)继上势,按揉鹤顶、内外膝眼、梁丘、血海等穴,每穴约1分钟。

(4)继上势,在膝前部用掌根按揉大腿股四头肌及膝髌周围,并配合做髌骨拿捏手法。时间2~3分钟。

(5)患者改俯卧位,术者在其腘窝部、大腿及小腿后侧用擦法操作,重点在腘窝部,并与膝关节屈伸活动配合进行。时间为3~5分钟。

(6)患者改仰卧位,术者在其膝关节周围用擦法治疗,以透热为度。然后摇膝关节左右各5~8次。双掌抱膝搓揉1~2分钟。局部可加用湿热敷。

四、注意事项

(1)膝关节肿痛严重者应卧床休息,避免超负荷活动与劳动,以减轻膝关节负担。

(2)注意患膝保暖,可佩戴护膝予以保护。

(3)适当进行膝关节功能锻炼,防止股四头肌萎缩和关节粘连。

五、功能锻炼

患者应主动进行膝关节功能锻炼,如膝关节伸屈活动,每天1次,每次20~30遍,以改善膝关节的活动范围及加强股四头肌力量。

(季法会)

第十九节 膝关节侧副韧带损伤

膝关节侧副韧带损伤是指由于膝关节遭受暴力打击、过度内翻或外翻引起膝内侧或外侧副韧带损伤,临床以膝关节内侧或外侧疼痛、肿胀、关节活动受限,小腿外展或内收时疼痛加重为主要特征的一种病证。膝关节侧副韧带损伤可分为内侧副韧带损伤和外侧副韧带损伤,临床以内侧副韧带损伤多见。可发生于任何年龄,以运动损伤居多。

一、病因病理

(一)内侧副韧带损伤

膝关节生理上呈轻度外翻。当膝关节微屈(130°～150°)时,膝关节的稳定性相对较差,此时,如果遇外力作用使小腿骤然外翻、外旋,牵拉内侧副韧带造成损伤;或足部固定不动,大腿突然强力内收、内旋;或膝关节伸直位时,膝或腿部外侧受到暴力打击或重物挤压,促使膝关节过度外翻,即可造成内侧副韧带损伤。若损伤作用机制进一步加大,则造成韧带部分撕裂或完全断裂,严重时可合并半月板或交叉韧带的损伤。

(二)外侧副韧带损伤

由于膝关节呈生理性外翻,又有髂胫束共同限制膝关节内翻和胫骨旋转的功能,所以外侧副韧带的损伤较少见。但在小腿突然内翻、内旋;或大腿过度强力外翻、外旋;或来自膝外侧的暴力作用或小腿内翻位倒地捩伤,使膝关节过度内翻,导致膝外侧副韧带牵拉损伤。损伤多见于腓骨小头抵止部撕裂。严重者可伴有外侧关节囊、腘肌腱撕裂,腓总神经损伤或受压,可合并有腓骨小头撕脱骨折。

韧带损伤后引起局部出血、肿胀、疼痛,日久血肿机化、局部组织粘连,进一步导致膝关节活动受限。

本病属中医骨伤科"筋伤"范畴。中医认为膝为诸筋之会,内为足三阴经筋所结之处,外为足少阳经筋、足阳明经筋所络,急、慢性劳伤,损伤筋脉,气血瘀滞,致筋肌拘挛,牵掣筋络,屈伸不利,伤处为肿为痛。

二、诊断

(一)症状

(1)有明显的膝关节外翻或内翻损伤史。

(2)伤后膝内侧或外侧当即疼痛、肿胀,部分患者有皮下瘀血。

(3)膝关节屈伸活动受限,跛行或不能行走。

(二)体征

1.肿胀

伤处肿胀,多数为血肿。血肿初起为紫色,后逐渐转为紫黄相兼。

2.压痛

膝关节内侧或外侧伤处有明显压痛。内侧副韧带损伤压痛点局限于内侧副韧带的起止部;外侧副韧带损伤时,压痛点常位于股骨外侧髁,或腓骨小头处。

3.放散

痛内侧副韧带损伤,疼痛常放散到大腿内侧、小腿内侧肌群,伴有肌肉紧张或有痉挛;外侧副韧带损伤,疼痛可向髂胫束、股二头肌和小腿外侧放散,伴有肌肉紧张或有痉挛。

4.侧向运动试验

膝内侧或外侧疼痛加剧,提示该侧副韧带损伤。

5.韧带断裂

侧副韧带完全断裂时,可触及该断裂处有凹陷感,做侧向运动试验时,内侧或外侧关节间隙有被"拉开"或"合拢"的感觉。

6.合并损伤

合并半月板损伤时麦氏征阳性;合并交叉韧带损伤时抽屉试验阳性;合并腓总神经损伤时,小腿外侧足背部有麻木感,甚者可有足下垂。

(三)辅助检查

X线检查:内侧副韧带完全断裂时,做膝关节外翻位应力下摄片,可见内侧关节间隙增宽;外侧副韧带完全断裂者做膝关节内翻位应力下摄片,可见外侧关节间隙增宽;合并有撕脱骨折时,在撕脱部位可见条状或小片状游离骨片。

三、治疗

(一)治疗原则

活血祛瘀,消肿止痛,理筋通络。

(二)手法

滚法、按法、揉法、屈伸法、弹拨法、搓法、擦法等。

(三)取穴与部位

1.内侧副韧带损伤

血海、曲泉、阴陵泉、内膝眼等穴及膝关节内侧部。

2.外侧副韧带损伤

膝阳关、阳陵泉、犊鼻、梁丘等穴及膝关节外侧部。

(四)操作

1.内侧副韧带损伤

(1)患者仰卧位,患肢外旋伸膝。术者在其膝关节内侧用滚法治疗,先在损伤部位周围操作,后转到损伤部位操作。然后沿股骨内侧髁至胫骨内侧髁施按揉法,上下往返治疗。手法宜轻柔,切忌粗暴。时间为5～8分钟。

(2)继上势,术者用拇指按揉血海、曲泉、阴陵泉、内膝眼等穴,每穴约为1分钟。

(3)继上势,术者做与韧带纤维垂直方向施轻柔快速的弹拨理筋手法,掌根揉损伤处,配合做膝关节的拔伸和被动屈伸运动,手法宜轻柔,以患者能忍受为限。时间为3～5分钟。

(4)继上势,术者在膝关节内侧做与韧带纤维平行方向的擦法,以透热为度。搓、揉膝部,轻轻摇动膝关节数次结束治疗。时间为2～3分钟。

2.外侧副韧带损伤

(1)患者取健侧卧位,患肢微屈。术者在其大腿外侧至小腿前外侧用滚法治疗,重点在膝关节外侧部。然后自股骨外侧髁至腓骨小头处施按揉法,上下往返治疗。手法宜轻柔,切忌粗暴。时间为5～8分钟。

(2)继上势,术者用拇指按揉膝阳关、阳陵泉、犊鼻、梁丘等穴,每穴约为1分钟。

(3)继上势,术者在与韧带纤维垂直方向施轻柔快速的弹拨理筋手法,掌根揉损伤处,配合做膝关节的拔伸和被动屈伸运动,手法宜轻柔,以患者能忍受为限。时间为3～5分钟。

(4)患者俯卧位,术者沿大腿后外侧至小腿后外侧施滚法治疗。然后转健侧卧位,在膝关节外侧与韧带纤维平行方向施擦法,以透热为度。搓、揉膝部,轻轻摇膝关节数次结束治疗。时间为 3～5 分钟。

四、注意事项

(1)急性损伤有内出血者,视出血程度在伤后 24～48 小时才能推拿治疗。

(2)损伤严重者,应做 X 线检查,在排除骨折的情况下才能推拿。若损伤为韧带完全断裂或膝关节损伤三联征者宜建议早期手术治疗。

(3)后期应加强股四头肌功能锻炼,防止肌萎缩。

五、功能锻炼

损伤早期,嘱患者做股四头肌等长收缩练习,每次 5～6 分钟,并逐渐增加锻炼次数,以防肌肉萎缩,然后练习直腿抬举,后期做膝关节屈伸活动练习。

六、疗效评定

(一)治愈
肿胀疼痛消失,膝关节功能完全或基本恢复。

(二)好转
关节疼痛减轻,功能改善,关节有轻度不稳。

(三)未愈
膝关节疼痛无减轻,关节不稳,功能障碍。

（季法会）

第二十节　髌下脂肪垫劳损

髌下脂肪垫劳损是指膝关节由于急性损伤或慢性劳损引起脂肪垫的无菌性炎症,临床上以两膝眼肿胀、压痛、关节屈伸受限为主的一种病证。本病好发于运动员及膝关节屈伸运动过多的人,如经常爬山、下蹲起立者。肥胖者更易发生。

一、病因病理

髌下脂肪垫位于髌骨下方,是髌韧带后方及两侧与关节囊之间的脂肪组织,呈三角形,充填于膝关节前部间隙,有增加膝关节稳定性和减少摩擦的作用。引起髌下脂肪垫劳损的原因可见于急性损伤、慢性劳损和继发性损伤。急性损伤常因膝关节极度过伸或膝前部遭受外力的撞击损伤;慢性劳损常因膝关节过度屈伸活动,脂肪垫嵌于胫股关节之间受挤压、摩擦,形成慢性损伤;继发性损伤多为髌骨软骨炎、创伤性滑膜炎、半月板损伤等病证所引发。其病理表现为脂肪垫肥厚、充血、水肿,发生无菌性炎症,刺激神经末梢而疼痛;肥厚的脂肪垫在膝关节活动时嵌入关节间隙,出现交锁现象;无菌性炎症反应又促使渗出增多,两膝眼饱满。病史较长者则脂肪垫肥厚,并与髌韧带发生粘连,从而影响膝关节的伸屈活动。

本病属中医骨伤科"筋伤证"范畴。膝为胫股之枢纽,隙为脂垫之所在,起稳定关节的作用。过度屈伸膝节,脂垫嵌入而伤,或积劳成伤,累及脂垫,气血瘀滞,为肿为痛,以致膝关节屈而不伸。

二、诊断

(一)症状

(1)膝关节有急性损伤或慢性劳损史。

(2)膝前部髌韧带两侧疼痛或酸痛无力,尤以站立或运动时膝关节过伸时明显,可放散到小腿部、足部。

(3)膝关节髌韧带两侧饱满,劳累后加重,休息后减轻。

(4)膝关节屈伸活动不灵活,少数患者可有被卡住的感觉。

(二)体征

(1)髌韧带两侧肿胀,两膝眼部可见明显膨隆。

(2)髌韧带两侧关节间隙按之酸胀痛,屈膝活动时有深部挤压痛。

(3)脂肪垫挤压试验阳性。

(4)膝关节过伸试验阳性。

(三)辅助检查

1.X 线检查

可排除膝关节骨与关节病变。

2.实验室检查

血、尿常规检查,血沉检查,抗"O"及类风湿因子检查未见异常。

三、治疗

(一)治疗原则

舒筋通络,活血消肿。

(二)手法

㨰法、一指禅推法、按法、揉法、擦法及被动运动手法等。

(三)取穴与部位

梁丘、内膝眼、犊鼻、阴陵泉、阳陵泉等穴及髌韧带两侧关节间隙。

(四)操作

(1)患者仰卧位,患膝腘窝部垫枕使膝关节呈微屈(约屈膝 30°)。术者先在其膝关节周围施㨰法往返操作,重点在髌骨下缘部。手法宜轻柔,时间约为 5 分钟。

(2)继上势,术者用拇指点、按揉梁丘、内膝眼、犊鼻、阴陵泉、阳陵泉等穴,以酸胀为度,用力不宜过重。每穴约为 1 分钟。

(3)继上势,术者以一指禅推法或按揉法在髌韧带两侧的关节间隙重点治疗,手法宜深沉,并配合做髌韧带的左右弹拨操作。时间为 5~8 分钟。

(4)被动运动手法。患者仰卧屈膝屈髋 90°,一助手握住股骨下端,术者双手握持踝部,两者相对牵引,术者内、外旋转小腿数次,然后做膝关节尽量屈曲,再缓缓伸直数次。此法对脂肪垫嵌入关节间隙者效果尤著。

(5)患者仰卧位,半屈膝位,沿关节间隙施擦法,以透热为度。搓揉膝关节结束治疗。

四、注意事项

(1)急性期避免膝关节过度屈伸活动,后期宜加强膝关节功能锻炼。

(2)对手法治疗无效者,可行手术切除肥厚的脂肪垫;或局部注射泼尼松 12.5～25.0 mg 加 1％普鲁卡因 5～10 mL,效果良好,此法可重复 2～3 次。

(3)注意膝部保暖,对伴有膝部其他疾病者,应同时给予治疗。

五、功能锻炼

同"膝关节创伤性滑膜炎"。

六、疗效评定

(一)治愈

膝关节无肿痛,功能完全或基本恢复,膝过伸试验阴性。

(二)好转

膝部肿痛减轻,下楼梯仍有轻微疼痛,膝过伸试验(±)。

(三)未愈

症状未改善,X 线检查可见脂肪垫钙化阴影。

(胡善智)

第十三章

急性病证的推拿治疗

第一节 高　热

高热在临床上属于危重症范畴。正常体温常以肛温 36.5~37.5 ℃，腋温 36~37 ℃ 衡量。若腋温超过 37.4 ℃，且 1 天间体温波动超过 1 ℃，可认为发热。所谓低热，指腋温为 37.5~38.0 ℃，中度热 38.1~39.0 ℃，高热 39.1~40.0 ℃，超高热则为 41 ℃ 以上。

一、诊断要点

（一）症状

体温上升时出现恶寒、战栗、皮肤苍白并干燥无汗，体温可在几分钟、几小时、几天内达到高峰。临床表现为皮肤潮红、灼热、出汗、呼吸及心率加快等，并有眼结膜充血、口唇疱疹、头痛，甚至意识障碍。

（二）体征

体温 39 ℃ 以上，心率 100 次/分以上，呼吸 24 次/分以上，面色潮红，周身汗出或无汗。败血症伴有皮疹、皮肤黏膜出现血点；伤寒、副伤寒伴有表情淡漠、玫瑰疹、肝脾大。风湿热可伴有关节红肿、心律失常，少数患者可出现环形红斑或结节性红斑。

（三）实验室检查

（1）败血症患者白细胞计数常在 $15 \times 10^9/L$ 以上，有核左移，中毒颗粒者应考虑为金黄色葡萄球菌败血症。

（2）结核病患者白细胞计数正常或减少。淋巴细胞分类增加，应考虑浸润性肺结核，结合胸片及痰菌检查可确诊。

（3）伤寒、副伤寒患者白细胞计数减少，贫血，血或骨髓涂片可找到疟原虫。

（4）细菌性或阿米巴性肝脓肿患者白细胞计数明显增加，X 线检查、超声检查有助于诊断定位。

（5）尿路感染患者尿常规检查可见白细胞、脓球。

（6）中枢神经系统感染患者应及时做脑脊液检查及 CT 检查。

（7）风湿热患者血沉增快，黏蛋白增高，抗"O"增高，系统性红斑狼疮血沉加快，抗核抗体阳性，骨髓或血中有时可检出狼疮细胞。

二、辨证分型

(一)外感高热型
发病急,病程短,体温在 39 ℃以上,初起伴有恶风寒等外感证候。

(二)风热型
高热恶寒,咽干,头痛,咳嗽,舌红苔黄,脉浮数。

(三)肺热型
伴有咳嗽,痰黄而稠,咽干口渴等。

(四)热在气分型
高热汗出,烦渴引饮,舌红,脉洪数。

(五)热入营血型
高热夜甚,斑疹隐隐,吐血便血,舌绛心烦,甚则出现神昏谵语、抽搐。

三、推拿治疗

(一)治则
清热,泻火,退热。

(二)手法
一指禅推法、点法、擦法、揉法、分法等。

(三)取穴
以足太阳经、手阳明经、督脉腧穴为主,配合有关经脉腧穴,取大椎、大杼、肺俞、风池、中府、玄门、尺泽、曲池、肩井、合谷、外关、太阳、印堂、迎香等穴。

(四)操作方法
(1)患者坐位,术者站于其前方,先用一指禅推法于前额印堂穴向上推至前发际,再推向太阳穴再沿眉弓推回印堂,如此往返操作治疗 2～3 分钟,治疗重点以印堂、太阳、鱼际诸穴为主。继之用双手拇指分抹法于前额部,重点以印堂、太阳、鱼际诸穴为主。继之用双手拇指分抹前额部,自印堂眉弓由中间向两侧向上逐次分推抹至前发际两侧头维、太阳,反复操作治疗 2～3 分钟,再用双手拇指按揉印堂、太阳、头维、神庭、迎香穴,反复操作治疗 2～3 分钟,均以酸胀感为佳。

(2)承上势,术者位于其背后,先用擦法于肩背部沿大肠经和肺经向指端方向往返操作治疗 2～3 分钟,其重点以曲池、尺泽、外关、鱼际诸穴为主,继之拿按风池,手法宜重,令其发汗。用双手示、中指按揉中府、云门穴各 1 分钟,再点按肩井、大椎、大杼、肺俞诸穴,反复治疗 2～3 分钟,均以酸胀感为度。

(3)接上势,术者施用擦法于肩背两侧及膀胱经,左右上下往返治疗 3～5 分钟,继用掌擦督脉、膀胱经,上下反复擦至皮肤色红、热透入里为度。然后用掌拍肩背脊柱部,反复拍打 3～5 遍。最后,拿揉风池,拿按肩井,搓揉肩背部,结束手法操作。

(五)随证加减
(1)无汗或自汗,四肢不温者,加揉按肺俞、脾俞、肾俞、足三里,艾灸气海穴。

(2)发热,出汗,痰黄,咽肿痛,口渴者,加点揉大椎,按揉肺俞、尺泽,拿按曲池。

(3)无汗怕冷,鼻塞流涕者,加按揉风门,擦大椎,摩中脘,艾灸合谷、神阙。

(六)注意事项

(1)内伤发热,或流行性感冒并发肺炎、脑炎、伤寒、副伤寒、败血症等出现高热不退,应及时转科诊治。

(2)嘱患者注意保暖,多饮开水,避免过劳或受寒凉。

(3)平时坚持锻炼身体,经常做头面部保健操及保健功法以增强体质。

四、自我保健推拿

患者取坐位,用示、中指指腹揉印堂,按揉太阳,抹前额,揉推迎香,按揉风池,拿按合谷,拿揉内关、外关,按揉中府、云门、尺泽,擦胸部,重按大椎、肺俞。每次操作时间约 15 分钟,每天早晚各 1 次。

(胡善智)

第二节　休　克

休克是临床上较为常见的一个急症,是由各种致病因素引起有效循环血量下降,使全身各组织和重要器官灌注不足,从而导致一系列代谢紊乱、细胞受损及脏器功能障碍。其临床表现为面色苍白、四肢湿冷、肢端发粗、脉搏细速、尿量减少及神志迟钝、血压下降等。休克特征为微循环障碍,临床上各科均可遇到。不论其病因如何,导致休克根本因素为有效血容量锐减,最终使组织缺血、缺氧,细胞代谢异常,造成细胞死亡。

一、诊断要点

(1)有诱发休克的原因。

(2)有意识障碍。

(3)脉搏细速,超过 100 次/分或不能触知。

(4)四肢湿冷,胸骨部位皮肤指压阳性(压迫后再充盈时间超过 2 秒钟),皮肤花纹,黏膜苍白或发绀,尿量少于 30 mL/h 或尿闭。

(5)收缩血压低于 10.7 kPa(80 mmHg)。

(6)脉压小于 2.7 kPa(20 mmHg)。

(7)原有高血压者,收缩血压较原水平下降 30% 以上。

(8)实验室检查:细菌感染,特别是化脓性感染时,白细胞总数和中性粒细胞增高,而病毒、立克次氏体、疟原虫及某些细菌感染,白细胞总数正常或减少。动脉血乳酸含量增高,血中乳酸脱氢酶含量增高表明组织破坏严重。若一度升高而后逐渐下降,表明缺氧和坏死得到改善。休克患者可能伴有低钠、低氯、高钾血症。

凡符合上述第(1)项及第(2)、(3)、(4)项中的两项和第(5)、(6)、(7)项中的一项者,可诊断为休克。

二、辨证分型

(一)热厥型

身热头痛,口干舌燥,烦渴,大便燥结,脉沉滑数,舌红苔黄燥等,与革兰阳性菌所致脓毒性休克相符。

(二)寒厥型

以肢体厥冷,出冷汗,唇甲青紫,精神萎靡,舌淡苔滑,脉沉微细欲绝为主要特点,是一种阴寒内盛、阳气衰败的全身虚寒性急危重症。

(三)气脱型

精神萎靡,面色苍白,胸闷气短,汗出黏或汗出湿冷,舌淡红,脉细数无力,与心源性休克相符。为卫气不固、正气外脱、气阴伤耗之证。

(四)血脱型

多与失血性休克相符,表现口渴,心悸,面色苍白,四肢厥冷,舌质淡,脉细数。

三、推拿治疗

(一)治则

急则治其标,缓则治其本。以醒脑开窍,回阳救逆为法,缓则培元固本,补益血气。

(二)手法

按揉法、一指禅推法、掐法、拿法、点法等。

(三)取穴

素髎、内关,配以人中、中冲、涌泉、百会、神阙、关元等。

(四)操作方法

(1)患者仰卧位,术者位于其右侧,先施用掐法、点按法于素髎、人中、内关、合谷、涌泉诸穴,以升阳救逆;症状稍有缓解时,施用一指禅推法。揉按百会、神阙、关元、涌泉,掐揉中冲(或十宣)以醒脑开窍。

(2)承上势,隔天再以按揉法、一指禅推法于上述各穴位,并加用拿揉肩井、肩髎、肩贞、曲池、少海、手三里。点按太冲、足三里诸穴,以平肝潜阳,降逆宽胸,补中益气。操作治疗时间20分钟左右。

(五)注意事项

(1)休克是一种严重病症,术者必须密切观察病情变化。

(2)患者应平卧,不用枕头,宽衣解带,并注意保暖和安静。待血压稳定后,必须搬动时,动作要轻缓。

(3)经推拿治疗效果不显著者,可配服独参汤或建议其他方法治疗。

（胡善智）

第三节 昏 厥

昏厥是一种突发性、短暂性、一过性的意识丧失而昏倒,是因一时性广泛性脑缺血、缺氧引起,可在短时间内自然恢复。昏厥的产生可由于心排血量明显减少,或心脏瞬时停搏,大循环中周围血管阻力下降,或由于局部脑供血不足所致。当人体站立时,心排血量停止1～2秒,就会有头昏无力感,3～4秒可发生意识丧失。

一、诊断要点

(一)症状

突然昏厥,不省人事,面色㿠白,四肢厥冷。昏前常有诱因,如疼痛、情绪不佳、恐惧、焦虑、疲劳、闷热、突然转颈、低头等。昏前常有前驱症状,如出汗、恶心、上腹不适,头晕、耳鸣、眼花、气促、胸痛、四肢发麻等。

(二)体征

(1)面色异常,如显著苍白多见于反射性昏厥;面色潮红见于某些脑性昏厥,发绀见于原发性肺动脉高压症、哭泣昏厥等。

(2)呼吸异常多见于心脏机械性阻塞或脑性昏厥。

(3)血压异常下降见于直立性低血压性昏厥,血压明显升高见于高血压脑病、妊娠高血压综合征等。

(4)心脏停搏或心动过缓可见于颈动脉性昏厥、吞咽性昏厥、排尿性昏厥。

(三)实验室检查

实验室检查对昏厥患者诊断帮助较大,一般先做常规检查。尿常规尿糖和酮体阳性可能为糖尿病。尿蛋白大量并伴有红细胞、白细胞、管型者,应考虑尿毒症的可能。血常规白细胞增高者,应考虑感染、炎症、脱水及其他应激情况。血红蛋白阳性,应考虑内出血、贫血。同时,还应注意脑脊液检查、呕吐物检查,必要时再做血液生化检查。

(四)X线、CT 特殊检查

X线检查有助于寻找隐匿病因,如头颅 X 线检查可发现颅骨骨折,胸部 X 线检查可发现肺部肿瘤或炎症,腹部 X 线检查可发现梗阻征象等。

CT 检查对颅内、胸腔、腹腔内病变都有较高的诊断价值,在昏迷原因较难确定时,应考虑做 CT 检查,特别是头颅 CT 检查,对鉴别诊断帮助较大。

二、辨证分型

(一)气厥

1.实证

由于情志刺激而诱发突然昏仆,不省人事,呼吸气粗,口噤握拳,四肢厥冷,舌苔薄白,脉沉有力或沉弦。

2.虚证

眩晕昏仆,面色苍白,气息低微,冷汗淋漓,四肢厥冷,舌淡,脉沉细微。

(二)血厥

1.实证

猝然昏倒,不省人事,牙关紧闭,面红目赤,口唇紫黑,舌红或紫黯。脉弦。

2.虚证

突然昏厥,唇面色苍白,口张自汗,肢冷,气息微弱,目陷无光,舌淡,脉细无力。

(三)暑厥

猝然昏倒,气喘不语,冷汗不止,面色潮红或苍白,口渴尿少,舌红而干,脉洪数或虚数而大。

(四)痰厥

突然晕仆,不省人事,喉间痰声辘辘作响或吐涎沫,呼吸气粗,四肢厥冷,苔白腻,脉弦滑。

(五)食厥

暴饮过食突然昏厥,胸闷气室,脘腹胀满疼痛,舌苔黄腻,脉滑。

三、推拿治疗

(一)治则

开窍醒神,理气降逆。

(二)手法

掐法、按法、揉法、点法、推法、拿法、拍法等。

(三)取穴

人中、攒竹、百会、印堂、太阳、膻中、心俞、膈俞、内关、足三里等穴。

(四)操作方法

(1)患者仰卧位,头颈稍垫高,解开衣襟,若喉中有痰者,先用吸痰器吸痰,或将头偏向一侧,进行口对口吸痰。术者位于右侧,用拇指掐人中、攒竹两穴,先掐后揉治疗2～3分钟。继用按揉百会、印堂穴1～2分钟,再从印堂推抹至太阳、角孙穴反复操作治疗2～3分钟。

(2)承上势,术者先用双手拇指与示、中、无名指重拿肩井穴3～5次。用掌揉膻中穴,用四指端点揉期门、章门诸穴2～3分钟。继用双手分推两侧心俞、膈俞、肝俞诸穴,反复操作2～3分钟,以酸胀感为度。继用指掌分推法于背脊部自大椎穴分推至两侧胁肋部,往返操作5～7遍。最后用掌拍法于脊背部重拍督脉、膀胱经,反复操作1～2分钟。

(五)注意事项

(1)昏厥重症,出现循环衰竭、脱水昏迷等严重病情时,不宜手法治疗,应及时转诊其他科治疗处理。

(2)患者苏醒后,应积极寻找病因,进行治疗。

(3)嘱患者避免情志刺激、暴饮、暴食、暑热劳作等各种诱发因素。

(胡善智)

第四节 抽 搐

抽搐是不随意运动表现,是神经-肌肉疾病的病理现象,表现为横纹肌的不随意收缩。中医认为引起抽搐的病因病机主要有热毒内盛,风阳扰动,风毒窜络,阴血亏损等方面。常见于脑系疾病、传染病、中毒、头颅内伤、厥病、子痫、产后痉病、小儿惊风、破伤风、狂犬病等病中。

一、诊断要点

(一)症状

突然发病,项背强直,口噤不开,四肢和躯干出现肌肉抽搐,甚则角弓反张,不省人事,或手指蠕动。可伴有发热或畏寒、头痛、呕吐、心悸、二便失禁等。癔症性抽搐在发作前多有精神刺激,出现全身僵直、牙关紧闭、双手紧握,或为不规则四肢挥舞,杂以啼哭、叫喊,发作时间一般偏长,数分钟至数小时,偶尔更长。

(二)体征

(1)患者肌张力增高,呈强直性或痉挛性肌收缩,可有意识障碍。

(2)体温可异常升高,血压亦可异常,可有心肺体征或神经系统体征,以及其他方面体征。

(3)癔症性抽搐患者无异常体征,肌张力变化不定。

(三)X 线、CT 特殊检查

如考虑为大脑功能障碍性抽搐,脑缺血、脑梗死、脑肿瘤、脑外伤等,应做心电图、脑彩超、CT、脑血管造影等检查。

(四)实验室检查

可按需要做血常规,尿常规,血糖、血电解质测定,肝功能、肾功能测定,脑脊液检查,血气分析,寄生虫抗原皮内试验等。

二、辨证分型

(一)邪壅经络型

发热恶寒,头痛,项背强直甚或口噤不得语,四肢搐搦,或筋脉拘急,胸脘痞闷,渴不欲饮,苔白腻,脉浮紧。

(二)风痰闭神型

突然昏仆,肢体抽搐或瘫痪,喉中痰鸣,口吐涎沫,苔白腻,脉弦滑。

(三)热郁阳明型

壮热胸闷,口噤齘齿,项背强直,四肢抽搐甚至角弓反张,口渴喜冷饮,躁扰神昏,腹胀便秘,苔黄腻,脉弦数。

(四)热盛动风型

壮热汗出口渴,躁扰不宁,甚则神昏,四肢抽搐,颈项强直,两目上视,面赤,舌质红绛,苔黄,脉数。

(五)热动营血型

身热夜甚,神昏,口噤抽搐,项背强直,角弓反张,或身见斑疹,舌红绛,苔黄燥,脉弦数或细数。

(六)肝阳化风型

头痛眩晕,项强不舒,肢体麻木,震颤或抽搐,急躁易怒,或见昏迷,口苦,面红目赤,舌红,苔黄,脉弦细。

(七)阴虚动风型

头痛眩晕,腰酸耳鸣,心烦失眠,肢体麻木,震颤甚或抽搐,小便短黄,大便干结,舌红,少苔,脉数。

（八）风毒入络型

四肢抽搐,牙关紧闭,舌强口噤,或肌肉震颤,或苦笑面容,或半身不遂,或口眼㖞斜,头痛眩晕,舌红,苔腻,脉弦。

（九）火毒入络型

四肢抽搐无力,肌肉瞤动,肢体发麻,食少,腹胀,便溏,神疲乏力,肢凉,眩晕,体瘦,面色萎黄,舌淡,苔薄白,脉缓弱。

三、推拿治疗

（一）治则

急则治其标,缓则治其本,以开窍、醒脑、解痉、止搐为法。

（二）手法

掐法、点法、拿法、按法、揉法等。

（三）取穴

以督脉为主,取人中、印堂、百会、大椎、筋缩、合谷、太冲、后溪、涌泉等穴。

（四）操作手法

(1)患者仰卧位,术者位于其一侧,先用拇指指端掐人中、十宣,先掐后揉反复操作 3～5 次,继之重按揉印堂、百会、大椎、筋缩、合谷、太冲、后溪,施用点按法于两侧阳陵泉、太冲、涌泉诸穴,反复操作 3～5 分钟,均要有明显酸胀感。

(2)承上势,术者用拿揉法于两上肢曲池、内关、合谷、手三里诸穴反复操作治疗 3～5 分钟,再拿按委中、承山、昆仑诸穴,反复操作治疗 2～3 分钟,最后用双手掌搓揉上、下肢,反复操作 2～3 遍。

（五）注意事项

(1)治疗应针对原发病因处理,在急症期应用推拿治疗同时应配合其他必要的综合抢救措施。

(2)治疗时,必须注意患者平卧,头偏向一侧,保持呼吸道通畅,并将患者下颌托起,防止舌后坠阻塞。

(3)要解开患者领口、衣扣,放松裤带,以减轻呼吸道阻力,应注意大小便护理。

四、自我保健推拿

取坐位,用示、中指按揉印堂、百会、大椎、合谷、太冲、阳陵泉各 1 分钟,拿曲池、委中、承山穴,搓擦涌泉,时间 15 分钟,每天 1 次,两侧交替进行。

（胡善智）

第五节 中 暑

中暑是高温环境下,人体产生的严重不良反应。正常人的体温由大脑皮层、间脑、延髓及视丘脑下部的体温调节中枢管理。人体产生的热通过传导、辐射、对流和蒸发而散失,从而维持适当的体温。当外界温度过高,长时间日晒、湿热或空气不流通的高温环境等阻碍了散热时,就会发生中暑。

一、诊断要点

(一)先兆中暑型
高温或日晒下,出现头昏、耳鸣、胸闷、出汗、口渴、恶心等。

(二)轻度中暑型
体温高于 38.5 ℃时,除先兆中暑症状外,可有呼吸及循环衰竭早期症状。

(三)重症中暑型
除上述症状,体温可高达 40 ℃,并有昏迷、痉挛及呼吸、循环衰竭,还可以出现热痉挛,导致低血钠、低血氯、低血钙及维生素缺乏。

二、辨证分型

(一)暑入阳明致气阴两伤型
壮热多汗,口渴引饮,面赤气粗,大便燥结,小便短赤,舌质红,脉洪数,指纹深红,透达气关。

(二)暑犯心包致热余气机型
猝然昏倒或昏狂谵语,身热肢厥,斑色紫黑,舌绛起刺,脉洪大而滑数,指纹紫黯,直达命关。

(三)暑热亢盛致肝风内动型
昏眩欲倒,四肢挛急,头项抽搐,甚至角弓反张,牙关紧闭,神志不清。

(四)阴损及阳致气虚欲脱型
面色不华,头晕心悸,精神萎靡,汗出肢冷,发作时昏倒仆地,气息短促,舌质紫黯,苔白腻,脉沉微,沉缓,指纹多淡滞。

三、推拿治疗

(一)治则
清暑化湿,解表和里。

(二)手法
一指禅推法、拿法、按法、擦法、拍击法等。

(三)取穴
以任脉、手太阴经、足太阴经、足太阳经腧穴为主,配以有关经脉腧穴。取中脘、膻中、章门、孔最、尺泽、合谷、足三里、丰隆、三阴交、肺俞、胃俞、印堂、太阳、迎香等穴。

(四)操作方法
(1)患者仰卧位,术者位于其一侧,先用一指禅推法于脘腹部沿任脉自膻中穴向下推至神阙穴,上下往返操作 3～5 分钟,其治疗重点为膻中和中脘穴。继之用按揉膻中、中脘、章门诸穴,反复按揉治疗 3～5 分钟,均以酸胀感为度。

(2)承上势,术者先用双手拇指自印堂穴向上向两侧分推前额部,反复操作治疗 2～3 分钟。继之用两手拇指分别按揉两侧太阳、迎香、攒竹、神庭、百会诸穴 2～3 分钟,再拿揉孔最、尺泽、外关、合谷、足三里、丰隆、三阴交诸穴,反复操作 5～7 分钟,均以酸胀感为度。

(3)患者俯卧位,术者位于其一侧,先用擦法于背脊部自大椎穴向下沿膀胱经至腰部两侧,反复操作2～3分钟,手法宜偏重,均以明显酸胀感为佳。最后,用掌拍肩背两侧和背脊膀胱经,反复操作 2～3 分钟,结束手法治疗。

（五）注意事项

（1）及时将中暑患者迅速移至阴凉通风处,解开衣领,让患者躺在床上休息,头部不要垫高,并给冷盐水或清凉饮料,或采取冷湿敷,酒精擦浴处理。

（2）当中暑出现循环衰竭,脱水,昏迷等严重病情时,应及时采取中西医综合抢救,如静脉补液、冰块降温等措施。

四、自我保健推拿

取坐位,用右手拇指按揉膻中、中脘、章门穴各 1 分钟,摩腹、分推腹部 2 分钟,按揉太阳、印堂、迎香,拿按孔最、尺泽、合谷、足三里、丰隆穴各 3～5 分钟,每天 1～2 次。

（胡善智）

第六节　冻　　伤

冻伤是机体暴露于低温环境所致的全身性或局部性急性冻结性损伤,是由寒冷所致末梢部局限性炎症性皮肤病,是冬季常见病,以暴露部位出现充血性水肿红斑,遇温高时皮肤瘙痒为特征。严重者可能会出现患处皮肤糜烂、溃疡等现象。该病病程较长,冬季还会反复发作,不易根治。

一、诊断要点

（一）一度冻伤

一度冻伤为皮肤浅层冻伤。局部皮肤初为苍白色,渐渐转为蓝紫色,继之出现红肿、发痒、刺痛和感觉异常,无水疱形成。约 1 周后,症状消失,表皮逐渐脱落,愈后不遗留瘢痕。

（二）二度冻伤

二度冻伤为全层皮肤冻伤。局部皮肤红肿、发痒、灼痛,可于 24～48 小时出现水疱,如无继发感染,经 2～3 周,水疱干涸,形成黑色干痂,脱落后创面有角化不全的新生上皮覆盖,局部可能有持久的僵硬和痛感,但不遗留瘢痕和发生痉挛。

（三）三度冻伤

三度冻伤为皮肤全层及皮下组织被冻伤。皮肤由苍白逐渐变为蓝色,再转为黑色。皮肤感觉消失,冻伤周围组织出现水肿和水疱,并伴较剧烈的疼痛和灼痒。坏死组织脱落后留有创面,易继发感染。愈合缓慢,愈后遗留瘢痕,并可影响功能。

（四）四度冻伤

四度冻伤为皮肤、皮下组织、肌肉甚至骨骼都被冻伤。伤部感觉和运动功能完全消失。患处呈暗灰色,与健康组织交界处可出现水肿和水疱。2～3 周有明显坏死分界线出现。一般为干性坏疽,但有时由于静脉血栓形成,周围组织水肿及继发感染,形成湿性坏疽。往往留下伤残和功能障碍。

二、辨证分型

(一)寒凝血瘀型

局部麻木发凉,冷痛,肤色青紫或黯红,肿胀结块,或有水疱,发痒,或灼痛,感觉迟钝,舌苔白,或舌有瘀斑,脉沉或细。

(二)寒凝化瘀型

冻伤后,局部坏死,疮面溃烂流脓,四周红肿,疼痛加剧,伴有发热、口干,舌质红,苔黄,脉数。

(三)寒盛阳衰型

时时寒战,四肢厥冷,蜷卧嗜睡,感觉麻木,肢端冷痛,面色苍白,舌质淡,苔白,脉沉迟。或神志不清,反应迟钝,知觉丧失,四肢厥冷,全身僵直,唇甲青紫,面色青灰,瞳孔散大,喘息微弱,脉微欲绝,或六脉俱无。

三、推拿治疗

(一)治则

温经活血(推拿治疗适用于早期一、二度冻伤)。

(二)手法

滚法、按法、揉法、拿法、捻法、擦法等。

(三)取穴

上肢部:曲池、手三里、孔最、内关、合谷等;下肢部:足三里、阳陵泉、承山、昆仑、太溪、太冲等。

(四)操作方法

(1)患者仰卧位,术者位于一侧,先用滚法于前臂内、外侧,反复操作治疗3～5分钟。继之按揉曲池、手三里、孔最、内关,拿揉合谷,反复操作3～5分钟,均以酸胀为度。再用摩法,捻法施于冻伤处及手指,手法摩揉捻动要轻柔缓和,反复操作3～5分钟。然后轻擦前臂外侧及手背冻伤处,以温热感为宜。

(2)承上势,若足部冻伤,术者位于患足侧方,先用一指禅推摩法施于足踝部及足背趾部,反复推摩治疗5～7分钟。继之用拇指轻按揉足三里、解溪、丘墟、商丘、内庭、地五会、京骨、太冲诸穴,反复治疗3～5分钟,然后用轻揉的掌擦法施于足踝足背部反复治疗,以温热感为宜。最后,摇踝关节,轻缓柔和顺、逆时针方向各摇转3～5次。

(3)患者俯卧位,术者位于患肢侧方,先用一指禅推法施于患小腿后侧,足跟底部,自上而下反复操作5～7分钟,小腿肚、足踝病变处为重点治疗部位。继用拇指按揉足三里、阳陵泉、承山、昆仑、太溪诸穴,反复治疗2～3分钟,均以酸胀感为度。再施用擦法于小腿肚、足踝、足掌心,反复擦至发热为佳。

(五)随证加减

(1)手部冻伤者,加双手在温热水中浸泡15～20分钟,擦浴后在冻伤处用轻揉5～8分钟,继用按揉法施于足三里、孔最、外关诸穴,拿揉合谷,反复治疗3～5分钟,揉前臂外侧及手背部3～5分钟,每天2～3次。

(2)足部冻伤者,加用热水洗净双足,浸泡15～20分钟,先将两掌心搓热放在冻伤处轻揉5～8分钟,继用拇指在患处周围做指压治疗5～7次,点揉足三里、绝骨、太冲诸穴2～3分钟,再做踝关节屈伸及旋转被动活动各 3～5 次,每天 2～3 次。

(六)注意事项

(1)注意保暖,适当参加体育运动。

(2)本法对冻伤面积较大者,3 度以上冻伤,不宜推拿治疗。

(3)轻度冻伤者,坚持自我推拿,效果更佳。

四、自我保健推拿治疗

(一)手部冻伤

双手在温热水中浸泡 15～20 分钟,擦干后在冻伤处轻揉 5～8 分钟,按揉手三里、孔最、外关,拿合谷等。揉前臂外侧及手背部约 10 分钟,每天 2～3 次。

(二)足部冻伤

用热水洗净双足,浸泡 15～20 分钟,将两手掌心搓热在冻伤处轻揉 5～8 分钟,用拇指在患处周围做指压法 5～10 次,点揉足三里、绝骨、太冲等穴,做踝关节屈伸旋转运动 20～30 次,每天 2～3 次。

(胡善智)

第十四章

常见疾病的中医康复

第一节 面神经炎

面神经炎又称特发性面神经麻痹或 Bell 麻痹。常见病因多由病毒感染、面部受凉、神经源性病变、物理性损伤或中毒等引起一侧或者双侧耳后乳突孔内急性非化脓性面神经炎,受损的面神经为周围性,故在此以"周围性面神经麻痹"进行重点介绍。本病以口眼喎斜为主要特点,常在睡眠醒来时发现一侧面部肌肉板滞、麻木、瘫痪,额纹消失,眼裂变大,露睛流泪,鼻唇沟变浅,口角下垂歪向健侧,病侧不能皱眉、蹙额、闭目、露齿、鼓颊。部分患者初起时有耳后疼痛,还可出现患侧舌前 2/3 味觉减退或消失,听觉过敏等症。病程迁延日久,可因瘫痪肌肉出现挛缩,口角反牵向患侧,甚则出现面肌痉挛,形成"倒错"现象。发病急骤,以一侧面部发病为多,双侧面部发病少见。无明显季节性,多见于冬季和夏季,好发于 20~40 岁青壮年,男性居多。

本病属中医学的"口僻""面瘫""吊线风""口眼喎斜""歪嘴风"等病证范畴。中医认为,"邪之所凑,其气必虚"。本病多由脉络空虚,风寒侵袭,以致经气阻滞,气血不和,瘀滞经脉,导致经络失于濡养,肌肉纵缓不收而发作。

一、康复评定

(一)现代康复评定

1.病史

起病急,常有受凉吹风史,或有病毒感染史。

2.表现

一侧面部表情肌突然瘫痪、患侧额纹消失,眼裂不能闭合,鼻唇沟变浅,口角下垂,鼓腮,吹口哨时漏气,食物易滞留于患侧齿颊间,可伴患侧舌前 2/3 味觉丧失,听觉过敏,多泪等。

3.损害部位

耳后乳突孔以上影响鼓索支时,则有舌前 2/3 味觉障碍;若镫骨肌支以上部位受累时,除味觉障碍外,还可出现同侧听觉过敏;损害在膝状神经,可有乳突部疼痛,外耳道和耳郭部的感觉障碍或出现疱疹;损害在膝状神经节以上,可有泪液、唾液减少。

4.脑 CT、MRI 检查

均正常。

5.实验室检查

急性感染性(风湿、骨膜炎等)面神经麻痹者可有:①血白细胞及中性粒细胞计数升高;②血沉增快;③大多数患者脑脊液检查正常,极少数患者脑脊液的淋巴细胞和单核细胞增多。

6.电生理检查

肌电图(EMG)可显示受损的面肌运动单位对神经刺激的反应,测知面神经麻痹程度及有无失神经反应,对确定治疗方针和判定预后及可能恢复的能力很有价值。通常可进行动态观察,在发病2周左右,应列为常规检查。神经传导速度(MCV)是判断面神经受损最有意义的指标,它对病情的严重程度、部位及鉴别轴索与脱髓鞘损害,均有很大帮助。此外,电变性检查对判定面神经麻痹恢复时间更为客观,发病早期即病后5~7天,采用面神经传导检查,对完全性面瘫的患者进行预后判定,患侧诱发的肌电动作电位 M 波波幅为健侧的 30% 或以上时,则 2 个月内可望恢复;如为 10%~30%,常需 2~8 个月恢复,并有可能出现并发症;如仅为 10% 或以下,则需6~12 个月才能恢复,甚至更长时间,部分患者可能终生难以恢复,并多伴有面肌痉挛及联带运动等后遗症。病后 3 个月左右测定面神经传导速度有助判断面神经暂时性传导障碍,还是永久性的失神经支配。

7.功能障碍评定

面神经炎患侧功能障碍和面肌肌力的康复评定(表 14-1 和表 14-2)。

表 14-1 功能障碍分级

分级	肌力表现
0	相当于正常肌力的 0%,嘱患者用力使面部表情肌收缩,但检查者看不到表情肌收缩,用手触表情肌也无肌紧张感
1	相当于正常肌力的 10%,让患者主动运动(如皱眉、闭眼、示齿等动作),仅见患者肌肉微动
2	相当于正常肌力的 25%,面部表情肌做各种运动虽有困难,但主动运动表情肌有少许动作
3	相当于正常肌力的 50%,面部表情肌能做自主运动,但比健侧差,如皱眉比健侧眉纹少或抬额时额纹比健侧少
4	相当于正常肌力的 75%,面部表情肌能做自主运动,皱眉、闭眼等基本与健侧一致
5	相当于正常肌力的 100%,面部表情肌各种运动与健侧一致

表 14-2 肌力分级

分级	功能障碍情况
Ⅰ	正常
Ⅱ	轻度功能障碍,仔细检查才发现患侧轻度无力,并可察觉到轻微的联合运动
Ⅲ	轻、中度功能障碍,面部两侧有明显差别,患侧额运动轻微运动,用力可闭眼,但两侧明显不对称
Ⅳ	中、重度功能障碍,患侧明显肌无力,双侧不对称,额运动轻微受限,用力也不能完全闭眼,用力时口角有不对称运动
Ⅴ	重度功能障碍,静息时出现口角㖞斜,面部两侧不对称,患侧鼻唇沟变浅或消失,额无运动,不能闭眼(或最大用力时只有轻微的眼睑运动),口角只有轻微的运动
Ⅵ	全瘫,面部两侧不对称,患侧明显肌张力消失,不对称,不运动,无连带运动或患侧面部痉挛

(二)传统康复辨证

1.病因病机

中医对本病多从"内虚邪中"立论,认为"经络空虚,风邪入中,痰浊瘀血痹阻经络,以致经气运行失常,气血不和,经筋失于濡养,纵缓不收而发病"。

2.辨证

(1)风寒侵袭:见于发病初期,面部有受凉史。症见口眼㖞斜,伴头痛、鼻塞、面肌发紧,舌淡,苔薄白,脉浮紧。

(2)风热入侵:见于发病初期,多继发于感冒发热,症见口眼㖞斜,伴头痛、面热、面肌松弛、耳后疼痛,舌红,苔薄黄,脉浮数。

(3)气血不足:多见于恢复期或病程较长的患者。症见口眼㖞斜,日久不愈,肢体困倦无力,面色淡白、头晕等,舌淡,苔薄白,脉细无力。

二、康复治疗

面神经炎的中医治疗方法日趋多样化,有针灸、推拿、中药内服、外敷、皮肤针、电针、刺络拔罐、穴位注射、割治、埋线等。在临床中应注意诊断,以及早治疗,充分发挥中医各种治法的优势,标本兼顾,内外治疗,并中西医结合,各取所长,以达到提高疗效、缩短病程、降低费用的良好效果。

(一)一般治疗

(1)治疗期间,可在局部用热毛巾热敷,每次10分钟,每天2次。

(2)眼睑闭合不全者,每天点眼药水2～3次,以防感染。

(3)患者应避免风寒侵袭,戴眼罩、口罩防护。

(4)患者宜自行按摩瘫痪的面肌,并适当地进行功能锻炼。

(5)治疗期间,忌长时间看电视、电脑,以防用眼过度,导致眼睛疲劳,影响疗效。

(二)针灸治疗

1.毫针法

治则:活血通络,疏调经筋。

处方:以面颊局部和手足阳明经腧穴为主。

主穴:阳白、四白、颧髎、攒竹、颊车、地仓、合谷(双)、翳风(双)。

随证配穴:风寒证加风池穴祛风散寒,风热证加曲池疏风泻热,鼻唇沟平坦加迎香,人中沟歪斜加人中、口禾髎,颏唇沟歪斜加承浆,味觉消失、舌麻加廉泉,乳突部疼痛加风池、外关,恢复期加足三里补益气血、濡养经筋。

2.电针法

取地仓、颊车、阳白、瞳子髎、太阳、合谷(双)等穴,接通电针仪,以断续波刺激10～20分钟,强度以患者面部肌肉微微跳动且能耐受为度。每天1次。适用于恢复期(病程已有2周以上)的治疗。

3.温针法

取地仓、颊车、阳白、四白、太阳、下关、牵正、合谷(双)等穴,将剪断的艾条(每段1.0～1.5 cm)插到针柄上,使艾条距离皮肤2～3 cm,将艾条点燃,持续温灸10～20分钟,注意在艾条与皮肤之间放置一小卡片(4 cm×5 cm),防止烧伤皮肤,温度以患者有温热感且能耐受为度。每天1次。

操作要求:①初期亦称"急性期",为开始发病的第1～7天,此期症状有加重趋势,此乃风邪初入,脉络空虚,正邪交争,治以祛风通络为主。此期宜浅刺,轻手法,不宜使用电针法过强刺激。②中期也称"平静期",为发病第7～14天,此期症状逐渐稳定,乃外邪入里,络阻导致气血瘀滞,故治当活血通络。此期宜用中度刺激手法,可用电针法、温针法等强刺激手法。毫针法处方、随证配穴、操作等具体方法见上。其中电针法、温针法、穴位敷贴、穴位注射、皮肤针、耳针法等均可酌情选用。③后期又称"恢复期",为发病 16 天至 6 个月,此后症状逐渐恢复,以调理气血为主。此期浅刺多穴多捻转有助促进面部微循环,营养面神经及局部组织,同时激活神经递质冲动,利于松肌解痉,恢复面肌正常运动,类似"补法",有别于初期浅刺泄邪之"泻法"。若辅以辨证配穴、补气益血、祛风豁痰,则更显相得益彰。毫针法处方、随证配穴、操作等具体方法见上。可酌情选用电针法、温针法、穴位敷贴、穴位注射、皮肤针、耳针法等。④联动期和痉挛期:发病 6 个月以上(面肌连带运动出现以后),此期培补肝肾、活血化瘀、舒筋养肌、息风止痉。采用循经取穴配用面部局部三线法取穴针灸治疗。在电针法、温针法、穴位敷贴、穴位注射、皮肤针、耳针法无效下可选择手术治疗。

三、注意事项

(1)多食新鲜蔬菜、粗粮、黄豆制品、大枣、瘦肉等。

(2)平时面瘫患者需要减少光源刺激,如电脑、电视、紫外线等。

(3)需要多做功能性锻炼,如抬眉、鼓气、双眼紧闭、张大嘴等。

(4)每天需要坚持穴位按摩。

(5)睡觉之前用热水泡脚,有条件的话,做些足底按摩。

(6)面瘫患者在服药期间,忌辛辣刺激食物。如白酒、大蒜、海鲜、浓茶、麻辣火锅等。

(7)用毛巾热敷脸,每晚 3～4 次,勿用冷水洗脸,遇到寒冷天气时,需要注意头部保暖。

(8)应注意保持良好心情。心理因素是引发面神经麻痹的重要因素之一。面神经麻痹发生前,有相当一部分患者存在身体疲劳、睡眠不足、精神紧张及身体不适等情况。所以保持良好的心情,就必须保证充足的睡眠,并适当进行体育运动,增强机体免疫力。

(9)要注意面神经麻痹只是一种症状或体征,必须仔细寻找病因,如果能找出病因并及时进行处理,如重症肌无力、结节病、肿瘤或颞骨感染,可以改变原发病及面瘫的进程。面神经麻痹也可能是一些危及生命的神经科疾病的早期症状,如脊髓灰白质炎或 Guillian-Barre 综合征,如能早期诊断,可以挽救生命。

(王 雷)

第二节 脑 性 瘫 痪

脑性瘫痪简称脑瘫,是自受孕开始至婴儿期非进行性脑损伤和发育缺陷所导致的综合征,主要表现为运动障碍及姿势异常,是小儿时期常见的中枢神经障碍综合征。现代医学认为本病的病因是多种因素造成的,而其中早产、窒息、核黄疸是本病的三大原因。

脑性瘫痪的主要功能障碍可表现为以下几方面。①运动功能障碍:可出现痉挛、共济失调、手足徐动、帕金森病、肌张力降低等。②言语功能障碍:可表现为口齿不清,语速及节律不协调,说话时不恰当地停顿等。③智力功能障碍:可表现为智力低下。④其他功能障碍:包括发育障碍、精神障碍、心理障碍、听力障碍等。

本病在传统医学中属于"五迟""五软""五硬"和"痿证"的范畴。"五迟"是指立迟、行迟、发迟、齿迟、语迟;"五软"是指头颈软、口软、手软、脚软、肌肉软;"五硬"是指头颈硬、口硬、手硬、脚硬、肌肉硬。现代康复临床上按运动功能障碍的特点一般将本病分为痉挛型、不随意运动型、强直型、共济失调型、肌张力低下型和混合型。按瘫痪部位可将本病分为单瘫、双瘫、偏瘫、三肢瘫和四肢瘫。

一、康复评定

小儿脑瘫的评定是脑瘫患儿康复的重要环节,通过评定可以全面了解脑瘫患儿的生理功能、心理功能和社会功能,为分析患儿运动功能状况、潜在能力、障碍所在,设计合理的康复治疗方案、判定康复治疗效果提供依据。

(一)现代康复评定方法

1.身体状况的评定

身体状况的评定主要指一般状况及精神心理状况的评定。

(1)一般状况评定:有利于了解患儿的身体素质、患儿对康复治疗的承受能力。

(2)精神状况评定:脑瘫患儿常存在精神心理障碍,因此,治疗前应对患儿的精神状况进行评定,注意性格特点、情绪、行为、反应能力等,以利于制订具有针对性的康复治疗措施。

(3)感知、认知评定:运动障碍与感知认知障碍有关,因此,应掌握婴幼儿的感知、认知发育。

(4)智力评定:合并智力落后将会影响康复治疗效果,因此,进行智力评定对于制订合理可行的康复治疗方案很有必要,可以选择目前国内采用的各类量表进行智力评定。

2.肌张力评定

肌张力是维持身体各种姿势和正常运动的基础,表现形式有静止性肌张力、姿势性肌张力和运动性肌张力。只有这三种肌张力有机结合、相互协调,才能维持与保证人的正常姿势与运动。肌张力的变化可反映神经系统的成熟程度和损伤程度。脑瘫患儿均存在肌张力的异常。肌张力评定的指标量化比较困难,目前评定多从以下几方面进行。

(1)静止性肌张力评定:指肌肉处于安静状态的肌张力评定。检查时患儿保持安静、不活动、精神不紧张,临床多取仰卧位。检查包括肌肉形态、肌肉硬度、肢体运动幅度的改变及关节伸展度。①通过观察可以判定肌肉形态。②通过触诊可以了解肌肉硬度。③用手固定肢体的近位端关节,被动摆动远位端关节,观察摆动幅度大小,判定肌张力状况。④关节伸展度的检查可通过以下检查和测量进行判断:头部侧向转动试验、头背屈角、臂弹回试验、围巾征、手掌屈角、腘窝角、足背屈角、跟耳试验、内收肌角等。

(2)姿势性肌张力评定:姿势性肌张力是在主动运动或被动运动时,姿势变化产生的肌张力。姿势性肌张力在姿势变化时出现,安静时消失。可以利用四肢的各种姿势变化,观察四肢肌张力的变化。利用各种平衡反应观察躯干肌张力,也可转动小儿头部,发生姿势改变时观察肌张力的变化。不随意运动型脑瘫患儿,姿势变化时肌张力变化明显。

(3)运动性肌张力评定:运动性肌张力评定多在身体运动时,观察主动肌与拮抗肌之间的肌张力变化。利用主动或被动伸展四肢时,检查肌张力的变化。①锥体系损伤时,被动运动各关节,开始抵抗增强然后突然减弱,称为折刀现象;②锥体外系损伤时,被动运动时抵抗始终增强且均一,称为铅管样或齿轮样运动;③锥体系损伤时,肌张力增高有选择地分布于上肢,以屈肌及旋前肌明显,下肢多以伸肌明显;④锥体外系损伤时,除上述表现外,可有活动时肌张力的突然增高。

(4)异常肌张力的几种主要表现。①肌张力低下时,可有以下几种表现:蛙位姿势、W字姿势、对折姿势、倒U字姿势、外翻或内翻扁平足,站立时腰椎前弯,骨盆固定差而走路左右摇摆似鸭步、翼状肩、膝反张等。②肌张力增高时,可有以下异常姿势:头背屈、角弓反张、下肢交叉、尖足、特殊的坐位姿势、非对称性姿势等。对肌张力增高的传统分级是分为轻度、中度和重度三个等级,比较粗略。目前较为通用的评定标准多采用Ashworth痉挛量表或改良Ashworth痉挛量表,两者都将肌张力分为0~4级,改良Ashworth量表较Ashworth量表分得更细。

3.肌力评定

在全身各个部位,通过一定的动作姿势,分别对各个肌群的肌力作出评定。评定中注意以下几点:①局部或全身不同程度的肌力降低,可表现为不能实现抗重力伸展,抗阻力运动差,从而影响运动发育。②对不同肌群的评定,可在全身各个部位,通过一定的动作姿势,分别对各个肌群的肌力作出评定。③评定中所检查的运动方向,主要为屈-伸、内收-外展、内旋-外旋、旋前-旋后。④通常检查关节周围肌群及躯干的肌群。⑤常用的肌力检查方法为手法肌力检查,分级标准通常采用六级分级法,也可采用MMT肌力检查的详细分级标准,即在六级分级法的基础上以加、减号进行细化的标准。

4.关节活动度评定

关节活动度评定是在被动运动下对关节活动范围的测定。当关节活动受限时,还应同时测定主动运动的关节活动范围,并与前者相比较。

(1)决定关节活动度的因素:①关节解剖结构的变化;②产生关节运动的原动肌(收缩)的肌张力;③与原动肌相对抗的拮抗肌(伸展)肌张力。测量可采用目测,但准确的测量多使用量角器。

(2)评定方法:①头部侧向转动试验。正常时下颌可达肩峰,左右对称,肌张力增高时阻力增大,下颌难以达肩峰。②臂弹回试验。使小儿上肢伸展后,突然松手,正常时在伸展上肢时有抵抗,松手后马上恢复原来的屈曲位置。③围巾征。将小儿手通过前胸拉向对侧肩部,使上臂围绕颈部,尽可能向后拉,观察肘关节是否过中线,新生儿不过中线,4~6个月小儿过中线。肌张力低下时,手臂会像围巾一样紧紧围在脖子上,无间隙;肌张力增高时肘不过中线。④腘窝角。小儿仰卧位,屈曲大腿使其紧贴到胸腹部,然后伸直小腿,观察大腿与小腿之间的角度。肌张力增高时角度减小,降低时角度增大。正常4个月龄后该角应大于90°(1~3个月80°~100°、4~6个月90°~120°、7~9个月110°~160°、10~12个月150°~170°)。⑤足背屈角。小儿仰卧位,检查者一手固定小腿远端,另一手托住足底向背推,观察足从中立位开始背屈的角度。肌张力增高时足背屈角减小,降低时足背屈角增大。正常4~12个月龄为0°~20°(1~3个月60°、3~6个月30°~45°、7~12个月0°~20°)。⑥跟耳试验。小儿仰卧位,检查者牵拉足部尽量靠向同侧耳部,骨盆不离开床面,观察足跟与髋关节的连线与桌面的角度。正常4个月龄后该角度应大于90°,或足跟可触及耳垂。⑦股角。小儿仰卧位,检查者握住小儿膝部使下肢伸直并缓缓拉向两侧,尽可能达到最大角度,观察两大腿之间的角度,左右两侧不对称时应分别记录。肌张力增高时角度减小,降低时角度增大。正常4个月龄后应大于90°(1~3个月40°~80°、4~6个月70°~110°、7~9个月100°~140°、10~12个月130°~150°)。⑧牵拉试验。小儿呈仰卧位,检查者握住小儿双手向小儿前上方牵拉,正常小儿5个月时头不再后垂,上肢主动屈肘用力。肌张力低时头后垂,不能主动屈肘。

（3）对于变形与挛缩的评定：脑瘫患儿易发生挛缩，容易出现关节的变形，如斜颈、脊柱侧弯、骨盆前倾或侧倾、髋关节脱臼或半脱臼、膝关节屈曲或过伸、足的内外翻等。通过被动屈伸及在不同体位下进行关节活动度的检测，通常可以较好地辨别关节是否存在挛缩。变形后容易造成肢体的形态变化，因此还要注意测量肢体的长度及肢体的周径等。

5.反射发育评定

小儿反射发育十分准确地反映中枢神经系统发育情况，是脑瘫诊断与评定的重要手段之一。按神经成熟度，可分为原始反射、姿势反射、平衡反应及正常情况下诱导不出来的病理反射。

（1）原始反射：脑瘫患儿往往表现为原始反射不出现、亢进或延迟消失，临床常检查觅食反射、吸吮反射、手与足握持反射、拥抱反射、张口反射、跨步反射、踏步反射、侧弯反射等。

（2）姿势反射：人生后就有抗重力维持立位和能够立位移动的基本能力，这种抗重力维持姿势的平衡、修正姿势的反射总称为姿势反射，大多是无意识的反射活动。人在活动中保持姿势是多个反射协调的结果，所以姿势反射可以反映神经系统的成熟度，是评定运动障碍的根据。根据神经系统发育状况，不同的姿势反射应在不同时期出现、消失或终生存在。姿势反射主要包括非对称性紧张性颈反射、对称性紧张性颈反射、紧张性迷路反射、各类立直反射、降落伞反射等。

（3）平衡反应：是最高层次（皮质水平）的反应。当倾斜小儿身体支持面，移动其身体重心时，小儿为了保持平衡，四肢代偿运动，调节肌张力以保持整体的正常姿势。平衡反应的成熟发展，可以使人维持正常姿势。脑瘫患儿平衡反应出现延迟或异常，严重痉挛型脑瘫几乎不能建立平衡反应；中、轻度痉挛型脑瘫建立不完全，可被不正常动作或原始动作干扰，出现较晚；不随意运动型脑瘫由于不自主动作和不能控制的姿势和肌张力的变化，虽然大部分反应都可建立，但反应不协调、不直接。不同体位的平衡反应出现时间不同，终生存在。临床通常检查卧位、坐位、跪立位、立位平衡反应。

（4）背屈反应：从背后拉立位的小儿使之向后方倾斜，则踝关节和足趾出现背屈，对于无支持的站立和行走十分重要。正常小儿出生后15～18个月出现，不出现或出现延迟为异常。

（5）病理反射：锥体系受到损伤时可以诱发出病理反射、牵张反射亢进、踝阵挛和联合反应。痉挛型脑瘫可以出现病理反射、牵张反射亢进、踝阵挛；痉挛型和不随意运动型脑瘫都有可能出现联合反应，如主动用力、张口、闭嘴时发生姿势的改变等。在检查评价和治疗中，要尽力避免和减少患儿的联合反应。

6.姿势与运动发育评定

（1）姿势与运动发育特点：姿势是指小儿身体各部位之间所呈现的位置关系，即机体在相对静止时，克服地心引力所呈现的自然位置。只有保持正常的姿势，才能出现正常的运动。脑瘫患儿存在脑损伤，神经系统发育受阻，神经系统调节障碍，必然导致姿势和运动发育异常。通过评定小儿姿势与运动发育情况，可以早期发现异常，也可以作为康复效果评定的客观指标。小儿脑瘫的姿势运动发育评定应在俯卧位、仰卧位、坐位、立位时进行，也应根据患儿的年龄及临床特点，对体位转换、翻身、四爬、高爬、跪立位、立位及行走等不同体位进行评定。

（2）脑瘫患儿的特点：①运动发育的未成熟性。脑瘫患儿均有不同程度的运动发育落后，可表现为整体运动功能落后，也可表现为部分运动功能落后。②运动发育的不均衡性。运动发育与精神发育的不均衡性，粗大运动和精细运动发育过程中的分离现象，各种功能发育不能沿着正确的轨道平衡发展，对于外界刺激的异常反应而导致的运动紊乱。③运动发育的异常性。运动发育延迟的同时伴有异常姿势和运动模式；四肢和躯干的非对称性；固定的运动模式；抗重力运动困难；做分离运动困难的整体运动模式；发育不均衡，如上肢与下肢、仰卧位与俯卧位、左侧与右侧运动发育不均衡；肌张力不均衡，如异常肌张力、姿势变化时的肌张力增高、降低或动摇；原始反射残存，立直反射及平衡反应出现延迟或不出现；感觉运动发育落后，感觉"过敏"而导致运动失调；联合反应和代偿性运动；违背了运动姿势发育的六大规律。④运动障碍的多样性。锥体系损伤呈痉挛性瘫痪，锥体外系损伤呈不自主运动、肌阵挛或强直，小脑损伤呈平衡障碍、共济失调、震颤等。⑤异常发育的顺应性。脑瘫患儿得不到正常运动、姿势、肌张力的感受，而不断体会和感受异常姿势和运动模式，形成异常的感觉神经通路和神经反馈；发育向异常方向发展、强化而固定下来，异常姿势和运动模式逐渐明显，症状逐渐加重。

一般认为脑瘫患儿发育的主要特征是运动发育延迟3个月以上，同时有异常姿势和运动模式。评定姿势与运动发育是否有落后，是否有异常模式，还要动态观察这种状况是否改善或恶化。可采用一些常用的评定量表进行运动功能评定，如Milani正常儿童发育评定、粗大运动功能评定、PALCI评定法、功能独立性评定、Peabody运动发育评定等。

7.感知认知评定

脑瘫虽以运动功能障碍为主要障碍，可直观地观测和评定，但脑瘫患儿的运动障碍往往与感知、认知障碍紧密相关，特别在脑发育阶段更是如此。因此，掌握和评定婴幼儿感知、认知发育，可以达到整体评定的目的。可以根据儿童发育不同阶段的关键年龄所应具备的感知、认知标准，参考和应用各类量表或自行编制量表进行评定。

8.其他方面的评定

很多脑瘫患儿伴有言语语言障碍、听力障碍、视觉障碍、智力障碍、心理行为异常等，因此，应根据患儿临床表现和需求，进行言语语言、听觉、视觉、智力、心理行为评定和步态分析。评定需要采用必要的辅助器具。

上述各类评定，可根据需求和不同目的，采用国内外公认的评定量表或工具进行评定，也可根据临床经验，采用自制的量表或工具进行评定。

（二）传统康复辩证

1.病因病机

主要有以下3个方面。

（1）先天不足：多因父母精血亏虚、气血不足或者近亲通婚，导致胎儿先天禀赋不足、精血亏虚，不能濡养脑髓；母体在孕期营养匮乏、惊吓或是抑郁悲伤，扰动胎儿，以致胎儿发育不良；先天责之于肝肾不足，胎元失养，致筋骨失养，肌肉萎缩，日久颓废。

（2）后天失养：多因小儿出生，禀气怯弱，由于护理不当致生大病，伤及脑髓，累及四肢；后天责之于脾，久病伤脾，痰浊内生，筋骨肌肉失于濡养，日渐颓废。脑髓失养，而致空虚。

（3）其他因素：多为产程中损伤脑髓，或因脑部外伤、瘀血内阻、邪毒侵袭、高热久病、正虚邪盛，营血耗伤，伤及脑髓而致。

2.四诊辨证

通过四诊，临床一般将本病分为以下3型。

（1）肝肾不足型：发育迟缓，智力低下，五迟，面色无华，神志不清，精神呆滞，常伴有龟背、鸡胸，病久则肌肉萎缩、动作无力，舌淡苔薄，指纹色淡。

（2）瘀血阻络型：精神呆滞，神志不清，四肢、颈项及腰背部肌肉僵硬，活动不灵活，不协调，舌淡有瘀斑瘀点，苔腻，脉滑。

(3)脾虚气弱型:面色无华,形体消瘦,五软,智力低下,神疲乏力,肌肉萎缩,舌淡,脉细弱。

二、康复策略

为促进患儿正常的运动发育,抑制异常运动模式和姿势,最大限度地恢复功能,小儿脑瘫的康复应做到早诊断、早治疗,才能达到较好的康复效果。目前主要针对患儿的运动障碍采取综合治疗。在整体康复中,中国传统康复疗法有着举足轻重的作用。脑瘫的康复是一个长期复杂的过程,需要在中西医结合的理论指导下,医师、治疗师、护士、家长共同努力完成。

脑瘫传统康复治疗的目的主要在于减轻功能障碍,提高生活质量。大多以针灸、推拿为主要手段。针灸可以有效改善脑血流速度,促进脑组织的血液供应,从而进一步改善中枢神经功能,促进康复。有效的推拿方法对于运动和姿势异常而引发的继发性损害如关节挛缩等有良好的预防和康复治疗作用。这里主要介绍针灸康复疗法。

三、针灸康复治疗方法

以疏通经络、行气活血、益智开窍为原则。《素问·痿论》提出"治痿独取阳明"的治法,常选取手足阳明经腧穴进行针刺,辅以头部腧穴。一般选择毫针刺法、灸法、头皮针法等。

(一)毫针刺法

1.主穴

四神聪、百会、夹脊、三阴交、肾俞。

2.配穴

肝肾不足加太溪、关元、阴陵泉、太冲;瘀血阻络加风池、风府、血海、膈俞;脾虚气弱加脾俞、气海;上肢瘫痪加肩髃、肩髎、肩贞、曲池、手三里、合谷、外关;下肢瘫痪加伏兔、血海、环跳、承山、委中、足三里、阳陵泉、解溪、悬钟、太冲、足临泣;言语不利加廉泉、哑门、通里;足下垂加昆仑、太溪;颈软加天柱、大椎;腰软加腰阳关;斜视加攒竹;流涎加地仓、廉泉;听力障碍加耳门、听宫、听会、翳风。

3.具体操作

选用 28 号毫针针刺。一般每次选 2～3 个主穴,5～6 个配穴,平补平泻。廉泉向舌根方向刺 0.5～1.0 寸;哑门向下颌方向刺 0.5～0.8 寸,不可深刺,不可提插。每天或隔天 1 次,留针15 分钟,15 次为 1 个疗程,停 1 周后,再继续下 1 个疗程。

(二)灸法

灸法是用艾绒为主要材料制成的艾炷或艾条点燃以后,在体表的一定部位熏灼,给人体以温热性刺激以防治疾病的一种疗法,也是针灸学的一个重要组成部分。《灵枢·官能》篇指出:"针所不为,灸之所宜。"《医学入门》也说,凡病"药之不及,针之不到,必须灸之"。均说明灸法可以弥补针刺之不足。

1.主穴

百会、四神聪、足三里、三阴交。

2.配穴

(1)上肢瘫:取曲池、外关。

(2)下肢瘫:取阳陵泉;颈软取大椎。

(3)腰软:取肾俞、腰阳关。

(4)肘部拘急:取手三里、支正。

(5)剪刀步:取风市、阳陵泉、悬钟。

(6)肝肾不足型:取肝俞、肾俞。

(7)脾胃虚弱型:取曲池、外关、合谷、脾俞、中脘、关元。

(8)气滞血瘀型:取大椎、悬钟。

3.操作

(1)艾条灸:艾条是取艾绒 24 g,平铺在长 26 cm,宽 20 cm,质地柔软疏松而又坚韧的桑皮纸上,将其卷成直径约 1.5 cm 的圆柱形封口而成。也可在艾绒中掺入其他药物粉末,称药条。药条处方:肉桂、干姜、丁香、木香、独活、细辛、白芷、雄黄、苍术、没药、乳香、川椒各等分,研为细末,每支药条在艾绒中掺药 6 g。患儿仰卧,艾条火头距离穴位 3 cm 左右进行熏烤,使火力温和缓慢透入穴下深层,皮肤有温热舒适而无灼痛感。每穴灸 10～15 分钟,至皮肤稍起红晕即可。每天 1 次,10～12 天为 1 个疗程。休息 5～7 天后,进行下 1 个疗程。

(2)艾炷灸:将纯净的艾绒放在平板上,用手指搓捏成圆锥形状,称为艾炷。每燃烧一个艾炷称为 1 壮。将施灸穴位涂敷少许凡士林油以黏附艾炷,放小艾炷点燃,皮肤感到灼痛时即扫除艾炷,更换新的续灸,连灸 3～7 壮,穴下皮肤充血红晕为度。隔天 1 次,7～10 天为 1 个疗程。休息 5～7 天后,进行下 1 个疗程。

(3)艾炷隔姜灸:穴上放厚约 2 mm 的姜片,中穿数孔,姜片上放艾炷,每次选 3～5 穴,每穴灸 3～10 壮,每天或隔天 1 次,7～10 天为 1 个疗程。休息 3～5 天后,进行下 1 个疗程。

4.灸后的处理

施灸后,出现局部皮肤微红灼热属正常现象,无须处理,很快即可自行消失。如因施灸过量、时间过长,局部出现小水泡,只要注意不擦破,可任其自然吸收。如水泡较大,可用消毒毫针刺破水泡,放出水液,或用注射器抽出水液,再涂以甲紫,并以纱布包裹。如因护理不当并发感染,灸疮脓液呈黄绿色或有渗血现象者,可用消炎药膏或玉红膏涂敷。

(三)头皮针疗法

1.取穴

运动功能障碍取健侧相应部位的运动区;感觉功能障碍取健侧相应部位的感觉区;下肢功能运动和感觉障碍配对侧足运感区;平衡功能障碍配患侧或双侧的平衡区。听力障碍取晕听区;言语功能障碍,配言语 1、2、3 区(具体为运动性失语选取运动区的下 2/5,命名性失语选取言语 2 区,感觉性失语选取言语 3 区)。

2.具体操作

一般用 1 寸毫针,头皮常规消毒,沿头皮水平面成 30°斜刺,深度达到帽状腱膜下,再压低针身进针,捻转,平补平泻,3 岁以内患儿不留针,每天 1 次,10 次为 1 个疗程。

(四)耳针法

1.主穴

交感、神门、脑干、枕、肾、脾、皮质下、心、肝、肾上腺、小肠、胃。

2.配穴

(1)上肢瘫痪:取肩、肘、腕、指。

(2)下肢瘫痪:取髋、膝、踝、跟。

3.操作

(1)寻找反应点:可用探针、火柴头、针柄按压,有压痛处即为反应点。也可用测定耳部皮肤电阻(耳穴探测仪)的方法,其皮肤电阻降低,导电量明显增高处即为反应点,反应点就是针刺的部位。

(2)消毒:用75％乙醇,或先用2％碘酒,后用75％乙醇脱碘。

(3)针刺:根据需要选用0.5寸短柄毫针或用特定的图钉型揿针。毫针进针时,以左手固定耳郭,右手进针。进针深度以穿破软骨但不透过对侧皮肤为度。目前临床也可用磁石、菜籽、王不留行籽等进行压迫刺激。多数患儿针刺后,局部有疼痛或热胀感;少数患儿有酸、重,甚至有特殊的凉、麻、热等感觉沿经络线放射传导,一般有这些感觉者疗效较好。

(4)出针:出针后用消毒干棉球压迫针孔,防止出血。必要时再涂以乙醇或碘酒,预防感染。

4.疗程

每次选用4～6穴,采用毫针刺,每次留针20～30分钟或用王不留行籽贴压。每天按压刺激2～3次,每天1次或隔天1次,10次为1个疗程,休息3～5天后,进行下1个疗程。

5.注意事项

(1)严密消毒,预防感染:耳郭冻伤或有炎症的部位禁针。若见针眼发红,患儿又觉耳部胀痛,可能有轻度感染时,应及时用2％碘酒涂擦,或口服消炎药。

(2)耳针也可发生晕针,需注意预防处理。

(3)进针待耳郭充血发热后,宜嘱其适当活动患部,或对患儿肢体进行按摩,可增加疗效。

(五)穴位注射法

穴位注射法是在穴位中进行药物注射,通过针刺和药液对穴位的刺激及药理作用,从而调整机体功能,改善病理状态的一种治疗方法。

1.选穴

风池、大椎、肾俞、曲池、手三里、足三里、阳陵泉、承山、合谷等。

2.常用药物

根据病情需要,选用各种供肌内注射的中西药物。常用的有5％～10％葡萄糖溶液、生理盐水、胎盘组织液、维生素 B_1、维生素 B_{12} 及当归、川芎、灯盏花素注射液、神经节苷脂、脑活素等多种中西药注射液。

3.操作方法

根据注射部位的具体情况和药量的不同,选择合适的注射器和针头。常规消毒局部皮肤后,将针头按照毫针法的角度和方向的要求迅速进入皮下或肌层的一定深度,并上下提插出现针感后,若回抽无血,即可将药物注入。因药物及注射部位不同而有差异,如四肢及腰部肌肉丰厚处,可注入药液可达5～10 mL,而头面及耳部等处,一般只注入0.3～0.5 mL;中药浸出液可注入1～2 mL;其他药物,以原药物剂量的1/5～1/2为宜。每次选2～3穴,每天或隔天注射1次,30次为1个疗程。休息7～10天后,进行下1个疗程。

4.注意事项

(1)一般药液不宜注入关节腔、脊髓腔和血管内。这些药液误入关节腔,可引起关节红肿、发热、疼痛等反应;误入脊髓腔,有损害脊髓的可能。

(2)在主要神经干通过的部位作穴位注射时,应注意避开神经干,或浅刺以不达到神经干所在的深度为宜。如针尖触到神经干,患者有触电感,要稍退针,然后再注入药物,以免损伤神经。

（3）注射躯干部不能过深，防止刺伤内脏。

（六）手针疗法

手针疗法是针刺手部的一些特定穴位，以治疗疾病的一种方法。将其用于治疗小儿脑性瘫痪是近年来新开展的方法。手针法具有通经活络，调整脏腑功能的作用，可用于治疗病因复杂的小儿脑性瘫痪疾病，有针感强、反应大、取穴少、透穴多，留针时间短等优点。

1.主穴

取肩点（在示指掌指关节桡侧赤白肉际处）、踝点（在拇指掌指关节桡侧赤白肉际处）、脊柱点（在小指掌指关节尺侧赤白肉际处）、坐骨神经点（在第四、五掌指关节间，靠近第四掌指关节处）、腰腿点（在手背腕横纹前 1.5 寸、第二伸指肌腱桡侧和第四伸指肌腱尺侧处）（图 14-1）。

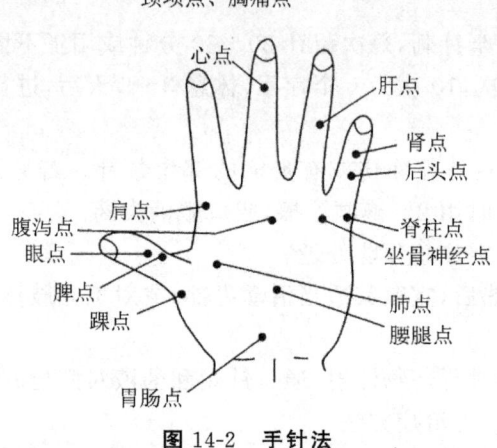

图 14-2　手针法

2.配穴

（1）视力障碍：取眼点（拇指指关节尺侧赤白肉际）。

（2）颈软：取颈项点（在手背面，第二掌指关节尺侧缘）。

（3）上肢运动障碍、咀嚼肌无力：取后头点（在小指第一指关节尺侧赤白肉际处）。

（4）癫痫：取胸痛点（在拇指指关节桡侧赤白肉际）。

（5）踝关节固位不好：取足跟痛点（在胃肠点与大陵穴连线的中点）。

（6）消化不良：取腹泻点（在手背第三、四掌指关节间上 1 寸）。

（7）肝肾不足型：取肝点（在掌面，无名指第一指关节横纹中点）、肾点（在掌面，小指第二指关节横纹中点处）。

（8）脾胃虚弱型：取脾点（在掌面，拇指指关节横纹中点）、胃肠点（在劳宫穴与大陵穴连线的中点处）。

（9）气滞血瘀型：取心点（在掌面，中指第二指关节横纹中点）、肺点（在掌面，无名指第二指关节横纹中点）。

3.操作

用 28～30 号的 0.5～1.0 寸毫针直刺或斜刺进针，一般可刺 0.3～0.5 寸，用中强刺激，留针 3～5 分钟。每天或隔天针刺 1 次，10 天为 1 个疗程，休息 2～4 天后，进行下 1 个疗程。

4.注意事项

(1)手针疗法感应比较强,故治疗前须向患儿充分说明,防止晕针。

(2)手针法针尖宜入肌腱和掌骨之间,不可伤及骨膜。

(3)手针刺腰腿点时,针与皮肤表面成 15°～30°,针尖向掌侧面,从伸指肌腱和掌骨之间刺入,深 0.5～0.8 寸。

(4)手针法的选穴常选取对侧手部的相应穴位,左病选右侧穴,右病选左侧穴。

(七)足针疗法

足针法是针刺足部的一些特定穴位,以治疗疾病的一种方法,具有疏通经络、行气活血及调整脏腑功能的作用。近年来用于治疗小儿脑性瘫痪,有针感适宜、反应大、取穴少、透穴多、留针时间短等优点。

1.主穴

5 号穴(在足底后缘的中点直上 4 寸,外旁开 3 cm),15 号穴(在踝关节横纹中点下 5 分两旁的凹陷处),18 号穴(在足背,第一跖骨底内前凹陷中),30 号穴(昆仑穴直上 1 寸处)。

2.配穴

(1)视听障碍、语言障碍:取 2 号穴(在足底后缘的中点直上 6 cm,内旁开 2 cm 处)。

(2)癫痫:取 7 号穴(在足底后缘的中点直上 5 寸,外旁开 2 cm),8 号穴(在足底后缘的中点直上 9 cm,外旁开 2 cm),27 号穴(在太白穴与公孙穴连线的中点处)。

(3)消化不良:取 6 号穴(在足底后缘的中点,直上 5 寸,内旁开 2 cm 处),9 号穴(在第三趾与第二趾间后 4 寸处),10 号穴(在涌泉穴内旁开 1 寸处),19 号穴(在足背二、三趾间后 3 寸处)。

(4)竖颈不好:取 20 号穴(在足背三、四趾间后 1 寸处)。

(5)上肢功能障碍:取 11 号穴(在涌泉外旁开 2 寸处)。

(6)下肢运动障碍:取 21 号穴(在足背四、五趾间后五分处)。

(7)流涎:取 12 号穴(在足底第三趾与第二趾间后 1 寸处),13 号穴(在足底小趾横纹中点外 1 寸处)。

3.操作

用 26～28 号毫针直刺或斜刺,深 0.5～1.5 寸,留 10～15 分钟。每天或隔天针刺 1 次,10 天为 1 个疗程,休息 2～4 天后,进行下 1 个疗程。

4.注意事项

(1)足针疗法感应比较强,治疗前须向患儿充分说明,以防止发生晕针。

(2)沿骨缘斜刺时,注意不要损伤骨膜;足部特别要注意消毒,防止发生感染。

(3)捻针时,让患儿活动或按摩患处。

(4)左侧病取左侧穴,右侧病取右侧穴,两侧病取双侧穴。

四、注意事项

(1)本病病变在脑,多累及四肢,主要表现为中枢性运动障碍及姿势异常,并可能同时伴有智力低下、听力障碍、癫痫行为异常等症状。一般在新生儿期即可发现,但少数患儿症状不明显,待坐立困难时才发觉,本病严重影响患儿生长发育及生活能力,是儿童致残的主要疾病之一。因此,应引起广大临床医务工作者和家长的高度重视。

(2)由于婴儿的运动系统、神经系统正处于发育阶段,异常姿势运动还没有固化,所以临床上对于小儿脑瘫的治疗,应做到早诊断、早治疗,以达到最好的康复效果。提倡在出生后即进行评估,如存在脑瘫发病高危因素,则立即进行干预治疗;出生后 3～6 个月确诊,如确诊,综合康复治疗应立即进行。康复治疗最佳时间不要超过 3 岁,其方法包括躯体训练、技能训练、物理治疗、针灸治疗、推拿手法治疗等。

(3)针多灸治疗本病有较好的疗效。毫针治疗关键在于选择腧穴和针刺补泻手法,选取腧穴多以阳明经穴和奇穴为主;针刺手法以补法和平补平泻为主;头皮针治疗刺激量不宜太大;灸法注意防止烫伤;痉挛型脑瘫患儿的痉挛侧不宜用电针治疗。

(王　雷)

第三节　吉兰-巴雷综合征

吉兰-巴雷综合征是常见的脊神经和周围神经的脱髓鞘疾病,是以周围神经和神经根的脱髓鞘病变及小血管炎性细胞浸润为病理特点的自身免疫性周围神经病。该病有不同的亚型,典型的吉兰-巴雷综合征称为急性炎症性脱髓鞘性多发性神经病,临床上表现为进行性上升性对称性麻痹、四肢软瘫,以及不同程度的感觉障碍。患者呈急性或亚急性临床经过,多数可完全恢复,少数严重者可引起致死性呼吸麻痹。另外还包括急性运动轴索性神经病、急性运动感觉轴索性神经病、Miller Fisher 综合征、急性全自主神经病、急性感觉神经病等亚型。

约 70% 的吉兰-巴雷综合征患者发病前 8 周内有前驱感染史,通常见于病前 1～2 周,少数患者有手术史或疫苗接种史。空肠弯曲菌感染最常见,约占 30%,腹泻为前驱症状的吉兰-巴雷综合征患者空肠弯曲菌感染率高达 85%,部分患者发病前有巨细胞病毒、EB 病毒或支原体等感染。巨细胞病毒感染与严重感觉型吉兰-巴雷综合征有关,大多数患者较年轻,发病症状严重,常出现呼吸肌麻痹,脑神经及感觉受累;肺炎支原体感染的吉兰-巴雷综合征患者年龄较轻;甲型流感疫苗的不良反应之一是有可能患吉兰-巴雷综合征。少数病例的病因不明,本病发病机制尚不清楚,可能与免疫损伤有关。

本病为自限性、单相病程,病情一般在 2 周左右达到高峰,继而持续数天至数周后开始恢复,少数患者在病情恢复过程中出现波动。多数患者神经功能在数周至数月内基本恢复,70%～75% 的患者完全恢复,25% 的患者遗留轻微神经功能缺损,5% 的患者死亡,常死于呼吸衰竭。其中空肠弯曲菌感染者预后差,高龄、起病急骤或辅助通气者大多预后不良。

中医认为吉兰-巴雷综合征属于"痿证"范畴。其病因多由于感受暑湿、湿热;病机乃湿热侵淫经脉,筋脉弛缓,日久伤及肝肾脾三脏,致使精血亏损,肌肉筋骨失养;其治疗多用清热利湿、润燥舒筋、活血通络、益气健脾、滋补肝肾等方法。

一、诊断要点

(一)病史特点

四季均有发病,夏、秋季节多见,急性或亚急性起病,少数起病较缓慢。临床症状多在 2 周左右达到高峰,常有前驱感染病史以及疫苗接种史。可见于任何年龄,但以青壮年男性多见。

(二)临床表现

突然出现剧烈神经根疼痛,以颈肩腰和下肢为多,其他以急性进行性对称性肢体软瘫、主观感觉障碍、腱反射减弱或消失为主症。部分患者有自主神经功能障碍表现,半数患者有脑神经症状,以舌咽、迷走神经和一侧或两侧面神经的外周瘫痪多见。病情危重者在1～2天迅速加重,出现四肢完全性瘫、呼吸肌和吞咽肌麻痹、呼吸困难、吞咽障碍等。

(三)实验室检查

1.脑脊液检查

脑脊液中蛋白水平升高,细胞数不高或轻度升高,呈"蛋白-细胞分离"现象。

2.电生理检查

随着神经损伤程度的不同,电生理的检查结果也有差异。发病早期出现神经近端或神经根损害,检查可仅有 F 波或 H 反射延迟或消失;然后会出现运动及感觉神经传导速度减慢,近端潜伏期延长,波幅正常或轻度异常,提示已经出现脱髓鞘改变;当出现轴索损害时,表现为远端波幅减低;发病2～5周可见纤颤电位或正相波,6～10周近端纤颤电位明显。

二、常见症状

(一)四肢瘫痪

四肢呈对称性弛缓性瘫痪,常从下肢开始,逐渐波及双上肢及脑神经,也可从一侧到另一侧。通常在1～2周病情发展至最高峰,以后趋于稳定,四肢无力可以是从远端向近端发展,也会自近端开始向远端发展。四肢肌张力低下,随着病程的延长,会逐渐出现肌肉萎缩。腱反射减弱或消失,腹壁、提睾反射多正常。少数可因锥体束受累而出现病理反射征。

(二)躯干肌瘫痪

颈肌、躯干肌、呼吸肌都有可能出现瘫痪。当呼吸肌瘫痪时,可出现胸闷、气短、语音低沉、咳嗽无力、胸式或腹式呼吸幅度减低、呼吸音减弱,严重者可因缺氧、呼吸衰竭或呼吸道并发症而导致昏迷、死亡。

(三)头面肌麻痹

约半数患者可有脑神经损害,以舌咽、迷走和一侧或两侧面神经的周围性瘫痪为多见,出现吞咽障碍、嘶哑、周围性面瘫等;其次为动眼、滑车、展神经损伤,出现复视、眼睑下垂,偶见视神经盘水肿,可能为视神经本身炎症改变或脑水肿所致,也可能和脑脊液蛋白的显著增高,阻塞了蛛网膜绒毛,影响脑脊液的吸收有关;除三叉神经感觉支外,其他脑神经感觉神经极少受累。

(四)感觉障碍

可为首发症状,较轻,以主观感觉障碍为主,多从四肢末端的麻木、针刺感、烧灼感开始。检查时牵拉神经根常可使疼痛加剧(如 Kernig 征阳性),约30%的患者肌肉可有明显压痛,双侧腓肠肌尤著。客观检查感觉多正常,仅部分吉兰-巴雷综合征患者可有手套、袜套式感觉障碍。感觉障碍远较运动障碍为轻,是本病特点之一。

(五)自主神经功能障碍

初期或恢复期常有多汗、汗臭味较浓,可能是交感神经受刺激的结果。少数患者初期可有短期尿潴留,可能由于支配膀胱的自主神经功能暂时失调或支配膀胱括约肌的脊神经受侵害所致;大便常秘结;部分患者可出现血压不稳、心动过速和心电图异常等心血管功能障碍。

三、日常养护

(一)做好心理疏导

患者突然起病,意识清醒而行动障碍,常因呼吸、咳痰和生活无法自理而心情烦躁、抑郁。多安慰鼓励患者,做好心理疏导,增强战胜疾病的信心。告知患者周围神经病是可以恢复的,因为周围神经能够再生,但恢复可能比较慢,不能心急,要有耐心。

(二)做好早期康复

肢体处于弛缓性瘫痪,部分有感觉异常,要每天坚持肢体的主动和被动运动,锻炼要持之以恒,不能丧失信心和懈怠,减轻肌肉萎缩,缩短恢复时间。

(三)预防肺部炎症

吉兰-巴雷综合征的预后常取决于呼吸功能的好坏和肺部并发症的有无,因此早期的预防非常重要,要加强吸痰、给氧、翻身、拍背、咳痰。如果影响呼吸肌,更要警惕呼吸困难的加重,常备气管切开包及用具。严密观察病情变化,一旦呼吸加重、排痰不畅、严重缺氧时,立即报告医师,准备行气管切开,呼吸机辅助呼吸。

(四)预防并发症

由于本病患者因病长时间卧床,除了坠积性肺炎,也容易并发压疮、深静脉血栓形成、肺栓塞、尿潴留等,因此做好翻身、拍背等被动活动很重要;面瘫者需保护角膜,防止溃疡;患者可能会出现大小便障碍,注意加强大小便的护理。

(五)注意防寒保暖,谨防湿气

顺应四时气候变化,居室应清洁干燥、通风透光,外出活动要注意气候寒温,适当增减衣服,防止感冒。尤其要避免久卧湿地或遭雨淋湿,避免出汗后长时间穿着湿衣,避免长期在水中作业。

(六)营养支持

脑神经受损,其所支配肌肉麻痹者出现吞咽困难和饮水呛咳,需给予鼻饲营养,以保证每天获得足够热量、维生素,防止电解质紊乱;合并消化道出血或胃肠麻痹者,则给予静脉营养支持。

四、康复预防

(一)一级预防

预防感染,勤洗手,避风寒,注意饮食卫生,有利于预防吉兰-巴雷综合征。中医认为痿证多为湿热外邪入侵,所谓"同气相求",湿热体质属于易感群体,要及时调节体质,使体质趋于平和。

(二)二级预防

在吉兰-巴雷综合征发生后,及早发现,早期诊断,明确发病类型,早期治疗,将疾病的损害控制在最低水平。吉兰-巴雷综合征急性期治疗上以免疫球蛋白或血浆置换为主,急性期如果不及时诊断和治疗可造成严重的并发症,甚至呼吸肌麻痹而死亡。对疾病的发展要有预见性,急性期时随时可能出现呼吸衰竭,必要时用呼吸机辅助呼吸。康复治疗的早期介入预防各种并发症,尽可能早期康复,为恢复期康复创造有利条件。

(三)三级预防

在吉兰-巴雷综合征造成周围神经损伤引起功能障碍后,应用全面康复措施最大限度地恢复所有的功能,使患者尽可能在较短时间内重返社会。吉兰-巴雷综合征造成的周围神经损伤常合并压疮、感染、疼痛、吞咽障碍、尿便障碍、深静脉血栓等。康复治疗中也要积极预防上述并发症，提高患者的生存质量。

（四）四级预防

四级预防是在患者病情稳定或者痊愈后进行。吉兰-巴雷综合征和其他神经系统损伤最不一样的地方是70%～75%的患者可以完全恢复，这部分患者在痊愈后，预防疾病的再次复发主要是注意个人卫生、提高免疫力，而且以后都不能再注射疫苗；25%的患者遗留轻微神经功能缺损，这些神经病损不会明显影响生活，但是需要注意，一些高空作业、危险复杂的作业要避免；有部分患者可能会遗留吞咽障碍，一方面要进行持久的康复，另一方面要注意吞咽时候要专注，避免引起呛咳后诱发肺部感染。

五、康复目标

吉兰-巴雷综合征是自身免疫性周围神经病，急性或亚急性起病，多数可完全恢复，少数严重者可引起致死性呼吸肌麻痹，因此大多数患者的远期目标是完全康复。对于呼吸肌麻痹、需要机械通气、高龄、基础疾病较多的患者，预后多不乐观。多数吉兰-巴雷综合征患者神经功能在数周至数月内基本恢复，我们的康复目标往往是尽量缩短病程，预防并发症。对肢体运动和感觉障碍，应当1周做1次系统的评估，及时调整康复目标。

对于需要机械通气的患者，主要着重于呼吸康复，另外吞咽障碍的康复也很重要，对于肢体的康复反倒是次要的。尽早脱机，实现自主呼吸，预防感染是我们的工作重心。

六、康复评估

（一）整体评估

通过四诊，评估患者所属证型。通过查体和临床症状评估患者，明确康复的重点目标，通过日常生活能力量表、功能独立性评估量表来对患者实施评估，明确患者的生活自理能力。

（二）局部评估

主要包括肌力评估、肌张力评估、疼痛评估、吞咽功能评估、呼吸功能评估、心理状态及睡眠评估、营养评估。

七、康复处方

对于严重吉兰-巴雷综合征患者，建议首选免疫球蛋白，经验剂量2 g/kg，连用2天以上，特别是对于儿童已证实非常有效，且无明显不良反应；对于病情没有好转的患者，可考虑免疫球蛋白基础上加糖皮质激素，可缩短恢复独立行走所需时间；如果这种治疗无效，应该进行血浆交换。但是所有的这些治疗对降低严重吉兰-巴雷综合征的致死率和致残率没有明显帮助，因此康复对于严重的吉兰-巴雷综合征有至关重要的价值。病情严重的患者康复可以分为急性期、恢复期、后遗症期康复。

（一）中药治疗

1.急性期

以清热解毒、利湿化痰为主，可以佐以养阴、益气、活血。

黄芪20 g，金银花12 g，大青叶12 g，枸杞子12 g，桑寄生12 g，葛根12 g，黄芩10 g，淫羊藿10 g，红花5 g，黄连5 g，苍术6 g，薏苡仁15 g，炙甘草3 g。

水煎服,日一剂,分 2 次服。

2.恢复期

以补气养阴、补肾活血为主,用补阳还五汤加肉桂、牛膝、枸杞子、熟地黄。

3.后遗症期

以补气活血、益肾填精为主,补阳还五汤加左归丸。

(二)针灸治疗

根据损伤部位的不同,康复治疗的方法可以参考脑神经损伤和脊神经损伤的具体治疗方法,这里主要探讨呼吸肌麻痹患者的针灸治疗。

1.毫针

取穴:胸 1 到胸 12 的夹脊穴、足三里、阳陵泉、阴陵泉、绝骨、三阴交、太溪。

操作:夹脊连电针,连续波,留针 30 分钟。每天 1 次,10 次为 1 个疗程。或用温针灸,留针后,插 2.5 cm 的艾条在针柄上,点燃后施灸,主要用于呼吸肌麻痹患者。夹脊穴可以考虑侧卧取穴,如果有呼吸机不方便,可以直接取肋间肌,斜刺,同一条脊神经支配肌肉连同一组电针。

2.穴位注射

取穴:相应损伤节段夹脊穴,也可以取瘫痪局部肌肉相关穴位。

操作:药物用甲钴胺注射液或注射用鼠神经生长因子,每穴 1～2 mL。

3.艾灸

取穴:足三里、丰隆、关元、命门、脾俞、肾俞。

操作:每次选择 3～4 个穴位,悬灸或艾灸盒灸,以透热为度,每周 2 次。

4.刺络放血

取穴:阿是穴。

操作:皮肤严格消毒,取阿是穴,用梅花针叩刺至微微渗血,用火罐拔 5 分钟,做好局部和罐体消毒。此法主要用于疼痛过敏患者。

(三)推拿

恢复期时可如下操作,每周 5 次:①按揉面部表情肌,顺着肌纤维方向,点按太阳、颧髎、风池,擦脸;②患者俯卧位,从上到下推膀胱经、督脉各 10 次。按揉膀胱经第一、二侧线各 10 分钟;③擦腰骶部,以透热为度;④掌揉臀部 5 分钟,揉承山、承筋、绝骨、太溪、太白各 1 分钟;⑤拿捏四肢 5 分钟,并缓慢活动关节,注意不要超过活动范围;⑥振腹 30 分钟。

(四)物理治疗

1.水疗疗法

对下肢瘫痪患者用水中步行训练和水中平衡训练,每天 1 次,10 次为 1 个疗程。

2.肌电生物反馈治疗

用肌电生物反馈技术并结合多种电刺激模式进行肌肉训练治疗,以达到改善肌肉功能,帮助患者重建并恢复肌肉正常运动功能。将电极贴在患肢,每次 12～25 分钟,每天 1 次,10～15 次为 1 个疗程。

3.经皮电刺激

电极贴患肢;呼吸困难可以贴肋间肌,以及相应脊神经根。电流强度适中,每次 20 分钟,每天 1 次,15～20 次为 1 个疗程。

(五)运动疗法

1.分期治疗

早期开始的康复训练以保持良肢位为主,对预防肩关节半脱位、早期诱发分离运动有良好的作用。恢复期的康复训练包括肌力训练、平衡和协调训练、站立和步行训练、轮椅训练、体位和转移训练、减重训练,可能需要住院治疗和康复。可以参考脊髓损伤的运动治疗。

2.呼吸训练

在这里我们主要介绍呼吸训练。呼吸功能是重症吉兰-巴雷患者能否康复的重要指标,呼吸训练主要包括腹式呼吸训练、抗阻呼气训练、肺扩张训练、咳嗽训练、主动循环呼吸技术、自然引流、振动排痰训练等。

(1)抗阻呼气训练:进行缩唇呼吸,吸气经鼻,呼气缩唇为吹口哨状,缓慢呼出,可以增加气道阻力,减轻/防止小气道过早闭合,改善通气换气,减少肺内残气量。

(2)腹式呼吸:促进膈肌运动,改善异常呼吸模式,减少呼吸辅助肌的使用,降低呼吸能耗。吸气时经鼻吸气,膈肌下降,隆起腹部;缩唇呼气,收缩腹肌,横膈上抬;吸气时间与呼气时间比约为1:2。刚开始不要进行深呼吸,避免憋气、过分减慢呼吸频率,量力而行,不引起过度疲劳。

(3)呼吸体操:颈部侧向伸展,慢慢地将头部往一侧倾斜,保持10秒,重复2~3次,向另一侧重复;旋转肩部,将手放置肩部,慢慢地做向前或向后画圆,每个方向重复5次;伸展胸部,将双手放置后方,尽可能伸展手,保持20秒,重复2~3次;伸展肩部,用一只手轻轻拉动另一边肘部,直到有拉伸感,保持20秒,重复2~3次;伸展三头肌,轻轻提拉肘部,直到感到拉伸感,保持20秒,重复2~3次;倾斜拉伸,将一只手臂伸直在头上,向一边倾斜,保持20秒,重复2~3次。需要注意的是,这些动作,如果相关肌肉处于迟缓性瘫痪时,需要谨慎锻炼,避免造成关节损伤。

(4)排痰训练:体位引流,利用重力促进各个肺段内积聚的分泌物排出,根据病变部位采用不同的引流体位,使病变部位痰液向主支气管引流。摆好体位后,进行胸部叩击与震颤,治疗者手指并拢,掌心成杯状,运用腕关节摆动在引流部位胸壁上轮流轻叩30~45秒,患者可自由呼吸,叩击拍打后治疗者用手按在病变部位,嘱患者做深呼吸,在深呼气时作胸壁震颤振动,嘱患者咳嗽以排痰。

(5)咳嗽训练:深吸气以达到必要的吸气容量,短暂屏住呼吸以使气体在肺内得到最大分布,关闭声门以进一步增强气道中的压力,增加腹内压来进一步增加胸腔内压,声门突然打开,形成由肺内冲出的高速气流,促使分泌物移动,随咳嗽排出体外。

(六)康复工程

如果吉兰-巴雷综合征导致永久性残疾,患者可能需要学会使用辅助设备,如拐杖、助行器和轮椅,以便在恢复过程中帮助移动。

(王　雷)

第四节　帕金森病

帕金森是一种常见的中老年神经系统退行性疾病,主要病变在黑质和纹状体,主要是因为黑质细胞发生病理性改变后,多巴胺合成减少,抑制乙酰胆碱的功能降低,则乙酰胆碱的兴奋作用相对增强,从而导致发病。

帕金森病是一种慢性进展性疾病,不同患者疾病进展的速度不同,目前尚不能治愈。疾病早期通过药物治疗能够很好地控制症状,到了疾病中期虽然药物仍有一定的作用,但各种运动障碍并发症导致生活质量下降。疾病晚期由于患者对药物反应差,症状不能得到控制,生活不能自理,认知功能下降,最终死于肺炎等并发症。

而帕金森症候群是一组临床综合征,其中绝大多数(90%)为原发性帕金森病,其余由可引起类似原发性帕金森病表现的各种继发性帕金森病综合征、遗传变性病性帕金森综合征和帕金森叠加综合征组成。

本病的临床表现与中医的"颤证""颤振""痉病"等病证的描述相似。《素问·至真要大论》"诸风掉眩,皆属于肝"是对本病的早期认识。脾主肌肉,因脾虚且气血亏乏,肌肉失养加脾虚水湿停蓄,导致肌肉拘挛而失其柔韧。口水多、痰多、呛咳等,都是脾胃虚弱、痰湿内盛的表现。肾气不足,气血亏虚,无法涵养肝木,导致虚风内动,出现震颤。肝肾阴虚,可致虚火内生,兼加痰湿内蕴、五志化火等因素,从而形成风火、痰火、瘀火等,进一步加重病情。所以风、痰、火、瘀是其实证之象,肝肾阴虚、脾虚气血不足是其虚证之象。

一、诊断要点

帕金森病的诊断主要依靠病史、临床症状及体征。根据单侧受累进而发展至对侧,表现为静止性震颤和行动迟缓,排除帕金森症候群其他类型,即可作出临床诊断。左旋多巴制剂治疗有效则更加支持诊断。

(一)病史

好发于 50 岁以上的中老年,呈隐袭起病、逐渐进展的特点,患者常不能回忆起确切的发病时间。症状持续的不对称,首发侧较重。症状多从单肢或一侧肢体开始,进展缓慢,逐渐扩展至其他肢体或全身,疾病呈渐进性加重。

(二)临床表现

主要临床表现是运动障碍:静止性震颤、动作迟缓、肌强直和姿位平衡障碍,还有自主神经功能障碍等其他非运动症状。

1.静止性震颤

往往是最早出现的症状,常从一侧手部开始,以拇指、示指及中指为主,典型者表现为一种"搓丸样"震颤,然后逐渐扩展到同侧下肢和对侧肢体,晚期可波及下颌、唇、舌和头部。在情绪激动、应激、焦虑时震颤越发明显,睡眠或麻醉后完全消失。

2.肌肉僵直

初期感到某一肢体运动不灵活,有僵硬感,并逐渐加重,出现运动迟缓,甚至做一些日常的动作都有困难。主动肌和拮抗肌的肌张力同时增高,当患者的关节做被动运动时,阻力均匀,类似弯曲软铅管时的感觉,称为"铅管样强直";如果患者在肌张力增高的同时合并震颤,则感觉到在均匀的阻力中出现断续的停顿,如齿轮转动,则为"齿轮样强直"。

3.运动迟缓

常常是患者最致残的症状。在早期,会出现写字困难,越写越小,称为"小写症";面部肌肉运动减少,缺乏表情,称为"面具脸";行走时起步困难,而一旦迈步,呈前冲步态,重心前移,步伐小而越走越快,不能及时停步,称为"慌张步态";系鞋带、扣钮扣、穿脱鞋袜、洗脸、刷牙和剃须等动作缓慢；口、舌、腭、咽、声带部位肌肉受累则可表现为吞咽困难、流涎、语音变低、口齿不清等。

4.姿位平衡障碍

在疾病的中晚期，绝大多数患者会出现平衡困难，这些患者或许对帕金森治疗药物仍敏感，但平衡障碍已不能用药物来纠正。一旦发生这种情况，患者应使用拐杖或助行架，避免跌倒。

5.自主神经系统障碍

常见的症状有大小便障碍，汗腺分泌增多或减少，皮脂分泌增多。患者情绪低落，甚至出现忧郁症状。患者早期认知功能正常，晚期有认知障碍。少数患者晚期出现痴呆。

（三）其他

血常规、脑脊液检查多无异常。头 CT、MRI 也无特征性改变。嗅觉检查时可发现帕金森病患者存在嗅觉减退。

二、相关疾病

帕金森病需与其他原因所致的帕金森综合征相鉴别。帕金森综合征是一个大的范畴，包括原发性帕金森病、帕金森叠加综合征、继发性帕金森综合征和遗传变性病性帕金森综合征。症状体征不对称、静止性震颤、对左旋多巴制剂治疗敏感多提示原发性帕金森病。

（一）帕金森叠加综合征

帕金森叠加综合征包括多系统萎缩、进行性核上性麻痹和皮质基底神经节变性等。临床上是指具有帕金森病的基本表现，但病因、发病机制和临床特征有所不同的一组锥体外系病变。在疾病早期即出现突出的语言和步态障碍，姿势不稳，中轴肌张力明显高于四肢，无静止性震颤及突出的自主神经功能障碍，对左旋多巴制剂无反应或疗效不持续均提示帕金森叠加综合征的可能。目前没有什么特别的治疗方法，因此用康复的手段来延缓患者的病情进展，提高生存治疗显得尤为重要。

（二）继发性帕金森综合征

此综合征是由药物、感染、中毒、脑卒中、外伤等明确的病因所致。通过仔细地询问病史及相应的实验室检查，此类疾病一般比较容易与原发性帕金森病相鉴别。药物是最常见的导致继发性帕金森综合征的原因。用于治疗精神疾病的神经安定剂（吩噻嗪类和丁酰苯类）是最常见的致病药物。需要注意的是，老年人群脑血管硬化后，多次脑卒中后发生继发性帕金森的概率大大增加。血管性帕金森综合征是由脑血管因素作为病因引起的疾病，以非对称性肌张力增高、慌张步态、呆滞、无静止性震颤和左旋多巴疗效不佳为临床特征。近年来随着脑血管病发病率的不断升高，该病的患者数也相应地增加。

（三）特发性震颤

本病是最常见的运动障碍性疾病，主要表现为手、头部及身体其他部位的姿位性和运动性震颤。震颤是唯一的临床症状，本病的震颤，在注意力集中、精神紧张、疲劳、饥饿时加重，多数病例在饮酒后暂时消失，次日加重，这也是特发性震颤的临床特征。震颤常累及双侧肢体，头部也较常受累。此病隐袭起病，进展很缓慢或长期缓解，约 1/3 的患者有家族史。震颤在发病 10～20 年后会影响活动，随年龄增长严重程度增加。此病与帕金森病突出的不同在于特发性震颤起病时多为双侧症状，不伴有运动迟缓，无静止性震颤，疾病进展很慢，多有家族史，有相当一部分患者生活质量几乎不受影响。

三、日常养护

目前尚无有效的预防措施阻止帕金森病的发生和进展,日常养护成为延缓病情进展的重要方面。

(一)合理饮食

流行病学证据显示每天喝 3 杯绿茶可以降低患帕金森病的风险。维生素 E、辅酶 Q_{10} 及鱼油等可能对神经元有一定的保护作用。注意食品的配比结构,多食富含纤维素和易消化的食物,多吃新鲜蔬菜、水果,多饮水,多食含络氨酸的食物,如瓜子、杏仁、芝麻、脱脂牛奶等,可促进脑内多巴胺的合成。适当控制脂肪的摄入。在膳食中适当给予蛋、奶、鱼、肉等食品,保证蛋白质的供应。但是蛋白质不可过量,因为蛋白质消耗中产生的中性氨基酸,与左旋多巴竞争入脑而影响其疗效,如有发热、压疮等情况应增加蛋白质的供给量。补充钙质,防止骨质疏松,对于容易发生骨质疏松和骨折的老年帕金森病患者来说,每天喝 1 杯牛奶或酸奶是补充身体钙质的极好方法。但是由于牛奶中的蛋白质成分可能对左旋多巴药物疗效有一定的影响作用,为了避免影响白天的用药效果,建议安排在晚上睡前喝牛奶。

(二)防止吸入性肺炎

对于咀嚼、吞咽功能障碍者,进食时以坐位为宜,应选择易咀嚼、易吞咽、高营养、高纤维素的食物。一次进食要少,并缓慢进食,进餐后喝水,将残存食物咽下,防止吸入性肺炎。

(三)坚持锻炼

肌肉强直将会使肌肉和肌腱挛缩,因此在治疗期间一定要保持身体活动。多散步,每天要有一定量的上肢练习运动,运动自己的双手或双臂。踩脚踏运动器,做伸背活动,每天练习,以拉直弯曲的脊柱及放松双肩。经常做放松和呼吸锻炼、面部动作锻炼、平衡训练等。

(四)保持适当温度、预防感染

震颤增加了身体活动和产热,使患者对热天特别敏感,所以热天多待在家里,户外活动要尽量选择在清晨或傍晚,当天气湿热时要穿着宽松,老年人尤其应注意预防中暑。由于本病患者容易患支气管炎或肺炎,因此,在出现咳嗽或发烧时要及时就诊,避免严重感染甚至危及生命。

(五)预防跌倒

帕金森病患者由于肌肉僵硬、运动障碍,防跌倒是生活护理的重要内容。尽量穿不用系鞋带的鞋子,不要穿橡胶或生胶底的鞋子。在浴盆内或淋浴池地板上铺一层防滑的东西如橡胶垫,可在浴室内放置一把座椅,以便让患者坐着淋浴。

(六)预防便秘

鼓励患者增加身体活动,饮足够的水,在每天饮食中增加蔬菜等纤维性食物。养成定期排便的习惯,必要时可用通便药物。

(七)心理疏导

帕金森病患者多存在抑郁等心理障碍,抑郁可以在帕金森病早期出现,是影响患者生活质量的主要危险因素之一,同时也会影响抗帕金森病药物治疗的有效性。因此,对帕金森病的治疗不仅需要关注改善患者的运动症状,而且要重视改善患者的心理障碍,予以有效的心理疏导和抗抑郁药物治疗,从而达到更满意的治疗效果。

(八)适度护理,尽量坚持自理生活

帕金森病患者动作不稳、动作慢,但是这并不代表他们不能独立完成吃饭、穿衣、洗漱等日常

行为,不要因为他们行动慢和不稳而去替代患者完成。喂饭,帮忙穿衣、洗漱,这些看似在帮助患者更快更好地完成日常活动,但实际上剥夺了患者自己完成的能力,不利于患者的自身锻炼,会缩短患者可以生活自理的时限。

四、康复评估

(一)整体评估

通过四诊,评估患者所属证型,给予对应的中药治疗。通过改良 Barthel 指数、功能独立性评定、Horhn 分级法、统一帕金森病量表、韦氏帕金森病评定法等来评估患者的生活质量能力和临床分级。

Hoehn-Yahr 分级表的用途在于评估病患的障碍级别,可以简单明了的判断患者功能障碍的发展阶段。

0 期:无症状。

1 期:单边/侧身体受影响,但没有影响平衡。

1.5 期:身体单侧受影响,并影响平衡。

2 期:身体双边/侧受影响,但没有影响平衡。

2.5 期:身体双边受影响,但是在拉动试验下能够自行恢复平衡。

3 期:平衡受影响,轻度到中度肢体症状。但患者可以独立生活。

4 期:严重病残。但患者可以自行走动和站立。

5 期:在没有他人帮助的情况下,只能卧床或坐轮椅。

(二)局部评估

1.运动功能评定

包括关节活动范围评定、肌力评定(手法肌力检查法)、肌张力评定(改良 Ashworth 痉挛量表)、平衡能力评定(Berg 平衡量表)、步行能力评定(步态分析)。

2.认知功能评定

包括神经行为认知状态测试、Rivermead 行为记忆能力测验。

3.心理功能评定

常用的智力测验量表有简明精神状态检查量表、韦氏智力量表;常用的抑郁评定量表有汉密尔顿抑郁量表、贝克抑郁量表、抑郁自评量表、抑郁状态问卷;常用的焦虑评定量表有焦虑自评量表、汉密尔顿焦虑量表。

4.吞咽功能评定

包括反复唾液吞咽测试、洼田饮水试验。

五、康复目标

帕金森病和脑卒中、脊髓损伤不一样,后者往往是病情的早期阶段最重,随后慢慢好转,康复的目的是尽可能地恢复到发病之前。而帕金森病实际上是一个持续加重的疾病,康复的终极目标是设法维持或提高日常生活活动能力,延长寿命,提高生命质量。康复治疗很可能不能改变疾病本身的进程和结局,其意义在于延缓疾病发展,延长生活自理的时间,提高生活质量。而这个终极目标的完成实际上需要分解到各阶段的近期目标中,即针对各项受损功能的改善和维持上。

（一）改善关节活动度以满足功能性活动的需要

通过肌肉牵伸与放松、感觉刺激、治疗性活动,预防畸形的发生,改善患者躯干肌肉的运动、姿势控制、平衡、粗大的运动协调能力和手的操控物件的能力与灵活性,促进运动的启动过程,增加持续运动的幅度、速度和灵活性。

（二）改善患者心理状况

心理状况直接影响患者主观能动性,而患者的主动行为可以刺激认知和智力的维持和改善。

（三）改善作业能力和平衡能力

指导患者正确的锻炼方式和作业练习,维持良好的平衡功能和肌肉活动度,将患者本身的运动功能和耐力提高到一个较高的平台并延缓其下降的速度,使患者在疾病的现有条件下,能最大程度地实现日常生活活动的独立。

（四）改善吞咽功能、言语功能,修复自主神经的紊乱

吞咽功能与患者的生命健康有密切联系,由于呛咳引起的肺部感染是很多患者最终死亡的原因。所以对于吞咽障碍要进行积极治疗和康复训练。言语功能对于患者的病程发展有至关重要的作用,良好的交流能够有效拓展患者的活动范围,延缓患者智力下降的进程。修复自主神经的紊乱也有利于提高患者的生活质量。

六、康复处方

一般都认为,帕金森病是不可能治愈的,所以康复的目的很明确,就是延缓病情恶化发展。在实际操作中,施行康复治疗后,患者的运动功能、认知功能等都会有所提高。

（一）中药治疗

1.口服中药

主要是以滋补肝肾、活血化瘀为主,健脾补血为辅。

处方:熟地黄 12 g,山萸肉 12 g,制黄精 12 g,枸杞子 15 g,桑寄生 12 g,牛膝 12 g,天麻 9 g,钩藤 15 g,胆南星 9 g,白芍 30 g,党参 12 g,当归 12 g,淫羊藿 9 g,丹参 15 g。

水煎服,日一剂,分 2 次服。

2.中药熏蒸

主要是以舒筋解痉、活血化瘀为主。

处方:桂枝 20 g,桃仁 15 g,红花 10 g,当归 15 g,川芎 15 g,续断 15 g,牛膝 15 g,白芍 15 g,赤芍 15 g,秦艽 10 g。

操作:将中药液放置于熏蒸仪器中,将痉挛的肢体或者整个躯干放入其中,熏蒸 20 分钟。

（二）针灸治疗

1.毫针

取穴:四神聪、头针运动区、风池、天柱、肾俞、肝俞、委中、阳陵泉、太溪。

操作:头针穴位按头针要求快速捻转,5 分钟操作 1 次,留针 30 分钟。每天 1 次。下肢慌张步态加足运感区、绝骨、三阴交;认知障碍选取四神聪,加电针,连续波,留针 30 分钟;吞咽障碍选取廉泉、翳风;二便障碍取天枢、关元、中极、水道、肾俞、大肠俞、八髎。

2.穴位注射

取穴:足三里、肝俞。

操作:药物用甲钴胺注射液、当归注射液或天麻注射液,每穴 2 mL。

3.耳穴治疗

取穴:皮质下、脑干、肝、肾、脾、胃、心、神门。

操作:王不留行籽穴位贴敷,3~5 天 1 换,10 次为 1 个疗程。

4.艾灸

取穴:背部膀胱经、督脉。

操作:用灸盒灸,或者泥灸,或者火龙灸。泥灸是矿物泥加上十多种中草药粉配置而成,用微波炉加热后,形状如泥,等到其冷却到皮肤可以接受的温度后,敷贴于膀胱经和督脉,局部热量可以保持半个小时左右,等逐渐冷却后取下,可以起到温阳散寒、活血通经的作用。火龙灸就是督脉灸,患者俯卧,在专门的灸具上铺上姜末,厚度 2~4 cm,在姜末上放置艾绒,注意不要超出姜末的边缘,点燃艾绒,使其缓慢燃烧,等燃尽后可以再换一批艾绒,可以重复 2~4 次。

(三)物理治疗

1.神经-肌肉电刺激

电极贴腰背肌、臀肌、腘绳肌、股四头肌,电流强度适中,每次 20 分钟,每天 1 次,15~20 次为 1 个疗程。

2.气泡浴

2/3 浴缸容量的浴水,水温 36~38 ℃,开动气泡发生器,使浴缸中充满足够量气泡。让患者脱去衣服,斜躺入水中,水面不超过剑突部,治疗时间 10~20 分钟。气泡浴能够缓解失眠、痉挛、自主神经功能紊乱。

3.水中平衡训练

患者站在步行双杠内,水深以患者能站稳为准,治疗师从不同方向向患者推水作浪或用仪器水流冲击,使患者平衡受干扰,让患者对抗水浪及水流的冲击,保持身体平衡。

4.吞咽言语诊疗仪

目标皮肤脱脂,头部保持中立位,在颏舌肌、甲状软骨切迹上下位置分别放置 2 个电极,前者 2 个电极保持水平,后者垂直放置,指导患者与刺激频率同步完成空吞咽训练,每天 1 次,每周 6 次,疗程为 4 周。

(四)运动疗法

原则是抑制异常运动模式,学会正常的运动模式,充分利用视、听反馈纠正异常模式,让患者积极主动地参与治疗。运动过程中要注意避免疲劳,也不用特意做抗阻运动。

1.松弛训练

需要贯穿整个帕金森病程的全过程。患者卧位,进行头和下肢反向运动,双肩部反向运动,头、颈、肩、腰部组合运动。也可以结合呼吸冥想,做卧位下的意念放松训练。每天 2 次。

2.维持和改善关节活动度训练

以被动活动为主,治疗师牵拉肩关节,进行上举、外展、内收活动;牵拉腘绳肌、腓肠肌;仰卧位做屈髋收腹运动;做腰部旋转和前屈后伸活动。每天 2 次。

3.姿势训练

帕金森病患者的颈部往往呈前倾姿势,非常僵硬,调整患者头部姿势,让头正直处于肩部上方。以大椎为轴,头向后仰,双眼注视天花板约 5 秒钟,然后头向下,下颌尽量触及胸部。头面部向右转并向右后看大约 5 秒钟,然后同样的动作向左转。面部反复缓慢地向左右肩部侧转。还需要进行腰背肌的锻炼:俯卧,腹部伸展,腿与骨盆紧贴地板或床,用手臂上撑维持 10 秒钟。

4.平衡训练

患者由于肌肉强直,单足站立困难、平衡反应差、易跌倒,可以用平衡板等进行防跌倒训练。帕金森病患者表现出姿势反射的障碍,行走时快步前冲,遇到障碍物或突然停步时容易跌倒,通过平衡锻炼能改善症状。双足分开与肩同宽,向左右、前后移动重心,并保持平衡;躯干和骨盆左右旋转,并使上肢随之进行大幅度的摆动,对平衡姿势、缓解肌张力有良好的作用。

5.协调训练

模仿治疗师的手足交互运动、上肢翻转交叉、坐位下伸腿击掌、上下肢反向运动。

6.步态训练

大多数帕金森病患者都有步态障碍,主要进行上、下肢协同运动训练,按地板标记行走。步态锻炼时要求患者双眼直视前方,身体直立,起步时足尖要尽量抬高,先足跟着地再足尖着地,跨步要尽量慢而大,两上肢尽量在行走时做前后摆动。患者刚开始迈步时,有"始动困难现象",可以先将足跟着地,获得平衡之后,再开始步行,必要时可以在行走路线放置障碍物,让患者主动抬高下肢。

7.面肌训练

由于患者面部肌肉僵硬,导致面部表情呆板,最后成为面具脸。面肌训练可延缓其进展,包括皱眉展眉训练,睁眼闭眼训练,鼓腮训练,吹口哨训练,以及微笑、大笑、露齿笑、撅嘴等。

8.呼吸功能训练

放松仰卧,闭上眼睛,开始深而缓慢地腹式呼吸。腹部在吸气时鼓起,并想象气向上到达了头顶,在呼气时腹部放松,并想象气从头顶顺流而下,经过背部到达脚底,并想象放松全身肌肉。

(五)语言障碍的训练

患者常常因为语言障碍而变得寡言少语,进而语言功能进一步退化,时间长了导致情感障碍及智力下降,社交功能下降。语言的主要功能训练:①舌运动的锻炼。舌头反复地伸出和缩回、左右移动,快速发声。②唇和上下颌的锻炼。缓慢地反复做张嘴闭嘴动作、反复做上下唇撅起。③朗读锻炼。缓慢而大声地朗读报纸或优美的散文、诗歌。④唱歌练习。坚持练习唱歌之后,说话明显改善,还可以锻炼肺活量,预防肺炎的发生。

(六)作业治疗

1.早期训练

疾病的早期治疗,尽可能通过调整姿势,维持姿态;训练精细动作和协调性,实现日常活动自理;保留患者的习惯、兴趣和爱好,维持和他人、社会正常交往。重点选择穿脱衣服,坐、站转换,进出厕所、淋浴间或出入浴池,携物行走,上下车等活动作为训练内容。

2.后期训练

随着病情的发展,患者的活动能力逐渐受限,应最大程度地维持其原有的功能和活动能力,加强日常活动的监督和安全性防护,提供简单、容易操作、省力的方法完成各种活动。

(七)辅助装置的应用和环境改造

为预防畸形,需让患者穿戴必要的矫形支具;穿衣困难可以借助穿衣辅助器;为防止患者跌倒,给患者配备合适的助行稳定用具,注意调整助行器的高度,不要让患者驼背;鼓励患者坐位时尽量保持腰部挺直,不要长时间团坐在软沙发内;睡硬板床;写字、打字桌面高度要正好适合患者在直腰和保持头颈部稍屈曲,平视前方;去掉房间内的地毯和垫子,防止患者被绊倒;卫生间尽量无障碍,墙壁上安装把手等。

(王　雷)

第五节　颅 脑 损 伤

颅脑损伤是由于暴力作用于头部引起的颅骨、脑膜、脑血管和脑组织的机械变形,暂时性或永久性神经功能障碍。颅脑损伤导致高致残率和死亡率,是 40 岁以下人群最主要的致残和死亡原因。常见症状有意识障碍、头痛、恶心、呕吐及鼻孔、耳道、眼结膜下出血。

发生颅脑损伤的病因中,交通事故伤是最主要原因,其次是坠落伤、火器伤,暴力伤在某些战乱地区也是常见的颅脑损伤原因。对于老年患者来说,意外跌倒是最常见的颅脑损伤原因。造成颅脑损伤的暴力作用方式有直接的,也有间接的。直接作用是指暴力直接打击于头部,如棍棒击打头部等。间接作用指外力先接触于身体的其他部位,经传导使力到达头部,如人从高处落下,力量可由足经脊柱传递至颅底。

中医认为,颅脑损伤多为气滞血瘀证,患者由于脑外伤而气机受阻、气血外溢,气滞则不能运血,致使气滞血瘀、血瘀脑府,血瘀不通则痛。中医认为"脑为髓海",头颅受到外伤,可造成脑络损伤、闭阻脑窍,致脑髓失养、清窍蒙蔽而昏迷不醒,神无所依,神无所养,"神明"失其作用而昏迷不醒。治疗应以行气活血化瘀为主,以促进患者血液流通,疏通经络,调畅气血。

一、诊断要点

(一)详尽的病史

明确外伤史,需要了解发生的经过、暴力作用方位等情况;是否有原发昏迷、有无中间清醒期、昏迷时间长短、呼吸是否规律、是否有抽搐。

(二)体格检查

除了基本生命体征,主要是判断意识水平,肢体功能障碍。

(三)检查

1.影像学

头颅 X 线检查能明确是否有颅骨骨折、骨折的部位及类型。头颅 CT 检查是急诊最常用的颅脑损伤诊断工具,可以非常清晰地显示颅内血肿、脑挫裂伤及骨折,可以通过 Marshall CT 评分来评定颅脑损伤的严重程度。磁共振成像在损伤急性期不作常规诊断手段,但磁共振对于脑白质、弥漫性轴索损伤的早期诊断具有明显优势。在病情稳定时期,磁共振对于脑损伤的严重程度和预后判断比 CT 更具有价值。

2.脑诱发电位

多适用于颅脑损伤的康复期,临床上比较有实用价值的诱发电位有视觉诱发电位、听觉诱发电位、体感诱发电位。

3.脑电图

在颅脑损伤性癫痫的诊断和治疗中很重要,特别是连续动态脑电图对于癫痫的检测和治疗是十分重要的工具。

二、常见症状

(一)意识障碍和认知障碍

意识障碍包括即发意识障碍和迟发意识障碍,即发意识障碍是原发脑损伤所引起的,迟发意识障碍则多由颅内血肿、脑水肿或颅内压增高的继发性脑损伤引起。当患者从即发的昏迷过渡至迟发的昏迷时,可以有段清醒期,称为中间清醒期。这个时期可长可短,也可2次昏迷完全连续起来,昏迷加深,必须考虑是否有颅内血肿。意识水平是脑损伤严重程度的重要指标之一,在急性期昏迷经治疗稳定后,患者可能逐渐恢复意识,但严重的颅脑损伤后,部分患者进入微意识状态,甚至进入植物状态。对于未昏迷的患者,有可能出现不同的认知功能改变,包括注意力、记忆力、计算力、理解力、执行功能、社会感知、情感等。

(二)头痛

全头痛伴恶心、呕吐,可能是颅内压增高所引起;头痛局限,可能因局部脑膜血管被牵伸或压迫;蛛网膜下腔出血时,头痛较剧烈,可伴随有脑膜刺激征;头痛,直立时明显,平卧时消失,可能是低颅内压表现,应当注意是否有脑积液漏。

(三)恶心、呕吐

颅脑损伤早期,神经中枢受刺激会出现恶心呕吐,但更多见于急性颅内压增高时。颅后窝或耳迷路受震动时呕吐可较频繁,尤其是儿童,因其表达不清晰,呕吐可以是其颅脑损伤的唯一客观症状。

(四)抽搐

大多由于大脑皮质受刺激或由于脑缺氧或脑水肿所致。如局限抽搐反复发作者,提示有局限性硬脑膜下血肿可能。恢复期出现抽搐伴意识短暂丧失,应当考虑继发性癫痫。

(五)大小便障碍

损伤早期,患者常有大小便失控情况,这是神经中枢对下位神经元失去控制的表现,但当意识清醒以后再出现大小便障碍者并不多见。在较重的脑损伤中有时可出现尿潴留现象。

(六)体温升高

大多数病例早期均有体温的升高,轻、中型病例一般体温不超过38℃,重型病例则体温常达39℃。下丘脑受损时体温可高达41℃以上,称为中枢性高热,是一种严重的症状。

(七)精神心理症状

包括创伤后应激障碍,常见于颅脑损伤后恢复意识的患者,甚至是没有出现意识障碍的脑外伤患者。患者可以出现长期的头痛、睡眠障碍、记忆力显著下降、焦虑、易激惹、性格脾气改变、言语减少、不容易交流沟通甚至暴力倾向等。心理科医师早期的介入,心理咨询和适当的药物治疗有良好的改善效果。

(八)肢体的瘫痪

瘫痪可呈单瘫、偏瘫、两侧瘫等类型。颅脑损伤出现的瘫痪,由于损伤的部位不同,可出现各种类型。单瘫表示损伤多在对侧大脑半球的中央前区,偏瘫表示病变可能在基底神经节内囊区。两侧瘫表示病变在矢状窦两旁或多发性。在急性期因患者查体不能合作,往往不好确定瘫痪类型。

(九)失语症

包括运动性失语症和感觉性失语症。运动性失语症是由于言语发生障碍,患者不能表达自己的意图,是优势大脑半球额下回后部的损伤所造成。感觉性失语症有失听症,能流利地说话,但不能理解他人的语言而答非所问;有失读症,不能阅读书报;有失写症,不能写字绘图等。感觉性失语症病变在优势大脑半球的顶叶缘上回及颞上回的后部。

(十)记忆障碍

记忆障碍包括当时的记忆障碍、近期的记忆障碍和远期的记忆障碍。近期的记忆障碍提示颞叶海马和间脑区的病变,远期记忆障碍则多与大脑皮质损伤有关。记忆障碍按临床表现可以归类为记忆减弱、遗忘、错构、虚构和潜隐记忆。颅脑外伤引起的记忆障碍主要是遗忘,遗忘症分为逆行性遗忘和顺行性遗忘。逆行性遗忘是指对伤前数小时或数天内的事情不能回忆,而更远以前的事却记得很清楚。顺行性遗忘是对受伤事件后发生的事很快遗忘。颅脑损伤中发生的遗忘症主要指的是顺行性遗忘。

(十一)脑神经损伤

国外资料统计以嗅神经损伤者最多,其次为面神经,视神经又次之,眼球运动神经居第四位。国内统计以眼球运动神经受损最多,其次为面神经及听神经,视神经为第三位,嗅神经为第四位,三叉神经为第五位,其他脑神经的损害极少见。

三、日常护理

(一)生命体征的观察

密切监测血压、脉搏、呼吸、尿量和神志变化,注意有无颅脑损伤的变化,如果出现迟发性神经系统损伤,患者家属要及时和医师沟通,值班护士和医师要及时向上级医师汇报。

(二)预防感染

头皮裂伤、头皮撕脱伤的患者要预防创面感染。观察头皮裂伤创口有无渗血渗液,去骨瓣手术后要注意对局部的保护。长期卧床患者要观察有无全身感染症状及局部感染表现。定时为患者进行口腔护理,避免继发感染,尤其要加强鼻饲患者口腔卫生,操作应严格按照无菌要求进行。意识不清的患者可行药物雾化吸入以化痰,行翻身拍背帮助其咳痰。对气管切开或者机械通气的患者应加强呼吸道护理,湿化气道,防止痰栓结痂。

(三)注意继发性癫痫

颅脑损伤容易引起继发性癫痫,尤其是第一次发作,要注意观察症状,预防癫痫的继发性损伤,明确诊断后及时给予抗癫痫药物。

(四)克服交流障碍

闭合性脑损伤后常见的言语障碍为言语错乱,特点:①没有明显的词汇和句法错误;②空间、时间、人物等定向功能障碍非常明显;③与检查者合作不佳;④意识不到自己回答不正确。交流障碍的克服需要护理人员有耐心,用各种方式去理解患者的表达内容,稳定患者情绪。根据患者不同程度认知障碍进行认知功能训练。进行日常生活自理训练时,重点提高患者的自我感知及认知能力。

(五)稳定患者情绪

鼓励并帮助患者,给予精神和心理上的支持,使患者正确对待疾病,克服沮丧、烦躁、抑郁等不良情绪。必要时专业的心理咨询医师要及时介入,进行心理疏导。同时医护人员要告知患者各种注意事项,告知手术、用药及常规操作的目的,让患者不至于茫然不知所措。

（六）预防并发症

由于部分患者会长期卧床，除了坠积性肺炎，也容易并发压疮、深静脉血栓、肺栓塞、尿潴留等，因此帮其做好翻身拍背等被动活动很重要。患者可能会出现大小便障碍，注意加强大小便的护理。患者留置导尿管期间应定时碘伏消毒会阴区和尿管近段，定期更换导尿管，防止逆行性感染。患者清醒后定时夹闭导尿管，锻炼膀胱肌。

四、康复预防

颅脑损伤残疾预防包括四级预防。

（一）一级预防

预防意外事故的发生是重要的预防手段。工作场所一定要有严格的安全防护措施，司机应定期检修车辆，儿童过马路时不要嬉戏打闹。不去危险的场所、不做危险的运动是预防颅脑损伤最有效的方法。对于老年人来说，对环境的改造、坚持进行平衡训练、适当使用护具是预防跌倒发生的有效手段。

（二）二级预防

在颅脑损伤发生后，及早发现、诊断，明确损伤类型和损伤程度，早期治疗，将损害控制在最低水平。对疾病的发展要有预见性，尤其要注意防范迟发性脑损伤，急性期如果不及时诊断和治疗可造成严重的并发症，甚至脑疝而死亡。康复治疗的早期介入，可以有效预防并发症的出现，一旦生命体征平稳，尽可能早期康复，及时促进意识清醒，为恢复期康复创造有利条件。

（三）三级预防

颅脑损伤造成各种功能障碍，尤其是认知障碍，只有应用全面康复措施，才能最大限度地恢复所有的功能，使患者尽可能在较短时间内重返社会。颅脑损伤造成的功能障碍常合并压疮、感染、疼痛、吞咽障碍、情绪障碍、深静脉血栓等，康复治疗中要积极预防上述并发症，提高患者的生存质量。

（四）四级预防

颅脑损伤和其他神经系统损伤最不一样的地方，就是患者出现认知障碍，康复的周期很长，甚至康复的手段也有限，尤其是患者持续植物状态。对这部分患者的最终结局要有充分的预判，提前干预、及时干预是预防神经功能障碍和死亡的关键。认知障碍会引起其他伤害，需要制订规范的护理计划并严格执行，家庭生活也应当有护理记录，是预防次生伤害的关键手段。

五、康复目标

颅脑损伤的最终康复目标，是通过综合康复手段争取达到生活自理，能够回归社会和家庭。我们把颅脑损伤的阶段性康复目标分为急性期康复目标、恢复期康复目标和后遗症期康复目标。

（一）急性期康复目标

稳定病情，提高患者意识水平，促进认知障碍恢复，预防并发症，促进功能恢复。利用躯干肌的主动运动，通过联合反射、共同运动、姿势反射等手段，诱发软弱无力的瘫痪肌群收缩，防止各种并发症和二次损伤的产生。

（二）恢复期康复目标

促进分离动作的进一步完善，提高患侧肢体的协调控制能力；提高记忆、注意、思维、知觉、学习等能力；最大限度地恢复感觉、运动、认知、语言等功能，提高生活自理能力。

（三）后遗症期康复目标

继续强化日常生活活动能力的训练,提高其生活质量,促进患者功能恢复;充分发挥残存功能,调整心理状态,继续强化认知、心理等功能训练;学习使用辅助器具,进行矫形支具与轮椅的训练,指导家庭生活和复职前的训练。

六、康复评定

（一）整体评估

1.早期预估

通过四诊,评估患者所属证型。通过查体和临床症状评估患者脑损伤程度,如果是昏迷患者,国际上普遍采用格拉斯哥昏迷量表来判断,对于没有昏迷的患者可以通过日常生活能力量表、功能独立性评估量表实施评估(表14-3)。

表 14-3　影响颅脑损伤预后的临床因素

影响因素	预后较好	预后较差
昏迷时间	<6 小时	>30 天
创伤后遗忘	<24 小时	>30 天
格拉斯哥昏迷评分	≥8 分	≤5 分
损伤范围	局灶性	弥漫性
颅内压	正常	增高
颅内血肿	无	有
脑室大小	正常	扩大
脑水肿	无	有
颅内感染	无	有
伤后癫痫	无	有
冲撞所致凹陷性骨折	无	有
脑电图	正常	异常
诱发电位	正常	异常
抗癫痫药物的使用	无需使用	需长期使用
影响精神药物的使用	无需使用	需长期使用

2.结局评估

在发病半年后对颅脑损伤患者恢复及其结局进行评定:采用格拉斯哥结局量表(表14-4),根据患者能否恢复工作学习、生活能否自理、残疾的严重程度分为 5 个等级。

表 14-4　格拉斯哥结局量表

分级		特征
Ⅰ	死亡	死亡
Ⅱ	持续性植物状态	无意识、无言语、无反应,有心跳呼吸,在睡眠觉醒周期的觉醒阶段偶有睁眼,偶有呵欠、吸吮等无意识的动作,从行为判断大脑皮质无功能。特点:无意识,但能存活

续表

分级		特征
Ⅲ	严重残疾	有意识,但由于精神躯体残疾或由于精神残疾而躯体尚不能自理生活。记忆、注意思维、言语均有严重残疾,24 小时均需他人照顾。特点:有意识,但不能独立
Ⅳ	中度残疾	仍有记忆思维、言语障碍和性格障碍,以及轻偏瘫、共济失调等,可勉强地利用交通工具,在日常生活、家庭中尚能独立,可在庇护性工厂中参加些工作。特点:残疾,但能独立
Ⅴ	恢复良好	尽管仍遗留有轻微的神经症状和体征,但已恢复原来的生活和工作。特点:恢复良好,但仍有缺陷

(二)局部评估

康复期可以根据 Rancho Los Amigos 认知功能量表、昏迷恢复量表、简易智能精神状态检查量表进行脑损伤后脑功能状态的评定。另外还可以根据具体情况进行肌力评估、肌张力评估、吞咽功能评估、语言障碍评估、心理状态及睡眠评估、营养评估。

七、康复处方

急性颅脑损伤的治疗原则是尽可能控制或减少继发性脑损害,预防并发症,尤其是老年患者,尽可能地提高机体免疫力,降低感染的发生。手术治疗是颅脑损伤最重要的治疗措施之一。手术目的是清除颅内血肿和异物,必要时去骨瓣减压。患者病情稳定脱离生命危险后,尽早考虑康复治疗。康复可以分为急性期康复、恢复期康复、后遗症期康复,康复内容包括肢体的康复、认知功能和心理康复、认知行为治疗、行为心理治疗。颅脑损伤后的康复不仅能使患者功能得到最大程度地恢复,缩短住院时间,减少医疗费用,促进患者积极参与社会生活,提高其生活质量,而且还能降低颅脑损伤后的死亡率。

(一)中药治疗

早期以促醒为主,以活血化瘀,化痰开窍为主。

黄芪 20 g,赤芍 10 g,川芎 10 g,桃仁 10 g,红花 5 g,半夏 10 g,胆南星 10 g,冰片 0.2 g,石菖蒲 10 g,地龙 10 g,枳实 10 g,甘草 5 g。每天一剂,每剂药煎取 200 mL,分早晚 2 次鼻饲。

恢复期以补气通络、补肾活血为主,用补阳还五汤加肉桂、牛膝、枸杞子、熟地黄。

后遗症期以补气活血、益肾填精为主,用补阳还五汤加左归丸加减。

(二)针灸治疗

根据功能障碍的不同,可以选择不同的治疗方法和穴位,在这里主要讨论昏迷和认知障碍的治疗。

1.毫针

取穴:百会、水沟、合谷、太冲、内关、三阴交、风府透哑门、太溪、涌泉。

操作:常规皮肤消毒,水沟穴向鼻中隔方向斜刺入 15 mm,强刺激手法,致双目盈泪或眼球湿润为度。其余穴位常规针刺,接电针,疏密波,频率 1～50 Hz,刺激量由弱逐渐增强,以局部可见肌肉随脉冲频率抽动为度,治疗 30 分钟。每天治疗 1 次,连续治疗 14 天。

2.耳针

取穴:神门穴、皮质下穴、心耳穴、脾耳穴、肾耳穴。

操作:用 0.5～1.0 寸毫针,直刺入耳穴中,快速捻转 1 分钟,留针 20 分钟,隔天治疗 1 次,治疗 7 次为一个疗程。

3.醒脑开窍针法

取穴:三阴交、人中、内关,外关、合谷、肩髃、曲池、足三里、阳陵泉、风市、太冲、血海及梁丘。

操作:选择两侧内关穴进行直刺,深度 0.5～1.0 寸,采用捻转提插方法连续施针 1 分钟;然后继续刺入人中,并向鼻中隔方向斜刺 0.3～0.5 寸,以眼球湿润或患者流泪为宜;上述操作完毕后选择三阴交,沿着胫骨内侧缘、以 45°方向斜刺,利用提插补法施针,以患肢连续抽动 3 次为宜,上述穴位得气后均留针 20 分钟,其余穴位常规进针,可以连电针,连续治疗 1 周。

(三)推拿

主要针对昏迷和认知障碍患者,待患者生命体征平稳后,每天进行推拿治疗 1 次。①抓压头部:避开手术部位,用五指按压头部,从颅颈交界处一直按压至百会,按照从前额、颞部、枕部的顺序依次进行,共 5 次;然后点按太阳、颧髎、风池、风府,每穴按压 1 分钟,最后以擦脸结束。②患者侧卧位,从上到下推膀胱经、督脉各 10 次。按揉膀胱经第一、二侧线 10 分钟。③活动四肢关节,反复 3 次。④足底按摩 20 分钟。⑤拿捏四肢 5 分钟。

(四)物理治疗

1.高压氧疗

压力控制在 0.2 MPa,每次治疗 115 分钟,其中加压 25 分钟,吸氧 2 次,每次 30 分钟,2 次吸氧间隔 5 分钟,减压 25 分钟。每天 1 次,10 次为一个疗程,每疗程间隔 1～2 天,共治疗 3 个疗程。

2.亚低温治疗

以降温后复温为主,降温治疗采用半导体冰毯机和颅脑降温治疗仪,设置体温上限为 35 ℃,下限为 32 ℃。同时,缓慢静脉滴注冬眠合剂Ⅰ号方(氯丙嗪 50 mg＋异丙嗪 50 mg＋哌替啶 100 mg＋0.9％氯化钠注射液 250 mL)协助降温,使肛温在治疗 4～12 小时内降至 35 ℃以下,并维持在 33～34 ℃,维持治疗 14 天。亚低温复温方法:亚低温维持治疗 14 天后,先设置冰毯机及颅脑降温仪在 35 ℃,再于 48 小时内停用冬眠合剂,采用缓慢升温法,以每间隔 4～6 小时复温 1 ℃的速度进行。当患者肛温达到 36 ℃后自然复温,复温过程中,若患者发生躁动可适当使用肌松剂及镇静剂。

3.经皮电刺激

电极贴患肢,电流强度适中,每次 20 分钟,每天 1 次,15～20 次为 1 个疗程。

(五)语言和音乐疗法

用亲人或熟人的对话刺激昏迷患者,用患者喜欢的音乐进行刺激,对促醒有一定帮助。

(六)运动疗法

这里主要讨论对昏迷和认知障碍的康复,常用的运动疗法对认知障碍均有一定帮助。

1.神经反射刺激

入院 24 小时后就可开始神经反射刺激。可以选用医用叩诊锤、棉签、骨针等进行对应操作,主要选择深反射,如下颌反射、肱二头肌腱反射、肱三头肌腱反射、桡骨膜反射、腹肌反射、膝腱反射;浅反射,如角膜反射、腹壁反射;病理反射,如吸吮反射、口轮匝肌反射、掌颌反射、强握反射。

每天 3 次,每次约 15 分钟,10 天为一个疗程。

2.感觉运动训练

以下的刺激可在每次训练中选择 1～2 种,一次 15～30 分钟。刺激时应密切注意观察患者的反应,如心率、血压、呼吸的变化,以及是否出现眼球运动、面部表情等。

(1)听觉刺激:可以与患者进行交谈,或者进行专题讨论,或者播放收音机、电视机的声音,但要注意环境安静,不要混杂噪音或多种声音。

(2)视觉刺激:可以给患者看家属或朋友的照片,应注意要在全视野范围内进行系统的刺激。

(3)嗅觉刺激:把香水、咖啡等患者平时喜欢的气味剂放在患者鼻子前,让患者随呼吸吸入,每次 10～15 秒。

(4)味觉刺激:用棉球蘸调味汁涂在患者的口唇或舌上。

(5)触觉刺激:可以通过给患者翻身、洗澡、穿衣服等对身体的各个部位进行触觉刺激,也可以用按摩对患者的身体进行刺激。

(6)前庭刺激:通过对患者进行颈部运动,在垫上做旋转或轮椅上做摇摆式推进运动进行前庭刺激。

(七)作业治疗

急性期对患者进行躯体感觉方面的刺激,提高其觉醒能力,使其能认出环境中的人和物。恢复期提高定向力,减少言语错乱,进行记忆、注意、思维的训练,锻炼其组织(分类、排列顺序、补缺填空)和学习能力。后遗症期增强患者在各种环境中的独立和适应能力,提高各种作业的技巧,并主动融入日常生活中去。

1.知觉障碍作业训练

知觉障碍包括失认症、失用症、躯体构图障碍、视觉辨别功能障碍等,可以通过个体训练、小组训练和治疗性社团活动来进行治疗。

(1)单侧忽略的作业治疗:主要包括视觉扫描练习、感觉刺激、站立平衡练习、病灶同侧单眼遮蔽等作业方法。练习时应尽量使用患肢或双手进行活动。一般从进食训练开始,逐步增加更衣、转移、驾驶轮椅等练习,从而逐步提高患者生活能力。

(2)视觉失认的作业治疗:患者对所见到的物体颜色图画不能辨别其名称和作用,但经触摸或者听到声音,闻到气味就能说出来。视觉失认的作业治疗主要是识别训练,通过识别物品、照片、颜色等进行训练,练习的方式主要是使用视觉外的其他正常感觉输入对患者进行提示,多次重复来达到训练目的。

(3)触觉失认的作业治疗:强调利用视觉或健手帮助患肢进行感知,重视对物体的形状、材料、温度等特质的体验。主要包括感觉刺激和辨识训练,用粗糙的物品沿患者的手指向指尖移动进行触觉刺激,用手掌握有棱角物体进行压力刺激,使摩擦刺激和压力刺激交替进行,进而让患者闭目用手感觉和分辨不同的材料。

(4)失用的作业治疗:失用症是在运动、感觉、反射正常的情况下,患者不能按命令完成学会的动作。训练前先给予肢体本体感觉、触觉、运动觉刺激,对肢体先进行被动活动,训练中给予患者暗示、提醒,症状改善后逐渐减少提示,并加入复杂动作。

(5)注意力和集中力的训练:建立恒定的每天常规活动,让患者不断地重复和练习,耐心细声地向患者提问和下命令。训练内容包括猜测游戏,删除作业,时间感训练,视、听、嗅、味,本体感刺激,也可以用电脑辅助训练。

2.时间感训练

让患者按照要求启动秒表,计时 10 秒钟停止,反复数次。成功后逐渐延长计时时间,当延长至 1 分钟,停表时误差小于 1 秒时,改为不让患者看表,心中默数到 10 秒停止,直至正确。

3.记忆的训练

让患者分清重点,先记住重要的事,不去记忆一些无关的琐事。包括视觉记忆训练、图像记忆训练、记忆方法训练,也可以采用电脑辅助训练。每次训练时间要短,记忆正确时要及时频繁地给予奖励。

(1)视觉记忆训练:给患者看几张其熟悉的日常生活用品的图片 5 秒钟,然后收回,让患者说出看到物品的名称,反复进行,并逐渐增加图片的内容和数量。

(2)图像记忆训练:让患者先看一遍垂线、圆形、正方形、菱形、字母,然后分别将它们画出来。

(3)记忆方法训练:包括编故事法、分类法、联想法等。比如分类法可以用读报训练,让患者说出读过报纸的栏目名称,成功后再训练其说出感兴趣的内容。

4.思维训练

思维是大脑的高级功能,包括推理、分析、比较、综合、抽象等过程,对思维障碍可采用以下训练方法。

(1)阅读理解:取一张报纸,让患者说出头版头条的信息、报纸的名称、大标题、日期,指出报纸的各个专栏。然后让其查找特殊指定内容,比如广告等。

(2)排列数字:取出一副扑克,让患者按照从 1 到 10 的顺序排列,询问数字之间的关系,如奇数、偶数及倍数关系等。

(3)物品分类:列一张 20 种物品名称的清单,并告诉他这些物品分属于四大类,让患者将物品归类。

(王 雷)

第六节 脊 髓 损 伤

脊髓损伤是一大类神经系统疾病的总称,包括了造成脊髓结构和功能损害的多种疾病和各种伤病,引起脊髓损伤水平以下运动、感觉和自主神经功能障碍的临床综合征。脊髓损伤常致严重残疾,并且延续终生,是致残率最高的疾病。常见病因有交通事故、工业事故、运动损伤、意外暴力损伤、高处跌落等。流行病学调查显示,脊髓损伤的年龄集中在 20～40 岁,脊髓损伤患者生存期很长,其平均寿命比健全人仅减少 4～5 年,康复治疗需求迫切。

脊髓损伤在中医里多归入痿证,多采用补益肝肾、通经活络的治法,根据不同疾病辨证结果,治疗上有所差别。

虽然不同类型的脊髓损伤患者的临床特点、药物治疗等有所不同,但针对其各种障碍所进行的康复治疗措施大致相同,故把这类疾病的康复通称为脊髓损伤康复。

一、相关结构

(一)骨

脊柱由 26 块椎骨构成,颈椎 7 块、胸椎 12 块、腰椎 5 块、1 块骶骨(由 5 块骶椎合成)、1 块尾骨(由 4 块尾椎合成)。全部椎骨的椎孔共同串成一条管,称为椎管。椎管内容纳脊髓及脊髓被膜等结构。

(二)脊髓

脊髓位于椎管内,上端平枕骨大孔处与延髓相连,下端成人平第 1 腰椎体下缘(新生儿平第 3 腰椎),脊髓下端延续为一细丝,称终丝,终丝向下经骶管终于第 2 尾椎的背面。脊髓共分31 个节段,包括颈髓 8 节、胸髓 12 节、腰髓 5 节、骶髓 5 节和 1 个尾节。成人脊柱的长度与脊髓的节段并不完全对应。在成人,一般的推算方法为:上颈髓节($C_1 \sim C_4$)大致与同序数椎骨相对应,下颈髓节($C_5 \sim C_8$)和上胸髓节($T_1 \sim T_4$)与同序数椎骨的上 1 节椎体平对,中胸部的脊髓节($T_5 \sim T_8$)约与同序数椎骨上 2 节椎体平对,下胸部的脊髓节($T_9 \sim T_{12}$)大致与同序数椎骨上 3 节椎体平对,全部腰髓节大致平对第 10~12 胸椎,全部骶髓节、尾节大致平对第 1 腰椎。

脊髓由灰质和白质两大部分组成。中央有一细小的中央管,围绕中央管周围是"H"形的灰质,灰质的外周是白质。脊髓每侧的灰质,前部扩大为前角,后部狭细为后角。白质借脊髓的纵沟分为 3 个索,前正中裂与前外侧沟之间为前索;前、后外侧沟之间为外侧索;后外侧沟与后正中沟之间为后索。在灰质前连合的前方有纤维横越,称白质前连合。在后角基部外侧与白质之间,灰、白质混合交织,称网状结构。

与脊髓相连的脊神经前、后根汇合形成脊神经。因为脊髓比脊柱短,腰、骶、尾部的脊神经前后根要在椎管的硬膜囊内下行一段距离,才能到达各自相应的椎间孔离开椎管,这些在脊髓末端平面以下下行的脊神经根称马尾。

二、诊断要点

(一)病因诊断

很多因素及疾病均可引起脊髓损伤,大致可分为创伤性因素和非创伤性因素,创伤性因素包括骨折、刀伤、枪伤等。非创伤性因素包括:①血管病变:动脉炎、脊髓血栓性静脉炎、脊髓血管出血及梗死等。②炎症:吉兰-巴雷综合征、横断性脊髓炎、脊髓前角灰质炎等。③神经变性畸形:运动神经元病、脊髓空洞等。④占位性病变:各种肿瘤,如脑(脊)膜瘤、神经胶质瘤、神经纤维瘤、多发性骨髓瘤、转移瘤等。⑤严重腰椎间盘突出症、脊椎滑脱、椎管狭窄等。

(二)脊髓损伤评估

对于脊髓损伤的治疗和预判,除了要明确脊髓损伤的病因,还需要对已经存在的脊髓损伤进行判断,判断的内容主要包括损伤程度、损伤部位和平面,而这些除了通过影像学检查判断外,主要通过详细的查体获得,才能对将来的预后做一个初步的评估。损伤程度一般可以分为完全性损伤和不完全性损伤。

1.不完全性损伤

在神经平面以下包括最低位的骶段($S_4 \sim S_5$)保留部分感觉或运动。骶部感觉包括肛门黏膜皮肤交界处和肛门深部的感觉;骶部运动保留时,肛门指检肛门外括约肌有自主收缩。骶部神经传导束幸免损伤,是不完全损伤的重要特征,称为骶部保留。不完全性损伤还包括一些特殊类型：中央索综合征、前索综合征、后索综合征、脊髓半截征、圆锥综合征、马尾综合征等。

2.完全性损伤

最低骶段($S_4 \sim S_5$)的感觉和运动功能完全消失。在完全损伤中还有2种特殊类型。

（1）部分保留带：是指在完全性损伤的神经平面以下一些皮节和肌节保留部分神经支配，有部分感觉和运动功能的节段范围称为部分保留带。

（2）神经根逃逸：指实际完全性脊髓损伤患者的平面以上有神经根损伤，在恢复过程中，神经根的功能逐步恢复，从而造成完全性脊髓损伤患者神经损伤平面下降，这种现象被称为"神经根逃逸"。

3.脊髓功能损害分级

国际脊髓损伤学会将脊髓功能损害分为5级。

1级：完全性损害，骶段无感觉或运动功能。

2级：不完全性损害，神经平面以下包括骶段($S_4 \sim S_5$)有感觉功能，但无运动功能。

3级：不完全性损害，神经平面以下有运动功能，大部分关键肌肌力<3级。

4级：不完全性损害，神经平面以下有运动功能，大部分关键肌肌力≥3级。

5级：正常，感觉和运动功能正常。但肌肉张力增高。

4.损伤部位和平面

采用美国脊柱损伤协会（ASIA）于2019年修订的最新版《脊髓损伤神经学分类国际标准》中感觉和运动检查的项目与评分方法，对感觉和运动功能进行检查，确定感觉和运动平面及脊髓损伤水平（表14-5、表14-6）。并对患者的日常生活能力进行检查。

表14-5　感觉平面检查关键皮肤

平面	部位
C_2	枕骨粗隆外侧至少1 cm
C_3	锁骨上窝且在锁骨中线上
C_4	肩锁关节的顶部
C_5	肘前窝的外侧（桡侧）
C_6	拇指近节背侧皮肤
C_7	中指近节背侧皮肤
C_8	小指近节背侧皮肤
T_1	肘前窝的内侧面（尺侧）
T_2	腋窝的顶部
T_3	锁骨中线第三肋间
T_4	锁骨中线第四肋间（乳腺嵴）
T_5	锁骨中线第五肋间（T_4与T_6的中点）
T_6	锁骨中线第六肋间（剑突水平）
T_7	锁骨中线第七肋间（T_6与T_8的中点）
T_8	锁骨中线第八肋间（T_7与T_9中点）
T_9	锁骨中线第九肋间（T_8与T_{10}中点）
T_{10}	锁骨中线第十肋间（脐水平）

续表

平面	部位
T_{11}	锁骨中线第十一肋间（T_{10} 与 T_{12} 中点）
T_{12}	锁骨中线腹股沟韧带中点
L_1	T_{12} 与 L_2 中点处
L_2	大腿前中部，腹股沟韧带中点和股骨内上髁连线中点处
L_3	股骨内上髁
L_4	内踝
L_5	足背第三跖趾关节
S_1	足跟外侧
S_2	腘窝中点
S_3	坐骨结节
$S_{4\sim5}$	肛周 1 cm 范围内，皮肤黏膜交界处外侧

表 14-6　运动平面检查关键肌肉

平面	关键肌
C_5	屈肘肌（肱二头肌、肱肌）
C_6	伸腕肌（桡侧伸腕长肌和短肌）
C_7	伸肘肌（肱三头肌）
C_8	中指屈指肌（指深屈肌）
T_1	小指外展肌
L_2	屈髋肌（髂腰肌）
L_3	伸膝肌（股四头肌）
L_4	踝背伸肌（胫前肌）
L_5	伸趾肌（趾长伸肌）
S_1	踝跖屈肌（腓肠肌、比目鱼肌）

三、常见症状

（一）瘫痪

脊髓休克期间表现为受伤平面以下出现弛缓性瘫痪，运动、反射及括约肌功能丧失，出现损伤平面以下感觉丧失及大小便不能控制。2～4 周后逐渐变成痉挛性瘫痪，表现为肌张力增高，腱反射亢进，并出现病理性锥体束征。胸段脊髓损伤表现为截瘫；颈段脊髓损伤则表现为四肢瘫；上颈段损伤的四肢瘫均为痉挛性瘫痪；下颈段损伤的四肢瘫表现为双上肢弛缓性瘫痪，双下肢为痉挛性瘫痪；胸段损伤和腰膨大的表现为双下肢痉挛性瘫痪；骶段以下损伤的表现为双下肢弛缓性瘫痪。

（二）感觉障碍

瘫痪肢体通常伴有相应的感觉障碍，甚至丧失。①脊髓半切征：损伤平面以下同侧肢体的运动及深感觉消失，对侧肢体痛觉和温觉消失。②脊髓中央管综合征：多数发生于颈椎过伸性损伤。颈椎管因颈椎过伸而发生急剧变化,脊髓受黄韧带、椎间盘或骨刺的前后挤压,使脊髓管周围的传导束受到损伤,表现为损伤平面以下的四肢瘫,上肢重于下肢,无感觉分离,预后差。③脊髓前综合征:颈脊髓前方受压严重,有时可引起脊髓前中央动脉闭塞,出现四肢瘫痪,下肢瘫痪重于上肢瘫痪,但下肢和会阴部仍保持位置觉和深感觉,有时甚至还保留有浅感觉。④脊髓圆锥损伤:正常人脊髓终止于第1腰椎体的下缘,因此第1腰椎骨折可发生脊髓圆锥损伤,表现为会阴部皮肤鞍状感觉缺失,括约肌功能丧失致大小便不能控制和性功能障碍,双下肢的感觉和运动仍正常。⑤马尾神经损伤:马尾神经起自第2腰椎的骶脊髓,一般终止于第1骶椎下缘。马尾神经损伤很少为完全性的,表现为损伤平面以下弛缓性瘫痪,出现感觉及运动功能障碍及括约肌功能丧失,肌张力降低,腱反射消失,无病理征。

(三)二便障碍

小便失禁十分常见,也常有排尿困难。大便通常表现为便秘,也可失禁。这和脑卒中引起的二便障碍不一样,脑卒中在神志清楚的情况下,大部分患者大小便可以有效控制。脊髓完全性损伤患者,二便障碍很难恢复,不完全性损伤的患者,通过有效的训练和治疗,有可能实现自我控制。泌尿系统感染是脊髓损伤患者的常见并发症之一,其特点为起病急,以高热、寒战、头痛、白细胞计数升高,出现脓尿、血尿,而尿频、尿急不明显。间歇性导尿能有效预防尿路感染。残余尿量＞100 mL需要进行间歇性导尿,早期由医务人员进行,后期由患者自己操作,每天间歇性导尿的次数根据残余尿量的多少而定。

(四)疼痛

脊髓损伤后疼痛的发生率高达64%～82%。不少患者出现损伤部位以下的疼痛。这种疼痛可以是中枢性的,也可以是躯体性的。部分疼痛和心理相关,还有部分疼痛来源于不适当的运动。相当一部分疼痛可以通过运动、理疗和心理治疗得到缓解。而作为中枢性神经痛,损伤节段的神经病理性疼痛一般在伤后数天至数周发生,而损伤节段以下的疼痛则较晚发生,常在数月至数年后出现,多为刀割样、烧灼样、刺痛、放射痛,疼痛常位于鞍区和下肢。疼痛与脊髓和脊髓上神经环路结构的重塑性有关。顽固性重度疼痛发生率为21%～39%,治疗非常困难,严重影响患者的生活质量。药物治疗成为主流,可联合使用卡马西平和阿米替林。神经电刺激、可植入的缓释药泵、中药、针灸、认知心理干预调整及细胞移植等,在临床治疗中都有各自的优势和缺陷。某些持续性疼痛患者可以考虑背根切除术。

(五)肌肉痉挛

腰以上的脊髓损伤常常出现肌肉痉挛,影响肢体活动,有时还可以引起疼痛。损伤平面在腰以上的,对于下肢也就是损伤平面以下的肢体都属于上运动神经损伤,病变往往表现为脊髓中枢兴奋性失去抑制,导致肌肉张力过高,活动过度活跃或痉挛。大部分肌肉痉挛在损伤后3～6周出现,在半年到1年时到达高峰。运动疗法、推拿、水疗、神经阻滞可以有效地抑制肌肉痉挛。

四、日常养护

(一)预防下肢深静脉血栓形成

每天进行下肢被动活动,开始活动时需要用弹力绷带或穿弹力袜。尽量避免患肢静脉输液。空气压力波治疗仪通过连续充气及放气对全下肢从远端到近端施加脉冲压力,加速下肢静脉血液回流。

（二）预防压疮

选择合适的气垫床及坐垫，保持皮肤及床的整洁、干燥。对身体不能活动的患者，每 2 小时变换一次体位。坐轮椅需要 20 分钟左右调换姿势，对臀部施行按摩，促进血液循环，防止坐骨结节受压时间过长。改善全身营养状况，注意蛋白质、维生素的补充。体重过重也是造成压疮的原因之一，过度肥胖者要适当减肥，控制体重。

（三）情志护理

脊髓损伤患者生存期长，对于自己的残疾往往有较强的心理活动，应注意避免不良情志刺激，保持开朗平和，可采取安慰疏导、暗示、转移等方法加强情志护理。患者出现疼痛、感觉过敏、运动障碍、二便障碍时难以保持情绪稳定，治疗师要掌握患者心理变化，鼓励他们乐观、开朗、保持心情舒畅，劝慰患者要善于克服情绪影响，避免恼怒、抑郁、思虑等不良精神刺激。

（四）饮食调控

脊髓损伤后，往往会出现二便障碍，所以患者在饮食上要多注意。宜清淡、易消化，忌食辛辣、油腻、煎炸食品，忌烟酒，多食新鲜蔬菜、水果，注意营养及饮食均衡。不要因为大小便障碍而控制饮食量。

（五）起居有节

保持环境舒适，空气新鲜，光照充足，温湿度适宜。防止感冒，锻炼时劳逸结合，避免过度疲劳。注意个人卫生，尤其是二便障碍者，要每天擦洗，及时更换衣物。鼓励患者尽量独立完成日常动作，学习各种技能，能够尽早实现生活自理或者在他人协助下生活自理。

五、康复预防

脊髓损伤残疾预防包括四级预防。

（一）一级预防

在院前急救一直到手术前的整个过程中，应避免搬运中造成脊髓二度损伤。

（二）二级预防

在脊髓损伤发生后，抢救患者生命时，应尽早治疗原发病，以结束脊髓持续损伤为目的，无论是药物治疗还是手术治疗，时效性是关键。同时预防各种脊髓损伤并发症，尽可能早期康复，为恢复期康复创造有利条件。

（三）三级预防

在脊髓损伤造成脊髓功能障碍后，应用全面康复措施最大限度地利用所有的残存功能，使患者尽可能在较短时间内重返社会，即全面康复。脊髓损伤常合并压疮、感染、疼痛、痉挛和挛缩、泌尿系统结石、深静脉血栓等。康复治疗中也要积极预防上述并发症，提高患者的生存质量。

（四）四级预防

脊髓损伤所引起的功能障碍经过一段时间治疗后基本稳定，这个时间在发病后半年到 1 年，进入后遗症期。这个时候我们要注意四级预防。脊髓损伤如果是内科疾病引起的，应加强监控危险因素，需要长期药物治疗的，要积极配合，防止复发。如果是外伤引起的注意避免外伤，不从事危险的运动和体力劳动，加强看护防止摔倒，避免不正确的肢体牵拉导致关节损伤、肌肉拉伤、骨折等。

六、康复目标

近期康复目标的设定和当下的康复评估直接关系，远期康复目标和脊髓损伤平面和程度直接相关。只有1%完全损伤患者可以在损伤平面之下恢复功能肌力,而皮肤感觉保留的不完全性损伤的患者,皮肤感觉保留区的肌力有50%的可能性恢复。因此,近期目标的制订,往往是针对脊髓损伤恢复阶段来制订阶段性目标,同时兼顾并发症的出现和为实现远期目标做预先准备;而远期目标的制订则完全取决于脊髓的损伤程度和平面(表14-7)。

表14-7 脊髓损伤平面和远期康复目标的关系

脊髓损伤水平	远期康复目标	需用支具及轮椅种类
C_5	桌上动作自理,其他依靠帮助	电动轮椅,平地可用手动轮椅
C_6	日常生活活动可能自理,床上翻身,起坐	手动电动轮椅,可用多种自助具
C_7	日常生活活动自理,起坐,移乘、轮椅活动	手动轮椅,残疾人专用汽车
$C_8 \sim T_4$	日常生活活动自理,起坐,移乘、轮椅活动,应用骨盆长支具站立	手动轮椅,残疾人专用汽车,骨盆长支具,双拐
$T_5 \sim T_8$	日常生活活动自理,起坐,移乘、轮椅活动,骨盆支具治疗性步行	手动轮椅,残疾人专用汽车,骨盆长支具,双拐
$T_9 \sim T_{12}$	日常生活活动自理,起坐,移乘、轮椅活动,长下肢支具治疗性步行	轮椅、长下肢支具,双拐
L_1	日常生活活动自理,起坐,移乘、轮椅活动,长下肢支具功能性步行	轮椅、长下肢支具,双拐
L_2	日常生活活动自理,起坐,移乘、轮椅活动,下肢支具功能性步行	轮椅、下肢支具,双拐
L_3	日常生活活动自理,起坐,移乘轮椅活动,肘拐,短下肢支具功能性步行	短下肢支具,洛夫斯特德拐
L_4	日常生活活动自理,起坐,移乘、可驾驶汽车,可以不需要轮椅	短下肢支具,洛夫斯特德拐
$L_5 \sim S_1$	无拐,足托功能性步行及驾驶汽车	足托或短下肢支具

七、康复评估

(一)整体评估

四诊评定明确患者所属证型,明确脊髓损伤平面和损伤程度,预估远期康复目标。

(二)局部评估

评估运动功能、感觉功能、大小便功能、性功能,评定心理,评估关节活动度,疼痛指数,日常生活能力,明确病变程度和阶段。

八、康复处方

脊髓损伤后开始康复治疗的时间越早越好。一般骨折固定术后或者脊柱外伤后7~10天,非外伤性脊髓损伤(脊髓炎等)病情稳定(一般在10天左右),就可以进入康复科进行治疗。而床边的早期康复在生命体征稳定后就可以在临床科室进行。早期治疗可以有效地避免合并症,例如压疮、肺炎、泌尿系统感染等,也可以有效地改善患者的心态。

(一)中药治疗

(1)口服中药以补肾强筋、补气养血、通经活络为主。

处方:杜仲 9 g,当归 9 g,赤茯苓 9 g,牛膝 6 g,肉苁蓉 15 g,桑寄生 9 g,葛根 9 g,熟地黄 15 g,甘草 6 g,枸杞子 15 枚,黄芪 20 g,桂枝 9 g。

水煎服,日 1 剂,分 2 次服。

(2)中药熏蒸以活血通经、舒筋解痉为主。

处方:桂枝 20 g,桃仁 15 g,红花 10 g,当归 15 g,川芎 15 g,续断 15 g,牛膝 15 g,白芍 15 g,赤芍 15 g,秦艽 10 g。

操作:将中药液放置于专门的熏蒸仪器中,将痉挛的肢体放入其中,开动机器,熏蒸 20~30 分钟。

(二)针灸治疗

不同康复阶段选取不同的穴位,当需要提高上肢肌力时,取上肢阳明经;需要完成坐位平衡时,取腰背部膀胱经及腹部任脉和足阳明经;需要完成站立及行走时,重点取足阳明、足太阴和足太阳经。肌张力下降时,提倡使用电针;肌张力过高时,提倡使用温针灸;痉挛时患肢不留针。

1.毫针

取穴:损伤节段的夹脊,肝俞,肾俞,环跳,承扶,髀关,梁丘,足三里,阳陵泉,阴陵泉,绝骨,三阴交,太溪,昆仑,太冲;上肢可加曲池、臂臑、手三里、合谷;二便障碍取天枢、关元、中极、水道、肾俞、大肠俞、八髎。

操作:连电针,连续波,留针 30 分钟。每天 1 次,10 次为 1 个疗程。或用温针灸,留针后,插 2.5 cm 的艾条在针柄上,点燃后施灸。

2.穴位注射

取穴:相应损伤节段夹脊穴。

操作:药物用甲钴胺注射液或神经生长因子,每穴 1~2 mL。

(三)推拿治疗

对痉挛有预防和治疗作用,以下肢痉挛为例。

操作:①患者仰卧,医师对下肢肌肉进行拿捏推揉,从而放松肌肉,牵拉膝关节,活动踝关节和足趾关节;②患者俯卧,医师对腘绳肌、腓肠肌及跟腱进行拿捏推揉,从而放松肌肉;③对髋关节进行后伸牵拉。

(四)物理治疗

1.水疗疗法

可以对局部痉挛肢体施行局部浸浴法,对截瘫患者用水中步行训练和水中平衡训练,对四肢瘫患者可以用哈伯特槽浴,水疗每天 1 次,10 次为一个疗程。

2.肌电生物反馈治疗

用肌电生物反馈技术并结合多种电刺激模式进行肌肉训练治疗,以达到改善肌肉功能,帮助患者重建并恢复肌肉正常运动功能。将电极贴在患肢,每次 12~25 分钟,每天 1 次,10~15 次为 1 个疗程。

3.经皮电刺激

电极贴患肢,电流强度适中,每次 20 分钟,每天 1 次,15~20 次为 1 个疗程。

(五)运动疗法

不同阶段采用不同的治疗方案。运动疗法的训练包括肌力训练、平衡和协调训练、站立和步行训练、轮椅训练、体位和转移训练、减重训练。脊髓损伤的运动疗法和脑卒中有类似的地方,也有不同的地方。

1.急性期(伤后 2～4 周)

需要进行关节活动度训练、肌力训练、呼吸功能训练、膀胱功能训练、床上体位变换、正确的体位摆放。关节活动度训练、正确的体位摆放参照脑卒中。

(1)肌力训练:①肌力 1 级时采用功能性电刺激的方式进行训练;肌力 2 级时可以采用滑板运动或主动-辅助运动;肌力 3 级的肌肉是训练的重点,可以采用渐进抗阻训练方法。肌力训练的目标是使肌力达到 3 级以上,以恢复实用肌肉功能。训练过程注意中立位训练,对评估结果较差的肌力优先给予刺激和训练,以实现良好的运动模式。②为了维持坐位还需要进行腰背肌的训练。在步行训练之前应该先进行腹肌、髂腰肌、腰背肌、股四头肌、内收肌等的训练。③为了应用轮椅、拐或助行器,在卧位、坐位时均要重视训练肩带肌力,包括上肢支撑力训练、肱三头肌和肱二头肌训练和握力训练。

(2)膀胱功能训练:①脊髓损伤后早期常有尿潴留,一般采用留置导尿的方式,要注意定期夹闭和开放导尿管,还要注意夹放导尿管的时机。一般很多护理人员就按 2 小时定期排放尿液,其实膀胱储尿在 300～400 mL 时有利于膀胱自主收缩功能的恢复。要根据记录的液体出入量,来判断导尿时机。②注意预防尿路感染。留置导尿管多半会引起尿路感染,每天补充液体量必须达到 2 500～3 000 mL,以避免膀胱尿液中细菌的繁殖增长。发生泌尿系统感染可以没有症状,需要定期查尿常规,抗菌药物反复应用后对泌尿系统感染往往无效,最好的办法是拔除导尿管。一旦出现全身性菌血症可以采用敏感的抗生素治疗。③教育患者和护理家属学习间断导尿。留置导尿要尽早结束,改为间断导尿或者清洁导尿的方式,医护人员一定要在患者住院期间教会患者和家属间断导尿,教其掌握好导尿时机。

(3)直肠功能训练:脊髓损伤后的直肠问题主要是便秘。①首先要强调保证足量粗纤维的饮食(如素菜等)和规律的排便习惯(一般以原先的习惯为准)。②如果不能按时排便,首先可以选用开塞露等肛门直肠润滑剂和缓泻剂。③手指肛门牵张法也很有效,方法是将中指戴指套,涂抹润滑剂后插入肛门,缓慢用手指将肛门向一侧牵拉,或者进行环形牵拉,刺激结肠蠕动,缓解肛门括约肌的痉挛,从而促进排便。

2.稳定期训练(伤后 4～12 周)

主要进行肌力增强训练(如垫上支撑、站立平衡训练、转移训练、轮椅训练、日常生活能力训练),关节活动度训练,呼吸功能训练及体位排痰,膀胱功能训练,体位变换训练。

(1)坐位训练:①床上坐位可分为长坐位(膝关节伸直)和短坐位(膝关节屈曲)。实现长坐位才能进行床上转移训练和穿裤、袜、鞋的训练,其前提是必须腘绳肌牵张度良好,髋关节活动度超过 90°;②坐位训练最终目的是保持独立坐位平衡,还应进行平衡训练。具体参考脑卒中平衡训练。

(2)转移训练:包括独立转移训练和帮助转移训练。①帮助转移训练指患者在他人的帮助下转移体位。帮助转移应当注意不要牵拉肌张力下降的关节,以免造成损伤。②独立转移训练指患者独立完成转移动作,包括从卧位到坐位转移、床上或垫上横向和纵向转移、床至轮椅和轮椅至床的转移、轮椅到凳或凳到轮椅的转移,以及轮椅到地和地到轮椅的转移等。在转移时可以借助一些辅助具。如果上肢肌力正常,应当教会患者独立转移。

(3)直立适应性训练:直立适应性训练主要是克服低血压及静脉回流受限等不适症状,逐步从卧位转向半卧位或坐位,倾斜的高度每天逐渐增加,以无头晕等低血压症状为度,循序渐进。下肢可使用弹力绷带,同时可使用空气压力波治疗仪,以减少静脉血液淤滞。从平卧位到直立位需 1～3 周的适应时间,适应时间长短与损伤平面相关,刚开始坐位和直立位往往需要协助完成,直立床训练是常用的方法。

(4)步行训练:主要针对胸腰段脊髓损伤或是颈髓不完全性损伤者。完全性脊髓损伤患者步行的基本条件是上肢有足够的支撑力和控制力,如果要具有实用步行能力,则损伤神经平面一般在腰或腰以下水平。对于脊髓不完全性损伤者,则要根据残留肌力的情况确定步行的预后。①先要进行步态分析,以及肌力、肌张力评估,确定髂腰肌、臀肌、股四头肌、腘绳肌等肌肉的功能状况。②步行训练的基础是坐位和站位平衡训练。只有当站立平衡实现后,我们才能进行步行训练。其次是需要进行重心转移训练和髋、膝、踝关节控制能力训练。③关节控制肌群的肌力经过训练,仍然不能达到 3 级以上水平者,必须使用适当的矫形器以代偿肌肉的功能。④当达到站位Ⅱ～Ⅲ级平衡时,患者可以开始平行杠内训练站立及行走,包括三点步、四点步、二点步,并逐步过渡到凭借助行器或双杖行走。耐力增强之后可以训练跨越障碍,上下台阶等。

(5)轮椅训练:①患者选择合适的姿势。前倾坐姿的稳定性和平衡性更好,而后倾姿势较省力和灵活。要注意防止骨盆倾斜和脊柱侧弯。②轮椅操纵,上肢力量及耐力是良好轮椅操纵的前提。在技术上包括前后轮操纵,左右转进退操纵,前轮翘起移动及旋转操纵,上一级楼梯训练以及下楼梯训练。注意每坐 20 分钟,必须用上肢撑起躯干,或侧倾躯干,使臀部离开椅面减轻压力,以免坐骨结节发生压疮。

(6)关节活动度训练:①软瘫期时,生命体征稳定之后就应立即开始全身各关节的被动运动,关节活动轻柔、缓慢、有节奏,不建议过度活动。②硬瘫期时,从近端到远端,每个关节被动活动 5～10 次。脊柱不稳定时,注意髋关节屈曲不超过 90°,肩关节外展不超过 90°。每一关节在各轴向运动若干次,以避免关节挛缩。活动范围尽量达到最大生理范围,但不可超过。③在下胸段或腰椎骨折后,进行屈髋屈膝运动时要注意控制在无痛范围之内,不可造成椎体活动。④腰椎平面以上损伤的患者需要特别强调髋关节屈曲及腘绳肌牵张运动,因为只有髋关节直腿屈曲超过90°时才有可能独立坐在床上,也是各种转移训练和床上活动的基础。

3.后期训练

(1)四肢瘫（T_1 以上损伤）:①主要进行肌力加强训练,耐力加强训练,轮椅活动、轮椅操纵训练,上肢支具、自助具应用训练;②其次进行肌肉与关节牵张,包括腘绳肌牵张、内收肌牵张和跟腱牵张。腘绳肌牵张是为了使患者直腿抬高＞90°,以实现独立坐;内收肌牵张是为了避免患者因内收肌痉挛而造成会阴部清洁困难;跟腱牵张是为了保证跟腱不发生挛缩。牵张训练是康复治疗过程中进入痉挛期必须从始至终进行的项目。牵张训练可以帮助降低肌肉张力,从而对痉挛有一定的治疗作用。

(2)截瘫（T_2 以下损伤）:主要进行肌力加强训练,耐力加强训练,轮椅活动、轮椅操纵训练,治疗性站立,步行训练（T_2～T_{12}）,功能性步行训练（L_1～L_4）。

(六)作业治疗

包括日常生活活动能力训练、娱乐和工作训练等。

(七)神经干注射

用于后遗神经痛。于神经干注射 50％～100％的乙醇或 2％～5％苯酚 2～5 mL,以解痉止痛。由于这种疗法会造成神经永久性损伤,所以都是在其他治疗方法没有效果的时候采用。激素注射也有一定效果。

(八)矫形器应用

包括踝足矫形器、膝踝足矫形器、交互式步行矫形器、上肢矫形器等。高位脊髓损伤患者为了防止肩关节半脱位,可以使用肩矫形器。肩胛骨和肩带肌的被动运动与训练对于恢复上肢功能意义重大,不可忽视。同时可以使用踝足矫形器防止足下垂和跟腱挛缩。

（王　允）

第七节　慢性阻塞性肺疾病

慢性阻塞性肺疾病(COPD)是一种具有气流受限特征的肺部病证,气流受限不完全可逆,并呈进行性发作,与肺部对有刺激气体或有刺激颗粒的异常炎症反应有关。COPD 与慢性支气管炎和肺气肿密切相关。当慢性支气管炎、肺气肿患者肺功能检查出现气流受限、并且不完全可逆时,即属 COPD。如患者只有"慢性支气管炎"和/或"肺气肿",而无气流受限,则不能诊断为 COPD,可将具有咳嗽、咳痰症状的慢性支气管炎视为 COPD 的高危期。

COPD 属中医"哮证""喘证""肺胀"等疾病范畴,认为本病多因内伤久咳、支饮、哮喘、肺痨等慢性肺系统疾病,迁延失治,痰浊潴留,气滞肺间,日久导致肺虚,复感外邪诱使病情发作加剧。

一、康复评定

(一)现代康复评定方法

1.病史

COPD 起病缓慢,病程较长。

2.症状

主要有慢性咳嗽、咳痰、喘息、胸闷、气短或呼吸困难等。同时,出现运动耐力下降,活动的范围、种类和强度减少甚至不能活动。

3.体征

本病早期体征不明显,随着病情的进展可出现桶状胸、呼吸变浅、频率加快、辅助呼吸肌活动增强。重症患者可出现呼吸困难或发绀。叩诊肺部过清音,心浊音界缩小,肺下界和肝浊音界下降。听诊两肺呼吸音减弱,呼气延长,平静呼吸时可闻及干啰音,肺底和其他部位可闻及湿啰音。

4.X线检查

肺容积增大,膈肌位置下移,双肺透亮度增加,肋间隙增宽,肋骨走行扁平,心影呈垂直狭长。

5.呼吸功能徒手评定分级

大多数 COPD 患者都不同程度存在呼吸困难,通过让患者做一些简单的动作或短距离行走,根据患者出现气短的程度可初步评定其呼吸功能。徒手评定一般分为 0～5 级(表 14-8)。

表 14-8　呼吸功能的徒手评定分级方法

分级	表现
0	虽然不同程度的阻塞性肺气肿,但活动时无气短,活动能力正常,疾病对日常生活无明显影响
1	一般活动时出现气短
2	平地步行无气短,速度较快或登楼、上坡时,同龄健康人不觉气短而自己有气短
3	慢走 100 m 以内即有气短
4	讲话或穿衣等轻微活动时即有气短
5	安静时出现气短,不能平卧

6.肺功能测试

(1)用力肺活量(FVC):指深吸气至肺总量位,然后用力快速呼气直至残气位时的肺活量。

(2)第 1 秒用力呼气量(FEV_1):为尽力吸气后尽最大努力快速呼气,第 1 秒所能呼出的气体容量。

临床评价通气功能障碍的两项主要指标为 FEV_1 占预计值的百分比(即 $FEV_1\%$)和 FEV_1 占 FVC 的百分比(即 FEV_1/FVC)。通过这两项指标来评价气流的阻塞程度,用于 COPD 肺功能的分级(表 14-9)。

表 14-9　肺功能的分级标准

分级	$FEV_1\%$	$FEV_1/FVC(\%)$
基本正常	＞80	＞70
轻度减退	80～71	70～61
显著减退	70～51	60～41
严重减退	50～21	≤40
呼吸衰竭	≤20	

7.COPD 的严重程度分级

肺功能康复是慢性阻塞性肺疾病的康复的主要内容,根据慢性阻塞性肺疾病全球倡议,将本病的严重程度分为 5 级(表 14-10)。

表 14-10　COPD 严重程度分级

级别	分级标准
0(危险期)	有慢性咳嗽、咳痰症状;肺功能正常
Ⅰ(轻度)	伴或不伴慢性咳嗽、咳痰症状;$FEV_1/FVC<70\%$,$FEV_1≥80\%$预计值
Ⅱ(中度)	伴或不伴慢性咳嗽、咳痰、呼吸困难症状;$FEV_1/FVC<70\%$,$30\%≤FEV_1<80\%$预计值
Ⅲ(重度)	伴或不伴慢性咳嗽、咳痰、呼吸困难症状;$FEV_1/FVC<70\%$,$30\%≤FEV_1<85\%$预计值
Ⅳ(极重度)	伴慢性呼吸衰竭;$FEV_1/FVC<70\%$,$FEV_1<30\%$预计值

8.COPD 病程分期

(1)急性加重期:在疾病过程中,短期内咳嗽、咳痰、气短和/或喘息加重、痰量增多,呈脓性或黏液脓性,可伴发热等症状。

(2)稳定期:患者咳嗽、咳痰、气短等症状稳定或症状轻微。

9.活动能力评定

（1）活动平板试验或功率车运动试验：通过活动平板或功率车进行运动试验可获得最大吸氧量、最大心率、最大代谢当量（MET）值、运动时间等量化指标来评定患者的运动能力，也可通过活动平板运动试验中患者主观劳累程度分级（Borg 分级）等半定量指标来评定患者的运动能力。

（2）定量行走评定（6 分钟步行试验）：适用于不能进行活动平板试验的患者，让患者行走6 分钟，记录其所能行走的最长距离，以判断患者的运动能力及运动中发生低氧血症的可能性。

（3）日常生活活动能力评定：可根据需要进行 Barthel 指数、Katz 指数、修订的 Kenny 自理指数和 Pulses 等评定。

（二）传统康复辨证

1.病因病机

本病病位主要在肺、脾、肾及心，病变首先在肺，继而影响脾、肾，后期则病及于心。因肺主气、司呼吸，开窍于鼻，外合皮毛，故外邪从口鼻、皮毛入侵，多首先犯肺，以致肺之宣降功能不利，气逆于上而为咳，升降失常而为喘。久则肺虚，而致主气功能失常，影响呼吸出入，肺气壅滞，导致肺气胀满，张缩无力，不能敛降。若肺病及脾，子盗母气，脾失健运，则可导致肺脾两虚。肺为气之主，肾为气之根，若久病肺虚及肾，肺不主气，肾不纳气，可致咳喘日益加重，吸气尤为困难，呼吸短促难续，动则尤甚。肺与心同居胸中，经脉相通，肺气辅佐心脏治理，调节血脉的运行，心阳根于命门真火，故肺虚治节失职，或肾虚命门火衰，均可病及于心，使心气无力、心阳衰竭，甚则可以出现喘脱等危候。

2.四诊辨证

（1）稳定期分为肺虚、脾虚、肾虚 3 型进行康复评定。①肺虚型：偏气虚者易患感冒，自汗怕风，气短声低，或兼见轻度咳喘，痰白清稀；偏阴虚者，多见呛咳，痰少质黏，咽干口燥。②脾虚型：偏气虚者常常痰多，倦怠，气短，食少便溏；伴阳虚者，则可见形寒肢冷，泛吐清水等症状。③肾虚型：平素常短气息促，动则尤甚，吸气不利，腰膝酸软。

（2）急性加重期一般分为以下 2 型行康复评定。①外寒内饮型：咳逆喘满不得卧，气短气急，咳痰白稀、呈泡沫状，胸部膨满，或恶风寒，发热，口干不欲饮，周身酸楚，面色青黯，舌体胖大，舌质黯淡、舌苔白滑，脉浮紧或浮弦滑。②痰热郁肺型：咳逆喘息气粗，胸满烦躁，目睛胀突，痰黄或白、黏稠难咯；或发热微恶寒，溲黄便干，口渴欲饮，舌质红黯、苔黄或白黄厚腻，脉弦滑数或兼浮象。

二、康复策略

COPD 目前尚无有特效的治疗方法。其病程可长达数十年，在缓解期因症状轻微常被患者忽视，若出现并发症，如肺心病、肺性脑病、呼吸衰竭等往往预后不良。因此在缓解期进行康复治疗是非常必要的。

COPD 急性加重期病情严重者应住院治疗，采取控制性氧疗、抗感染、舒张支气管、纠正呼吸衰竭等多种方法对症治疗，不宜进行康复治疗。COPD 患者的传统康复治疗应在稳定期进行。由于稳定期患者气流受限的基本特点仍持续存在，如果不做有效治疗，其病变长期作用的结果必然会导致肺功能的进行性恶化。因此，应重视 COPD 患者稳定期的传统康复治疗，采取综合性康复治疗措施，以减轻症状，减缓或阻止肺功能进行性降低为目标。

COPD 的传统康复治疗主要有针灸、推拿、中药疗法、食疗、运动疗法、情志康复等具有中医特色的治疗手段和方法。通过全面的传统康复治疗措施,可明显改善患者症状,增加呼吸运动效率,提高生活自理能力,减少住院次数,从而延长患者寿命,提高生活质量。

三、康复治疗

(一)中药疗法

1.内服法

(1)肺脾两虚者可见喘促短气,乏力,咳痰稀薄,自汗畏风,面色苍白,舌淡脉细弱,或见口干,盗汗,舌红苔少,脉细数,或兼食少便溏,食后腹胀不舒,肌肉消瘦,舌淡脉细。治以健脾益气,培土生金,方取补中益气汤加减。

(2)肺肾两虚者可见胸满气短,语声低怯,动则气喘,或见面色晦暗,或见面目水肿,舌淡苔白,脉沉弱。治以补肺益肾,止咳平喘,方取人参蛤蚧散加减。

(3)肺肾阴虚者可见咳嗽痰少,胸满烦躁,手足心热,动则气促,口干喜饮,舌红苔少,脉沉细。治以养阴清肺,方取百合固金汤加减。

(4)脾肾阳虚者可见胸闷气憋,呼多吸少,动则气喘,四肢不温,畏寒神怯,小便清长,舌淡胖,脉微细。治以补脾益肾,温阳纳气,方取金匮肾气丸加减。

2.外治法

白芥子、延胡索各 20 g,甘遂、细辛各 10 g,麝香 0.6 g,共为细末,用姜汁调和,在夏季三伏天时,每伏第一天外敷于肺俞、膏肓、颈百劳等腧穴,4 小时后除去,共分三次敷完。每年 1 个疗程。

3.药膳

药膳可以提高本病康复治疗效果,现介绍几种常用药膳。

(1)紫苏粥:紫苏叶 10 g、粳米 50 g、生姜 3 片,大枣 5 枚。具有祛风散寒,理气宽中的作用。

(2)枇杷饮:枇杷叶 10 g、鲜芦根 10 g。具有祛风清热,止咳化痰的作用。

(3)鲫鱼汤:鲫鱼 200 g 以上 1 条,肉豆蔻 3~5 g。具有健脾益肺的作用。

(4)梨子汤:梨子 200 g,川贝 10 g。具有养阴润肺化痰的作用。

(5)薏苡杏仁粥:薏苡仁 50 g、杏仁(去皮尖)10 g。具有健脾祛湿,化痰止咳的作用。

(6)人参蛤蚧粥:蛤蚧粉 2 g、人参 3 g、糯米 75 g。具有补肺益肾,纳气定喘的作用。

(7)虫草全鸭汤:冬虫夏草 10 g、老雄鸭肉 300 g、黄酒 15 g、生姜 5 g、葱白 10 g、胡椒粉 3 g、食盐 3 g。具有补肺益肾,平喘止咳的作用。

(8)紫河车汤:紫河车 1 个,生姜 3~5 片。具有补肺疗虚的作用。

(二)针灸治疗

以毫针刺法、灸法为主,以疏通经络、宣肺止咳为原则。

1.毫针刺法

主穴:肺俞、脾俞、肾俞、膏肓、气海、足三里、太渊、太溪、命门。

配穴:合谷、天突、曲池、列缺。

操作方法:每次选 3~5 穴,常规方法针刺,用补法,隔天 1 次。

2.灸法

主穴:大椎、风门、肺俞、肾俞、膻中、气海。

操作方法:用麦粒灸,每穴每次灸 3~5 壮,10 天灸 1 次,3 次为 1 个疗程。

(三)推拿治疗

以疏通经络、宣肺止咳为原则,分部选择腧穴进行推拿治疗。

1.按天突

适用于阵咳不止或喉中痰鸣不易咳出,或气短不能平卧者。用拇指按压天突穴。注意拇指要从天突穴向胸骨柄内面按压,以有酸胀感为宜。按压10次。

2.叩定喘

适用于剧咳不出、气喘明显者。在该部用指尖叩击,症状常可缓解。

3.叩丰隆

功能化痰止咳。手握拳状,以指间关节背侧叩击该穴。

4.叩足三里

功能调理脾胃,手法同叩丰隆。

5.宽胸按摩

常用于呼吸烦闷不畅时。①抹胸:两手交替由一侧肩部由上而下呈斜线抹至对侧肋下角部,左右各10次;②拍肺:两手自两侧肺尖部开始沿胸廓自上而下拍打,两侧各重复10次;③捶背:两手握空拳,置于后背部,嘱患者配合呼吸,呼气时由内向外捶打,同时背稍前屈;吸气时由外向内拍打,同时挺胸,重复10次;④摩膻中:用掌根按于膻中穴,做顺、逆时针方向按摩各36次。

(四)传统运动疗法

常用的传统运动疗法如八段锦、易筋经、少林内功、五禽戏等。

四、注意事项

(一)饮食调理

饮食做到"三高四低","三高"即高蛋白、高维生素、高纤维素,故宜多食用瘦肉、豆制品、鱼类、乳类等含蛋白量较高食品,以及蔬菜、水果、菌类、粗粮等含维生素、纤维素较多的食物,经常食用有助于增加营养,改善体质,通畅大便,排出毒素。"四低"即饮食中应注意低胆固醇、低脂肪、低糖、低盐。

(二)调节情绪

对患者及时有效地运用语言疏导法,有助于病情的康复和生活质量的提高。首先要改善患者对本病的消极态度,协助其解脱因呼吸困难而产生的焦虑,又因焦虑而产生呼吸困难的恶性循环。其次,应鼓励患者参加适当的活动,改善其躯体功能。另外,要及时发现患者潜在的身体和心理方面的异常变化,防止患者因极度痛苦而感到绝望,甚至产生自杀行为。医护人员及家属要多与患者交流,以满足患者对关怀的需求,消除抑郁、孤独的情绪。

(三)吸氧

绝大多数患者有低氧血症,尤其夜间容易发生缺氧,吸氧可以使患者运动能力提高,也可以防止肺动脉高压的发展,以及肺心病的发生。

(四)慎起居

平时要注意防寒保暖、忌烟酒、远房事、调情志、加强体育锻炼,增强体质,提高机体免疫力。

(王 允)

第八节 糖 尿 病

糖尿病是一组以慢性血糖水平增高为特征的代谢性疾病群,是极为常见的内分泌代谢疾病之一,多见于中老年人。临床一般分 1 型糖尿病、2 型糖尿病、其他特殊类型糖尿病和妊娠糖尿病几种类型。

糖尿病的病因目前尚未完全阐明。目前公认糖尿病不是单一病因所致的疾病,而是多种因素所致的综合征。发病与遗传、自身免疫及环境因素有关。其基本的病理生理特点为绝对或相对性胰岛素分泌不足引起的糖、蛋白质、脂肪和水、电解质等的代谢紊乱。

糖尿病属中医"消渴"或"消瘅"范畴。中医认为本病多因素体禀赋不足,长期过食肥甘厚味,脾胃积热,化燥伤津;或长期精神刺激,气郁化火,消烁阴津;或劳欲过度,致五脏柔弱,久郁化火,积热伤津,火烁损阴,耗精伤肾引起。其主要病机为阴津亏损,燥热内盛。阴虚为本,燥热为标,两者互为因果,贯穿在消渴病的整个病变过程中。

糖尿病临床早期可无症状,以后多有烦渴、多饮、多食、多尿、疲乏、消瘦等表现,严重病例可发生酮症酸中毒或其他类型的急性代谢紊乱。常见的并发症和伴随症有急性感染、肺结核、动脉粥样硬化、肾和视网膜微血管病变及神经病变等。

一、康复评定

(一)现代康复评定方法

1.病史

病史较长,并且由于缺乏疾病的特异性标志,在出现代谢紊乱前不易发现。

2.症状和体征

多饮、多食、多尿、消瘦、皮肤瘙痒,女子外阴瘙痒是常见的症状。合并眼部并发症时可出现视力减退,眼底出血;合并肾病时可出现水肿、贫血;合并神经病变时可出现肢体酸痛、麻木、性欲减退、大小便失禁及膝腱反射、跟腱反射减弱或消失等。

3.尿糖测定

尿糖阳性是诊断糖尿病的重要线索。尿糖测定包括次尿糖与段尿糖的测定,次尿糖就是在尿前2.5 小时(应用口服降糖药物或胰岛素治疗的患者,应在用药前 0.5 小时)排空膀胱,留尿测定的尿糖,一天当中至少测 4 次,即三餐前与睡前,也可以根据患者情况测定任何时间次尿糖;段尿糖亦分为 4 段,第 1 段为早饭后至午饭前,不管有几次尿,均混在一起测尿糖;依此类推,午饭后至晚饭前为第 2 段;晚饭后至睡前为第 3 段;睡前至第 2 天早餐前为第 4 段。一般情况下,尿糖(+)时,血糖<10.0 mmol/L;尿糖(+～++)时,血糖为 11.0～14.0 mmol/L;尿糖(++～+++),血糖为 14.0～19.0 mmol/L;尿糖(+++～++++),血糖>19.0 mmol/L。以上情况都是针对肾糖阈正常的糖尿病患者而言,对肾糖阈不正常的患者,其尿糖不能如实反映血糖水平,应以血糖测定为准。

4.血糖测定

血糖测定是诊断糖尿病的主要指标,并可作为选择初始治疗方案的依据。正常空腹静脉血浆葡萄糖浓度为 3.9～6.0 mmol/L。用快速血糖仪测定毛细血管血糖是糖尿病检测的主要手段,通过监测 5 次血糖(即空腹、睡前及三餐后 2 小时)可观察治疗效果,调整口服降糖药物或胰岛素用量。

5.其他检查

如口服葡萄糖耐量试验(OGTT)、胰岛素释放试验、血清 C-肽浓度的测定、糖化血红蛋白A1(HbA1c)和糖化血清蛋白的测定、胰岛素抗体与胰岛素受体抗体的测定、胰岛细胞抗体的测定、尿酮体的测定、尿蛋白的测定等有助明确诊断。

(二)传统康复辨证

1.病因病机

本病涉及多个脏腑,但主要以上焦肺、中焦胃、下焦肾为主。其肺、脾胃、肾之间又常相互影响。如肺燥阴虚,津液失于输布,则胃失濡润,肾失滋养,胃热炽盛,灼伤肺津,反耗肾阴;肾阴不足,阴精源泉亏损,则阴虚火旺,灼伤肺胃,终至肺燥、胃热、肾虚同时存在,故多饮、多食、多尿相互并见。消渴日久,阴损及阳,或气阴两伤,可累及五脏和血行。如气虚不能推动血液运行,而致血瘀;阴虚发热,热邪内耗,久则炼血成瘀。瘀血内结,久则痰瘀互结,阻滞气机,犯至心脏则胸痹;犯至肢体则麻痹;犯至目则视矇;犯至脑脉则半身不遂;终至精血枯竭,燥热内蕴,阴竭阳衰。

2.四诊辨证

临床一般将本病分为以下 4 型。

(1)肝肾阴虚:可见尿频量多,浑浊如膏脂,或尿甜,腰膝酸软无力,头晕耳鸣,遗精多梦,皮肤干燥,全身瘙痒,舌红少苔,脉细数。

(2)气阴两虚:可见烦渴多饮,神疲乏力,动则汗出,心悸气短,手足心热,失眠多梦,舌红少苔,脉细数或细数无力。

(3)阴阳两虚:可见面色㿠白,形寒肢冷,耳鸣耳聋,腰膝酸软,口燥咽干,小便频数,混浊如膏,甚则饮一溲二。舌质淡胖,苔薄白,脉沉弱。

(4)阴虚燥热:可见口干、目涩、舌燥,烦渴多饮,尿频量多,多食易饥,大便秘结,疲乏、消瘦或肥胖者。舌质红或绛,苔黄或黄少津,脉弦滑或弦数。

二、康复治疗

(一)康复策略

糖尿病的康复治疗应在患者发病早期或病情减轻,尿糖控制不超过"＋",或糖尿病的症状减轻,但有大血管、微血管、神经病变或糖尿病足等并发症时进行。如糖尿病并发酮症酸中毒、高渗性非酮症糖尿病昏迷,或乳酸酸中毒时不宜进行康复治疗。

糖尿病的传统康复疗法主要有传统运动、饮食、药物等,通过传统康复治疗可以预防或延缓糖尿病并发症的发生、发展,改善或恢复患者代谢紊乱,减少糖尿病的致残率和致死率,提高患者日常生活质量。

针对糖尿病阴虚为本,燥热为标的基本病理,糖尿病的康复仍要以益气养阴,清热生津为基本康复原则。对于出现并发症的患者,除了采用糖尿病的康复治疗方法外,还要针对并发症采用相应的传统康复治疗方法。在康复治疗中,要贯彻综合调理,耐心守法的原则,综合运用多种传统康复疗法。

(二)治疗方法

1.推拿治疗

以疏通经络、活血化瘀为原则。目的在于加速血糖的利用,改善全身症状。

(1)头面部:选择推、按、揉、叩等手法,主要腧穴有承浆、风池、太阳、百会等。

(2)腹部:选择推、摩、震颤等手法,重点摩腹,促进腹部血液循环,促胰腺供血恢复,主要腧穴有气海、章门、中极、中脘、关元等。

(3)背部:选择推、按、拿、拍、捏脊等手法,以捏脊为主,主要腧穴有肺俞、脾俞、胃俞、肾俞等。

(4)四肢部:选择推、按、点、揉、搓、拿等手法,主要腧穴有曲池、劳宫、隐白、然谷、太溪、足三里等。

2.针灸治疗

一般常用的针灸治疗包括毫针刺法和灸法两种方法。

(1)毫针刺法:以疏通经络、行气活血、扶正祛邪为原则。

主穴:肺俞、胃俞、肾俞、风池、曲池、内关、足三里、三阴交、关元。

配穴:烦渴多饮者加承浆;多食便秘者加丰隆;多尿腰痛者加复溜;神疲乏力、少气懒言者加气海;肝郁烦躁易怒者加太冲。

(2)灸法:选取承浆、意舍、关冲、然谷等,每次每穴 5～10 壮,每天 1 次;或选取水沟、承浆、金津、玉液、曲池、劳宫、中冲、行间、商丘、然谷等,每次每穴 5～10 壮,每天 1 次。由于糖尿病患者多合并周围神经病变,灸疗时应注意避免烫伤。

3.传统运动疗法

传统运动疗法是治疗糖尿病的一项重要措施。适当的锻炼可使肌肉组织内葡萄糖得到充分利用,使血液中的葡萄糖迅速到达肌肉和其他组织内,从而使血糖降低。常用的传统运动疗法如易筋经、八段锦、少林内功等。

4.其他传统康复疗法

(1)中药内服:肝肾阴虚者,治以滋养肝肾,润燥填精,方选六味地黄汤加减;气阴两虚者,治以益气养阴,方选生脉散加减;阴阳两虚者,治以滋阴温阳,益气生津,方选金匮肾气丸加减;阴虚燥热者,治以滋阴清热,生津止渴,方选润燥生津方加减。

(2)中药外治:取石膏 5 g,知母 2 g,生地黄 0.6 g,党参 0.6 g,炙甘草 1 g,玄参 1 g,天花粉 0.2 g,黄连 0.3 g,粳米少许,制成粉剂,放置阴凉处保存备用。每次取粉 250 mg,加盐酸二甲双胍 40 mg,混合敷脐,上盖纱布 6～8 层,外用胶布固定。每 5～7 天换药 1 次,每 6 次为 1 个疗程。

5.饮食疗法

饮食疗法是治疗糖尿病首选的一种重要方法,糖尿病饮食康复的基本原则是:主食宜粗,不宜细;品种宜杂,不宜单;副食宜素,不宜荤;肉蛋宜少,不宜多;蔬菜宜多,不宜少;口味宜淡,不宜咸;吃饭宜慢,不宜急;嚼食宜细,不宜粗;吞咽宜慢,不宜快;饭量宜少,不宜多;喝水宜多,不宜少;忌食肥甘辛辣炙煿之品。

三、注意事项

(1)心胸宽、情绪稳、心情乐观、精神放松,避免紧张、激动、压抑、恐惧等不良情绪造成血糖升高。

（2）建立规律的生活制度,避风寒、慎起居、适当饮食。

（3）糖尿病患者应当禁烟酒。使用胰岛素治疗的患者,应当注意随身携带几块糖,当出现低血糖反应时可及时吃糖,防止低血糖的发生。

（4）糖尿病合并皮肤感染、溃疡或孕妇患有糖尿病者,不宜用灸法治疗。

（王　允）

第九节　尿　失　禁

尿失禁是指在清醒状态下,排尿失去控制,尿液从膀胱不自主流出的病证。常因神经系统的疾病所致,尿道括约肌损伤、膀胱过度膨胀时也可发生尿失禁。咳嗽剧烈、直立过久、打喷嚏、大哭、惊吓等时尿可自行流出。《诸病源候论》最早以“小便不禁”病名论述此证。

一、病因病理

西医学认为,尿失禁是脊髓排尿中枢病变或支配膀胱的神经遭受损伤,致使尿道括约肌松弛或麻痹而失去控制排尿的功能。

中医学认为,本病多由先天禀赋不足、年老体虚或久病气虚,肾气不足,下元不固,膀胱约束无权;或脾肺气虚,脾失健运,上虚不能制下;或火热郁于下焦,湿热蕴结,脉络瘀阻,膀胱气化失司,开合失职而致小便失禁。

二、临床表现

尿失禁在临床上以神志清楚时,尿液不能自控而经尿道流出为特征。常在咳嗽、打喷嚏、上楼梯、大哭大笑、直立过久、惊吓时发生,多见于妇女产后、久病年老体弱者。

三、诊断要点

（1）临床上以神志清楚时,尿液不能自控而经尿道流出为特征。

（2）在咳嗽、打喷嚏、大哭、惊吓等情况下,尿液不自主从尿道流出。

（3）实验室检查多无尿检异常。

四、康复治疗

（一）物理治疗

（1）物理因子治疗:①低频电刺激。②生物反馈治疗。③体外磁疗。

（2）运动治疗:收缩尿道、肛门和会阴5～10秒后放松,间隔5～10秒重复上述动作,连续做20分钟,每天2次,8个疗程。可在站位、坐位及卧位时进行。

（二）针灸治疗

1.毫针法

（1）处方一:百会、关元、太溪、肾俞、三阴交、足三里、次髎。

操作:局部消毒后针刺,关元、足三里、肾俞用补法;百会、三阴交、太溪、次髎平补平泻。针关元时针尖略下斜,使针感到达会阴部;针次髎时,以 45°朝尾骨方向进针,使针感到达前阴部。留针 30 分钟。每天 1 次,7 次为 1 个疗程。

(2)处方二:足三里、脾俞、膀胱俞、关元、三阴交。

操作:常规消毒后针刺,得气后行捻转结合提插补法,针足三里时,使针感传至会阴部,关元穴针后加灸,留针 30 分钟。每天 1 次,10 次为 1 个疗程。

(3)处方三:中极、行间、下髎、膀胱俞、三阴交、阴陵泉。

操作:常规消毒后针刺,中极、行间、膀胱俞用泻法,中等强度刺激;阴陵泉、下髎、三阴交平补平泻,下髎采用强刺激,使针感放射至前阴部。每天 1 次,每次 30 分钟,7 次为 1 个疗程。

(4)处方四:关元、气海、肾俞、三阴交。肾阳不足加脾俞、命门;肺脾气虚加肺俞、脾俞、足三里。

操作:常规消毒后针刺,得气后施提插捻转补法,留针 20～30 分钟。关元、气海针后加灸。每天 1 次,12 次为 1 个疗程。

(5)处方五:承浆、太冲、委中、大敦、阴陵泉、膀胱俞。

操作:常规消毒后针刺,得气后留针 30 分钟,每天 1 次,12 次为 1 个疗程。

(6)处方六:腰俞穴。

操作:常规消毒,选取 30 号 3 寸毫针,沿与皮肤成 15°～30°进针,麻胀感上传至腰骶部下传至会阴部,此为得气。后用周林频谱仪照射俞穴,使局部穴位及周围有热感,皮肤潮红充血。每次治疗 40 分钟,每天 1 次。

(7)处方七:气海、关元、肾俞、中极、三阴交、阴陵泉。

操作:常规消毒后针刺,得气后行补法,留针 30 分钟,每 10 分钟行针 1 次,若小腹冷痛,可加灸肾俞、关元。每天 1 次,7 次为 1 个疗程。

(8)处方八:关元、中极、三阴交、膀胱俞、肾俞。

操作:常规消毒后针刺,得气后行补法,留针 20 分钟,关元、肾俞可加灸。每天 1 次 7 次为 1 个疗程。

(9)处方九:百会、长强、脾俞、肺俞、气海。

操作:局部皮肤常规消毒后,用 28 号 1.5 寸毫针针刺,得气后行补法,百会、气海可加灸。每天 1 次,10 次为 1 个疗程。

(10)处方十:神门、三阴交、心俞、肾俞、关元、内关。

操作:局部皮肤常规消毒后,采用 28 号 1.5 寸毫针针刺,得气后行平补平泻法。每天 1 次,10 次为 1 个疗程。

(11)处方十一:肾、肝、肝俞、太溪、太冲、水泉。

操作:局部皮肤常规消毒后,采用 28 号 2 寸毫针针刺,刺肝俞时,针尖朝棘突方向针刺,得气后行平补平泻法。每天 1 次,7 次为 1 个疗程

(12)处方十二:膀胱俞、中极、阴陵泉、行间、太溪。

操作:局部皮肤常规消毒后,用毫针针刺,得气后行泻法。每天 1 次,7 次为 1 个疗程。

(13)处方十三:中极、合谷、血海、三阴交、行间。

操作:局部皮肤常规消毒后,用 28 号 1.5 寸毫针针刺,得气后行平补平泻法。每天 1 次,12 次为 1 个疗程。

2.温针灸法

(1)处方一:气海、肾俞、关元、命门、膀胱俞、三阴交。

操作:常规消毒后针刺,行捻转提插补法。前3穴和后3穴交替使用。得气后在针柄上串一段约2 cm长的艾段,从下端点燃,待燃毕针冷出针。每天1次,10次为1个疗程。

(2)处方二:肾俞、关元、气海、太溪、膀胱俞、足三里。

操作:患者取仰卧位,取背俞穴,常规消毒后针刺,得气后行温针灸,每个艾段长25 cm左右,燃尽针冷出针,然后再针腹部及下肢穴位,得气后施灸。每天1次,12次为1个疗程。

(3)处方三:肾俞、膀胱俞;中极、关元。

操作:两组穴位交替使用。皮肤严格消毒后针刺,中极、关元刺15～20寸,施呼吸补泻之补法,使局部产生酸胀感,并向外生殖器扩散;肾俞、膀胱俞直刺1.0～1.5寸,施捻转补法,每次1分钟,然后在针柄上串一段约2 cm的艾段,自下点燃,燃尽留针20分钟,针冷出针。每天1次,12次为1个疗程。

(4)处方四:关元、中极;肾俞、膀胱俞。

操作:局部皮肤常规消毒后针刺,关元、中极二穴进针1.5～2.0寸,取呼吸补泻之补法使局部酸胀感并向外生殖器扩散。肾俞、膀胱俞直刺1.0～1.5寸,施捻转补法,每穴施术1分钟。然后每穴在针柄上穿置一段长2～3 cm长的艾条,自下端点燃施灸,等艾灸燃毕,留针20分钟后起针。每天2次,两组穴交替使用,10天为1个疗程。

3.电针法

(1)处方一:关元、气海、中极、肾俞、足三里。

操作:局部皮肤常规消毒后,选25号2寸毫针针刺,得气后接通电针仪,通电分钟。每天1次,12次为1个疗程。

(2)处方二:腰俞、会阳、八髎。

操作:局部皮肤常规消毒后快速针刺,进针得气后接通电针仪,用连续波持续30分钟,刺激强度以患者能耐受为度。每天1次,12次为1个疗程。

4.头针法

(1)处方一:百会。

操作:严格消毒,取2寸毫针,沿头皮向后刺入1.5寸,以200次/分的速度捻转5分钟,留针30分钟,每5分钟行针1次。每天1次,7次为1个疗程。

(2)处方二:四神聪。

操作:严格消毒,取2寸毫针,向百会方向透刺,得气后留针30分钟,间隔刺激,用指甲刮针柄5次左右,使患者头顶有微热感。每天1次,7次为1个疗程。

(3)处方三:头部顶区。

操作:局部皮肤严格消毒后,用28号3.0寸毫针,于头皮成15°,快速平刺,进入帽状腱膜下疏松组织内1.5～2.0寸,得气后施捻转提插补泻手法,使针感扩散至整个头部,留针30分钟,留针期间行针2～3次。每天1次,15天为1个疗程。

5.耳针法

(1)处方一:外生殖器、交感、三焦、膀胱。

操作:每次选3～4穴,用0.5寸毫针刺入0.2～0.3寸,中等刺激,留针40～60分钟。每天1次,10次为1个疗程,疗程间隔2～3天。

(2)处方二:脑、肾、神门、膀胱、尿道区、敏感区。

操作:每次选 3～4 穴,严格消毒后针刺,中等刺激,留针 30～40 分钟。每天 1 次,12 次为 1 个疗程,两耳交替使用。

(3)处方三:肾、膀胱、尿道区、脑、下脚端、神门、敏感点。

操作:局部皮肤常规消毒后,选 2～3 穴,毫针刺,弱刺激,留针 20 分钟。每天 1 次,10 次为 1 个疗程,两耳交替使用。

(4)处方四:内分泌、肝、肾、神门、皮质下。

操作:局部皮肤常规消毒后,用毫针针刺,中度刺激,留针 20 分钟。隔天 1 次,10 次为 1 个疗程。

(5)处方五:膀胱、肾、交感、肾上腺。

操作:局部皮肤严格消毒后,用耳针针刺,强刺激,不留针。每天 1 次,12 次为 1 个疗程。

(6)处方六:心、肾、交感、内分泌、神门。

操作:局部皮肤常规消毒后,用耳针针刺,中等刺激,留针 30 分钟。隔天 1 次,7 次为 1 个疗程。

(7)处方七:肾、肝、膀胱、皮质下。

操作:局部皮肤常规消毒后,用 0.5 寸毫针针刺 0.2～0.3 寸,中等刺激,留针 30 分钟隔天 1 次,7 次为 1 个疗程。

(8)处方八:肺、脾、肾、皮质下。

操作:局部皮肤常规消毒后,用耳针针刺,中等刺激,留针 30 分钟。每天 1 次,10 次为 1 个疗程。

(9)处方九:肾、膀胱、皮质下。

操作:局部皮肤常规消毒后,用毫针针刺,得气后中度刺激,留针 10～20 分钟。隔天 1 次,7 次为 1 个疗程。

6.耳压法

处方:肾、三焦、尿道、交感、外生殖器。

操作:每次选 4～5 穴,用胶布将王不留行籽分别压于耳穴上,每天按压 3～5 次,每次 3 分钟。每 3 天换 1 次,7 次为 1 个疗程。

7.鼻针法

处方:心、肾、前阴、生殖器。

操作:局部皮肤常规消毒后,选 28 号 1.5 寸毫针针刺,得气后留针 10 分钟,每天 1 次,10 次为 1 个疗程。

8.眼针法

处方:下焦区、心区、肾区。

操作:局部皮肤常规消毒后针刺,直刺 2 分,行平补平泻法,留针 10 分钟。每天 1 次,10 次为 1 个疗程。

9.穴位注射法

(1)处方一:关元、三阴交;中极、阴陵泉。

操作:每次选一组穴位,局部皮肤严格消毒后,用注射器吸出莨菪碱注射液 10 mg,加 0.9% 氯化钠 2 mL,对准穴位快速进针,得气后回抽无回血后将药液缓缓注入,每穴 1 mL 左右。每天

1 次,10 次为 1 个疗程,疗程间隔 5 天,两组穴位交替使用。

(2)处方二:百会。

操作:局部皮肤常规消毒后,取醋谷胺 100 mg,呋喃硫胺 20 mg,用带 5 号针头的注射器取 2～3 mL药液,并由穴位部位沿头皮向后矢状缝方向进针约 3 cm,再边推注药液边退出注射针,拔针后在注射部位压迫 20 分钟,防止出血。隔天 1 次,10 次为 1 个疗程。

(3)处方三:肾俞、小肠俞。

操作:局部皮肤严格消毒后,用 5 mL 注射器吸入麻黄素注射液 0.5 mL,2％普鲁卡因 1 mL,再吸注射用水至 5 mL,肾俞与小肠俞交替使用,每穴注射 1 mL,每天 1 次,下午 5 点以后注射,5 次为 1 个疗程。

10.穴位照射法

处方:关元、三阴交。

操作:关元、三阴交(双)行穴位封闭后,3 穴交替照射。照射距离 30 cm,照射时间每穴 20～30 分钟,每天 1～2 次,10 天 1 个疗程,2 疗程间休息 3～5 天,一般 2～3 个疗程。

11.穴位贴敷法

(1)处方一:神阙。

操作:硫黄 30 g,大葱 120 g,先将硫黄研末,再和大葱共捣如泥,烘热,装纱布袋,敷脐,外用纱布包裹,或用胶布固定。每晚 1 次,7 次为 1 个疗程。

(2)处方二:神阙。

操作:甘草 50 g,白芍、白术各 20 g,硫黄 50 g,白矾 10 g,前三味水煎 2 次,每次 1 小时,2 次药液混合浓缩成膏糊,后两味药研末后掺入搅匀,再烘干研细备用,每次 2～3 g,纳入神阙穴,上盖薄纸片,胶布固定。每 3～7 天换药 1 次。

12.灸法

(1)处方一:命门、肾俞。

操作:将艾条点燃对准上述穴位,距皮肤 4～16 cm 施灸,以皮肤潮红为度。每穴 15～20 分钟。每天 1 次,12 次为 1 个疗程,疗程间隔 3 天。

(2)处方二:关元、天枢、上髎、下髎;中极、气海、中髎、次髎。

操作:天枢、气海、中极、关元用 1.5 寸毫针施补法,留针 20 分钟,起针后再施灸法前 4 个穴位施温和灸,艾条的点燃端距皮肤 2～3 cm,约 10 分钟,以皮肤暗红为度,使之起泡。隔 1 天,再灸后 4 个穴位,使之起泡,不要挑破,使之自然吸收。

(三)不同类型尿失禁的康复治疗

1.吴氏用眼针配头针加电治疗脑血管意外后尿失禁

(1)眼针取穴:主穴双侧下焦区、肝区、肾区。肝阳上亢者常伴有烦躁不安,舌红苔黄脉弦,加胆区;气虚血瘀者伴有面黄气怯神疲,舌淡暗,加心区;风痰阻络者伴有腹胀食欲缺乏,舌淡苔白腻,加脾区。局部常规消毒后,用 29 号 0.5 寸毫针,与皮肤成 10°～15°沿皮刺入相应穴位,得气后不施手法,留针 15 分钟。

(2)头针(加电)取穴:双足运感区及生殖区。选用 28 号 1.5～2.0 寸长的毫针,针尖向上向后平刺所选穴位 0.8～1.0 寸,针刺得气后接通电针治疗仪,选取连续波频率 80～100 Hz,留针 30 分钟。针刺治疗每天 1 次,每周休息 1 天,4 周后评定疗效。

2.刘氏用电针配合 TDP 照射治疗中风后尿失禁

主穴取关元、水道（双）；配穴取阴陵泉（双）、三阴交（双）。针刺关元、水道时，针尖斜刺向下进针 2 寸，针感局部酸麻胀并向外阴放射；针刺阴陵泉、三阴交均用 2 寸毫针直刺 15 寸左右，用针灸治疗仪正极接关元穴、负极接两边水道穴，然后用 TDP 照射小腹 30 分钟，每天 1 次，10 次为 1 个疗程，并嘱咐患者定时排尿，勤洗外阴，更换内裤，每晚睡觉前热水泡脚并按摩涌泉穴各200 次。针刺 2 个疗程后，小便失禁症状有所好转，再继续治疗 3 个疗程，小便基本恢复正常，至今未复发。

3.李氏用头体针配合治疗压力性尿失禁

取穴。第一组：足运感区、关元、气海、中脘、足三里、阴陵泉。第二组：足运感区、脾俞、胃俞、肾俞。

操作：先针头针，后针体针。常规消毒足运感区，用 26 号 1.5 寸毫针，迅速刺入足运感区帽状腱膜下，快速捻转强刺激，禁提插。体针：常规消毒穴位，用 30 号 1.5 寸毫针针刺关元、气海、中脘、足三里、脾俞、胃俞、肾俞穴，得气为度，用补法，留针 30 分钟，中间捻针 2 次。每天针刺1 次，12 次为 1 个疗程。共治 15 例，治愈 13 例，有效 2 例。

4.刘氏等用电针治疗老年急迫性尿失禁

取穴：肾俞、次髎、会阳、三阴交。肾俞、三阴交，常规刺法；次髎，用 3～4 寸毫针向下斜刺入骶后孔中；会阳，3 寸毫针直刺 25 寸。得气后，分别连结 HANS 电极于双侧次髎、会阳，频率15 Hz，疏密波形，渐增大电流至不能耐受为度，持续电针 20 分钟。电针治疗每天 1 次，周六、周日休息，半月为 1 个疗程。

5.卢氏用针灸配合穴位贴敷治疗尿失禁

针灸治疗。第一组：中极、关元、足三里、三阴交；第二组：肾俞、膀胱俞、次髎、委阳、太溪。两组穴位交替使用。根据所选穴位，让患者采取适当体位，局部常规消毒，取 28 号 1.5 寸毫针，针刺得气后用补法，关元、肾俞、膀胱俞，留针 40 分钟，针后局部加艾条灸。

穴位贴敷：用陈醋配五倍子细末，填脐，外用纱布封后用胶布固定，每天更换 1 次。10 次为1 个疗程，疗程间隔 3～5 天。

6.杨氏等用针药灸三法治疗脑中风性尿失禁

头皮针治疗：选用足运感区、运动区上中点，双侧交替进行。选足运感区、运动区上中点后，分开头发，常规消毒后选用 26 号不锈钢针 1.5～2.0 寸长，针尖与头皮成 30°，快速进针，快速捻转，使针体来回转动 200 次/分左右，捻转约 2 分钟，留针 15 分钟，再捻转 1～2 分钟，在捻转中并诱导患者做憋尿动作。

艾灸：选神阙、关元、气海穴位，备好艾炷，姜片厚 0.2 cm 左右。嘱患者平卧，保持身体平衡，将备好的姜片贴在上述穴位上，取穴力求准确，在姜片上放上艾炷，然后在艾炷的顶端点燃，火力由小到大，由热变灼热微痛，若患者灼疼受不了，可用镊子夹住艾炷稍抬高一下，待温度略降后放下再灸，至局部皮肤红晕为度，每天灸 1 次，每次 1～2 炷。

自拟益肾活血缩尿汤：芡实 9 g、山茱萸 9 g、桑螵硝 9 g、益智仁 9 g、丹参 15 g、当归 12 g、熟地 15 g、首乌 10 g、肉苁蓉 9 g、红花 6 g、牛膝 12 g、黄芪 30 g、白术 10 g、石菖蒲 12 g、远志 9 g。每天 1 剂，水煎分服。上述治疗 10 天为 1 个疗程，可连续进行 2～3 个疗程。

7.卢氏用头体针配合治疗老年性尿失禁

头皮针取额旁 3 线、顶中线；肾气虚衰型加额顶带下焦，肾气虚衰型用进气法，膀胱湿热型用抽气法，均留针 15 分钟，每 5 分钟行针 1 次（行针时均让患者作约束膀胱动作）。体针以关元、水道、气冲(双侧)、阳陵泉、三阴交(均单侧)为主穴,肾气虚衰型配肾俞、命门(均双侧),膀胱湿热型配大敦(单侧),操作时让患者取仰卧位,主穴用无痛进针法刺入皮下,得气后于主穴(三阴交除外),使用温针灸15~20分钟,肾气虚衰型患者再于肾俞、命门穴处针刺得气后施用烧山火手法留针15~20分钟,膀胱湿热型配大敦穴点刺放血。每天1次,10天为1个疗程。

8.郭氏芒针治疗尿失禁

取穴:中极、关元、膀胱俞、肾俞、百会、秩边透水道、三阴交。常规消毒,中极、关元选3寸毫针针刺,施以呼吸补泻法的补法,关元穴加灸;三阴交直刺1.5寸,捻转补法;膀胱俞、肾俞直刺1.5~2.0寸,捻转补法;百会斜刺0.5寸,捻转补法;秩边透水道由秩边进针,针尖刺向水道,进针4.0~4.5寸,捻转泻法,快针不留针;其余各穴留针20分钟,每天1次,10次为1个疗程。1个疗程后评定疗效。

9.王氏等用温针灸治疗老年性尿失禁

取百会、中极、关元、气海。令患者仰卧,放松调息,以毫针直刺以上穴位,得气后分别在百会、关元穴针上各插长2cm左右的艾条施灸。艾条下端和皮肤间隔以中间带小孔的硬纸壳,以防灰烬落下烫伤皮肤。30分钟后艾条燃尽,除去灰烬后起针。每天1次,6天为1个疗程,疗程间休息1天,3个疗程后观察疗效。

10.薛氏等头针配合温针灸治疗老年急迫性尿失禁

取穴:头针取双侧足运感区、生殖区。温针灸取中极、三阴交及双侧提托。常规消毒,头针用28号1.5~2.5寸毫针,与头皮成30°快速进针,至帽状腱膜下层,然后使针与头皮平行,继续进针1.0~1.5寸,快速捻转,200~300转/分,不提插,中等刺激强度,以局部有胀感为得气,每次留针50分钟。每天1次。10次为1个疗程。温针灸先针刺中极与提托,斜向下深刺,令针感放散至会阴及大腿内侧;余穴按常规刺入,施补法,以得气为度。针刺后在中极、提托2穴上放置硬纸板,取1~2cm长艾条插在针柄上点燃,温针灸20分钟。每天1次,10次为1个疗程。

(王 允)

第十五章

针灸推拿护理

第一节　耳针疗法及护理

耳针是指在相应的耳穴上采用针刺或其他方法进行刺激以防治疾病的方法。耳穴是指分布在耳郭上与脏腑经络、组织器官、四肢躯干相互沟通的特定区域。当人体发生疾病时,常会在耳穴出现"阳性反应",如压痛、变形、变色、结节、丘疹、凹陷、脱屑、电阻降低等,这些反应点是耳针防治疾病的刺激点。耳针治疗范围广泛,操作方便,且对疾病诊断有一定的参考意义。

一、耳与经络脏腑的联系

耳与经络之间有着密切的联系。《阴阳十一脉灸经》记载了"耳脉",《内经》对耳与经脉、经别、经筋的关系做了较详细的阐述。手太阳、手足少阳、手阳明等经脉、络脉、经别均入耳中,足阳明、足太阳的经脉则分别上耳前、至耳上角。六阴经虽不直接入耳,但也通过经别与阳经相合,而与耳相联系。因此,十二经脉均直接或间接上达于耳。奇经八脉中阴跷、阳跷脉并入耳后,阳维脉循头入耳。故《灵枢·口问》曰:"耳者,宗脉之所聚也。"

耳与脏腑之间也有着密切的联系。《灵枢·脉度》曰:"肾气通于耳,肾和则耳能闻五音矣。"《难经·四十难》曰:"肺主声,故令耳闻声。"《证治准绳·杂病》曰:"肾为耳窍之主,心为耳窍之客"。《厘正按摩要术》曰:"耳珠属肾,耳轮属脾,耳上轮属心,耳皮肉属肺,耳背玉楼属肝""耳上属心……耳下属肾……耳后耳里属肺……耳后耳外属肝……耳后中间属脾",进一步将耳郭分为心、肝、脾、肺、肾五部,说明耳与脏腑在生理、病理上是息息相关的。

二、耳郭表面解剖

(1)耳郭:分为凹面的耳前和凸面的耳背,其表面解剖图 15-1、图 15-2。
(2)耳轮:耳郭卷曲的游离部分。
(3)耳轮结节:耳轮后上部的膨大部分。
(4)耳轮尾:耳轮向下移行于耳垂的部分。

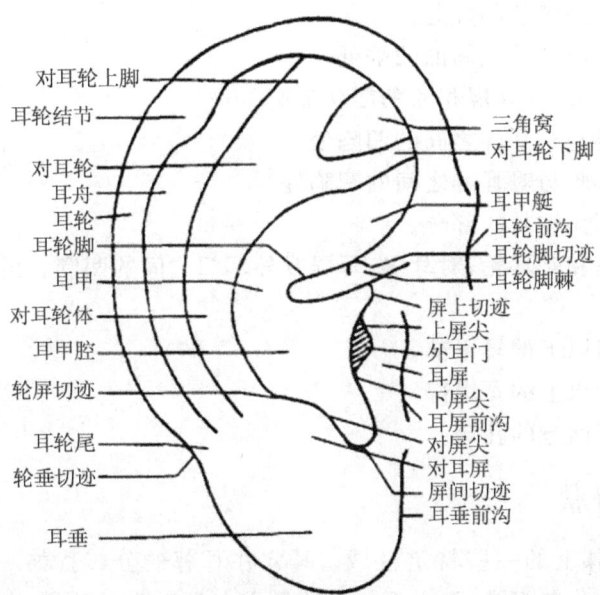

图 15-1 耳郭表面的解剖(前)

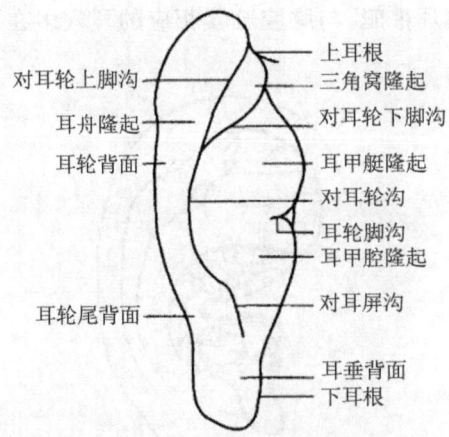

图 15-2 耳郭表面的解剖(背)

(5)轮垂切迹:耳轮和耳垂后缘之间的凹陷处。

(6)耳轮脚:耳轮深入耳甲的部分。

(7)耳轮脚棘:耳轮脚和耳轮之间的软骨隆起。

(8)耳轮脚切迹:耳轮脚棘前方的凹陷处。

(9)对耳轮:与耳轮相对呈"Y"字型的隆起部,由对耳轮体、对耳轮上脚和对耳轮下脚三部分组成。

(10)对耳轮体:对耳轮下部呈上下走向的主体部分。

(11)对耳轮上脚:对耳轮向前上分支的部分。

(12)对耳轮下脚:对耳轮向前下分支的部分。

(13)三角窝:对耳轮上、下脚与相应耳轮之间的三角形凹窝。

(14)耳舟:耳轮与对耳轮之间的凹沟。

（15）耳屏：耳郭前方呈瓣状的隆起。

（16）屏上切迹：耳屏与耳轮之间的凹陷处。

（17）对耳屏：耳垂上方、与耳屏相对的瓣状隆起。

（18）屏间切迹：耳屏与对耳屏之间的凹陷处。

（19）轮屏切迹：对耳轮与对耳屏之间的凹陷处。

（20）耳垂：耳郭下部无软骨的部分。

（21）耳甲：部分耳轮和对耳轮、对耳屏、耳屏及外耳门之间的凹窝。由耳甲艇、耳甲腔两部分组成。

（22）耳甲腔：耳轮脚以下的耳甲部。

（23）耳甲艇：耳轮脚以上的耳甲部。

（24）外耳门：耳甲腔前方的孔窍。

三、耳穴的分布特点

耳穴是指分布在耳郭上的一些特定区域。耳穴在耳郭的分布犹如一个倒置在子宫内的胎儿，头部朝下臀部朝上。分布规律：与头面相应的耳穴在耳垂和对耳屏；与上肢相应的耳穴在耳舟；与躯干和下肢相应的耳穴在对耳轮体部和对耳轮上、下脚；与内脏相应的耳穴集中在耳甲，其中与腹腔脏器相应的耳穴多在耳甲艇，与胸腔脏器相应的耳穴多在耳甲腔，与消化道相应的耳穴多在耳轮脚周围（图15-3）。

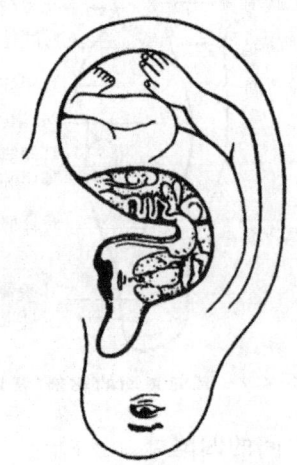

图 15-3　耳穴形象分布规律图

四、耳穴的定位和主治

为了方便准确取穴，《耳穴名称与部位的国家标准方案》按耳的解剖将每个部位划分成若干个区，并依区定穴，共计 91 个穴位（图 15-4、图 15-5）。

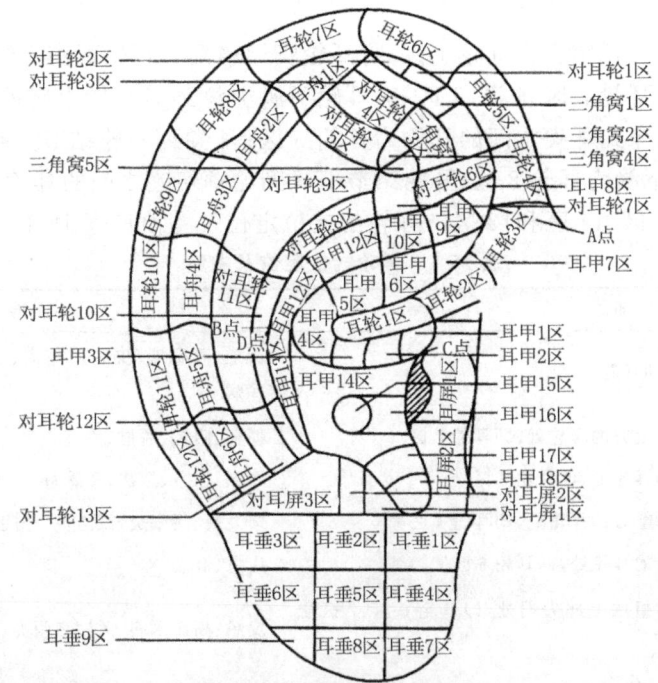

图 15-4 耳郭分区示意图

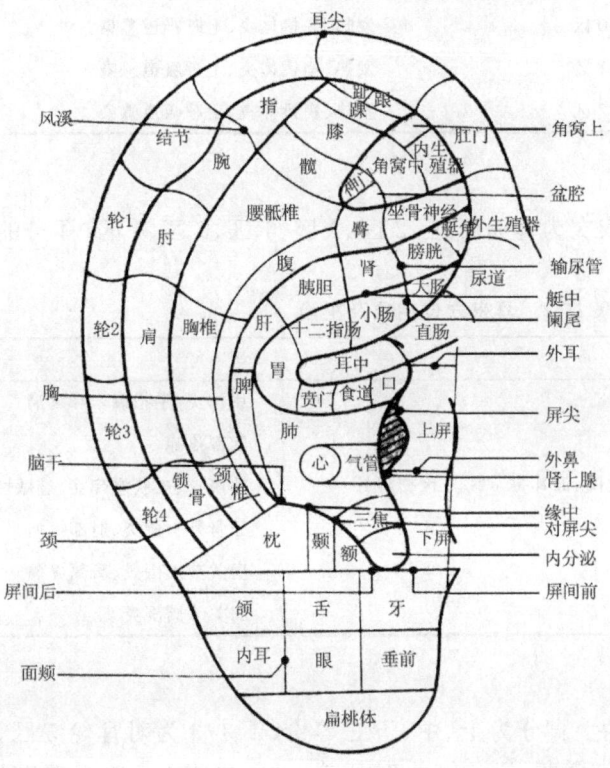

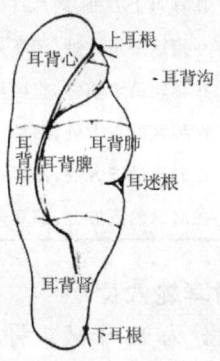

图 15-5 耳穴定位示意图

（一）耳轮穴位

耳轮分为 12 个区。耳轮脚为耳轮 1 区；将耳轮脚切迹到对耳轮下脚上缘之间的耳轮分为三等份，自下向上依次为耳轮 2 区、3 区、4 区；对耳轮下脚上缘到对耳轮上脚前缘之间的耳轮为耳轮 5 区；对耳轮上脚前缘到耳尖之间的耳轮为耳轮 6 区；耳尖到耳轮结节上缘为耳轮 7 区；耳轮结节上缘到耳轮结节下缘为耳轮 8 区；耳轮结节下缘到轮垂切迹之间的耳轮分为 4 等份，自上而下依次为耳轮 9 区、10 区、11 区和 12 区。耳轮的穴位定位及主治见表 15-1。

表 15-1　耳轮穴位定位及主治

穴名	部位	主治
耳中	在耳轮脚处，即耳轮 1 区	呃逆、荨麻疹、皮肤瘙痒症、小儿遗尿、咯血、出血性疾病
直肠	在耳轮脚棘前上方的耳轮处，即耳轮 2 区	便秘、腹泻、脱肛、痔疮
尿道	在直肠上方的耳轮处，即耳轮 3 区	尿频、尿急、尿痛、尿潴留
外生殖器	在对耳轮下脚前方的耳轮处，即耳轮 4 区	睾丸炎、附睾炎、阴道炎、外阴瘙痒症
肛门	在三角窝前方的耳轮处，即耳轮 5 区	痔疮、肛裂
耳尖	在耳郭向前对折的上部尖端处，即耳轮 6 区、7 区交界处	发热、高血压病、急性结膜炎、睑腺炎、牙痛、失眠
结节	在耳轮结节处，即耳轮 8 区	头晕、头痛、高血压病
轮 1	在耳轮结节下方的耳轮处，即耳轮 9 区	发热、扁桃体炎、上呼吸道感染
轮 2	在轮 1 下方的耳轮处，即耳轮 10 区	发热、扁桃体炎、上呼吸道感染
轮 3	在轮 2 下方的耳转处，即耳轮 11 区	发热、扁桃体炎、上呼吸道感染
轮 4	在轮 3 下方的耳轮处，即耳轮 12 区	发热、扁桃体炎、上呼吸道感染

（二）耳舟穴位

将耳舟分为 6 等份，自上而下依次为耳舟 1 区、2 区、3 区、4 区、5 区、6 区，耳舟的穴位定位及主治见表 15-2。

表 15-2　耳舟穴位定位及主治

穴名	部位	主治
指	在耳舟上方处，即耳舟 1 区	甲沟炎、手指麻木和疼痛
腕	在指区的下方处，即耳舟 2 区	腕部疼痛
风溪	在耳轮结节前方，指区与腕区之间，即耳舟 1 区、2 区交界处	荨麻疹、皮肤瘙痒症、过敏性鼻炎
肘	在腕区的下方处，即耳舟 3 区	肱骨外上髁炎、肘部疼痛
肩	在肘区的下方处，即耳舟 4 区、5 区	肩关节周围炎、肩部疼痛
锁骨	在肩区的下方处，即耳舟 6 区	肩关节周围炎

（三）对耳轮穴位

对耳轮分为 13 个区。将对耳轮上脚分为上、中、下三等份，下 1/3 为对耳轮 5 区，中 1/3 为对耳轮 4 区；再将上 1/3 分为上、下二等份，下 1/2 为对耳轮 3 区；再将上 1/2 分为前后二等份，后 1/2 为对耳轮 2 区，前 1/2 为对耳轮 1 区。将对耳轮下脚分为前、中、后三等份，中、前 2/3 为对耳轮 6 区，后 1/3 为对耳轮 7 区。将对耳轮体从对耳轮上、下脚分叉处至轮屏切迹分为五等份,再沿对耳轮耳甲缘将对耳轮体分为前 1/4 和后 3/4 两部分,前上 2/5 为对耳轮 8 区,后上 2/5 为对耳轮 9 区,前中 2/5 为对耳轮 10 区,后中 2/5 为对耳轮 11 区,前下 1/5 为对耳轮 12 区,后下 1/5 为对耳轮 13 区。对耳轮的穴位定位及主治见表 15-3。

表 15-3　对耳轮穴位部位及主治

穴名	部位	主治
跟	在对耳轮上脚前上部,即对耳轮 1 区	足跟痛
趾	在耳尖下方的对耳轮上脚后上部,即对耳轮 2 区	甲沟炎、趾部疼痛
踝	在趾、跟区下方处,即对耳轮 3 区	踝关节扭伤
膝	在对耳轮上脚的中 1/3 处,即对耳轮 4 区	膝关节疼痛、坐骨神经痛
髋	在对耳轮上脚的下 1/3 处,即对耳轮 5 区	髋关节疼痛、坐骨神经痛、腰骶部疼痛
坐骨神经	在对耳轮下脚的前 2/3 处,即对耳轮 6 区	坐骨神经痛、下肢瘫痪
交感	在对耳轮下脚末端与耳轮内缘相交处,即对耳轮 6 区前端	胃肠痉挛、心绞痛、胆绞痛、输尿管结石、自主神经功能紊乱
臀	在对耳轮下脚的后 1/3 处,即对耳轮 7 区	坐骨神经痛、臀筋膜炎
腹	在对耳轮体前部上 2/5 处,即对耳轮 8 区	腹痛、腹胀、腹泻、急性腰扭伤、痛经、产后宫缩痛
腰骶椎	在腹区后方,即对耳轮 9 区	腰骶部疼痛
胸	在对耳轮体前部中 2/5 处,即对耳轮 10 区	胸胁疼痛、肋间神经痛、胸闷、乳腺炎
胸椎	在胸区后方,即对耳轮 11 区	胸痛、经前乳房胀痛、乳腺炎、产后泌乳不足
颈	在对耳轮体前部下 1/5 处,即对耳轮 12 区	落枕、颈项疼痛
颈椎	在颈区后方,即对耳轮 13 区	落枕、颈椎综合征

(四)三角窝穴位

将三角窝由耳轮内缘至对耳轮上、下脚分叉处分为前、中、后 3 等份,中 1/3 为三角窝 3 区;再将前 1/3 分为上、中、下 3 等份,上 1/3 为三角窝 1 区,中、下 2/3 为三角窝 2 区;再将后 1/3 分为上、下 2 等份,上 1/2 为三角窝 4 区,下 1/2 为三角窝 5 区。三角窝穴位定位及主治见表 15-4。

表 15-4　三角窝穴位定位及主治

穴名	部位	主治
角窝前	在三角窝前 1/3 的上部,即三角窝 1 区	高血压
内生殖器	在三角窝前 1/3 的下部,即三角窝 2 区	痛经、月经不调、白带过多、功能性子宫出血、阳痿、遗精、早泄
角窝中	在三角窝中 1/3 处,即三角窝 3 区	哮喘
神门	在三角窝后 1/3 的上部,即三角窝 4 区	失眠、多梦、戒断综合征、癫痫、高血压病、神经衰弱、痛证
盆腔	在三角窝后 1/3 的下部,即三角窝 5 区	盆腔炎、附件炎

(五)耳屏穴位

耳屏分成 4 区。将耳屏外侧面分为上、下二等份,上部为耳屏 1 区,下部为耳屏 2 区;将耳屏内侧面分为上、下二等份,上部为耳屏 3 区,下部为耳屏 4 区。耳屏的穴位定位及主治见表 15-5。

(六)对耳屏穴位

对耳屏分为 4 区。由对屏尖及对屏尖至轮屏切迹连线的中点,分别向耳垂上线作两条垂线,将对耳屏外侧面及其后部分成前、中、后 3 区,前为对耳屏 1 区、中为对耳屏 2 区、后为对耳屏

3 区；对耳屏内侧面为对耳屏 4 区。对耳屏的穴位定位及主治见表 15-6。

表 15-5　耳屏穴位定位及主治

穴名	部位	主治
上屏	在耳屏外侧面上 1/2 处，即耳屏 1 区	咽炎、鼻炎
下屏	在耳屏外侧面下 1/2 处，即耳屏 2 区	鼻炎、鼻塞
外耳	在屏上切迹前方近耳轮部，即耳屏 1 区上缘处	外耳道炎、中耳炎、耳鸣
屏尖	在耳屏游离缘上部尖端，即耳屏 1 区后缘处	发热、牙痛、斜视
外鼻	在耳屏外侧面中部，即耳屏 1、2 区之间	鼻前庭炎、鼻炎
肾上腺	在耳屏游离缘下部尖端，即耳屏 2 区后缘处	低血压、风湿性关节炎、腮腺炎、链霉素中毒、眩晕、哮喘、休克
咽喉	在耳屏内侧面上 1/2 处，即耳屏 3 区	声音嘶哑、咽炎、扁桃体炎、失语、哮喘
内鼻	在耳屏内侧面下 1/2 处，即耳屏 4 区	鼻炎、上颌窦炎、鼻衄
屏间前	在屏间切迹前方耳屏最下部，即耳屏 2 区下缘处	咽炎、口腔炎

表 15-6　对耳屏穴位定位及主治

穴名	部位	主治
额	在对耳屏外侧面的前部，即对耳屏 1 区	偏头痛、头晕
屏间后	屏间切迹后方对耳屏前下部，即对耳屏 1 区下缘处	额窦炎
颞	在对耳屏外侧面的中部，即对耳屏 2 区	偏头痛、头晕
枕	在对耳屏外侧面的后部，即对耳屏 3 区	头晕、头痛、癫痫、哮喘、神经衰弱
皮质下	在对耳屏内侧面，即对耳屏 4 区	痛证、间日疟、神经衰弱、假性近视、失眠
对屏尖	在对耳屏游离缘的尖端，即对耳屏 1、2、4 区交点处	哮喘、腮腺炎、睾丸炎、附睾炎、神经性皮炎
缘中	在对耳屏游离缘上，对屏尖与轮屏切迹的中点处，即对耳屏 2、3、4 区交点处	遗尿、内耳性眩晕、尿崩症、功能性子宫出血
脑干	在轮屏切迹处，即对耳屏 3、4 区之间	眩晕、后头痛、假性近视

(七)耳甲穴位

将耳甲用标志点、线分为 18 个区。在耳轮的内缘上，设耳轮脚切迹至对耳轮下脚间中、上 1/3 交界处为 A 点；在耳甲内，由耳轮脚消失处向后作一水平线与对耳轮耳甲缘相交，设交点为 D 点；设耳轮脚消失处至 D 点连线的中、后 1/3 交界处为 B 点；设外耳道口后缘上 1/4 与下 3/4 交界处为 C 点。从 A 点向 B 点作一条与对耳轮耳甲艇缘弧度大体相仿的曲线；从 B 点向 C 点作一条与耳轮脚下缘弧度大体相仿的曲线。

将 BC 线前段与耳轮脚下缘间分成三等分，前 1/3 为耳甲 1 区，中 1/3 为耳甲 2 区，后 1/3 为耳甲 3 区。ABC 线前方，耳轮脚消失处为耳甲 4 区。将 AB 线前段与耳轮脚上缘及部分耳轮内缘间分成 3 等份，后 1/3 为 5 区，中 1/3 为 6 区，前 1/3 为 7 区。将对耳轮下脚下缘前、中 1/3 交界处与 A 点连线，该线前方的耳甲艇部为耳甲 8 区。将 AB 线前段与对耳轮下脚下缘间耳甲 8 区以后的部分，分为前、后 2 等份，前 1/2 为耳甲 9 区，后 1/2 为耳甲 10 区。在 AB 线后段上方的耳甲艇部，将耳甲 10 区后缘与 BD 线之间分成上、下二等分，上 1/2 为耳甲 11 区，下 1/2 为耳甲 12 区。由轮屏切迹至 B 点作连线，该线后方、BD 线下方的耳甲腔部为耳甲 13 区。以耳甲腔中央为圆心,圆心与 BC 线间距离的 1/2 为半径作圆,该圆形区域为耳甲 15 区。过 15 区最高点及最低点分别向外耳门后壁作两条切线,切线间为耳甲 16 区。15、16 区周围为耳甲 14 区。将外耳门的最低点与对耳屏耳甲缘中点相连,再将该线以下的耳甲腔部分为上、下二等分,上 1/2 为耳甲 17 区,下 1/2 为耳甲 18 区。耳甲的穴位定位及主治见表 15-7。

表 15-7 耳甲穴位定位及主治

穴名	部位	主治
口	在耳轮脚下方前 1/3 处,即耳甲 1 区	面瘫、口腔炎、胆囊炎、胆石症、戒断综合征、牙周炎、舌炎
食道	在耳轮脚下方中 1/3 处,即耳甲 2 区	食管炎、食管痉挛
贲门	在耳轮脚下方后 1/3 处,即耳甲 3 区	贲门痉挛、神经性呕吐
胃	在耳轮脚消失处,即耳甲 4 区	胃痉挛、胃炎、胃溃疡、消化不良、恶心呕吐、前额痛、牙痛、失眠
十二指肠	在耳轮脚及耳轮与 AB 线之间的后 1/3 处,即耳甲 5 区	十二指肠溃疡、胆囊炎、胆石症、幽门痉挛
小肠	在耳轮脚及部分耳轮与 AB 线之间的中 1/3 处,即耳甲 6 区	消化不良、腹痛、腹胀、心动过速、心律不齐
大肠	在耳轮脚及部分耳轮与 AB 线之间的前 1/3 处,即耳甲 7 区	腹泻、便秘、咳嗽、牙痛、痤疮
阑尾	在小肠区与大肠区之间,即耳甲 6、7 区交界处	单纯性阑尾炎、腹泻
艇角	在对耳轮下脚下方前部,即耳甲 8 区	前列腺炎、尿道炎
膀胱	在对耳轮下脚下方中部,即耳甲 9 区	膀胱炎、遗尿、尿潴留、腰痛、坐骨神经痛
肾	在对耳轮下脚下方后部,即耳甲 10 区	腰痛、耳鸣、神经衰弱、肾盂肾炎、遗尿、遗精、阳痿、早泄、哮喘、月经不调
输尿管	在肾区与膀胱区之间,即耳甲 9、10 区交界处	输尿管结石绞痛
胰胆	在耳甲艇的后上部,即耳甲 11 区	胆囊炎、胆石症、胆管蛔虫症、偏头痛、带状疱疹、中耳炎、耳鸣、急性胰腺炎
肝	在耳甲艇的后下部,即耳甲 12 区	胁痛、眩晕、经前期紧张症、月经不调、更年期综合征、高血压病、假性近视、单纯性青光眼
艇中	在小肠区与肾区之间,即耳甲 6、10 区交界处	腹痛、腹胀、胆管蛔虫症
脾	在 BD 线下方,耳甲腔的后上部,即耳甲 13 区	腹胀、腹泻、便秘、食欲缺乏、功能性子宫出血、白带过多、内耳眩晕症
心	在耳甲腔正中凹陷处,即耳甲 15 区	心动过速、心律不齐、心绞痛、无脉症、神经衰弱、癔症、口舌生疮
气管	在心区与外耳门之间,即耳甲 16 区	哮喘、支气管炎
肺	在心、气管区周围处,即耳甲 14 区	咳嗽、胸闷、声音嘶哑、皮肤瘙痒症、荨麻疹、便秘、戒断综合征
三焦	在外耳门后下,肺与内分泌区之间,即耳甲 17 区	便秘、腹胀、上肢外侧疼痛、水肿、耳鸣
内分泌	在屏间切迹内,耳甲腔的前下部,即耳甲 18 区	痛经、月经不调、更年期综合征、痤疮、间日疟、甲状腺功能减退或亢进症

(八)耳垂穴位

将耳垂分为 9 区。在耳垂上线至耳垂下缘最低点之间作两条等距离平行线,于上平行线上引两条垂直等分线,将耳垂分为 9 个区,上部由前到后依次为耳垂 1 区、2 区、3 区;中部由前到后依次为耳垂 4 区、5 区、6 区;下部由前到后依次为耳垂 7 区、8 区、9 区。耳垂的穴位定位及主治见表 15-8。

表 15-8　耳垂穴位定位及主治

穴名	部位	主治
牙	在耳垂正面前上部,即耳垂 1 区	牙痛、牙周炎、低血压
舌	在耳垂正面中上部,即耳垂 2 区	舌炎、口腔炎
颌	在耳垂正面后上部,即耳垂 3 区	牙痛、颞下颌关节炎
垂前	在耳垂正面前中部,即耳垂 4 区	神经衰弱、牙痛
眼	在耳垂正面中央部,即耳垂 5 区	急性结膜炎、电光性眼炎、睑腺炎、假性近视
内耳	在耳垂后面正中部,即耳垂 6 区	内耳性眩晕症、耳鸣、听力减退、中耳炎
面颊	在耳垂正面,眼区与内耳区之间,即耳垂 5、6 区交界处	周围性面瘫、三叉神经痛、痤疮、扁平疣、面肌痉挛、腮腺炎
扁桃体	在耳垂正面中部,即耳垂 7、8、9 区	扁桃体炎、咽炎

(九)耳背穴位

将耳背分为 5 区。分别过对耳轮上、下脚分叉处耳背对应点和轮屏切迹耳背对应点作两条水平线,将耳背分为上、中、下三部,上部为耳背 1 区,下部为耳背 5 区;再将中部分为内、中、外三等分,内 1/3 为耳背 2 区,中 1/3 为耳背 3 区,外 1/3 为耳背 4 区。耳背的穴位定位及主治见表 15-9。

表 15-9　耳背穴位定位及主治

穴名	部位	主治
耳背心	在耳背上部,即耳背 1 区	心悸、失眠、多梦
耳背肺	在耳背中内部,即耳背 2 区	哮喘、皮肤瘙痒症
耳背脾	在耳背中央部,即耳背 3 区	胃痛、消化不良、食欲缺乏
耳背肝	在耳背中外部,即耳背 4 区	胆囊炎、胆石症、胁痛
耳背肾	在耳背下部,即耳背 5 区	头痛、头晕、神经衰弱
耳背沟	在对耳轮沟和对耳轮上、下脚沟处	高血压、皮肤瘙痒症

(十)耳根穴位

将耳根分为上、中、下 3 区。耳根穴位定位及主治见表 15-10。

表 15-10　耳根穴位定位及主治

穴名	部位	主治
上耳根	在耳根最上处	鼻衄
耳迷根	在耳轮脚后沟的耳根处	胆囊炎、胆石症、胆管蛔虫症、腹痛、腹泻、鼻塞、心动过速
耳根下	在耳根最下处	低血压、下肢瘫痪、小儿麻痹后遗症

五、临床应用

(一)适应范围

耳针在临床上应用十分广泛,不仅用于许多功能性疾病,而且对一部分器质性疾病也有一定的疗效。

1.疼痛性疾病

如各种扭挫伤、头痛和神经性疼痛等。

2.炎性疾病及传染病

如急慢性牙周炎、咽喉炎、扁桃体炎、胆囊炎、肠炎、流感、百日咳、细菌性痢疾、腮腺炎等。

3.功能紊乱及内分泌代谢紊乱性疾病

如胃肠神经症、心脏神经症、心律不齐、高血压、眩晕症、多汗症、月经不调、遗尿、神经衰弱、癔症、甲状腺功能亢进或低下症、糖尿病、肥胖症、围绝经期综合征等。

4.过敏及变态反应性疾病

如荨麻疹、哮喘、过敏性鼻炎、过敏性结肠炎、过敏性紫癜等。

5.其他

耳穴还有催乳、催产,防治输血、输液反应,美容、戒烟、戒毒、延缓衰老、防病保等作用。

(二)选穴原则

耳针处方选穴具有一定的原则,通常有按相应部位选穴、中医辨证选穴、西医学理论选穴和临床经验选穴等四种原则,可以单独使用,也可配合使用。

1.按相应部位选穴

当机体患病时,在耳郭的相应部位上有一定的敏感点,它便是本病的首选穴位,如胃痛取"胃"穴,眼病取"眼"穴,腰痛取"腰"穴等。

2.按中医辨证选穴

根据脏腑学说的理论,按各脏腑的生理功能和病理反应进行辨证取穴,如耳鸣选肾穴,因"肾开窍于耳";皮肤病选肺穴,因"肺主皮毛"等。根据十二经脉循行和其病候选取穴位,如坐骨神经痛取"膀胱"或"胰胆"穴,牙痛取"大肠"穴等。

3.按西医学理论选穴

耳穴中一些穴名是根据西医学理论命名的,如"交感""肾上腺""内分泌"等。这些穴位的功能基本上与西医学理论一致,故在选穴时应考虑其功能,如炎性疾病取"肾上腺"穴,月经不调取"内分泌"穴,内脏痉挛取"交感"等。

4.按临床经验选穴

如"神门"穴有较明显的止痛镇静作用,"耳尖"穴对外感发热血压偏高者有较好的退热降压效果。另外临床实践还发现有些耳穴具有治疗本部位以外疾病的作用,如"外生殖器"穴可以治疗腰腿痛等。

(三)耳穴探查方法

当人体发生疾病时,常会在耳穴出现"阳性反应"点,如压痛、变形、变色、结节、丘疹、凹陷、脱屑、电阻降低等,这些"阳性反应"点是诊断和治疗疾病的重要部位。耳郭上的这些反应点通常需要仔细探查后确定,临床常用的耳穴探查方法有以下3种。

1.直接观察法

在未刺激耳郭之前,用肉眼或借助于放大镜在自然光线下,由上而下、从内至外观察耳郭上有无变形、变色等征象,如脱屑、水泡、丘疹、充血、硬结、疣赘、软骨增生、色素沉着及血管的形状、颜色的变异等。

2.压痛点探查法

这是目前临床最为常用的探查方法。临床上可用较圆钝的弹簧探棒、毫针柄或火柴棒等以均匀的压力,在与疾病相应的耳郭部从周围逐渐向中心探压;或自上而下、自外而内对整个耳郭进行普查,耐心寻找压痛点。当探棒压迫痛点时,患者会发现皱眉、眨眼、呼痛或躲闪等反应。探查时手法必须轻、慢、均匀。少数患者耳郭上一时测不到压痛点,可用手指按摩一下该区域,而后再测。

3.电测定法

医师根据耳郭反应点的电阻低、导电性高的原理,制成各种小型晶体管良导电测定器,测定耳穴皮肤电阻、电位、电容等变化。探测时,患者手握电极,医师手执探测头,在患者的耳郭上进行探查,当电棒触及电阻低的敏感点(良导点)时,可以通过指示信号、音响或仪表数据等反映出来。电测定法具有操作简便、准确性较高等优点。

(四)耳穴的刺激方法

耳穴的刺激方法较多,目前临床常用压丸法、毫针法、埋针法。此外,还可用艾灸、放血、穴位注射、皮肤针叩刺等方法。

1.压丸法

在耳穴表面贴敷王不留行籽、油菜籽、小米、绿豆、白芥子及特制的磁珠等,并间歇揉按的一种简易疗法。由于本法既能持续刺激穴位,又安全方便,是目前临床上最常用的耳穴刺激方法。现应用最多的是王不留行籽压丸法,可先将王不留行籽贴附在 0.6 cm×0.6 cm 大小的胶布中央,用镊子夹住,贴敷在选用的耳穴上(图 15-6)。每天自行按压 3～5 次,每次每穴按压 30～60 秒,以局部微痛发热为度,3～7 天更换 1 次,双耳交替。

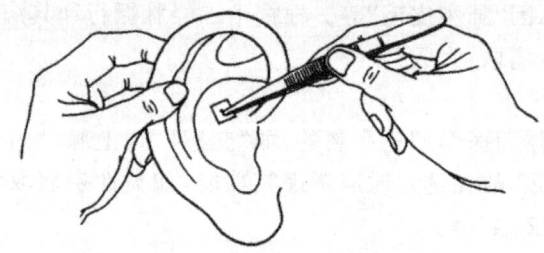

图 15-6 耳穴压丸法

2.毫针法

毫针法是利用毫针针刺耳穴,治疗疾病的一种较常用的方法。其操作程序如下:首先定准耳穴,然后先用 2.5%碘酒,再用 75%的乙醇脱碘进行严格消毒,待乙醇干后施术。针具选用 26～30 号粗细的 0.3～0.5 寸长的不锈钢针。进针时,医师左手拇、示二指固定耳郭,中指托着针刺部的耳背,然后用右手拇、示二指持针,用快速插入的速刺法或慢慢捻入的慢刺法进针均可。刺入深度应视患者耳郭局部的厚薄灵活掌握,一般以刺入皮肤 2～3 cm,以达软骨后毫针直立不摇晃为准。刺入耳穴后,如局部感应强烈,患者症状往往有即刻减轻感;如局部无针感,应调整针刺的方向、深度和角度。刺激强度和手法依病情、体质、证型、耐受度等综合考虑。耳毫针的留针时间一般15～30分钟,慢性病、疼痛性疾病留针时间适当延长。出针时,医师左手托住耳郭,右手迅速将毫针垂直拔出,再用消毒干棉球压迫针眼,以免出血。也可在针刺获得针感后,接上电针仪,采用电针法。通电时间一般以10～20分钟为宜。

　　3.埋针法

　　埋针法是将皮内针埋入耳穴以治疗疾病的方法,适用于慢性和疼痛性疾病,起到持续刺激、巩固疗效和防止复发的作用。使用时左手固定常规消毒后的耳部,右手用镊子夹住皮内针针柄,轻轻刺入所选耳穴,再用胶布封盖固定(图15-7)。一般埋患侧耳穴,必要时埋双耳,每天自行按压3次,每次留针3～5天,5次为1个疗程。

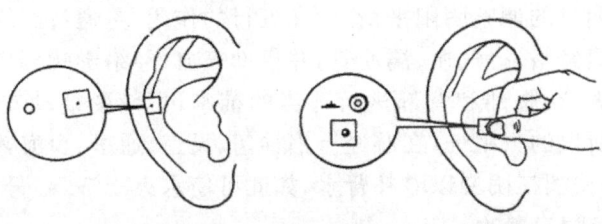

图15-7　耳穴埋针法

(五)耳针法护理

　　(1)对初次接受针治者,要做好解释工作,解除恐惧、紧张心理;正确选取舒适持久的体位,尽量采用卧位,选穴宜少,手法要轻;对劳累、饥饿、大渴的患者,应嘱其休息、进食、饮水后再予针治;针刺过程中,应随时注意观察患者的神色,询问其感觉,有头晕心慌时应停止操作或起针,让患者卧床休息。此外,应注意室内空气流通,消除过冷、过热等因素。

　　(2)严格消毒,防止感染。因耳郭表面凹凸不平,血管丰富,结构特殊,针刺前必须严格消毒,有创面或炎症部位禁针。针刺后如针孔发红、肿胀,应及时涂2.5%碘酒,防止化脓性软骨膜炎的发生。

　　(3)耳针刺激比较疼痛,治疗时应注意防止发生晕针,一旦发生应及时处理。

　　(4)对扭伤和运动障碍的患者,进针后应嘱其适当活动患部,有助于提高疗效。

　　(5)有习惯性流产的孕妇应禁针。

　　(6)患有严重器质性病变和伴有严重贫血者不宜针刺,对严重心脏病、高血压病患者不宜行强刺激法。

(孙珊珊)

第二节　推拿法及护理

　　推拿疗法,又称按摩疗法,是指通过特定手法作用于人体体表的特定部位或穴位的一种治疗方法,具有疏通经络、滑利关节、强筋壮骨、散寒止痛、健脾和胃、消积导滞、扶正祛邪等作用。推拿疗法在我国历史悠久,不但用于治病,还广泛用于预防保健。推拿疗法具有简便易行、行之有效、安全易学等优点。特别是小儿推拿法能免除针药之苦,容易被家长和小儿接受,故在临床护理应用较为广泛。

一、推拿作用原理

推拿，属中医的外治法范畴，它是以中医理论为指导，通过运用各种手法作用于人体体表的特定部位，以调节机体的生理活动、病理状况，达到治疗效果的一种治疗方法。

（一）平衡阴阳，调和五行

中医学认为，阴阳失调是疾病发生、发展、变化的根本机制，贯穿于一切疾病的始终。同时，人体是一有机整体，各脏腑器官之间的相互依存、相互制约的关系是用五行规律来阐述的，从而进一步阐明疾病发生和防治的机制。

推拿对内脏功能有明显的调整阴阳平衡、调和五行的作用，是通过经络、气血而达到的，即运用推拿手法在体表局部通经络、行气血、濡筋骨，并借助气血、经络影响到内脏及其他部位而发挥作用的。如肠蠕动亢进者，在腹部和背部进行适当的推拿，可使肠蠕动亢进受到抑制而恢复正常。又如治疗心肾不交所致的失眠证，在心经上掐神门、灵道、通里、少海，拿腋窝以泻心火；在肾经上推涌泉配合揉腰眼，按揉三阴交以滋补肾水，如此可使水火既济，心肾相交，其病可愈。

（二）疏通经络，调畅营卫气血

经络是人体气血运行的通路，可通达表里、贯穿上下。一旦经络失去正常的机能，就会导致气血失调，不能行使正常的营内卫外功能，则变生百病。

推拿手法作用于体表，能激发和调整经气，并通过经络的传导使百脉疏通、脏腑安和，从而达到治疗全身疾病的效果。

（三）活血祛瘀，理筋整复

凡是人体各个关节、筋络肌肉受到外来暴力的撞击、强力扭转、牵拉压迫，或因不慎而跌仆闪挫，或体虚、劳累过度及持续活动、经久积劳等因素所引起的损伤，而无骨折、脱位或皮胀破损的均为伤筋。伤筋无论是急性或慢性，疼痛往往是其主要症状。中医学认为，筋伤之后导致血离经脉，经脉受阻，气血运行不通畅，"不通则痛"。故治疗的关键在于"通"，"通则不痛"。

"动"是推拿疗法的特点，使用适当的手法理筋，一方面能促进损伤组织周围的气血运行，并加强气血的滋润和濡养，从而起到活血化瘀、祛瘀生新的作用；另一方面可使经络、关节气血运行通顺，即顺则通。

（四）松解粘连，滑利关节

被动运动是推拿手法的一个重要组成部分，对关节粘连、僵硬者，适当的被动活动则有利于松解粘连、滑利关节；对局部软组织变性者，则可改善局部营养供应，促进新陈代谢，增强肌肉的伸展性，从而使变性组织逐渐得到改善或恢复。如临床上治疗肩周炎、肱骨外上髁炎等疾病，采用弹拨、拔指、摇转等手法，可使粘连松解、关节滑润。

（五）行气止痛，镇痛移痛

经络不通，气血瘀滞，不通则痛，是软组织疾病的基本病理变化。通过推拿手法即可达到行气、通络、止痛的目的。从经验中得知，凡有疼痛，则肌肉必紧张；凡有肌肉紧张，则势必疼痛，它们称为互为因果的两个方面。故治疗的目标应针对疼痛和肌肉紧张这两个重要环节，打破恶性循环，才有利于组织的修复和恢复。

推拿是解除肌肉紧张、痉挛的有效方法，因为推拿不但可以直接放松肌肉，并能解除引起肌肉紧张的原因，即做到标本兼治。

总之，中医学"通则不痛"的理论，在推拿治疗中可具体分化为"松则通""顺则通""动则通"三个方面。其中，"松"中有"顺"，"顺"中有"松"，而"动"也是为了软组织的"松"和"顺"，这三者结合起来可达到"通则不痛"的目的。

二、推拿介质与热敷

(一)推拿介质

推拿时应用介质，在我国有着悠久的历史。推拿时为减少手法对皮肤的摩擦损害，或为借助药物的辅助作用来提高疗效，可在推拿部位的皮肤上涂些液体、膏剂或撒些粉末。这些能够辅助推拿手法、提高临床疗效的液体、膏剂或粉末通称为推拿介质。应用推拿介质不但可以借助药物加强手法作用以提高治疗效果，而且还可起到保护皮肤的作用。常用的推拿介质有以下几种。

1.葱姜水

由葱白和生姜捣碎取汁使用，能加强温热散寒作用，常用于冬春季节及小儿虚寒证。

2.白酒

适用于成人推拿，有活血祛风、散寒止痛、通经活络的功效，一般用于急性扭挫伤、风寒湿痹和慢性劳损的治疗。

3.薄荷酊

将5％薄荷脑5 g浸入75％乙醇100 mL内配制而成。具有温经散寒、清凉解表、清利头目和润滑的作用，常用于治疗小儿虚寒性腹泻及软组织损伤，多用于擦法、按揉法，可加强透热效果。

4.滑石粉

有清热利窍、渗湿润燥作用。常用于摩擦类手法，可保护皮肤，有利于手法的施行。

5.红花油

常用于寒痹、痛痹等病证的治疗。

6.按摩乳

市售常用外用药，具有舒筋通络、活血化瘀、消肿止痛之功。

(二)热敷

运用热敷法治疗某些疾病，这在我国已有两千多年的历史了。《黄帝内经》中所述的熨法就是热敷法。古代应用热敷的方法很多，有药熨、汤熨、酒熨、铁熨、葱熨、土熨等。热敷的主要作用是"透热"，以加强温经通络、活血祛瘀、散寒止痛等作用。热敷可分为干热敷和湿热敷两种，在推拿临床中以湿热敷为常用，一般在手法操作以后应用，既能加强手法的治疗效果，也可减轻用手法刺激过度对机体局部所引起的不良反应。

应用时的注意事项：①热敷时须暴露患部，室内保持温暖无风，以免患者受到风寒。②毛巾须折叠平整，使热量均匀透人，这样不易烫伤皮肤。③热敷时可隔着毛巾使用拍法，但切勿按揉，被热敷的部位不可再用其他手法，否则，容易使局部皮肤破损。④热敷的温度应以患者能忍受为限，要防止发生烫伤和晕厥。

三、推拿的适应证与禁忌证

(一)适应证

推拿疗法适用范围相当广泛，可应用于临床各科疾病，同时亦可用于减肥、美容及保健等。

1.骨外科疾病

颈椎病、落枕、腰椎间盘突出症、肩周炎、急性腰扭伤、慢性腰肌劳损等。

2.普外科疾病

术后肠粘连、慢性前列腺炎、慢性阑尾炎、下肢静脉曲张、乳痈等。

3.内科疾病

胃脘痛、失眠、头痛、感冒、久泻胃下垂、呃逆、便秘、胆绞痛中风后遗症、尿潴留、高血压等。

4.妇科疾病

月经失调、痛经、闭经、慢性盆腔炎、子宫下垂等。

5.儿科疾病

小儿发热、腹泻、疳积、惊风、便秘、百日咳、脱肛、遗尿、夜啼、小儿麻痹后遗症等。

6.五官科疾病

鼻炎、耳聋、耳鸣、斜视、近视、慢性咽喉炎、慢性鼻炎等。

(二)禁忌证

(1)急性传染病、溃疡性皮肤病、恶性肿瘤、感染性化脓性疾病、出血性疾病等。

(2)烧伤、烫伤等。

(3)月经期、妊娠期妇女疾病。

(4)外伤出血、骨折早期及内脏受损等。

(5)诊断不明的急性脊柱损伤或伴有脊髓症状者。

(6)严重的心脏病、肝病、脑血管疾病患者。

(7)严重的精神病、醉酒等与医师不合作者。

四、推拿注意事项

(1)推拿须在诊断明确的情况下方可实施。选择适当的体位,嘱患者身心放松,取穴和手法要正确。对推拿中可能出现的身体反应,如疲劳、局部轻度肿胀甚至疼痛加剧等,应做好解释工作。

(2)操作时精力要集中,能随时观察患者的反应,以便根据实际情况对手法、强度及持续时间等做出相应调整。

(3)操作时手尽量直接接触皮肤,把握刺激强度,手法的变换要自然流畅、连续、循序渐进。推拿手法的次数要由少到多,力量由轻渐重,腧穴可逐渐增加,并且要掌握推拿的时间,每次以20分钟左右为宜,早晚各1次,持之以恒。

(4)为加强疗效,防止皮肤破损,推拿时可选用润滑剂;推拿后有出汗现象时,应注意避风,以免感冒;过饥、过饱、酗酒或过度疲劳时,不宜做保健推拿。

(5)施术者应勤剪指甲,双手保持干净且温暖。推拿所需物品要严格消毒,防止感染。

(6)推拿时应尽量使用介质,以减轻对皮肤的损伤。

五、常用推拿手法

(一)推拿手法的基本要求

用手或肢体其他部分,按各种特定的技巧动作,在体表操作的方法,称为推拿手法。手法是推拿治病的主要手段,其熟练程度及如何适当地运用手法对治疗效果有直接的影响。手法的基本要求如下。

1.持久

即指手法能按要求持续运用一定时间。

2.有力

即指手法必须具有一定的力量,且应根据患者体质、病证、部位等不同有所增减。

3.均匀

即指手法动作要有节奏性,速度不要时快时慢,压力不要时轻时重。

4.柔和

即指手法要轻而不浮,重而不滞,用力勿生硬粗暴或用蛮力,变换动作要自然,从而达到"深透"。

要熟练掌握各种手法并能在临床上灵活运用,必须经过一段时间的手法练习和临床实践,才能由生而熟,熟而生巧,乃至得心应手,运用白如,做到如《医宗金鉴》所说:"一旦临证,机触于外,巧生于内,手随心转,法从手出。"

(二)常用推拿手法的分类与应用

根据推拿手法的动作形态的不同,可将其分为以下手法。

1.摆动类手法

(1)一指禅推法:用大拇指指端、螺纹面或偏峰着力于施术部位或穴位上,沉肩、垂肘、悬腕、虚掌,以肘部为支点,前臂做主动摆动,带动腕部摆动和拇指关节做屈伸活动,使之产生的力持续地作用于受术部位上的一种手法。

1)动作要领:术者取端坐位或站姿。操作时施术者必须姿势端正,神气内聚,肩、肘、腕、指各部位都要放松,以气御劲,蓄力于掌,发力于指,将功力集中于着力部位,才能真正做到形神兼备。手握空拳,拇指自然伸直盖住拳眼,使拇指位于示指第2节处。沉肩、垂肘、悬腕、掌虚、指实、紧推、慢移。沉肩,即肩部要自然放松,不可耸肩,以腋下能容一拳为宜;手法的力度、摆动的幅度和频率要均匀,一般摆动的频率为每分钟120~160次。

2)临床应用:一指禅推法的特点是接触面小,但渗透力强,灵活度大,是一种持续的、节律性强的、柔和的推拿手法,故可适用于全身各处的穴位。适用于全身各部,治疗全身各种疾病。临床上多用于头痛、失眠、面瘫、近视、咽喉肿痛等头面诸疾,四肢关节酸痛、颈项强痛、落枕、颈椎病、腰痛等痛症,便秘、泄泻、胃脘痛等胃肠道疾病,冠心病、胆绞痛等胸腹疾病,痛经、月经不调等妇科疾病的治疗,具有舒筋活络、调和营卫、活血祛瘀、健脾和胃、解痉止痛等功效。

(2)㨰法:是用小鱼际侧部或掌指关节部附着于人体的一定部位,以肘部为支点,通过前臂的旋转运动带动腕关节做屈伸运动,使之产生的力持续地作用于受力部位上的一种手法。

1)动作要领:手法吸定的部位要紧贴体表,不能拖动、辗动或跳动。压力、频率、摆动幅度要均匀,动作要协调而有节律。操作时要注意沉肩、垂肘、腕关节放松,呈微屈或水平状,拇指内收,其余4指伸直,用大鱼际附着于治疗部位,稍微用力下压,以肘关节为支点,前臂做主动转动,并带动该处的皮下组织一起揉动,频率为每分钟120~160次。

2)临床应用:㨰法压力大,接触面也较大,适用于肩背、腰臀及四肢等肌肉较丰厚的部位。对风湿酸痛、麻木不仁、肢体瘫痪、运动功能障碍等常用本法治疗。具有舒筋活血,滑利关节,缓解肌肉、韧带痉挛,增强肌肉、韧带活动能力,促进血液循环及消除肌肉疲劳等作用。

(3)揉法:用掌根,或大、小鱼际,或手指螺纹面着力吸定于一定部位或腧穴上,通过手臂轻柔和缓的主动回旋运动带动着力部皮肉回旋运动的一种手法。

1）动作要领：手法吸定的部位要紧贴体表，不能移动。肩、肘、腕关节要充分放松，以前臂的主动摆动带动腕、指的回旋运动，动作要连续而有节律，压力要小，着力部位应自然放在治疗部位，为加强刺激，临床上常和按法结合使用而称按揉法。在每次揉动吸定的基础上，可逐渐在一定的部位或面上缓慢移动，回旋的速度要快，而移动的速度要慢。

2）临床应用：本法轻柔和缓、深透、刺激量小，适用于全身各部位。可使皮下组织产生摩擦而产生温热作用，具有调和气血、舒筋活络、缓解痉挛、消肿止痛、消积导滞、健脾和胃等功效，常用于脘腹痛、胸闷肋痛、便秘、泄泻等肠胃疾病，以及因外伤引起的红肿疼痛等。

2.摩擦类手法

（1）摩法：用掌面或示指、中指、无名指 3 指指面作为着力点，附着于腧穴表面，以腕关节为中心，连同前臂在皮肤上做有节律的环旋摩擦的手法，称为摩法（图 15-8）。摩法分为指摩法、掌摩法等。用手指进行操作的称为指摩法，适用于头面、眼球等部位；用掌面进行操作的称掌摩法，适用于胸腹及胁肋部等处。

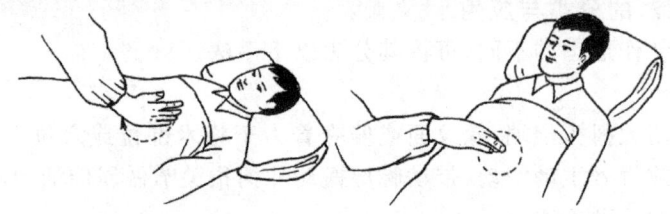

图 15-8　摩法

1）动作要领：操作时肘关节自然屈曲，沉肩，腕部放松，指掌自然伸直，用力平稳、均匀，动作协调、轻快柔和。不得按压或带动皮肉运动。手法频率每分钟 60～120 圈。

2）临床应用：本法的刺激轻柔缓和，是胸腹、胁肋部的常用手法。临床应用广泛，多用于胃肠道疾病，呼吸道疾病，四肢痛症及生殖系统疾病，具有调畅气机、宽胸理气、健脾和胃、消积导滞、活血祛瘀等作用。

（2）擦法：擦法又称平推法，是用手掌的大鱼际、掌根或小鱼际附着在一定的部位，进行直线来回摩擦，使之产生一定热量的。

1）动作要领：操作时腕关节伸直，使前臂与手接近相平，且手指自然伸开，整个指、掌紧贴皮肤，以肩关节为支点，上臂主动带动手掌做前后或上下的往返移动，向下的压力不宜大，但移动的幅度要大。用力平稳，动作均匀、连续，呼吸自然。加适当介质，防止擦破皮肤；节奏感要强，手法频率每分钟 100～120 次。

2）临床应用：本法是一种柔和温热的刺激，具有温经通络、行气活血、消肿止痛、健脾和胃等作用，尤以活血化瘀的作用更强。常用于治疗内脏虚损及气血功能失常的病证。掌擦法多用于胸胁及腹部，小鱼际擦法多用于肩背腰臀及下肢部，大鱼际擦法在胸腹、腰背、四肢等部均可运用。

3）擦法使用时要注意：治疗部位要暴露，并辅以润滑作用的介质，既可防止擦破皮肤，又可通过药物的渗透以加强疗效。

（3）搓法：用双手掌面夹住一定的部位，相对用力做快速的往返交转搓揉的手法，称为搓法。

1）动作要领：操作时，夹持的双手松紧适宜，用力对称，搓动要轻快、柔和、均匀、连续，移动要缓慢。手法频率每分钟 120 次以上。

2)临床应用:搓法适用于腰背、胁肋及四肢部,以上肢部最为常用,一般作为推拿治疗的结束手法,具有调和气血、舒筋通络的作用,常用于治疗腰背疼痛、胸胁胀痛、四肢酸痛等病证。

(4)抹法:用单手或双手拇指螺纹面紧贴皮肤,做上下交替或左右往返移动的一种手法,称为抹法。

1)动作要领:拇指螺纹面着力而其余四指固定被操作部位,操作时用力要轻而不浮,重而不滞;压力应均衡,动作应缓和,防止皮肤损伤;施力要对称,动作要协调。

2)临床应用:本法常用于头面及颈项部,具有开窍镇静、醒脑明目、疏肝理气、活血通络等作用,对头晕、头痛及颈项强痛等症常用本法做配合治疗。

(5)推法:推法是用指、掌或肘部着力于一定部位或腧穴上,或按经络的循行方向进行单推方向的直线移动的手法(图 15-9)。用手指进行操作的,称指推法;用掌根部进行操作的,称掌推法;用肘部进行操作的,称肘推法。

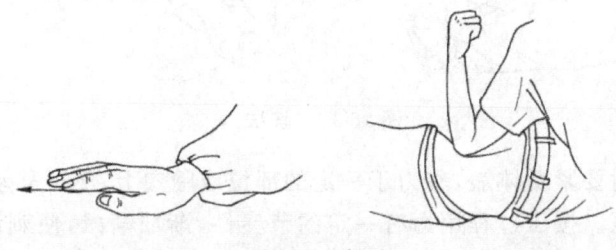

图 15-9　推法

1)动作要领:操作时各着力部应紧贴体表皮肤,用力要稳,速度要缓慢而均匀,切忌耸肩、滑动或跳动,不可用力下压。手法频率一般每分钟 30～60 次。

2)临床应用:该法适用于人体各部位。指推法适用于擦法各疾病,掌推法适用于四肢、腰背、运动障碍等,肘推法适用于腰臀、股骨部等。推法能提高肌肉的兴奋性,促进血液循环,并有舒筋活络、疏泄积滞等作用。

3.振动类手法

(1)抖法:用单手或双手握住患肢远端,微用力做连续的、小幅度的、频率较高的上下抖动的手法,称为抖法。

1)动作要领:此法属较轻松、柔和、舒畅的一种手法。操作时上身应前倾,肘关节屈曲,双手同时抖动,幅度小而频率快。

2)临床应用:抖法具有疏经通络、通利关节、松解粘连、消除疲劳等功效,适用于四肢,尤以上肢最为常用。在上肢应用抖法进行治疗时,常配合搓法,作为上肢或者肩部治疗的结束手法,多用于治疗肩关节周围炎、肩部伤筋,以及肩、肘关节酸痛、活动不利等。在下肢应用抖法进行治疗时,常配合搓法、扣法及牵引法等方法,常用于治疗腰部扭伤、腰椎间盘突出症和腰椎退行性变等。

(2)振法:用拇指或中指,或手掌掌面为着力部位,术者手臂的肌肉强力地静止性用力而产生震颤并传导,引起着力部位被动震颤的一种手法。

1)动作要领:患者取坐位或卧位,医师用指端或掌面着力于治疗部位,前臂和手部的肌肉强烈地做静止性收缩,使手臂发出快速而强烈的震颤,振动的频率较高,着力稍重,使被推拿部位的内部出现舒松和温热感。

2)临床应用:指振法适用于全身各部的腧穴,而掌振法常用于胸腹部和肩背部。在胸腹部应用振法,具有温中理气、消食导滞、调节胃肠功能等功效;在头目部应用振法,具有疏经通络、镇静安神等功效,常用于治疗失眠和脑震荡后遗症、头痛等;在肩背部应用,具有活血止痛、疏经通络的功效,常与擦法和揉法配合运用,治疗肩背部肌肉酸、痛、肿等症。

4.挤压类手法

(1)按法:用拇指端或中指端或掌根部或肘尖为着力部位,按压一定的部位或穴位并逐渐加力,按而留之的一种手法(图15-10)。

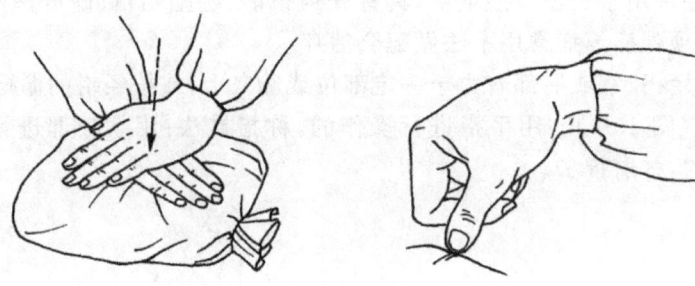

图 15-10　按法

1)动作要领:操作时要紧贴体表,着力于一定的部位或腧穴上,不可移动,用力要平稳并由轻到重,不可突加暴力按压。按压过程用力有一定的节奏性,渐加渐减,使刺激逐步渗透到组织内部。当按压到一定的深度时,需要按而留之,即静待患者出现得气的感觉后,方可将掌、指、肘由深出浅地徐徐上提。掌按法用于腰背及胸腹时要患者配合呼吸,呼气时逐渐用力向下按,吸气时逐渐减压。

2)临床应用:按法在临床上常与揉法结合应用,组成"按揉"复合手法。指按法由于接触面积小,可用于全身各部位的经络腧穴;掌按法接触面积大,适用于较平坦部位,常用于腰背部、腹部、四肢、肩部等处;肘按法则适用于肌肉丰厚而坚实的部位,常用于腰臀部的按摩。本法具有放松肌肉、调节脏腑、开通闭塞、舒筋通络、解痉止痛、缓急矫形、温经散寒止痛等功效。可适用于胃脘痛、头痛、牙痛、痛经、腹痛、腰腿痛、坐骨神经痛、痹症等各种痛症。

(2)点法:用指端或屈指后第一指间关节突起部为着力部位,在一定部位或穴位上用力下压的一种手法。

1)动作要领:用力平稳,并随呼吸逐渐加重,但不可久点,应根据患者的体质、耐受性等酌情选用。

2)临床应用:本法作用面积小,刺激力较强。常用在穴位或压痛点。对脘腹挛痛、腰腿痛等病症常用本法治疗。具有开通闭塞、活血止痛、调整脏腑功能的作用。

(3)捏法:用拇指和其他手指相对用力,在一定的部位做有节律的、一紧一松的挤捏,并可沿其分布及其结构形态作匀速上下移动的手法,称为捏法。用拇指和示指、中指操作的,称为三指捏法;用拇指和其余四指操作的,称为五指捏法。

1)动作要领:施力时用力要对称,力量由轻渐重,轻重交替;压力要均匀,动作要有节奏性、连续性。

2)临床应用:三指捏法常适用于颈部、肩部,五指捏法常适用于四肢、背部。本法具有舒筋通络、通经活络、行气活血、解痉止痛、消炎利肿等功效,对疲劳性四肢酸痛、四肢关节疼痛、颈痛等痛症,以及水肿、脉管炎、骨折后期四肢肿胀等病症均具有治疗效果。

(4)拿法:用拇指与示指、中指或拇指与其余4指的指腹为着力部位,对称用力,捏提受术部位的一种手法,即"捏而提之谓之拿"(图15-11)。根据拇指与其配合手指的数目不同,可分为三指拿法和五指拿法。

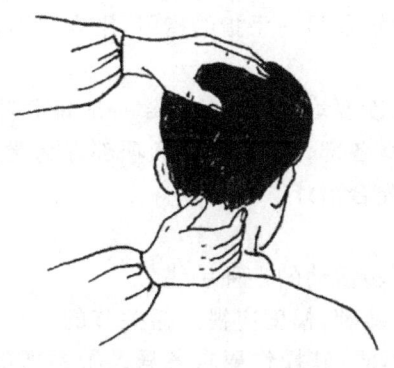

图 15-11　拿法

1)动作要领:操作时,力度要由轻而重,不可突然用力,动作要缓和而有连贯性。

2)临床应用:三指拿法多适用于颈、肩部,五指拿法多适用于头部、腰部及四肢部。本法具有舒筋通络、解痉止痛、发散风寒、升举阳气、行气活血、消积导滞等功效,临床应用广泛,常用于治疗临床各种疾病,如治疗颈椎病和落枕等病,可拿颈项部、肩井和患侧上肢;如风寒外感、头痛身痛时,常拿风池、颈项部、肩井及头部,多用重拿法,以发汗解表,而风热外感,可轻拿肩井、颈项部。

(5)捻法:用拇指、示指指腹面捏住一定的部位,两指相对用力做搓揉动作的一种手法。

1)动作要领:操作时,用力要缓和、持续,动作要灵活、快速,不可重滞。

2)临床应用:本法一般适用于四肢小关节,具有理筋通络、滑利关节的作用,常配合其他手法治疗指(趾)间关节的酸痛、肿胀或屈伸不利等症。

5.叩击类手法

(1)击法:用拳背、掌根、掌侧小鱼际、指尖或桑枝棒击打体表一定部位或穴位的一种手法。依据施力部位的不同,可分为拳击法、掌击法、侧击法、指尖击法和桑枝棒击法。

1)动作要领:操作时肩、肘、腕要放松,用力均匀,动作要连续而有节奏感;击打时用力要稳,着力应短暂而迅速,要有反弹感,不可停顿和拖拉;击打的方向要与体表垂直;击打的部位要有一定的顺序;击打的速度宜快慢适中;力量应因人、因病、因部位而异。

2)临床应用:拳背击法多用于腰背部;掌跟击法适用于头顶、腰臀及四肢部;小鱼际击法多用于腰背及四肢部;指尖击法常适用于头面和胸腹部;桑枝棒击法多用于肩胛区、腰臀部及四肢部。本法具有舒筋通络、活血祛瘀、行气止痛等功效,临床上常用于颈椎病、腰椎间盘突出症、四肢痹痛、偏瘫、头痛、头晕、失眠等疾病的治疗。

(2)拍法:五指并拢,用虚掌拍击体表的手法,称为拍法。

1)动作要领:操作时手指自然并拢,掌指关节自然微屈,指间关节伸直,使掌心空虚,沉肩,垂肘,腕关节放松,肘关节主动屈伸运动,带动虚掌有弹性、有节奏、平稳地拍击施术部位。用双掌操作时,以双掌一起一落交替拍击施术部位。

2)临床应用:拍法多适用于肩背、腰臀及下肢部,具有舒筋通络,行气活血,缓急止痛、益气升阳等作用。临床上常用于肩背部、腰骶部和下肢后侧,治疗各种痛症、风湿痹痛、肌肉痉挛、肢体麻木、感觉迟钝等症。如对于腰椎间盘突出症,可拍背部、腰骶部及下肢后侧,反复操作,具有较好的活血化瘀止痛的作用。常作为推拿结束手法和保健手法使用。

(3)弹法:用一手指的指腹紧压住另一手指的指甲,用力弹出,连续弹击一定部位或穴位的一种手法。

1)动作要领:操作时,弹击力度要均匀。手法频率一般每分钟 120～160 次。

2)临床应用:本法适用于全身各部,尤以头面、颈项部最为常用,具有舒筋通络、祛风散寒的作用。项强、头痛等证常用本法配合治疗。

6.运动类手法

(1)摇法:使各关节做被动环转活动的一种手法。

1)动作要领:用力平稳,动作缓和,幅度应视被摇关节的活动受限情况由小渐大、从慢到快、顺其自然。摇法因关节部位的不同,其操作要点各异。①颈项部摇法,用一手扶住患者头顶后部,另一手托住患者下颌,做左右、前后的环转摇动。②肩关节摇法,用一手扶住患者肩部,另一手握住患者腕部或托住肘部,做环转摇动。③髋关节摇法,患者取仰卧位,髋膝屈曲。术者一手托住患者足跟,另一手扶住患者膝部,做环转摇动。④踝关节摇法,一手托住患者足跟,另一手握住患者大趾部,做环转摇动。

2)临床应用:本法适用于四肢关节及颈项部等,对关节强硬、屈伸不利等症具有滑利关节、增强关节活动功能的作用。

(2)背法:术者和患者背靠背站立,术者两肘套住患者肘弯部,然后弯腰屈膝挺臀,将患者反背起,使其双脚离地,以牵伸患者腰脊柱,再做快速伸膝挺臀动作,同时以术者臀部着力,颤动或摇动患者腰部的一种方法。

1)动作要领:本法应量力而行。颤动或摇动时应有节律,幅度可大可小,但频率不宜过快,整个动作应协调。

2)临床应用:本法可使腰脊柱及其两侧伸肌过伸,促使小关节复位,并有助于缓解腰椎间盘突出症的症状。腰部扭闪疼痛及腰椎间盘突出症等常用本法配合治疗。

(3)扳法:用双手做相反方向或同一方向用力扳动肢体的一种方法。两手用力应稳实、恰当,配合协调。操作要缓和准确,不可硬扳或施以暴力。幅度应视病变关节的活动度而定,一般由小到大,循序渐进。扳法因部位的不同,其操作要点各异。

1)颈项部扳法:操作时有两种方法。①颈项部斜扳法。患者头部略向前屈。术者一手抵住患者头侧后部,另一手抵住对侧下颌部,使头向一侧旋转至最大限度时,两手同时用力做相反方向的扳动。②旋转定位扳法。患者坐位,颈前屈到某一需要的角度后,术者在其背后,用一肘部托住其下颌部,手则扶住其枕部(向右扳则用右手,向左扳则用左手),另一手扶住患者肩部。托扶其头部的手用力,先做颈项部向上牵引,同时把患者头部做被动向患侧旋转至最大限度后,再做扳法。

2)胸背部扳法:操作时有两种方法。①扩胸牵引扳法。患者坐位,令其两手交叉扣住,置于项部。术者两手托住患者两肘部,并用一侧膝部顶住患者背部,嘱患者自行俯仰,并配合深呼吸,做扩胸牵引扳动。②胸椎对抗复位法:患者坐位,令其两手交叉扣住,置于项部。术者在其后面,用两手从患者腋部伸入其上臂之前,前臂之后,并握住其前臂下段,同时术者用一侧膝部顶住患者脊柱。嘱患者身体略向前倾,术者两手同时向后上方用力扳动。

3)腰部扳法:本法操作时,常用的有腰部斜扳法、腰部旋转扳法、腰部后伸扳法3种。①腰部斜扳法。患者侧卧位,术者用一手抵住患者肩前部,另一手抵住臀部,或一手抵住患者肩后部,另一手抵住髂前上棘部。把腰被动旋转至最大限度后,两手同时用力做相反方向的扳动。②腰部旋转扳法。有两种操作方法。直腰旋转扳法,患者取坐位,术者用腿夹住患者下肢,一手抵住患者近术者侧的肩后部,另一手从患者另一侧腋下伸入抵住肩前部,两手同时用力做相反方向的扳动。弯腰旋转扳法,患者取坐位,腰前屈到某一需要角度后,一助手帮助固定患者下肢及骨盆,术者用一拇指按住需扳动的脊椎的棘突(向左旋转时用右手),另一手钩扶住患者项背部(向左旋转时用左手),使其腰部在前屈位时再向患侧旋转。旋转至最大限度时,荐使其腰部向健侧侧弯方向扳动。③腰部后伸扳法。患者俯卧位。术者一手托住患者两膝部,缓缓向上提起,另一手紧压在腰部患处,当腰后伸到最大限度时,两手同时用力向相反方向扳动。本法在临床上常和其他手法配合使用,起到相辅相成的作用,常用于脊柱及四肢关节。关节错位或关节功能障碍等病证常用本法治疗。本法具有舒筋通络、滑利关节、纠正解剖位置的失常等作用。

(4)拔伸法:拔伸即牵拉、牵引之意。拔伸法是指固定肢体或关节的一端,牵拉另一端的一种方法。

1)动作要领:操作时,用力要均匀而持久,动作要缓和。拔伸法因部位的不同,其操作要点各异。①头颈部拔伸法。患者正坐。术者站于患者背后,用双手拇指顶住枕骨下方,掌根托住两侧下颌角的下方,并用两前臂压住患者两肩,两手用力向上,两前臂下压,同时做相反方向用力。②肩关节拔伸法。患者取坐位。术者用双手握住其腕或肘部,逐渐用力牵拉,嘱患者身体向另一侧倾斜(或由一助手帮助固定患者身体),与牵拉之力对抗。③腕关节拔伸法。术者一手握住患者前臂下端,另一手握住其手部,两手同时做相反方向用力,逐渐牵拉。④指间关节拔伸法。用一手捏住被拔伸关节的近侧端,另一手捏住其远侧端,两手同时做相反方向用力牵拉。

2)临床应用:本法常用于关节错位、伤筋等。对扭错的肌腱和移位的关节有整复作用。

(三)捏脊疗法

捏脊疗法是用拇指指面与示指、中指二指指面或用拇指指面与屈曲成弓状的示指中节指骨桡侧面相对用力,由下而上轻轻捏拿脊柱部皮肤的一种方法,又称为捏脊法。

操作时,用拇指指面顶住皮肤,示、中两指前按,两手同时相对用力轻轻提拿、捻捏皮肤,双手交替,缓缓前移;或示指屈曲,以中节指骨桡侧面顶住皮肤,拇指前按,两手同时相对用力轻轻提拿、捻捏皮肤,双手交替,缓缓前移。从尾骨端直到大椎穴为止。每交替捻捏3次,双手便轻轻用力将皮肤上提1次,有时可听到"叭、叭"响声。

此法只用于脊柱部皮肤,为常用的保健手法之一,无论小儿或成人均可应用,具有健脾和胃、调阴阳、补气血、培元气、强身体等作用。

(四)常见病证的穴位推拿

1.头痛

(1)取穴:印堂、头维、太阳、鱼腰、百会、风池、风府、天柱等穴。

(2)手法:一指禅推法、揉法、按法、拿法。

(3)操作:患者坐位,用一指禅推法从印堂向上沿前额发际至头维、太阳,往返3～4遍,并配合按揉印堂、鱼腰、太阳、百会等穴;再用拿法从头顶至风池,往返4～5遍;最后用弹法从前发际至后发际及头两侧,往返2～3遍。时间约为5分钟。

2.牙痛

(1)取穴:合谷、颊车、内庭、下关。

(2)手法:一指禅推法、掐发、揉法。

(3)操作:患者坐位,在颊车、下关穴处用一指禅推法治疗3～4分钟;再结合掐、揉合谷、内庭,治疗3～4分钟。

3.胃痛

(1)取穴:中脘、气海、天枢、足三里、肝俞、脾俞、胃俞、肩井、手三里、内关、合谷及两胁部穴位。

(2)手法:摩法、按法、揉法、一指禅推法、拿法、搓法。

(3)操作:①患者仰卧位,术者坐于患者右侧,先用一指禅推法、摩法在胃脘部治疗,使热量渗透于胃腑;然后按、揉中脘、气海、天枢等穴,同时配合按、揉足三里,治疗约10分钟。②患者俯卧位,用一指禅推法,从背部脊柱两旁沿膀胱经顺序而下至三焦俞,往返4～5遍;然后用按、揉法治疗肝俞、脾俞、胃俞、三焦俞,治疗约5分钟。③患者坐位,拿肩井,循臂肘而下3～4遍,在手三里、内关、合谷等穴做强刺激;然后再搓肩臂及两胁部,由上而下往返4～5遍,治疗5分钟。

4.腹胀

(1)取穴:中脘、天枢、脾俞、胃俞、大肠俞等穴。

(2)手法:摩法、推法、按法、揉法。

(3)操作:①患者仰卧位,术者用摩法在腹部沿升结肠、横结肠、降结肠顺序推摩3分钟,并在腹部做环形摩法3分钟;按中脘、天枢及双侧足三里约3分钟。②患者俯卧位,按两侧脾俞、胃俞、大肠俞,用掌推法沿腰际两侧轻轻操作2分钟。

5.便秘

(1)取穴:中脘、天枢、大横、关元、肝俞、脾俞、胃俞、肾俞、大肠俞、长强等穴。

(2)手法:一指禅推法、摩法、按法、揉法。

(3)操作:①患者仰卧位,术者用一指禅推法在中脘、天枢、大横穴位处治疗,每穴约1分钟;然后按顺时针方向摩腹10分钟。②患者俯卧位,用一指禅推法沿脊柱两侧从肝俞由上而下进行往返治疗3～4遍;再用按、揉、摩法在肾俞、大肠俞、八髎、长强等穴处治疗,往返2～3遍,治疗约5分钟。

6.失眠

(1)取穴:睛明、印堂、攒竹、鱼腰、太阳、迎香、风池、百会、神门、足三里。

(2)手法:按法、推法、摩法、揉法、一指禅推法。

(3)操作:①患者仰卧位,术者坐于患者头部前方,用按法和揉法在睛明穴治疗5～6遍,再用一指禅推法从印堂向两侧沿眉弓至太阳穴往返5～6遍,并点按印堂、攒竹、鱼腰、太阳等穴位。术者用指推法从印堂向下沿鼻两侧至迎香,再沿颧骨至耳前听宫穴,往返2～3遍。术者用指推法从印堂沿眉弓向两侧推至太阳穴,往返3～4遍;再搓推脑后及颈部两侧,并点按两侧风池穴,往返2～3遍;最后点按百会、双侧神门及足三里。治疗约10分钟。②患者仰卧位,术者按顺时针方向摩腹,并点按中脘、气海、关元穴,治疗约6分钟。

(孙珊珊)

参 考 文 献

[1] 周兵霞,许传顺,王涛,等.实用针灸推拿与中医康复[M].哈尔滨:黑龙江科学技术出版社,2022.

[2] 王平.颈肩腰腿痛的预防治疗与康复[M].济南:山东科学技术出版社,2022.

[3] 杜革术.实用针灸推拿康复学[M].济南:山东大学出版社,2021.

[4] 曹伟,李宗芬,王思栋,等.实用中医临床与针灸推拿[M].哈尔滨:黑龙江科学技术出版社,2022.

[5] 郑宾.临床常见病针灸与推拿[M].哈尔滨:黑龙江科学技术出版社,2021.

[6] 王柏阳.临床针灸推拿特色疗法[M].南昌:江西科学技术出版社,2021.

[7] 王家兰,杨茜.中医临床护理健康教育[M].昆明:云南科技出版社,2022.

[8] 吴山,范志勇.林氏正骨推拿指南[M].北京:科学出版社,2022.

[9] 牟成林,沈向楠,朱学亮,等.实用骨病针灸推拿康复技术[M].北京:科学技术文献出版社,2021.

[10] 俞大方,吴荣南.俞大方推拿学[M].上海:上海交通大学出版社,2022.

[11] 常小荣,章薇,刘密.经筋导引解结术[M].北京:中国医药科学技术出版社,2021.

[12] 苏新民,孙珊珊,王伟,等.中医经典医著选读[M].北京:中国中医药出版社,2022.

[13] 晋松编.中医特色康复适宜技术[M].成都:四川大学出版社,2021.

[14] 朱立国,冷向阳,张清,等.中医脊柱骨伤科学[M].北京:人民卫生出版社,2022.

[15] 李瑞,郝重耀.经络腧穴学[M].北京:科学出版社,2022.

[16] 杨红军,康长勇,陈东银.坐骨神经痛防治[M].郑州:河南科学技术出版社,2021.

[17] 郭长青,郭妍,芦娟.图解刺血疗法[M].北京:中国科学技术出版社,2022.

[18] 陈梅.现代康复医学诊疗实践[M].开封:河南大学出版社,2021.

[19] 郭长青,李彬,郭妍,等.中医穴位贴敷疗法[M].北京:中国医药科学技术出版社,2021.

[20] 周素贞.现代疾病中医特色诊疗学[M].开封:河南大学出版社,2021.

[21] 李平华,孟祥俊,晁毓桥,等.黄帝内经针刺部位解密与应用[M].北京:中医古籍出版社,2022.

[22] 郭长青,梁靖蓉,杜文平.中医整脊疗法[M].北京:中国医药科学技术出版社,2021.

[23] 蔡国滢,隋康民,韩永强,等.临床常见疾病中医药诊治[M].青岛:中国海洋大学出版社,2022.

［24］杨庆铭,史国栋,梁裕,等.颈椎病［M］.北京:中国医药科学技术出版社,2021.

［25］王辰,赵红梅.呼吸疾病康复指南［M］.北京:人民卫生出版社,2021.

［26］李鸿江.中医整骨手法图解［M］.北京:中国中医药出版社,2021.

［27］彭亮.康复推拿学［M］.天津:天津科学技术翻译出版有限公司,2023.

［28］关雪峰,杨关林.传统疗法实用技术手册［M］.北京:人民卫生出版社,2023.

［29］陈涤平,师建梅,吕晓东,等.中医治未病学概论［M］.北京:中国中医药出版社,2021.

［30］吕美珍.针灸推拿技术［M］.济南:山东人民出版社,2022.

［31］赵惠,朱路文,李冀,等.脑卒中诊疗与康复［M］.北京:科学出版社,2022.

［32］郭长青,周鸯鸯,郭妍,等.中医皮肤针疗法［M］.北京:中国医药科学技术出版社,2022.

［33］李延芳,耿惠,李利军.李延芳针灸医案精选［M］.北京:人民卫生出版社,2021.

［34］徐京育,李晨晔,李冀,等.老年病诊疗与康复［M］.北京:科学出版社,2022.

［35］谢家兴.康复护理常规与技术［M］.北京:人民卫生出版社,2022.

［36］张丽媛,胡文琪,陈端宇.针灸推拿联合常规康复疗法在老年神经根型颈椎病患者康复治疗中的应用疗效［J］.内蒙古中医药,2023,42(5):116-117.

［37］崔安娜,陈娜.针灸推拿联合康复护理在颈肩腰腿痛患者中的应用效果［J］.贵州医药,2023,47(4):639-640.

［38］朱亚春,陈俭波.中医针灸推拿加牵引治疗腰椎间盘突出症的临床效果分析［J］.中医临床研究,2023,15(3):113-115.

［39］何天锦.针灸、推拿结合药熨法治疗颈椎性肩周炎的临床效果［J］.中国医学创新,2023,20(8):73-77.

［40］柯婷婷,杨蒋舜,温灵丽,等.中医康复治疗完善中老年疾病患者的健康管理［J］.中医药管理杂志,2023,31(4):184-186.